アンリ・エー

宮本忠雄・小見山実 監訳

幻　覚

V　器質・力動論 2

影山任佐
阿部隆明　訳

Ψ
金剛出版

わが妻に捧げる

TRAITÉ

DES

HALLUCINATIONS

PAR

Henri EY

MASSON ET Cie, ÉDITEURS

120, Boulevard Saint-Germain, PARIS (6e)

1973

This Japanese edition published in 1996
by Kongo Shuppan Publisher Tokyo

幻覚V　器質・力動論２・目次

〔全巻目次〕

I　幻覚総論

II　精神病・神経症の幻覚

器質・力動論2

幻覚現象の陰性的条件（幻覚因的過程）〈訳注〉

序文のみならず本書の随所においてわれわれが主張してきた誤りとは幻覚を陰性障害に基づかせることをしないで、陽性症状（残余の活動の出現）としてのみ把握するということである。ここで今一度述べておきたいが、幻覚とは常に当然のことながら、一つの所産であるが、意識存在の統制を受けない所産であり、芸術や詩の「創造性」とはこの点で異なっている。(1) 幻覚のエイドリー型も含んだあらゆる幻覚と関係した感覚や活動、直感の恵みをわれわれほど重視している者はいないし、われわれほどに幻覚することと精神の自由な創造とを混同してしまうことに反対する者もいない。

（1） SF. Bauer（Keup, 1970）はごく当然のことながら彼なりの考えでこの錯誤について触れているが、それは症状の「適応的」ないし「ホメオスターシス的」意味を思考の創造的力と勘違いしてしまう錯誤である。

〈訳注〉本書は、原書第二巻第七部「器質・力動論モデル」第Ⅳ章「幻覚現象の陰性的条件（幻覚因的過程）」（一一二三頁）の翻訳で、翻訳書『幻覚』第Ⅳ巻『器質・力動論Ⅰ』の後続巻に当たる。これに原書第八部「幻覚群の治療」（一三四九頁）の「序論」と巻末付録の「鍵概念の表」、「用語解説」と「文献総覧」等を所収した。とくに「鍵概念の表」の解説及び「用語解説」は著者Ey自身によると思われるもので、本書及び器質・力動論や幻覚論、さらにはEyの思想全体の理解には極めて重要なものである。とりわけこの著者の弁証法的、対比的な思想の骨格および彼の概念規定に関して、よき解説者となってくれるはずである。

幻覚は形象として「陽性的」に出現するが、これが解放されるための基盤があって、この基盤の上において出現するのである。このため幻覚のまぎれもない病態発生論的問題とは、どのような因果関係がこの形象と基本的に関連しているのかということなのである。この問題が解決されるためには、部分の全体への構造的、発生論的関係を唯一統制している領野の組織化が既に構成されているということが前提となる。つまりは形象の陽性的出現（その幻覚的ゲシュタルト）とは、不可避的かつ無条件に、そこに実在する現実的対象として体験され、知覚される絶対的なものとして幻覚者によって生きられる仮象（apparence）なのである。しかしこれは一方では臨床医とりわけ病理学者の目には、一つの症状、一つの徴候なのであり、この症状は幻覚の出現によって明らかになるというだけでなく、この出現によってこの原因となる基盤の存在をも明らかにしている。結局のところ幻覚の病態発生論が答えるべき究極の問題は幻覚が発生する基礎、基盤、基底層の問題に帰着する。

機械論なり心因論的な線型モデルを拒絶した際にわれわれが確認したように、幻覚現象は機械的興奮もしくはリビドー興奮の直接的結果ではないのである。言い換えれば幻覚が出現するという陽性面とは単純な因果律の結果の、つまりはその同質的な原因（機械的ないし情動的）から生じる結果（幻覚）の発生という陽性面ではないのである。したがって幻覚の現出が複雑な因果律に依っているということは異質的な因果律という続発性の効果とは何かということを解明することに他ならない。このような異質性の証拠を幻覚はそれ自体において示している。本書の展開においてわれわれが述べてきた幻覚構造の分析が正しいならば、幻覚は純粋かつ単純な現象として「出現」しながらも（皆の目に、特に臨床医の目に幻覚者によって示されながらも）、誤謬と矛盾の構造――これが逆説、蹉跌、欺瞞という、知覚の身分の根本的偽造の元となっているのだが――においても現れているのである。かくして幻覚現象は対象の知覚において肯定され（たとえこれが「想像的」エイドリーであるとしても）、そのまぎれもない感覚性によってその出現が確認されるとしても、この肯定によって否定されてしまうことがある。それは、幻覚によって客体化されているもの（その内容、つまりはその主題性、その劇的性や感覚性）以外のなにものかがその出現には付随している（その舞台裏、基盤や文脈においてだが）ということである。こうして幻覚はまさしく知覚相当のもの（*valant*）として事実出現している。というのも、われわれの目や耳に飛び込んでくるものとはあらゆる疑惑や虚無的否定とは無縁の客体という明証性を伴っている知覚なのである。正常な知覚では対象は素描や輪郭によってしか把握できないとしても、知覚対象がその確固たる客体性において出現するのはこれらの輪郭が消失した時だけなのである。幻覚が仮面をかぶり、知覚の装いをすることによって、幻覚の対象の不在を、従って幻覚を生み出している誤謬の厚みや錯誤の周辺的なものを根本的に打ち消してしまう。幻覚する者がまったく幻覚をしているのではないと主張したり（デリール（妄想）性幻覚）、あるいは半信半疑となる（幻覚症性エイドリー）のはこの否定によってなのである。こうして予想できることではあるが、以下述べる幻覚の陰性的構造に関する命題は、幻覚とはなによりも錯誤であるとする現象学に合致するものである。この錯誤は自らを切り離すことはできず、その訂正に抵抗するものであるので、ある水準で現実性システムの根元的変化が起こり、現実性システムの歪曲が起こっているということを持ち出してはじめて理解も、説明も可能となるようなものである。幻覚現象の陰性論的命題は幻覚の「実際の」姿――現実系システムの資格変更――に極めて正確に一致している。こうしてわれわれは次のような研究者すべてに与することになる。つまり錯誤的で訂正不能な誤謬や確信に敏感な研究者、意識の構造の混乱、知覚野の組織解体——これらの障害が幻覚的作用に関与し、感覚の意味を変貌させ、反転させるのだが——に敏感な研究者たちである。

A　幻覚性障害の陰性面に関する「ジャクソン」のモデル

幻覚の基本的な陰性面あるいは陰性的形式という病態発生論における貢献は異論なくヒューリングス・ジャクソンに帰せられる。その理由はアリストテレス以降の（また確かに彼以前にもそうだが）あらゆる哲学者、心理学者、生理学者や医師たちによって絶えず知られてきたし、繰り返し再発見されてきた見解である幻覚や夢や妄想の類似性を彼が発見したからではなく、精神疾患を純粋で直接的で完全な物理的機械論からも、また同時に純粋で直接的で完全な心的志向性からも無縁なものにした精神疾患概念の体系的理論を初めて打ち立てたからである。関係的生活の病理学において「解体過程」というジャクソンの概念を（彼の思想に認められるスペンサー風の窮屈な進化論の影響にもかかわらず）われわれがこのように重視した理由だが、それは、精神医学が解読したすべての臨床的事実と、脳機械論や欲望の幻想の罠に陥らなかった精神科医たちが精神疾患——したがって常にこの代表的モデルである幻覚群——を理解し、説明するために一致協力して練り上げたあらゆる理論とが、唯一彼のこの概念において一つの仮説として包括されているからである。

言うまでもなく了解（Verstehen）と説明（Erklären）の周知の区別は精神病理学のあらゆる病態発生論の中心をなすものである。人間のこの二つの認識機能（説明固有の因果的機能と了解固有の意味論的機能）はドロイゼン

（Droysen）とデルタイ（Delthy）以降絶えず幾度も取り上げられ、論じられてきた問題であって、K・ヤスパース以降心因論に関する際限のない論争（一九四七年のボンヌヴァル会議において当時から既にあったJ・ラカンとわれわれとの論争を参照されたい）に至るまで病態発生論の論争において常に繰り返されている。このような視点の二重性というよりもより正確には相補性というべきものが必要とされるのはわれわれが以上述べてきた心的身体の組織化という概念において、またこの概念を援用することよってはじめて明らかになるものであって、これこそが器質・力動論的精神医学が構築されるべき土台となる固有のジャクソン的な唯一のモデルなのである。皮肉にもH・ジャクソン自身は身体と精神の並存理論を採用したために、つまり相互排除的な認識の二つの様態（説明と了解）の平行論的並存説に至ったために、心的身体の組織化という概念を欠落させてしまった。

幻覚問題に関して重要なことは身体の機械論的原因によって説明することや、心理的動機によってのみ幻覚を了解することではなく、幻覚を幻覚として把握すること、つまり幻覚の原因である陰性面（あるいは組織解体）において、またこの解体によってはじめて出現するその陽性面（あるいはその意味）の現象として把握することである。こうしてまさに組織解体の過程、つまり退行、構造解体、統合解体などといった心的身体の秩序や構築を破壊する混乱を示すこれらのあらゆる陰性的概念によってその真の因果律が形成される。以上がヒューリングス・ジャクソンの考想にわれわれが常に与えようとしてきた意義や重要性であり、したがって彼の考想は流行に乗ったものとか、まぐれ当たりとか、古い進化論の単なる「延長線」とかいうものではない。H・ジャクソンが追い求めたものは病理過程の運動と方向（＝意味）であり、この方向とは本質的には生体の組織解体であり、心的有機体の組織解体としての「精神病理学」であった。

ここでJ・ルアール（J. Rouart）との共著論文(1)を再度詳述することははばかられる（そうしたいとも思わないが）。

これはジャクソンの概念の重要性に触れたもので、既に三十年以上も前のことである。読者はこの論文において（特に前半の脚注において）「神経系の発達と解体」（ロンドンのTaylorによって編集された彼の選集、Hodder and Stoughton, 1932, II, p.45-75）の表題の下に収められている一八八四年に出版されたかれの有名な三編の講義録「クローニアン・レクチャー」が広範に引用されていることが判る。この基本的テキストはこの著名な英国の神経学者の著書の最初の論文、一八八二年の「神経系の解体の幾つかの意味について」（選集、II、四一一〜四二一頁）と次の論文、一八八七年の「神経系の発達と解体について」（選集、II、二九〜四四頁）において触れられているものである。しかし精神疾患についてのH・ジャクソンの思想についてできうる限り完全な考えを我がものにしたいならば、一八九四年に公表された彼の業績、「狂気の諸要因」（選集、II、四一一〜四二一頁）に当たるべきである。本書で既に触れた（原書一〇八一頁、訳書IV巻、二一一頁）H・ジャクソンの構築学的モデルを補完するものがこの論文業績である。この意味を明確にするために、ジャクソンの理論全体の精髄をわれわれはここでははばからずに触れてみる。

（1）Henry Ey et Julien Rouart：《Essai d'application des principes de Jackson à une conception dynamique de la Neuro-Psychiatrie》, *Encéphal*, 1936, *31*, I, p.313-356, et II, p.30-60 et p.96-123. 本書のこの部の冒頭においてH. Jacksonの概念全体について触れた部分を読者は既に目にしている。ここでは「狂気の諸要因」に従って彼の精神疾患へのこの概念の応用のみを触れることにしたい。この実現可能性については最近Ph. Evansが述べている（*Brain*, 1972, 95, p.413-440）。

前述したように、「神経障害」は神経中枢と機能の階層的シェーマを考慮に入れて始めて了解も説明も可能となる。というのも解体の観念は発達（われわれとしては組織化という言葉を使うところであるが）の観念を前提としているからである。この階層は解剖生理学的構造の「重層化」したもので、その最下層にはもっとも固定的で特殊的なものが、最上層にはもっとも可動的で個人的なものが存在している（神経機能の発達と階層の原理）[1]。

（1）発達とは組織化されたものの可動的なものへの移行であるとはR. JUNG（訳書Ⅳ巻、五〇頁〜を参照のこと）が述べているようにNicolai HARTMANの言葉であるが、彼はどういうわけかJACKSONをいきすぎた二元論者とみなしたために、ジャクソン的モデルに関心を払わなかった。極めて面白いことに、この考えはFREUDの考えとは正しく逆であって、FREUDによればエネルギーは無意識的一次過程において自由であり、無意識の水準にとどまっているという。真実は、下層は「奔放な運動（le mouvement libre）」（自動的なもの）を、上層は「自由運動（le libre mouvement）」（現実性システムにおいて統合されたもの）を特徴としているということである。

あらゆる神経障害は発達とは逆の解体過程である。これは「否」、「不」、「脱」の過程、より組織化されていないものへの低下、進行であり、より複雑で、随意的なものからより単純なもの、自動的なものへの落下である（ジャクソンによれば……「への」という言葉を採用したのは一つの傾向を示すためであり、この傾向の究極の落ち着くところは死に他ならない）。彼は解体を、全体的（均一な）解体と局所的解体とに区別している。この区別へ関心を抱くことはわれわれの幻覚の病態発生論的研究にとっても重要である。この解体過程は新たに創り出すのではなく、下層の審級（配置）を解放するのである。ジャクソンの語るところでは、彼が引用したAnstieの原則では、症状の形で現れるものは解体の直接的作用ではない（症状はこれに起因するのではなく、枠づけられるのである）[1]。

（1）この原因は物理的世界の変化をもたらす単なる機械的で外的な原因なのではなく、それが有機体の組織解体をもたらすというからには、この作用対象である有機体のもつ目的因（＝合目性）においてしか、そしてこの目的因を介してしか作用因とならないという意味で、この定式化は生物学固有の因果律を示している。こうして解体過程〈作用因〉とその臨床的発症〈目的因〉との間には常に中間の帯が横たわっている（器質・臨床的隔たり）。

ここからジャクソンの病理学的大原理の三番目のものが生み出された（陰性症状と陽性症状との区別）。疾患は直接的には解体（陰性的障害を構成しているもの）に応じた陰性症状のみを形成するのである。逆にあらゆる陽性症状は下級水準にある残存機能の活動した結果なのである。

これらの原理が長い間論議されてきたものは神経の病理学的事柄に関してであり、とりわけジャクソン病理学の要であるてんかんについてであった。いわば彼の意に反しながらも精神病理的事象にジャクソンが専念したのはこのようなことに注目したからであって、事実、臨床像の陰性的なものと陽性的なものとの関係についての構造的分析がより一層ふさわしいのは感覚・運動の病理学よりも精神病理的事象なのである[2]。

（2）ジャクソン学説への精神科医の関心はようやくここ数年高まってきた。しかし彼の知的精神は神経学の分野においてC.S. Sherrington, H. Head, K. Goldsteinなどの偉大な思考に影響したように、以前からMoreau de Tours〈訳注：Jacsonは一八三五年生まれで、彼が、一八〇四年生まれのMoreauに影響を与えた、というのは両者の活動時期を考慮すると、Eyの誤解の可能性がある。このことはEy自身によっても後述されている〉やTh. Ribotに影響を与えていたのである。英米においては他の国々の精神科医以上に驚くべき事態となっている。唯一Max Levinのみが彼の幾つかの著作において（*Archive of Neurology and Psychatry*, 1933., *J. of neuvous and mental Dis.*, 1957, *125*, p.308-311., *American J. of Psychiatry*, 1960, *117*, p.142-146）、熱心に主張したように、幻覚や妄想の説明にとってJacksonの原理は比類のないモデルを提供してくれているのである。Ph. Evans（*Brain*, 1972）がこの空白を埋める努力をした。幻覚に関してMax Levin（1957）は次のように述べている。つまりH. Jacksonにとって幻覚性心像（生き生きしたイメージ）が表象（偽イメージ、*feint-image*）から区別されるのは、幻覚は夢のように完全な反射弓（固定的組織化と言ってもよい）に結びつけられているのに対し、表象はより自由である（反射作用は不完全で弱い）。この本質的な因子（「脱分化」なり「退行」）の重要性を強調したのはもっともであり、こうして精神病理現象、とりわけ幻覚の出現時の解体が重要な因子であることを主張している。しかしおそらくはH. Jacksonのとりわけ解剖学的概念にあまりにも密着しすぎたために、彼はC.von MonakowとR. Mourgue（「神経学と精神病理学研究への神経生物学の導入」一九二八）の「バラバラの統合解体」の考え方と同様の「統合解体」（重層的中枢の水平的、垂直的独立）の考えへ傾いた。つまり精神医学の症状は神経学の症状――部分的統合解体ではあるが、バラバラのモザイク状に症状を併存させている――と同じく無秩序であるということを認めるに至ったが、これはG. Deleuzeら（『アンチ・オイディプス』一九七二、四八頁）を鼓舞する考えであった。われわれにとって心的存在の典型的な均一な解体（全体的組織解体）は精神医学の対象となるものである。こうして「幻覚症性エイドリー」はなによりも神経学の対象を構成するものである（臨床的にも伝統的にも）（この問題については拙論『神経学と精神医学』Hartmann, Paris, 1947を参照のこと）。

彼の有名な論文「てんかん（発作）後状態における解体」（一八八一年の*Medical Press and Circular*に発表、選集Ⅱ巻、三～四四頁に所収）においてH・ジャクソンは神経系の中枢と機能の重層化という考えと進化の考えに基づく彼の神経疾患理論へのスペンサーの影響[1]に触れた後に、一種の半寝ぼけ状態、「一過性の狂気（てんかん後狂気）」を生み出すてんかん後状態の病態発生的条件を研究している。次に彼は（第三部）この「てんかん状態」の段階の分析をしているが、この段階では高級な活動（てんかん性観念化と夢幻状態）や低級な活動（自律神経症状）が出現したりする。こうして彼の分析では夢幻状態は「てんかん後状態」の最初の段階であり、夢の観念化に相当する知覚の「原初的」、「起源的」地位によって特徴づけられている。第二段階は運動性自動症であり、第三段階は有機・植物神経的障害である。この頃になっててんかん性朦朧状態に関してH・ジャクソンは「二重状態」ということを直観した（この一八八一年の論文第四部）。つまり「あらゆる段階において患者の状態はこのように二重になっている」と述べているが、この意味は、一定の能力が喪失しても（陰性的要因）、一定の能力は残存しており、この活動によって臨床像が形成される（陽性的要因）。陰性的要因は放出（神経の同期化についてこのような表現をすることになるが）過程がもたらすものと直接的に関係している。これは機能喪失（loss of function）を示し、錯乱、「意識の欠損」（defect of consciousness）として臨床的には現れる。陽性的要因の性質だが、これ自体は「健常なもの」であり、上位機能の統制から離れた「解放されたもの」（insubordination from loss of control）にすぎない。しかしジャクソンが述べているように、てんかん性放出は〈刺激的に作用して：訳者補足〉その陽性的なものを直接もたらしているとしか考えられないようでも、この陽性的なものは、上位機能の統制が「戦闘力を失った」（hors de combat）（原文一六頁においてH・ジャクソンがまさしく採用したフランス語である）ことに、間接的には依存しているのである。

（1）彼はLAYCOCK（1844）やHenry MUNRO（1851）の業績を明らかに参照している。後者が彼の「狂気論」（*Remarks of insanity*, 1851）において主張していることには、あらゆる精神病理状態は陰性と陽性という二重の状態を有している。

精神疾患全体へのこれらの基本的諸原理の応用によってH・ジャクソンはその論文「狂気の諸要因」（一八九四

年）において病的状態の二重の相補的構造という概念を明確にした。彼は次のように述べている。「疾患は狂気の原因と言われている。疾患はその解体に相当する陰性的精神症状しか形成しないし、複雑な陽性の精神症状（錯覚、幻覚、妄想や奇矯な言動）は病理過程によって障害されていない神経要素が活動した結果であり、残存している発達の最下層が活動している時にこれらは出現していると私は考えている。精神病者の極めて不条理な観念やこの上もない奇矯な言動は彼らの機能の事態にもっとも適合した残存物なのである。〈訳注〉精神病者の錯覚は疾患によって惹起されたものではなくて、彼に残されたもの（疾患が取り残したもの）の成果なのである。錯覚などは彼の精神活動（esprit）に他ならない」。「クローニアン・レクチャー」において、以上のような言葉を引用しながら、ジャクソンは陰性的損傷の条件下で未だ保持されている能力の残存的活動を示している思考や知覚なり錯覚のいわば健全なままである陽性面を再度主張している。疾患の「陽性部分」を構成する下層の活動の内的展開について触れた彼の講義（第三回）は力動論的精神病理学への注目すべき貢献をしている。

〈訳注〉原注で前述された、「作用因」と「目的因」（＝合目性）の関係がここでは具体的に触れられている。

しかしジャクソンは残存部分の陽性面をいわば称揚しながらも、本来陰性的なその病理学的方向を失うことはなかった。究極的には狂気の各種段階の要因となっているものは解体の諸段階なのである（一八九四年）。この論文の冒頭で彼は次のように述べている。「あらゆる狂気において、脳の上位の中枢のおおよその部分はなんらかの病理過程によって、一過性なり、永続性の機能障害状態にある。常に機能喪失（ジャクソンは陰性的損傷よりもこの言葉を好んだ）が生じている」。

ジャクソン病理学の特徴でおそらくもっとも重要ではあるが、誤解がもっとも多いものでもあるが、それは陰性障害の原発的条件（解体なり退行）を認めるとしても、残存部の力動的反応にも重要な位置が与えられていることである。

われわれの立場からは疾患の症状を形成する陽性的志向性、疾患の展開と、その陰性的条件とを分隔する器質・臨床的隔たりという言葉で表現しようとしているものがまさしくこのことなのである。しかも了解するとともに少なくとも説明しようとする精神科医の科学的態度と、症状、とりわけ幻覚群を脳内過程の機械的作用へと還元することによって「了解」不能として説明しようとする精神医学の機械論者の素朴な態度とをも、このことは分離するものとなっている。正確にはH・ジャクソンが錯覚群と呼んでいた幻覚群に対する彼の立場を検討する場合に、この問題の要となっているのがまさしくこのことなのである。

ジャクソンが錯覚の問題を考察したのは一八八一年の彼の論文（「ある種のてんかん後状態によって範例的に示される神経系の解体に関する論述」、彼の選集Ⅱ、一～二八頁[1]）においてである。これらの現象は「陽性的要因」と見なされ、しかもジャクソン病理学の基本的観点となっている（「疾患、病的変化は機能の陰性状態の原因であり、神経系の要因を戦線離脱させる。この陰性的身体状態に相応しているのが、陰性的精神状態である。錯乱した患者は変性した組織構造のために「ネズミが見えない」のは、失語症患者がその脳の弱化した部分によっては言葉を発せられないし、悪口も言えないのと同じである……。しかしあらゆる錯覚、陽性的精神状態は一定の陰性的精神状態には必ず随伴するものである。「ネズミが見える」酩酊者は明らかに「蝿を見ているのではない」[2]。精神状態が陰性と陽性の二重になっていることは確かである。錯覚は特別に形成された状態の精神的側面（the psychical side）を構成しているのであり、ジャクソンは（後述するバイヤルジェと同じく）錯覚現象には精神・感覚性放散が一種の自動症として激しく活性化していることを認めている。換言すれば（一九三六年の拙訳においてわれわれが注一一として強調したことだが）、ジャクソンはこの点において陽性的部分に重点を置き、陰性的部分から離れており、錯覚の決定因子として一種の陽性的興奮の負荷（刺激興奮なり放散とジャクソンは言っているが(3)）を導入するに至った。しかしながら理論面でのこの戸惑い、彼の本質的原理からの逸脱傾向（この点で両者は似ているとジャクソンは述べている錯覚と幻覚の陽性的作業に対し、いわば途方もない重要性を与えている）は論文の次の部分（一九三六年の拙訳では割愛されている）（二七頁）では陽性的要因の構造にまさしく陰性の概念を導入することによって、補正されている。彼はこの問題について「陽性的条件はそれ自体二重である。というのもそれは異常状態であり、欠損によって不完全であり、過剰によって補完される」（it is abnormal state : one imperfect by deficit and perfect by excess）。

（1）この原文の部分訳はJ. Rouartとの共訳で掲載された（*Encéphale*, 1936）。
（2）このことは次のような意味であると思われる。実在しないネズミが見えることは同時にまた可能な「対象」すべてを見ることができるという無限の潜在性を否定することである。つまり現実化の手前においておくことによって無限の可能性を保持していた統制が低下することによって、またこの低下においてしかネズミは現れないということである。
（3）陽性面とは健全な（healthy）ままに残存しているものであるが、この興奮の場合幻覚の病理的性格が考慮に入れられていない。

こうして幻覚現象のジャクソン的モデルはわれわれにとって道案内人となるべきものである。というのもこれは精神・感覚的組織化の秩序喪失と同時にこの臨床的出現を鼓舞する力とを同時に含んでいるからである。

B　幻覚を原基的陰性障害の陽性効果であるとする器質・力動論の歴史

幻覚に関する偉大な業績の多くを支配してきた指導理念によれば、幻覚とはデリール〈妄狂〉の一部なり、この産物である。したがって幻覚はデリールという全体性障害（trouble général）〈訳注〉に続発するものであって、このデリールが、発現（陰性）過程にたいして二次的な（陽性の）、多少なりとも夢に類似したある程度幻覚的な急性なり、慢性のきわめて多彩な臨床像を包括している。以上が幻覚とその病態発生の性質についてのもっとも大きな論争点である。

〈訳注〉次の訳注を参照のこと

エスキロールからバイヤルジェまで

エスキロール(1)はその一八一七年の論文（一八三八年の彼の著書『精神疾患』に再録）において幻覚はデリール（妄狂）の一つの症状である」とまず述べている。(2)しかし一八三二年に『感覚錯誤と感覚誤謬』と題されたテキストの中で、彼は一八一七年に既に幻覚群はデリールを示さない者にでも現れると述べていたことを指摘している。また彼の主張では、デリールにおける幻覚のような感覚誤謬は神経や脳の損傷によるものであるとした。しかし彼は、一部のデリール性幻覚はモノマニー患者では「単独」で出現すると洩らしている。[3] デリールにたいして幻覚は二次的なものであることを強調した後に、エスキロールは、幻覚はデリールがなくても出現することを認めるようになり、この幻覚は古典的表現を借りれば、「理性と両立する」ものであり、われわれに言わせればこれはエイドリーの構造をもつものである。

（1）諸観念の歴史の章で引用した拙論「エスキロールと幻覚問題」（一九三九年）においてこの偉大なフランスの精神病医の考想について紹介した。

（2）「次のような妄想の一つの型がある。この妄想患者は一つの感覚、または別の感覚、あるいは同時に幾つもの感覚において感覚興奮を感じると思いこんでしまう。このような妄想患者は聞こえてくる話し声に、質問し、応答したり、議論したり、腹を立てる。また天上の調べや鳥の声、音楽の演奏などが聞こえる。しかしその範囲には話すような人は誰もいなければ、声の主もいないのである。彼の周囲にはただ沈黙の静けさがあるだけである。妄想し、夢見る者は注意力に欠け、このような空想的対象から注意をそらし、ほかに注意を向けることができない。幻覚や夢に没頭してしまう。夢見る者では覚醒時の思考は睡眠中でも継続するが、妄想者はまったく覚醒していても夢を見ているのである」（『精神疾患』一八三八、一八九頁）

（3）モノマニーのもっとも強い反対論者であったJP. Falret は当然のことながらこの点でも Esquirol に異論を唱えた。デリールについての彼の古典的な透徹した論文において、デリールは単純な一つの現象に還元され得ないことを彼は詳述した。

こうして二つの陣営に分かれた。一方はデリール性〈精神病性〉幻覚しか認めないし、他方は幻覚理論としてはエイドリーしか考慮しない立場である。つまり一方は幻覚をより全体的な「障害」（ジャクソンの陰性因子）に続発するものとし、〈訳注1〉他方は幻覚は要素的な感覚異常（陰性障害に依拠しない）とするものである。一八五五年の論争〈訳注2〉はこれらの見解の相違をめぐって戦われた。

〈訳注1〉デリール性幻覚を妄想性幻覚と訳してしまうと、ここでの、幻覚を全体性障害（＝陰性因子）に続発性とする、との記述が通常の妄想の用語法の範囲では、理解しにくいものとなってしまう、と考える。妄想性幻覚はフランス精神医学の伝統に根ざしたデリールの広狭、疾患の陰性面や陽性面等の多義性を常に念頭に置いて、デリール性〈妄狂性、精神病性〉幻覚と読み替える方が理解しやすい。詳細は本末の用語集の訳者解説及び本巻末尾「エーを読む」を参照のこと。

〈訳注2〉この論争については本章末尾の「幻覚に関する器質・力動論の一般的意義」の原注において詳述されているので参照のこと。

幻覚の条件を構成する精神の異常状態を強調した最初の研究者の一人であるバイヤルジェ（J. Baillarger）の立場をまず紹介すべきであろう。

J・バイヤルジェにとって幻覚の機構は常に説明不可能なものであった[1]（二七七頁）。だからといって、これを彼が了解したり、説明することの障害にはならなかったし、むしろ彼の有名な論文、「幻覚、その原因とその特徴ある疾患」で研究対象になったくらいである。本論文〈訳注2〉の第一章（一～五項）〈訳注4〉において彼はさまざまな幻覚、とりわけ幻聴（もっとも頻発する）を記載した（彼は思考反響、言語反響や幻覚者がさまざまな声と会話する様や、意図的に一部の患者ではこの感覚障害が再現することや、幻聴は聴力障害者には常にといっていいぐらいに出現することなどを記載している）。幻視に関してバイヤルジェが述べていることには、これは比較的鮮明で生彩があるので、研究により適している（時には緩慢にしか消失しない幻覚像とその持続について彼は触れており、視覚障害者も幻視を見ると述べている）。全身（身体）感覚の幻覚について幻覚と錯覚とを区別するには困難であると彼は記載している（三六六頁）。結局この論文の前半は幻覚現象の優れた症状論的記載となっており、彼以降つけ加えられたものがあったとしても、それで彼の功績の重要性と、信頼性が減った訳ではない。

（1）J. Baillarger.〈訳注3〉 *Mémoire à l'Académie de Médecine*, 1842（C. R., p.273-515）et *Recherches sur les Maladies mentales*, Paris, Masson, 1853, p.169-315.

〈訳注1〉原文ではBaillarger（1846）（原注）となっているが、原注のBaillargerの引用文献の年号と合わず、誤植として訳文では割愛した。

〈訳注2〉「本論文」とは以下本文で紹介されている内容から判断して、Baillargerの著書『精神疾患研究』（*Recherches sur les Maladies mentales*）I巻の第三部全体、即ち「幻覚群の生理学」の序文に相当するもの（二六九～二七二頁）、同第一章「種々の感覚の幻覚群の知的、感覚的現象についての記述」（二七三～三七六頁）、同第二章『幻覚群の性質について』（三七七～四四二頁）と同第三章「幻覚群の産出様式」（四四三～四九三頁）に相当する内容を指している、と思われる。

〈訳注3〉Baillargerのこのタイトルの著書で訳者の手元にあるのは著者没年の一八九〇年出版となっている。これは二巻本で、Baillargerのそれまでの業績、論文集である。この著書の序文からは、これ以前に同名の著書出版はないように思われるし、フランス国会図書館の蔵書も本書は一八九〇年出版のものだけである。本書（一八九〇）の一六九～

五〇〇頁ページは幻覚と自動症についての論文が収録され、一六九頁には一八四二年の医学アカデミーへの報告論文（一八四二年）「幻覚群の産出と進行に対する覚醒と睡眠との中間状態の影響について」（一六九〜二一五頁）である。原注引用の三一五頁は別の幻覚に関する論文「種々の感覚の幻覚群の知的、感覚的現象についての記述」の途中であり、この三一五頁は他の頁（例えば二一五）の間違いか、誤植であろうと思われる。

〈訳注4〉前掲書の第三部第一章は一〜五六項目で構成されている。

第二章（六項から八四項）〈訳注〉は幻覚の概念に当てられている。つまり幻覚は感覚装置とは関係のない知的性質をもっているものなのかどうか、あるいは幻覚はやはり感覚的性質を帯びたものであるのか、つまり感覚器官の関与が不可欠なのかどうかを知ることである、とバイヤルジェは述べている（三六七頁）。このような問題を提起し、彼は幻覚を次のように分類することで、この答えを出した。つまり精神・感覚性幻覚群と精神性幻覚群である。前者の幻覚群の存在は理性の曇りのない幻覚患者の証言や、感覚的印象の受け方を詳述できる幻覚患者の陳述によって一般的には証明される（これは前述したように、幻覚性属の普遍性に関する基本問題と関係する主題である）。一方精神性幻覚だが、これは神秘体験者が「知性の声」とか「精霊の雰囲気（odeur）」とか呼ぶものであったり、一部の患者が「思考の感覚」（第六感とか心の声）と名付けているものである。

〈訳注〉前掲書の第三部第二章は五七〜八六項目で構成されている。

八五項から一〇七項〈訳注〉ではバイヤルジェはとりわけここで問題としていることと関係した問題を取り扱っている。つまり幻覚群の産出様式である。彼によれば幻覚の産出には三つの条件が必要である。記憶と想像の勝手な活動、外界印象の中断、そして感覚装置の内的興奮である。記憶と想像の勝手な活動と外界印象の中断（八七項）ということとは、たとえば覚醒と睡眠との中間状態、夢やメランコリーの昏迷状態などを意味している（逆に覚醒や機能の活性化は幻覚を消失させる（八八項））。こうしてバイヤルジェにとって（モロー・ド・ツール同様に幻覚群の条件は精神状態の混乱という特別な状態である（九〇、九一項））、「幻覚状態」を特徴づけているものは時間や場所、周囲の事物などの意識の喪失であり、記憶と想像のまったく勝手な活動なのである。幻覚患者と覚醒している者とを比較することは誤りなのである。というのも患者は実際には完全には覚醒してはいないからである（九四項）。バイヤルジェにとってデリールの原基的状態を基本的に構成しているもの――これをモロー・ド・ツールは数年後に記載することになるのだが――とは精神機能の喪失、意識のある程度の構造解体であり、まさしく本質的に陰性的な条件なのである。第三の条件（感覚装置の内的興奮は幻覚産出に必要な条件である）は極めて短い文章でしかない（正確には九八項の九行分）ことに注目する必要がある。われわれの結論に関係したことであるが、バイヤルジェは「感覚的要因」がある場合には、これは感覚器官の障害に起因することを認めている（一〇一項）。幻覚は元来は感覚性の現象（外界から内部へと到来する、と彼は述べている）ではないことを示すために、バイヤルジェは論議を重ねている。というのも感覚が異常に興奮するならば、要素的感覚が生じるだけである（いくつかの感覚が関与していることは単なる感覚現象であることを否定しており、この事象では幻覚はいわば「妄想観念」を「反映」している）。以上のようなことすべてが単なる感覚理論では解決し得ない矛盾となっている。

〈訳注〉前掲書の第三部第三章「幻覚群の産出様式」は八七～一一三項で構成されている。

この偉大な臨床家の注目すべき論文からの以上の引用文を読んで理解されることは、彼が事実に接し、論考を重ねるほどに、幻覚の感覚的性質というものは彼の心の中では次第に後退し、要するに意識存在の構造や感覚器官の活動とわれわれが名づけているものの組織解体という「陰性的条件」が次第に彼の心の中で頭をもたげてきた。医学アカデミーにおいて一八四二年五月十四日に彼が発表した報告論文、「幻覚群の産出と進行に対する覚醒と睡眠との中間状態の影響について」の後にこの論文が挿入されている理由はこのためなのである。このテキスト〈「幻覚群の産出……」〉が叙述する事例はとても興味あふれるものであるのだが、一八四四年の報告論文〈訳注〉よりも理論的意義は薄れている（特に衝撃的タイトルが付けられているとはいえ）。バイヤルジェの幻覚理論に触れられるときに、この論文タイトル〈「幻覚群の産出……覚醒と睡眠との中間状態」を指していると思われる〉が一般に引用されるのは、おそらくはこの〈衝撃的タイトル〉ためである。幻覚のいわばジャクソンに先行する概念をただ一人形成し、モロー（・ド・ツール）の学説の先駆者となったのがバイヤルジェであったことは間違いない。

〈訳注〉「一八四四年の報告論文」とは先にEyの挙げるBaillargerの文献の年度（一八四二年）とは異なり、何を指しているのか不分明で、原典に当たらないと明確にならない。

少なくともわれわれの考えでは、精神病理学の中心問題である、狂気、夢、デリールと幻覚の関係を探究する点においては一八四五から一八六〇年までのフランス学派に匹敵するようないかなる精神医学派も世代もこの世には存在しなかった。本書一、二、五部〈本訳書I、II巻〉で既に触れたことなので、夢、狂気と幻覚との関係についてはここでは立ち入らない。しかしここで述べている思想的運動全体を貫く指導理念となっているのが、この問題なのである。

一八五五年の医学・心理学会においてなされた論争（これは医学帝国アカデミーでの夢とデリールとの関係についての論争があった直後の論争）の中で、バイヤルジェの側にたって、全体的障害（多少なりとも睡眠・夢現象に近似した）の原基的重要性を指摘する理論を支持した者たちには、A・モリー（Maury）、G・M・A・フェリュス（Ferrus）、ピョリー（Piorry）それに言うまでもなくモロー・ド・ツールがいた。論争の口火を切ったのがモロー・ド・ツールの論文であった[1]。

（1）この重複した主題（狂気と夢との関係と幻覚の性質について）についての医学帝国アカデミーと医学心理学会での論争については、医学心理学年報（1853, p.360-408, p.455-520, p.527-549, 1856, p.126-140, p.281-305, p.385-446）で詳述されている。著者は一九三四年に（医学心理学年報, 1935, 1, p.1-30）「幻覚と幻覚活動問題の現状」をテーマにした医学心理学会例会において、「一八五五年の論争」と題する報告を行った。この報告は幻覚についての一般的論争に組み込まれるはずのものであったが、G. de Clerambault の死によってこれは中断されたというよりも、阻害されてしまった〈この問題に関しては、本巻末尾において詳述されているので参照のこと〉。

モロー（・ド・ツール）

事実J・モロー（・ド・ツール）は偉大な存在であり、かつてわれわれは「フランスのジャクソン」と呼んだことがあるが、一八四五年に彼の有名な論文「大麻と精神病」を著したことにより、これらの論争を支配することになった。これらの歴史に残る論争に参加したさまざまな学者は些末な袋小路に陥り、心像と感覚興奮との関係、狂気と夢との類似性、精神的もしくは心的原因（とりわけブスケBousquet）や器質的もしくは脳を原因とする説（主にパルシャップParchappeとペースPeisse）などに関してさまざまな相反する見解が乱立した時に、狂気やデリール（妄狂、妄想）や幻覚には夢になにか類似したものか同等のものが出現しているという基本的仮説をモロー（・ド・ツール）は出発点とした。彼は〈次のようなテーゼを打ち出し〉デリールのまさしく器質・力動論にすみやかに到達し、幻覚はこのデリールに従属するものとした[1]。

（1）H. Mignotとの共著「J・モロー（・ド・ツール）の精神病理学」、医学心理学年報、一九四七年二号を参照のこと。G. Ferdièreの手になる豪華復刻版（一九七〇）の私の序文をも参照のこと（Paris, S.E.M.P., 3, rue Eugène-Delacroix）

第一のテーゼだが、種としての精神疾患群全体を包括している属の特徴は「内的混乱」（ヤスパースの意味での過程、われわれが頻繁に使用している概念である）である。この内的混乱に臨床家が到達するにはある種の実験的体験による内観（あるいは精神病者とわれわれとの「出会い」の実存分析に依拠）によるほかはない。

モロー（・ド・ツール）の第二の一般的テーゼだが、モノマニー学説とは反対に、部分的な固定観念、妄想観念、幻覚というものは存在しない。「というのも精神病《デリール》の現象全ては例外なく心理学的観点からは日常の夢と同等と見なせる興奮や変化にその起源を本質的に有しているからである（「大麻について」（一八一頁））。

第三のテーゼは重要な興奮状態に関するものである（これはこの言葉のもつ表面的な意味とは逆にH・ジャクソンの解体状態に通じるものである）。彼によると、「これはしばしば混乱（incoherence）として出現する思考の曖昧さ、不確かさ、動揺なり変動すべてを含む状態である」し、「知性全体の崩壊、真の解体である」（「大麻について」三六頁）。

最後に第四のテーゼだが、これは原基的事象を形成する状態に関するものである。「この半睡眠の奇妙な状態を追究すればするほど、精神病のデリール（妄狂）といい慣わされているものの一つの型であると私はますます見なすようになった。大麻が惹起する妄想《デリール》や幻覚の基盤になっているのがこれである」（二七七頁）。

モロー（・ド・ツール）は「興奮状態」の問題についてまた次のようにも述べている。

「この言葉を使用しても、一般的な慣用的意味しかわれわれは表現できない。というのもこれ以外に言葉はわれわれの考えを忠実に表現することが殆ど適わないからである。しばしばひどく混乱して出現する思考の曖昧さ、不確かさ、動揺や変動の全てが一体となっている、単純でもあり複雑でもあるこの状態に、これを正しく表現できる名称を与えるにはどうしたらいいのだろうか。これは精神能力と言われている知性全体の崩壊、真の解体である。というのはこの状態について人が感じることは、この精神界で起きていることは、ある物体が他の物体から解体的な作用を受けているのと同じことなのである。この結果は精神内界であろうとも物質世界と同じものである。即ち、結合していてこそ完全に調和がとれているのに、観念や分子が分離し、分解してしまうのである」（三六頁）。

彼はこの興奮状態の「観念の解体状態という意味」をよく理解してもらうためであると述べている（二二五頁の注）。一八五五年の有名な論文（「夢と狂気の状態の同一性について」）の中で、ドラジオーヴ（Delasiauve）の批判に答えて、この問題について彼は再び次のように述べている。

「原基的事象を示すために私が用いた興奮という表現は私の見解の中で頻繁に変化したものである。思考が成熟した現在においてもこの表現を採用しているのは、もっとも深い意味においてしか明瞭にならない精神状態を理解して貰うには、あまたある言葉の中でも、この表現がもっとも欠点がないからである。この精神状態では、まず思考能力が次第に動揺し、自由意志が低下し、放縦に、好き勝手に、特定の目的に向かい、他を排除してあるものだけに注意を集中させるようになる。ついで意識（la conscience intime）が多少なりとも急速に曇化し、最後に自我（moi）の真の変容が生まれるが、これは現実生活、覚醒生活の代わりの想像生活、睡眠生活に他ならない……」。

この説明以上に精神状態の分解や解体、自動症の解放についてその特徴を表現しえたものはなかろう。彼にとって精神病とはその発生過程に器質的原因と病理とをもつものである。精神病とは、さまざまな形はあっても、常に夢と同等の「原基的事象」を示すものである。

過程を直接と間接的作用とに分けるという考え方はH・ジャクソンの陰性と陽性障害やE・ブロイラーの一次性と二次性症状の理論からわれわれが引き出した「器質・臨床的隔たり」の概念に一致したものである。「精神機能の全体的動揺、一言でいえば興奮は直接的効果である。幾度も述べたように、興奮は精神障害すべての原基的、発生因的事象であっても、これらの障害が呈する独自の形態には本質的には関係しない。二次的なこの結果は先入的条件によるもので、麻薬を使用した時の個人の状態とか、そのとき当人の心を広く占め、注意や感情を強く支配していた個人独自の思考とかによって生み出される」（二〇二頁）。

幻覚群についてモロー（・ド・ツール）は以下広範に引用するようにこれらが原基的状態に依拠しているとい

う特徴に触れている（三五〇〜三五三頁）。

「われわれの目から見れば、精神病は別の存在様式（un mode d᾽existence à part）をもっているのであり内面的生活の一種なのだが、その要素や素材などは当然ながら現実のあるいは実際の生活から汲み取られており、これの反映でしかなく、いわばこれの内面的反響である。夢の状態はこのもっとも完全な表現であり、夢はこの生理的ないし正常な型なのであると言えよう。次のようないくつかの点で夢見ている人間とは狂気のあらゆる症状をみごとに経験しているのである。つまり妄想的確信、思考の錯乱、判断の誤り、あらゆる感覚の幻覚群、恐怖や恐慌、忘我、抗拒不能な衝動などである。この状態において、われわれの現実の個人性というわれわれ自身の意識、われわれと外界との関係についての意識、自発性、われわれの知的活動の自由などは中絶している、あるいはこうも言えようか、つまりこれらは覚醒状態とは本質的に異なった状態で機能している、と。ただ一つの機能のみが活動し、際限のない能力とエネルギーを獲得する。つまり正常ないし覚醒状態では支配されていた想像力が支配するものとなり、あらゆる脳機能をその中に吸収し、包摂する。居候の狂人が主人となってしまうのである。このような全体的所見から次のようなことが生じる。（1）以前触れたように、厳密に言えば幻覚群は存在せず、存在するのは一つの幻覚状態である。（2）幻覚群において認めるべきものは極めて複雑な心理現象であるのだが、これも脳内のただ一つの生命である生きている魂の活動の一つの側面、顔に過ぎない。（3）幻覚状態に必然的に含まれているものは精神機能の活動において、全身感覚、特殊感覚と関係しているものすべてである。夢の状態と（心理的観点において）同一であるこの状態では魂は内的生活に全面的に埋没し、聴覚、視覚、触覚の機能の刻印を多彩に受けており、想像力の産物なり創造物を現実の外的生活へと移行させ、あたかも普通の状態でそうあるように、聞いたり、見たり、触ったりしていると確信しているのであるが、その実は、彼は聞いたり、見たり、触っていると想像しているにすぎないのである。普通なり正常な状態では、なんらかの印象を受けているとの想像を抱くことは、実際に印象を受けることとは、本質的に違いがある。しかしわれわれが夢の状態にあるときは事情が異なる。というのはいかに多くの違いがあっても、夢見ている者は覚醒状態にある者と同じく現実であるように印象を受けるからである。間違いなく、夢の状態でのことは幻覚性狂気状態にも該当し、ここでも感覚興奮は活発であり、健常状態とほとんど同じように現実的なものであると言えよう。夢を見ている者のように幻覚者はその耳に達した音だけではなく、多少なりとも筋道の立った話が聞こえる。正常状態では考えることとは心の中で話すことである。幻覚者にあってはそれは声高に話すことである。というのは心が話すときには、患者の置かれている特別な状態のために、必ずこれが聞こえるからである。この状態では想像力によって形成されたものすべてが感覚的な形式を必ず帯びるのである。結局、考えるということは心の中で話すことなのである。文字記号やこれを表現する音声という媒介がなければどのような観念もわれわれにはわき起こってこないのである。入念に自己を観察すれば、思考状態ではわれわれの思考を表現している音や言葉がいわば聞こえることになんなく気づく。これを聞いているのはある種の想像においてであるというのはまぎれもないことである。しかしここから現実に聞こえるということにさほどの違いはない。幻覚とはむしろ幻覚患者の誤謬であり、患者自身の思考に関わるものであり、患者の注意が集中された、患者の心を占有している思考と関係しているものである。その話主という想像上の存在ではなく、患者が考えていることなのである。つまりは患者が判断し、比較し、推量していることなのである。言葉を換えれば、現実に患者以外の者から発せられたかのように耳に届く患者自身の思考を想像上の架空の他者のものと患者はしてしまうのである」（三五〇、三五一、三五二、三五三頁）。

モロー（・ド・ツール）[1]にとって（われわれも同様の見解だが）」幻覚とは精神活動の正常な働きにおいて潜在的に存在しているものである。しかし幻覚はこの特徴を与えてくれている原基的障害があってはじめて成立するものである。彼は、幻覚は理性と両立するという彼と同時代の一部の精神科医が強く主張していた見解に反対した。幻覚性活動の基盤にある原基的条件の本質的に「陰性的」特徴について彼は次のように詳述している。

「原基的状態が深くなればなるほど、われわれの魂は外界からの印象を遮断し、ますます内界の印象に埋没するようになりうるのである。一言でいえば、現実生活からわれわれを引き離すという変化が生じ、これに応じてわれわれの記憶や想像による産物しか現実的に存在しないような世界へと没入し、最初は錯覚、つぎには間もなく真性の幻覚に翻弄されるようになるが、これも最初は架空の幻想的世界から届いた遠くからの物音や曙光のようなものである」（一四七頁）。

（1）さまざまな形態の多様性の下にあっても狂気の作業の単一性（「偶発的ないし決定的原因がどのようなものであれ、精神病はその開始と同じ変化〈原基的状態〉を示している」）を主張するJ. J. Moreau（de Tours）の反疾病論的立場は（Zeller, Heimann, Griesingerの「単一精神病」という古くからの考え方を髣髴させるのだが）Bousquet（*Annales Médico-psychologiques*, 1855, p.452）によってみごとに述べられている（精神疾患が脳において共通の起源をもつということからMoreau氏が推論していることには、これらの疾患は相互にさほどの違いというものはない、ということであった。部分性デリール（狂気）に〈全体性狂気である〉マニーが若干混入するということは常であるし、またマニー性デリール（狂気）において〈この全体性狂気特有の〉一連の多数の奇異な観念が支配的となることも極めて希なのである。このことからMoreau氏が極めて正当にも結論づけたことには、マニー、モノマニー、全体性と部分性デリール（狂気）が歴史的観点からは有効性をもつとしても、これらは本来的には根拠のないものなのである）。

幻覚患者が「幻覚し」、幻覚状態の条件によって解放された患者自身の心性（psychisme）を投影しているということをこれほど単純明快に語れるものではない。この著者の理論における投影的機構の深い力動的側面について彼は次のように述べている。

「われわれは既に次のようなことを述べておいた。つまり幻覚状態は一般的に謂われているように単なる知覚機能の異常事態であるのではない。そこでは反省し、理解し、判断し、恐れや欲望そして希望や失望を表現する知性全体が自我を奪われて自身の作用をもはや意識できないで、自己分裂しているのであって、このために知性自身の一部が別の一部と観念を交わし、会話するようになる。狂気と夢との同一性を認めてみたまえ。そうすれば、あらゆる型の幻覚状態、このあらゆる面、細部にいたるまでがいかに容易に説明され、理解されるか驚嘆するであろう。このことは次のような俗語にもみごとに現れている。「そいつは気が狂っている。たわ言を言っていて、夢を現実と思い込んでいるなんて！」幻覚現象のあらゆる説明は、この現象と夢の状態との同一性に基づかないならば、挫折してしまう」（三八三〜三八四頁）。「『幻覚』とは、固定観念や妄想的確信が知性の夢であるように、外界感覚の夢なのである……」（一二五二頁）。

かくしてH・ジャクソンが神経疾患、精神病そして「幻覚」の本質的に陰性的なものの病理学の理論家となる数年前に、J・モロー（ド・ツール）はこの英国の偉大な神経学者に先んじることになった。それは、その著明な業績が生まれた一世紀後に幻覚惹起剤についての現代の研究において示されることになる（彼自身は大麻酩酊から成果を得たのだが）幻覚理論（実を言えば幻覚性妄想病に適用したものであって、これのみに適用可能である）を明らかにしたからであった。

J・P・ファルレ

この偉大な臨床家の業績（第二部〈翻訳書第I巻〉を参照）も同じ系譜に繋がっており、忘却の淵に沈ませてはならない。彼が観念・言語性の作用に触れながら、妄想性過程の陽性部分、妄狂《デリール》による妄想《デリール》の生成を重視していたとしても、それでもやはり彼は「その本態は不明だが、その作用からして明らかな原始的な器質性変化」（序論の一三頁）〈訳注〉の決定的重要性を強調していた。彼にとっても、われわれにとっても、この変化こそが「妄想する能力」の原因となっているのである。このようにJ・P・ファルレの観点に触れただけで、器質・力動論的構想の系譜において占めている彼の卓越した地位は明らかであろう。

〈訳注〉ファルレの著書（*Des maladies mentales et des asiles d'aliénés leçons cliniques & considérations générales* : Baillère ,Paris, 1864.）

とはいえ前述したように（第六部一章）〈翻訳書第Ⅲ巻〉、一九世紀の「時代精神」はこの思想の流れには与しなかった。むしろ誕生間もない器質・力動論の生育を阻み、一八六〇年以降勝利を収めたのはこの反対論（夢との、より一般的にはデリールとの類似性を放棄し、「幻覚」を要素的、感覚的特徴から把握する学説）でさえあった。感覚の回路ないし中枢という器官の興奮によるとされた「幻覚」の機械論的発生に賛同する者たちへの絶えざる反論や、幻覚性障害に関するより深くて、より力動的な学説の賛同者たちについて触れるのがここでの課題ではない（本書九三七頁を参照のこと）〈翻訳書第Ⅲ巻、「機械論モデル」の章の刺激、興奮理論の項〉。モロー（ド・ツール）は夢と狂気との構造的類似性を主張したのは確かに正しかったし、デリール（精神病）の陰性的構造を睡眠のそれと常に同じであると述べたことは間違っていたのであり、彼の学説は行き過ぎであるという主張も可能である。また部分性「幻覚」（これをわれわれは幻覚症性エイドリーと名づけている）の存在を否定した彼の立場も行き過ぎであるとの考えも可能である。一般化するには余りにも単純すぎる彼の理論に内在する難点も指摘されよう。以上のことがあいまって彼の反対陣営に勝利を収めさせてしまったのである。この圧倒的敗北を乗り越えて、幻覚の器質・力動論が同じ名称を与えられているものの、複雑さと多様性とを有している諸事象を考慮した、科学的仮説として最終的に構築されるためには、互いに相補的な関係にある、P・ジャネと・フロイトの出現を待たねばならなかった。

ピエール・ジャネ

こうして「幻覚」の機械論が支配していた長い期間を飛び越して、ピエール・ジャネの考えに触れることにしよう。この精神医学的哲学者（彼の時代の表現に従えば社会心理学者）において、その着想は機能の進化と階層という一般理論から得られたものであった。ジャネは彼独自の理論とH・ジャクソンの理論との一致にさほどの関心を払わなかったとしても（ジャネはジャクソンをあまり知らなかった）[1]、現在「理論モデル」と呼ばれているものを彼は探究し、それを見出した。この独創性と価値とは、これよりもフロイト理論に軍配を上げている者たち――実は両理論は厳密には相補的であることに彼らは気づいていないのだが――が思っている以上に重要である。心理自動症の観念に含まれているのは本能・情動的生活の活発な力とともに抑制の低下であり、要するに現実適応の調節的活動の下位水準である自動症を厳密に統合している組織化なのであり、このことを示そうとしたのが「幻覚」に関する著者自身の研究業績[2]の狙いであった。こうして心理自動症――G・ドゥ・クレランボーならば「心的自動症」というはずだが――の諸症状はこの組織化の組織解体の結果としてまさしく出現するものなのである。このことこそが本書において倦むことなく繰り返し述べられている基本的主題であり、P・ジャネが絶えず幾度も触れていることなのである[3]。

（1）私はP. Janet の思想とH. Jackson. の思想との親近性を明らかにした（Mélanges, livre jubilaire en hommage à P. Janet, publié par Édouard PICHON en 1949）

（２）Henri Ey : La notion d'automatisme, *Évolution Psychiatrique*, 1932, No3.

（３）P. Janet のモデルの人為的な特徴なり純粋にエネルギー論的な特徴はしばしば批判の的となった。私が思うには、人為的特徴と呼ばれているものは、まったく単純なことだが、その優れて具体的な精神が純粋に理論的高さにまで上昇しようとした抽象化の段階を指しているにすぎない。私の考えでは、彼の「エネルギー論的」傾向と呼ばれているものは（これはFreudにおいても同じで、とりわけ一八九五年の彼の有名な「草稿[訳注]」の著者として彼は「生物学主義」との批判を受けている）、「ジャネ的」体系における実態以上に目立ってしまっている。私が指摘したのはまさしくこの点であって（「P. Janetの心理学における発生論的、エネルギー論的諸概念の力と衰弱」、*Bulletin de Psychologie*, novembre 1960, p.50-55）、そこでは「心理的緊張」と「機能階層」の概念は「熱力学」よりもサイバネティクスや情報理論の概念にその指導理念を借用した解釈に身をゆだねた方がよいことを私は主張したが、これは、結局は精神生活の組織化は異化作用よりも同化作用に基づくモデルに基づいて考察されるべきであるということである。私の意味でのジャネ的モデルに内包されているのは自動的構築という重要かつ基本的考えである。このことについては、特殊的な記憶（有機体のレベルでの記憶）ではなく、深層の人格的記憶（自我創成のレベルでの記憶）の研究によっていつの日か以下のようなことの形成条件が解明されることであろう。つまりは、「基本的シニフィエ」からシニフィアン自身が生成される条件、生命的遺伝プログラムを超えて、各人固有の心的プログラムの記号化がなされる形成条件である。

〈訳注〉「科学的心理学草稿」を指していると思われる。

Ｐ・ジャネの理論装置の本質的なものへの批判や留保、著者自身のこだわりはさておき、その重要性にかんがみ、精神病理学のこの偉大な碩学に格別の敬意を表し、以下特別に論じることを許されたい[1]。

（1）ここでは拙論「幻覚と妄想に関するJanetの考想」（*Évolution Psychiatrique*, 1950, p.437-448）からその大部分を引用することにしたい。H.F. Ellenbergerの最近の著書（一九七〇）は拙論を幸いにも補ってくれるもので、この著書では精神病理学のこの大家〈Janet〉の人生と業績に関しての論述がその重要な部分を占めている。

1　現実への適応行動、現実機能

この行動の心理学に関するジャネの考えを、彼の著書『不安から恍惚へ』（第二版、第一巻からの引用で、これは一九二〇、一九二一年にロンドンにおいて開催された会合での講演で表明された彼の考想の基本を論述したものである）に依拠しつつ、以下紹介したい。

「外界における目にみえる活動を基本的な現象とみなし、内面の思考は外界のこの諸活動の縮小された特別な型が再生され、結合されたものでしかないと考える心理学を構想せざるを得ない（二〇三頁）。行動のこの心理学は次の二つの条件の下でのみはじめて可能である。第一に、意識は下等な動物においては厳密には否定され、人間や高等動物において無視できないものとされているが、行動心理学においても意識は一定の位置を占めるべきである。しかしこの意識現象は特別な行動、要素的活動に付加される錯綜した行為とみなされるべきである。要素的な社会的行動や後述するように活動の調節、自己の活動に対する個人の反応である感情を検討することによって、このような考えに至ることになる。第二の条件であるが、高級な行動、信念や反省、推論や体験に傾注しなければならないということである。これらの事象は通常は思考と謂われ、あらゆる科学的心理学においてもこの同じ言い回しがなされているが、これらも活動と言うべきである。言語は人間固有の特別な活動であって、最初はまさしく外的活動であるが、極めて容易に内的活動となりうる。つまり主体自身においてしかその反応を規定できない主体の活動である。外的行動と思考との中間体として言語が介在するような多様性に極めて富んだものとして行動を捉えてみた。このような心理学は行動の心理学といってよい」（二〇四～二〇五頁）。

これ以前の一九〇三年にジャネは『強迫と精神衰弱』（第一巻、四七七～四八八頁）において、階層構造をもった精神機能に関する彼の理論の本質的な事柄を述べていた（筆者が幾度も強調したように、この図式は心理学、精神病理学のあらゆる力動論的構想に認められるものである）。彼は以下のように述べている。

「心の働きの中でも、もっとも速く、もっとも頻繁に消失するためにもっとも困難なもの、それは現実機能である……。それはあらゆる形の現実を把握することである（四七七頁）。この現実機能の中で第一のものは、われわれが外界の対象に働きかけて現実を変化させることができるようにさせる作用である。この作用は、社会的、職業的、関心に基づく、そして新しいものであるとそれだけ困難がより増してくる。この階層の第一の層におかれるべきものは、所与としての世界を実際に変更する意志作用である。患者の多くにおいて、そして発病期においてわれわれが常に認めるのはこの作用の障害である」

「注意力は現実諸機能の中にあって、同じくらいに大変高い位置を占めている機能である。現実の事物をわれわれが知覚することができるのはこの注意力である。このもっとも高次の、従ってもっとも脆弱な段階にあるのが、われわれに現実についての観念を与えてくれる、つまりは確実性と確信とを与えてくれるのもこの機能である」

「対象の実在についての確信というこの機能の下で、注意力は、複雑な情景がわれわれの感覚に与えられたり、講義における認知の際や、独奏会で聞いている時など、簡単に言えば、一定の状況での認知のような場合に、おそらくはより重大性の低い困難に出会う」（四七九～四八〇頁）

意志作用と注意力の二つの機能はこれらに固有の作用である一つの合成的機能――「これがあらゆる先行して存在するものをおそらくまとめる」のだが――によって協働しあう。これこそが現在を形成する精神の運動である。「現在化と呼ばれるような一つの心的機能が存在している」（四七九～四八〇頁）

以上がジャネの心理学の独創性の一部であって、心理的にはわれわれが生きる瞬間以上に現実的なものはなく、現在の瞬間を生きるためのこの作用全体と、その最高の観点から現実を把握するわれわれの能力の極点とをその心理学は明確にした。

現実機能に一致するこれらの作用の下位に位置するのが、「関心を欠く活動性」と呼ばれるものである。「それはたんにこれらの知覚、つまりは現実感の鋭敏さを失っただけで他は同じ心理作用である」。

さらにはこれらの関心を欠いた行為の下位に、表象作用を構成する観念様式（したがって内的行為）が存在する。「一般的見解では、いわゆる心的作用の階層構造の上位に客体ではなくて、観念を対象とする作用が位置づけられているが、人間観察家たちはこのような見解は誤っているという感想をしばしば抱いていた。このことを理解するためには幼年時代に対する旧来の偏見を打破する必要があり、それは抽象性は具象性よりもより難しいと

- Ⅰ．現実諸機能
  - 作用
    - 現実に対する効果（社会的、物理的現実）
    - 感情を伴う新しい作用（鋭敏度や自由性の感情）
  - 注意力
    - 現実感情の知覚
    - 確実性と確信
    - 新しい対象の知覚
    - 現実性と統一性の感情を伴う人格についての知覚
  - 現在化
    - 現在の知覚と享受
- Ⅱ．関心を欠く活動性
  - 習慣的行動
  - 感情における行動（現在の感情、統一性の感情、自由性の感情）
  - 確実性を欠いた、現在に関して曖昧なままの知覚
- Ⅲ．心像の機能
  - 表象的記憶
  - 想像力
  - 抽象的論理
  - 夢想
- Ⅳ．情動反応
- Ⅴ．無用の筋肉運動

図　現実機能の階層

いう偏見である」（四八八頁）。こうしてジャネは心像、夢想、それに人間の活動を阻害しているのに、絶賛されすぎて誤った評判を得ている空虚な推論とを正しく位置づけている。他の業績同様に、以上の文章においても、幾分皮肉や衒学的な知恵をまじえながら、まさしく彼の極めてフランス的なエスプリが感じられる。

　下位水準にはさらに下級の精神機能が存在しており、空虚な情動と無用な筋肉運動がこれらに相当している。ジャネ自身この現実機能の階層構造を次のような図式にまとめている（四八八頁）。

　こうしてあらゆる精神機能は現実性の係数を有していることとなる。「患者において精神機能が失われる頻

度と速度の程度を見てみると、現実性の係数がより高ければ高いだけ、より早くこの機能は失われ、この係数が低いだけ、それだけ機能は長く保持される。活動性と認識との観点から精神機能と現実性との関係が薄れていくに従って、精神機能の複雑さは漸次薄れていくと結論される」（四八七頁）。

『心的力と衰弱』（二四頁）において、次に紹介するような客観性に関して幾分複雑な分類を彼は行っている。第一の段階はもっとも客観性が低く、多少なりとも混乱して思考しているとわれわれが感じる段階で、認識におけるデカルト的な最初の文節〈「我思う」〉、つまりは思考の段階であると言えよう。第二の段階は思念の段階で、純粋に主観的なものから離れ、主体的精神が現実的なものへと向かい、これとの結合を形成する。第三は想像の段階で、遊びに相当する虚構の形で現実を創造する。第四は既にして「より現実的な」一つの現実である死せる過去の段階である。記憶という逆行的行為に相当する現実的事物の想起がこれである。第五は遠くの未来の段階で、目論見や準備の行為を規定しているものである。第十の段階は活動の現存的で調整的なさまざまな感情に相当する現在の活動の段階である。第十一は現存的生起の段階で、現在に関してさらに総合的な構成を形成している。第十二は精神的で社会的現実性の段階で、合理的で「エネルギー的」傾向を駆使するあらゆる活動を含んでいる。最後に十三の段階があり、もっとも客体化の著しい操作である知覚活動によって、われわれの精神から離された客体の現実性の段階である。

2　幻覚群

夢遊病に出現する幻覚の事例において「ヒステリー性固定観念」から発展したものとして幻覚群をP・ジャネが研究したのは以上のような観点からであった。例えば舞踏病に生じた固定観念についての有名な観察事例では

「中国人の将軍」の幻影が生じ、これが暗示によって消失したり、拡散して、生き生きとしたあらゆる種類の客体に変化しているのだが、この事例は観察と精神療法とのすぐれた模範の一つとなっている。[1]一八九〇から一九一〇年にかけてのジャネの業績は同じような事例に満ちている。[2]これらの事例では劇的な知覚に加え独特の確信が生じている。それは夢見る人の意識に宿るものに類似した劇的光景、冒険活劇である。この組織化が従う固有の法則をもっている心的システムを構成しているものは「状況もしくは追想の知覚」である。それは真の知覚というよりも「陳述行為」であり、「知覚の模倣」であって、とりわけ記憶障害を基本とする全体的障害を基盤としており、確信のかなりの変更を規定しているものである。[3]

（1） 固定観念の歴史.『神経症と固定観念』第一巻、一五六～二一二頁。
（2） d'Irène, de Justineなどの事例『神経症と固定観念』（一八九八年）
（3） 確信と幻覚（「哲学雑誌」一九三二年、二七八～二九一頁。）

しかしこの影響を受けた妄想者の幻覚群の検討をしてみると、その障害は多岐にわたっている。錯乱もしていなければ、夢幻状態にもない意識清明な患者では「対象のない知覚」などということが本当に問題となっているのだろうか？　これらの幻覚群も知覚の属性である特徴（直接性、外在性、確証性）を有していることは間違いない。しかしこの「確証性」は極めて特異的なものであって、知覚の秩序だった、排他的特徴は欠如しており、局在性は曖昧で、多くの患者が知覚の本質的特徴である外在性さえも否定する。これらの幻覚群では奇妙にも現前性や現存性さえもしばしば欠如している（幻覚は体験されたものである）。それは対象のない知覚というよりも幻覚についての語りである。さらに現実機能のこの作用にとって極めて本質的な知覚の侵入的な特徴も欠如している。声は聞こえるというよりも待ち望まれたものであり、期待や欲求に応えたもので、個性的で情動的特徴をもち、ジャネに言わせれば、「これはクロード氏が特に注目した特徴である」。患者は最初は声に意味をもたせるが、次第にもはや意味を与えなくなる。事実「観念内容を欠く」（anidéique）幻覚群（G・ドゥ・クレランボー）は声の意味や象徴的価値に常に無自覚な患者の錯誤なのである。ある受験生の患者は「ラクダイセイ、ラクダイセイ」との声が聞こえたが、「この言葉の意味が分からない」と述べている。

被害妄想患者や救済妄想患者の幻覚は知覚や記憶の錯誤としては現れない。変化しているのが行為なり信念であるのだから、妄想的体験に対応する行為とは一体なんであるのか？　それは妄想患者の幻覚とは本質的には信念の誤った行為なのである。

「極めて低い段階、単純な態度への活性化傾向を減少させる能力、運動を大きく低下させる、記号や言語によってさまざまな行為を表現する能力によって、表象や言語的形式が生じるのであるが、これらは表面的にはさまざまであっても実際的には原始的な行為に由来しているのである。あらゆるたぐいの影響、とりわけ記憶や秘密や嘘の行為の発明によって不安定ながらも言語が大きく発展し、これら表象と内的な個人的言語形式や身体と社会とを唯一効果的に繋ぐ四肢の外的行為との間の絆を確立することが次に必要となった。協定と約束とが介在することによって信念のさまざまな形式が形成された。表象と言語形式とは現在と未来との行為に多少なりとも関係するに従って、さまざまな程度の現実性を帯びるようになった。この結合によって直接的行為が規定され、ついでこれがこの言語形式と結びあわされると、意志が生じる。厳密にはこの言葉は行為の言語形式と、この形式を行為と結合する肯定的断言が前後いずれかに伴う場合にのみ適用されるべきである。いくつかの必要条件が満たされないために、行為が直ちに実行されないならば、言語形式と行為との結合の肯定的断言は信念を形成することになる」。

「私が確言的段階と呼んでいる発展期の初期は常に同じである。この段階へ回帰すると、暗示やある種の衝動、精神衰弱的妄想に認められるような微妙さを欠いた強くて乱暴な即断が生じる。この単純な断言は言語形式にある重要な特徴、つまり存在、実在性を与える」。

この断言的な信念行為のすぐ上位に一つの段階がある。それが意図的行為である。この行為が形成するのは対象の実在ではなく、自己と関係した他者へと向けられる意図に基盤を置いた社会関係の実在である。この水準にとどまっていたり、落下した患者は（三〇八頁）過去や想像的ことがらに関して現在とか現実的なこととわれわれが呼ぶようなこととして区別なく語ってしまう。

こうしてこれらの行為に対応した準現実性の階層が存在している（「現実に肉薄したもの」、「半ば現実的」、「ほとんど非現実的」（原文三一四〜三一五頁の図表を参照のこと））。「象徴的幻覚群」はこの見解を検討するために重要である。これらは強迫患者の単純な段階から支配観念や妄想観念への移行を示している。この患者は単純な強迫観念というよりも「すでにして肯定的断言を含む」象徴へと表象を変化させる。象徴の現実性は事実過去の現実性に近似している（三一二頁）。主体が過去の事実として提示しているように思われるものは創造行為の肯定的断言なのである。(1)

妄想的、幻覚的な他の側面、それは声の「意識の検討」の価値である。(2) 検討は当然のことながら検討する者とされる者とを含んでいる。「意識の検討」を声に変えている患者はわれわれの内的行為に固有の中間的行為の一種[3]の両義性における二つの役割を同時に遂行することがもはや不可能となるので、検討される者の役割へと完全に埋没してしまう。さすればあの態度変換、「社会的客観化」はいかに遂行されるのだろうか？　素行障害をきたし、妄想の基盤となる基本的感情障害を惹起する心的緊張の低下という一般的理論が派生するのはこの点においてである。

3　被害妄想における感情の病理[4]

「妄想患者とはその言葉の位置づけが現実性の段階という階層において狂っているものである」（「心的力とその衰弱」一五頁）これが行為と感情、現実性の段階の心理学のさまざまな観点においてP・ジャネの業績全体において主張されている基本的テーゼである。妄想を規定するもの、それは想像力と結びついた信念であり、想像を現実とみなすことである（この一般的定言の特殊例が幻覚である）。とすれば、妄想に対応する障害は神経症の障害に類似したものであるし、現実を信じる行為からこれに適応しようとする行為までの一連の行為を形成する階層をもつ心的機能における障害なのである。この心的装置の狂い全体が機能の調節不全、つまりは感情異常を形成する（すでに活動の調節をつかさどるものとして感情を考えることについて述べたことに留意してほしい）。この観点からとりわけ考察されているのが現実適応の心的活動の不完全に対応する自動症と不安感を示す被害妄想なのである。

（1）「確信と幻覚」（「哲学雑誌」一九五二年、二九一～三三一頁）。

（2）「意識の検討と声」（A.M.P., 1938）における聖イグナチオの事例考察をとりわけ参照のこと。
（3）特に「内的思考とその障害」パリ、一九二七年を参照のこと。
（4）「心理学雑誌」（29, 1932, p.161-240, p.401-460）

被害妄想患者においてとりわけ展開される「大いなる平凡」である共通した感情は威嚇、嫉妬、憎悪である。しかしその基本障害は被影響と被強制感である。この感情は活動不全感や、一種の不能を示す剥奪感全体と結び付けられるべきである。こうして思考奪取の現象が示していることはその思考の主人であることの本来的不能である。侵入感情は現前感において既に開始されており、これは思考察知や二重化感情において著明となる。侵入や機械化、他者との会話というこれらのすべての体験の意味とは何なのか？ それは社会的交流の撹乱という意味である。変化を蒙っているのは他者の思考と患者との社会的関係であり、言語や行動の社会的状況や行為なのである。

この観点からとりわけ派生するのが、志向的な社会的客体化の現象である。

サイコレプシー（psycholepsie）において、威嚇や驚愕、疲労、長期に及ぶ緊張などが消耗状態を惹起し、抑うつ的調節を招く。圧迫感、不全感、自己価値低下感情、無味乾燥感、知的能力低下感、自動症、離人症、疎隔感、生命感喪失、非現実感など全体においてなにか共通のものがある。もし空虚感が精神生活低下のいわば前兆であるとすれば、それはすべての感情失調の結果をいわば告知しており、被害妄想へと、つまりは患者の状況や思考、意志、他者の意図と患者の存在との関係、社会的現実の混乱へと至るものである。志向的客体化の現象は疾病によって人間関係において生じる不快感を他者へ転嫁する一つの投影化現象である。この不快感は一つの退行なのである。

「次により高度の社会的行為の例を挙げてみたい。ここでは協力関係の性格がより明確であり、社会においては命令と服従とが本質的な関係であると言いたい。この行為は重要である。なぜなら社会的行為の大半が基本的には命令と服従の行為であるからである。要求や祈願は弱められた命令にすぎないし、尋問は言語による命令であり、質問は迷いから救助することの命令であるし、実践的教育は教育することの命令であるというのも教師は教授法を学ぶのであるから。命令と服従を理解するということは、社会的行為の大多数を理解することである」。

「命令行為は二つの部分から成る一つの行為である。これら二つの部分は異なった二人の人物によって実行されるからである。例えば反射ないし知覚という要素的行為が問題となる時には、これと類似した行為というものは存在しない。この様式は、全体的行動を展開する目的をもっていると思える社会的行動に特有なものである。なぜなら複数の人間が関与するこれらの行動は単独行動よりもより効率がよいからである。しかしながら行為の分業が完璧であるとか、各人は行為全体の半分しか絶対に受け持ってならないとか考えるべきではない。各人は事実行為全体を実行しているのだが、活動の異なった時期において、行為のこれら二つの部分を受け持っているのである。頭は最初の部分を最後まで推し進め、第二の部分の実行を委ね、部下は第二の部分に最善を尽くし、第一の部分については命令を待つのである」。

こうして、命令行為は服従の行為を含んでいる。言語においても同様で、話すということは聞くことを含み、指揮的行為や鼓舞的行為においても同様であり、贈与は略奪を、開示は隠蔽を伴っている。これらすべてにおいて、社会的活動において極めて特徴的な二重的活動が認められる。つまり主体と「社会的個人（socius）」との関係を前提とした活動である。

障害されているのは活動の階層構造のもっとも高級な社会活動である。ここから生じるのが圧迫感として体験化される病的な主体化と客体化である（幻覚感、現前感、入れ替わり感、被侵入感、被察知感、思考反響、二重人格）。これらの感情ないし感じすべてが人格構成に収斂する行為の崩壊を示している。人格は思考の社会活動において鍛錬されるのであり、精神生活の変化、疎外を惹起しているのが、この活動層の変化なのである。

P・ジャネが彼の業績を倦むことなく発展している間も（一八九〇から一九四〇年まで）、「精神生理学的原子論」に対する抵抗運動（デカルト的二元論の庇護の下であるが、この点については拙著『精神医学研究』第一巻三章を参照のこと）は途絶えることがなかったし、このことについてここでその臨床的、学理的な側面を多面的に触れることは紙数が許さない。とはいえドラジオーヴ、シャラン、レジの業績はこの延長上にあることだけは触れておきたい（少なくない躊躇と矛盾を感じるのではあるが、特にレジに関してはそうである）。幻覚様式を妄想的基盤と情動性素質に依拠するものとし、古典的機械論を一九〇五年に放棄したセグラの転向は見逃されやすいだけに、特に強調しておきたい（拙著『幻覚と妄想』（一九三四年）のために彼に書いていただいた序文を参照のこと）。

Ch・ブロンデルの著書（『病的意識』パリ、アルカン社、一九三四年）は貶《けな》されるのが一般的になってしまったが、この時代の反機械論的な精神医学の運動全体にとって重要な転機となったものである。(1) 精神・生理学的原子論に対するそこでの彼の批判は徹底的なものである。彼の分析が無意識における解読不能な「謎」にでも出くわしたかのようであるとしても、それはフロイトにとってさえ無意識とは言語化に抵抗する志向性の側面として規定されているからにほかならない。このようなわけで、フロイトの無意識が直接理解されるものではない限り、無意識が妄想（妄狂）において出現するのは、眠りが夢を含むものであるように、妄想（妄狂）もまた無意識を含んでいるからであり、その限りにおいて、病的意識はフロイトの無意識の分析と軌を一にするものであると言っても過言ではないように思われる。

（1）というのもCh. Blondelが精神分析学についてひどく誤解していたとしても、妄想と幻覚群の精神病理学において今世紀初頭に支配していた馬鹿げた機械論（Gilbert Ballet, Ritti, Wernicke, Henschenら）に対してはFreud同様の態度を示したからである。この第六部第一章において、この反機械論的動向に触れながら、「病的意識」について抱いている不当な誤解を明らかにした（原文、三八七〜三八九頁を参照のこと）。

二〇世紀前半のフランスの精神科医の多くが強く魅了された考えは、「妄想病《デリール》」（le Délire）は一つの事象ではなく、存在の一つの混乱であるということであった。フランス精神病理学の流れを眺望すれば（ヴァシドとヴュルパの著書（一九〇二年）から一九五〇年のパリにおける第一回国際精神医学会議におけるP・ギローの報告に至るまでの流れ）、妄想病《デリール》の「過程」というこの考えが遍在していることに気づく。「病的意識」に関するCh・ブロンデルの研究（一九一三年）、「心的自動症」についてのG・ドゥ・クレランボーの研究（一九一〇〜一九三〇年）、「精神の病的埋没」に関するミニョーの研究（一九二四年）、「病的新生物」についてのA・エスナールの研究（一九二三年）、「発生的障害」に関するE・ミンコフスキーの研究（『生きられる時間』一九三三年）、妄想病《デリール》の「自然史」についての著者の寄与などは妄想病《デリール》の、従ってデリール性幻覚群の器質因論についてはさまざまであっても、共通した理解を示している。

以下P・ギローの考えを特別に取り上げてみたい。四〇年以上にも及ぶ彼との長い共同研究や幾たびもの意見の交換をしたが、彼のおかげで、私は妄想病《デリール》を「解読する」ことを学ぶことができた。つまり、意味や動機のいかなる分析によっても包括的に説明できない無意識の運動において精神病《デリール》が展開するために、精神病《デリール》は解読も「了解」も不能であるということを学ぶことができたのである。ギローにとって「精神病性疾患《デリール》」は「異物的」過程、いわば精神生活とりわけ本能の水準における組織化に反する一つの疎外の状態である。精神病性疾患《デリール》とは本能の氾濫なのである。C・ヴォン・モナコフとR・ムールグの業績においても認められる観点であるが、「病的な原基的構成体」を成しているものがこの氾濫である。精神病《デリール》のこの溶岩流を構成している心像、記憶、観念の氾濫はその固有の前論理的力動的展開を妄想に与えている。

「生物学的過程」というこの概念はあらゆる型の妄想病と臨床的には合致しているように思えるし、この点については、興奮の概念にこだわりすぎたきらいはあるとはいえ、P・ギローとわれわれとは同じ立場である。彼の偏愛したこの興奮という概念は（モロー・ド・ツール）によって提唱されたものと同じ用語であるということを思い起こしていただきたいのだが）、すべてにおいて神経興奮や生命に内在するリビドー性興奮を構成しているのは「骨っぽい」力の運動であるだけに、この興奮という概念は表層的なものにすぎないようにわれわれには思われる。

P・ギローの幻覚論に関する限り、私は常に極めて慎重であった。一九二五年に（「脳雑誌」に彼の有名な論文「慢性妄想病群・現代の病因論的仮説」が出た年）彼はG・ドゥ・クレランボーと同じく、幻覚性妄想とりわけ被影響妄想は体感性求心系神経の障害に帰せられると考えたのであるが、私はこれに与しえなかった。この時にはP・ケルシーとともに彼は幻覚の感官性は原基的現象であると考えていた。しかし『精神医学総論』において（五五七～五八〇頁）彼が行った知覚において体験されるものと、認識されるものを区別するということにおいて、彼は私の見解に確かに近いものとなっている。というのも、幻覚という現象においては体験されるものと、認識されるものの統合解体（フッサールのいうノエシス・ノエマ的構造の解体）を説明するものはまさしく私が意識野の構造解体と呼んでいるものであるからである。多くの相違があるにせよ、デリールというものは現実性システムがその基盤において揺らぐ時しか形成されないという意味において、デリールの生物学的基盤という点で彼が成した重要な貢献に関しては臨床医の間で一定の見解の一致が見られる。

以上のようなことからここでも（原書一〇五七頁を参照のこと〈翻訳書Ⅲ巻末尾二六三頁「現実吟味を失わせること」〉）述べておきたいことは、前述したように「究極的分析」において幻覚や妄想を現実性システムの一種の原基的変化によるものとしたフロイトの考えは器質・力動論の本質的な概念と矛盾してないどころか、結局は軌を一にしている。現代精神医学の「力動論的」動向全体がS・フロイトによって突き動かされているというだけでなく、前世紀終末の精神医学の悪弊を拒否し、一九世紀中葉の偉大な伝統に与することができた偉大な精神病理学者や臨床医の業績によっても支えられているということは決して偶然ではないのである。

このようなことに重要な貢献を成したのはドイツの構造主義学派と現象学派と言わざるをえない。

ドイツ構造主義学派

心理学の力動論的、構造主義的、ゲシュタルト論的観念や概念がひしめきあう中で（キュルペ、アク、ブレンターノ、ディルタイ、シュプランガー、F・クリューガー、フォン・エーレンフェルス、マイノング、W・ケーラー、K・コフカなど）、ドイツの精神科医たち（ビルンバウム、A・クロンフェルト、W・R・グルーレなど）（H・ベルクソンの業績に強く影響されたフランスの精神科医やW・ジェイムズの研究に鼓舞された英米系学者たちもそうなのだが）は連合心理学、ヴントの心理生理学、ウェルニッケの精神病理学の桎梏を解体した。こうしてクラーゲスやパラギィ、K・ビルンバウム、A・クロンフェルト[1]の妄想病《デリール》や幻覚群の研究は、この「古きよき時代」の業績に限定しての話であるが、幻覚現象のより「全体論的」、「包括的」な概念への回帰を物語っている。

（1）この点に関してはGerhard Schorschの著書『幻覚論』（Leipzig, Barth, 1934とりわけ一一～二〇、四四～五六頁を参照のこと）。

この観点からポール・シュレーダー（Paul Schröder）の業績は特記されなければならない。というのも彼の研究こそドイツ精神医学における幻覚の反機械論誕生の口火となったのであるから[1]。もっとも「要素的」幻覚が「要素的」現象であるという考えに彼は強く反対した。彼によれば、幻覚はさまざまな諸構造を含んでいる病理的背景に組み込まれなければならないものであった。彼が当然のように主張したことは、偽知覚なり仮性幻覚、つまりは「妄想知覚（Wahnwahrnehmungen）（les perceptions délirantes）によって幻覚群の臨床面を補充するということであった。このことによって幻覚は感覚的現象であるということを言いたいのではなくて、逆に幻覚は全体的に考察すべきであり、そのモデル的基盤となるのが精神病性（デリール性）幻覚群と仮性幻覚群であるということなのである。事実問題なのはいくつかの面で展開する体験であり、それは諸障害の光輪（離人症、精神自動症）を伴っており、幻覚患者が声が「聞こえる」という時に用いる比喩的構造に含まれる一連の和声的調律全体を含んでいるものであるということを示すために、彼は「言語幻覚症（Verbalhalluzinose）」と名づけた臨床像を選んでいる。シュレーダーは「空想幻覚症（Halluzinosis phantastica）」の症候群を意識障害と密接に結びついたせん妄性障害として記載している。P・シュレーダーの業績の本質的貢献は幻覚に対してこれが必然的に依存しているところの背景的文脈を与えようとしたその試みにある。特に彼が専念したのは錯乱・夢幻状態や脳損傷時に出現する幻覚であったので（一九二五年）、彼が認めた幻覚する（Halluzinieren）行為の重要性は、幻覚現象のいわば低級で臨床的には部分的なこれらの諸段階に機械論が適用されることさえ彼が批判しつづけた機械論とやはりそりがあわないものである。こうしてJ・ツアドール、クラーゲス、E・キュペールス、W・マイヤー・グロス、スターン、V・フォン・ヴァイツゼッカーらの業績の先駆けとなった彼の研究は、幻覚を陽性現象として「型どおり」にしか捉ええない機械論の要素主義的独断を、ドイツ精神医学において転覆させた。幻覚の形姿とその基盤との間のもろもろの関係が考察されているのは一般的には「意識障害」（幻覚状態）の形式の下においてである。ブムケの全書におけるW・マイヤー・グロスの論文（とりわけ「幻覚者の意識障害問題」の章）は行為心理学なり思考心理学の意味での幻覚の分析に対してとりわけ示唆に富んでいる。当然のことながら全体的混乱を発生する障害と同一視されているのが夢なり半睡眠の背景的基盤である。エイドリーは「時間の変化」、知覚行為における生きられる時間次元の統合解体の結果として記載されている。「幻覚症的症状複合」に関して言えば、これらはせん妄状態に組み入れられるべきものとしてP・シュレーダーは述べている。本書で示した（原著四四六頁）図を参照していただきたいが、この幻影によってそこで示されているものすべては[2]各人が睡眠の中で作り出すものや、現代芸術（歪曲によって）や生の芸術（素朴で、真実引き裂くようなデフォルメによって）が好んで思い描くものにほかならない。つまり息をのむような奇抜さであり、息を詰まらせるのは幻覚者だけでなく、「地上の楽園」を描いたブラックであり、この絵の鑑賞者でもある。

（1）P. SCHRÖDER の業績に関する文献はその重要性を鑑み、本書末尾の幻覚に関する偉大な業績文献一覧に掲載しておいた。

（2）幻影の奇妙な像が開花するのはいかなる夢幻的雰囲気においてなのかを詳細に示すために、これらファンテイドリーの一つを例外的に扱って、図示しておいた。

幻覚の陰性基盤に関するもろもろの研究は、背景文脈、つまりはモロー（ド・ツール）の原基的デリールの状態を発見することによって、陽性面の像の諸形態の特徴を基礎付けている。これらの研究が未解決にしたままの問題（意識障害と明らかな関係をもたない妄想性幻覚の問題）が存在しているのであるが、このため以下意識について論じるべきであろう。

現象学(1)

本書においてはほとんどといっていいくらいに、また拙著『意識』においてはこれ以上にであるが、現象学を参照している。この現象学はヘーゲルからフッサール、ついでハイデガーに至るもので、我が国においてはJ・P・サルトルやM・メルロ－ポンティにその強い影響が認められる。器質・力動論的モデルに触れた本書第一部において（そこでは必要な限りにおいてこの知の系譜をたどっている）述べたことだが、本質（精神病理学的超越論的形相学の範疇）の現出の手前において、その身体に組み込まれながら世界を組み込んでいる実存者の現出を目指すことによってしか現象学は精神病理学と出会えない。

疑いもなく現象学は、本質の領域にとどまりうるし、ある意味ではとどまるべき超越論的形相の原初的領域に存在している。しかもそれは「日常世界」のみならず、人間の「自然性」についての問題をも自らに課し、提起

（1）これらの現象学に関する重要な業績に関する論述と参考文献については『意識』（第二版、P.U.F.,1968）において言及しているので参照して欲しい。精神医学と現象学との関係に関して次の文献を特に挙げておきたい。K. Jaspers の『精神病理学総論』（仏訳、P.U.F., 1933）; E. Minkowski の『生きられる時間』（初版、1933）と『精神病理学総論』（P.U.F., 1966）; 1959年 Tours におけるフランス語圏神経精神会議での A. Hesnard の報告 : R. May, E. Angel, H, F, Ellenberger の著書『実存——精神医学における新次元——』（第三版、Basic Books, New York, 1959）、G. Lantéri-Laura の著書『現象学的精神医学』（P.U.F., 1963）そして L. Binswanger の重要な論文集である『実存分析入門』（G. Verdeaux と R. Kuhn 訳、Minuit 出版社、1971）

されている。その著書（『現象学的精神医学』一九六三年）やボンヌヴァル会議（『無意識』一九六六年、デスレ・ド・ブルエ出版社）でのその発表において、G・ランテリ・ローラはこの問題を強く先鋭化させたし、ハイデガーがあえて踏み出した論理・数学的主知主義（A・ド・ワランが精神病に関するその著書においてその傾向を見せた構造主義ないし記号論）を現象学が退けたいならば、この問題に現象学が答えるべきであるとした。M・メルローポンティの業績の価値、それはまさしく、意味の体内化（*incorporation*）の現象学と言えるもので、「当然のことながら」これに対応しているものこそ「心的身体」の組織化という私の概念である。

K・ヤスパースとE・ミンコフスキーとはこの点においてケーラーとヴェルタイマー[1]のゲシュタルト心理学に一般的に考えられている以上に近い立場であるのだが、彼らは「超越論的還元」を拒否しながらも現象学的態度を断固として採用した（G・ランテリ・ローラ）。精神医学の問題、精神病理の本質を構成している「物自体」にとどまることによって彼ら二人は精神科医とその患者との人間学的あるいは「実存的」出会いを深め、実り豊かなものとした。この「本質」とは了解不能性、異質性、断絶、存在の精神医学的もしくは神経症的世界への落下という領域以外のなにものでもない[2]。

（1）そして、言うまでもないことだが、グラーツ学派の「感覚的与件」の経験に依拠している度合いは少ない。現象学とゲシュタルト心理学との関係については、G. Lantéri-Laura の著書の最終章と、とくにA. Gurevitsch の著書『意識野の理論』を参照のこと。

（2）L. Binswanger が注目すべきと称した、P. Haberlin の論文（1955）（「精神医学の対象」（Objekt der Psychiatrie）, *Arch. Suisses Psych. Neuro.*, 60, 132）で、彼が記載していることには、精神疾患は身体症（somatose）であるのに、逆に、真の

精神的疾患、つまりは精神症（＝精神病、psychoses）である神経症のみが神経症（＝神経の障害）と考えられている……（『実存分析入門』、二五九頁、仏訳版、一九七一）

この点においてはL・ビンスワンガーの業績は特記に値する。一九二二年以降彼は現象学が包括する自然科学を越えたものとしての現象学から優れたものを引き出し得た。こうして周知のように、躁病、メランコリー、統合失調症に関する彼の「現存在分析」を深めることによって彼は人間学的精神病理学においてその名声を高め、格別の現象学的記述を行った。しかも正当にも、運命によって彼の腕に委ねられた「人間」を彼の学問と精神療法の「対象」とみなすことを精神医学に彼は要求し続けていたとしても、精神医学は一つの自然科学であり、そうあるべきであるということも彼は考え続けた(3)。

（3）精神医学の進歩の大部分が物質的で客観的な探究と科学としての本質についての超越論的省察との交流の効果に依拠している（同書、二六三頁——この言葉がこの翻訳書の最後を占めている）

私の求めるところはそこなのである。実存的人間学が精神医学の領域を包含しており、精神医学が一つの人間科学として扱われたいと望んでいるとしても、精神医学は病める者の人間科学でありつづけないわけにはいかない。ホーニングスヴァルトやヘバーリン、W・スズラジ、J・ラカンやH・マルディネに依拠しているとはいえ、L・ビンスワンガーやクーン、A・ワラーンの分析すべてが目指しているものは——そうは望んでいないにしても——一つの基本障害、つまりは現存性の変貌、交流と意味の断絶、象徴界と想像界の混乱などである。こうしてこれら現象学派、人間学派によってしばしばなされる要求、あらゆる「自然科学主義」、過程の考えに依拠することを廃絶せよという要求は、筆者にとっては、幻想にすぎないことになる。彼らは「閉め出されたシニフィアンの幻覚的現実性」とか心的身体の存在論的構造の混乱とかを、例えば述べる際に、自然科学的基本障害に依拠していないと信じることによって彼らは自己欺瞞に陥っているのである。というのも象徴界にいると彼らが思いこんでいても、彼らが必然的に位置している場所とはその出現の現実的基盤、あるいはそれが消失する現実的基盤、つまりは精神病性過程《デリラン》の固有の精神病理的領域においてなのである。

C　意識存在ないし精神・感覚的道具の組織解体が幻覚を生み出す

今までの章でも幾度となく幻覚因論の問題を中心に論じてきたが、今度こそは「真相解明」をしなければならないが、この概念化においては究極的な困難に直面するし、幻覚属つまりは、この群を構成する各種を全体的に把握することの困難が待ち受けている。

幻覚の科学におけるコペルニクス的転回はその古典的定式化を転倒させることにある。つまり幻覚は興奮の所産（陽性的）ではなくて、解体（陰性的）の結果なのである。幻覚はそれらしく思えるような、「加算」されたものではなくて、それらしくないもの、「減算」されたものなのである。幻覚とは、現実性の形式的変化を刻印された一つの錯覚なのである。幻覚の根底にあるもの、それは感覚興奮による機械的産出でもなければ、欲望の呼びかけや応答でもなく、意識存在の組織化によって示される現実性システムの「一つの断層」なのである。

器質・力動論モデルの提示ないし供覧をするために以下の紙幅を当てて、本章の結論としたい。

ここでは、どのような水準にせよ、また幻覚のいかなる範疇にせよ、[1] 感覚性興奮の考え（あるいは幻覚をその陽性面でしか捉えないようなこれと類似しているが別の考え）を許容する誤謬を根底的に廃絶してみたい。前述したばかりだが、多くの研究者が、「原始的感覚性」とか、心像の中枢の刺激とか、「ニューロンの感官性」、精神・感覚性回路なり中枢という器官の「異常興奮」とかの考え方に対し絶望的な反抗を試みたにせよ、この誤謬から完全には自由ではなかった。こうして彼らには「延焼をくい止める」しか手だてがなかったし、「感覚性幻覚と仮性幻覚」、精神病性〈デリール性〉幻覚群ないし夢に類似した幻覚群（幻覚がその続発性の結果である原発性障害による）と、感覚器官の興奮なり一次的中枢ないし特殊な入射経路の投射という二次的中枢の原初的で陽性的感覚現象として把握される幻覚とを彼らは対置することになった。J・バイヤルジェやK・ヤスパース（そしてP・シュレーダーもそうだが）のように、偉大な臨床家のすべてないしほとんどが、一部にせよ幻覚は神経や記憶、心像の機械的興奮によるものであることを認めることによって彼らの幻覚論全体を根底的に覆すことになることに気づかないまま、この譲歩のもつ罠にはまってしまった。言うまでもなく、（精神分析のように）幻覚をリビドー的興奮の結果であるとみなす考えもまた幻覚群全体だけでなく個別のいかなる幻覚についても理解を与えるものではない。

（1）言うまでもなく、真性幻覚が、つまりは「規範」、即ち「共同現実性」から離脱した一つの病理現象が問題となっている、という条件の下でだが。

こうしてわれわれは袋小路にあることが判る。興奮の考えが、慎ましくも「一部の要素的幻覚」にしか認められないとしても、それが幻覚論を誤謬へと導いてしまっている。まさしくわれわれが「本書」において一貫して努めてきたことは、この袋小路から幻覚の一般的理論が抜け出すためのよりよい脱出口はどこにあるのかを求めてのものであったといえよう。

再度確認しておきたいが、幻覚の真の理論は、

（1）あらゆる人間、成人や覚醒した者でさえ共有する定めである、想像の働きという正常な様態すべてから幻覚を分けているものでなくてはいけないし、

（2）精神病性幻覚群《デリール》の範疇に対しても、エイドリー群の範疇に対しても（とりわけこれを前者から区別するために）、詳細な批判的検討の後にわれわれが明確に拒絶した線型モデルにしたがって幻覚属に含まれているあらゆる種類の幻覚を興奮の「単純な」作用でしかないとする解釈に委ねるようなことを決して認容はしていない。

換言すれば、幻覚現象のさまざまな範疇——すべてといってよいのだが——は一つの病理学に依拠している。ここでは、幻覚を生じさせる過程の多様さにもかかわらず、また過程の構造的相違があるにせよ、幻覚の陽性現象は心的組織と感覚器官の（知覚系なり分析器という一般的意味で）「陰性的損傷」（ジャクソンが指摘したような）によるものとされる。

いうまでもなく、こうしたことから次に主張されることは、エイドリー（エイドリーの中のプロテイドリー（要

素像）でさえも）においても睡眠と夢との関係に類似したことがらが見出せるということである。つまりはデリール性（精神病性）幻覚群において睡眠・夢現象に類似のものが認められるが、これはせん妄体験のみならず、妄想性の観念・言語的作業による知性・情動的幻覚群においても認められるのである。再三触れてきたことだが、以上のことがらは再度決定的な省察の対象にしておく必要があり、幻覚現象全体に適用されるわれわれの理論モデルを構築するという残された課題を果たすのがここでの説明である。

幻覚のさまざまな範疇〈急性精神病の〉幻覚体験や〈慢性精神病の〉知性・情動性幻覚群〈訳注〉を含むデリール性〈精神病性〉幻覚群やそしてファンテイドリー（複合像）やプロテイドリー（要素像）から成るエイドリー）に固有な病因は心的身体とその道具である知覚システムとの幻覚因的組織解体という一般的モデルが必要なことを示している。『意識』（一九六四年）やマドリッドでの学会報告（一九六六年）や本書の随所において述べられているのがまさしくこの理論なのである。主体と他者との交流によって共同思考によって〈共同体的に〉合法化されている現実性システムに現実性のその固有のモデルを、主体と一致させる主体以外のなにものでもない「意識存在の組織化の様態」に関係づけることによって、幻覚の無秩序（障害）についての認識に秩序をもたらすことが可能となるはずの理論がまさしくこの学説なのである。

〈訳注〉原文では、Hallucinations noématico-affectives（ノエマ・情動性幻覚群）と記載されているが、これまで幾度か記載されてきた、また前出したばかりの、また本書巻末の「用語解説」に示されているhallucinations noético-affectivesの誤植と判断し、本文のように訳出した。ちなみにnoématico-affectivesについての「用語解説」はない。この後幾度かこの用語が出てくるが、全てこのように誤植とし、訂正、統一した。

睡眠と夢との関係（無意識となる意識、意識に昇る無意識）に関する相対性の一般的理論が忍耐強く体系化されたこの仮説によって、その種のいかんにかかわらず、幻覚の諸現象に普遍的に存在する幻覚の根源的無秩序（アノミー）の問題へと最終的に接近することを可能とするのもこの理論を極限にまで推し進めたからにほかならない。幻覚の器質・力動論的構築学的モデルを提示するためにその提要をまとめた時に、以上のことは既に触れておいたが、このモデルは幻覚性諸現象の自然な秩序を発見するだけでなく、幻惑されたかのように幻覚の示す罠に陥ってしまうなんとも余りにも多くの研究者があまねく抱く混乱に漸次秩序をもたらしてくれるものである。精神構造の抗幻覚的組織化という指導観念を欠如していては、幻覚の諸現象間の類似性や差異、連関などは明瞭に自覚されないままで、幻覚は属的単一性を示したり、種の多様性を示したりするだけである。本書のまどろこしいほどの弁証法的論述によって著者がもたらそうとした明瞭性がようやく今一層明確になろうとしているが、それはこのための真の唯一の観点（陰性的条件における続発性の陽性効果という観点）から、幻覚群のすべての範疇と亜型の病因を以下述べるように理解することによってなのである。

D　デリール性（精神病性）幻覚群の発生過程

デリール性（精神病性）幻覚の陰性面のテーゼを主張する根拠は本質的には、睡眠には夢が結びつくように、現実性システムに意識存在を結び付けている有機体的関係である。とはいえ幻覚の妄狂（デリール）と夢とを単純に同一性視するという学説の陥穽に私が陥っているのではないことを示すために、間髪を入れずに付言しておきたいことは、〈急性精神病の〉夢幻体験の産出モデルは精緻な理論構成をとげなくては、〈慢性精神病を含めた〉あらゆる精神病（デリール）全体へ拡張されることは不可能である。周知のように（一八五五年の有名な論争はまさしくこの問題を巡ってであった）、この単純な同一視が臨床上突き当たる困難は、はぐらかし（これは「覚醒しつつ夢を見ている人」という有名な「常套句」についても言えることである）によって打開できるものではない。夢の発生因としての睡眠と類似しているが同じではない精神病性（デリール性）過程に関するこの悪しき歩み（これをモロー（・ド・ツール）の時代以降、H・ジャクソン、ドラジオーヴ、E・ブロイラー、P・ジャネ、ヤスパース、L・ビンスワンガー、クルト・シュナイダーなどがそれぞれに乗り越えようとしていた）から脱却するには、この類似関係を根底的に改変する必要があり、マドリッドの会議（一九六六年）において、意識存在とその無意識との関係に関する一般理論を提示することによって私が行ったように、意識存在の存在論にこの関係を組み入れることに踏み込まなければならない。ハイデガーを組み込むために、A・ド・ワラーン（一九七二年）がわれわれに勧めている逆の歩みは、現実性を欠いた、純粋に形相的世界に妄想問題が設定されてしまっており、この問題の解決にならないどころか、提起すらされていないと言える。

1　幻覚性精神病群全体に対する過程の概念の有効性の立証

われわれにとって当然のことながら、デリール（妄狂）に基づかない精神病性（デリール性）幻覚群はありえないし、デリール（妄狂）のほうも、臨床形態や経過にかかわらず、組織解体の過程、つまりはもっとも広義の意味での（「機械論的」意味内容だけでなくて）「器質的」過程によって惹起されないものはない。こうして一挙に述べてしまうが、急性せん妄性精神病群（Psychoses délirants aiguës）と慢性妄想性精神病群とを、前者を（「外因性」器質的過程の）「症状性」と、後者を（その過程性発病を棚上げにしたままで）「内因性」と呼んで、分離してしまうことは私にはできないように思われる。意識野の構造解体（幻覚体験を伴う急性せん妄性精神病）であれ、人格システムの組織解体（観念・言語性妄想作業の知性・情動性幻覚）であれ、常にこれらすべての様態において問題となっているのは「精神病性疾患《デリール》」（P・ギロー）であり、これは、意識存在の病理学全体を心的身体の基盤である有機体の一般病理学に根拠づけないならば、まったく無意味な概念である(1)。

大方の臨床像においてはデリール（妄狂）と幻覚群とは分けがたく錯綜しており、デリールを幻覚から「演繹する」などということは不可能であり、幻覚とはデリールの続発的側面（結果）にすぎないことが示されている。「人格疎遠感」のデリール体験や「幻覚状態」の問題においてはデリール性状態が幻覚の原基的基盤となっているとしているようなあらゆる考えを認めない臨床家はいない。このことによって一般的に導かれることは（このことはなんといっても偉大な古典的臨床家の観察の賜物である）、幻覚状態の大部分が身体疾患、とりわけ脳の障害という「症候性」のもの（錯乱・夢幻状態、急性幻覚性精神病群、せん妄、妄想状態（wahnhafte Zustände）であるという考えである。

（1）E. Minkowski, L. Binswanger, M. Merleau-Ponty らに依拠するにせよ、精神医学に益をもたらすものは本質や現存在の超越的観念論的現象学からの推論ではない。この推論によって、A. de Waehlens（1972）が自らと現存在を世界外へと位置づけようとしているならば、彼の批判的態度は正当化できるものでもない。

とはいえこの症候性幻覚性妄想病の概念は別の大きな臨床的事象群と衝突する。これは妄想病の状態そのものが原発性に思えるもので、「内因性」とか「体質性」精神病と呼ばれている一群である。「精神的疎外（精神病）」（この言葉によって精神疾患の概念を持ち上げ、一種の天才であるように過大評価してしまう心配がないならば、この言葉は優れているのだが）を形作っているこれらの妄想性精神病群は、「自我」がその人格の自律性とその世界についての現実性システムとを請け負っている限りにおいて、「自我」の組織解体を示している精神病群であると考えるのはもっともである。しかし「内因性」が「実体のないもの」と考えるのは誤っている。というのも「統合失調症」にせよ、「慢性妄想病群」や「パラノイア」にせよ、妄想病は一つの基体を――間接的で、媒介的なものであるとしても――器質的基盤を有しているからである。こうして変質性障害とか、代謝や遺伝、染色体の異常や神経ホルモン障害などが挙げられてきた。これらの「妄想性、幻覚性疾患」が器質因性であることを立証するために不可欠な考察の基本骨格を述べることにしたい。

特定の脳の過程については、その精神病理的作用が探究されており、このことを考慮すれば、ほとんど常に、さもなければ必然的に確証にいたることは、それは急性精神病群のすべての系列のみならず慢性の妄想および幻覚の諸形態をも生じさせることである。ここでは一つの重要な所見が問題となり、この真実の確定については（本書第四部で触れておいたが）とりわけてんかんと流行性脳炎において可能である。

てんかんはジャクソンに鼓舞された器質・力動論的なわれわれの立場からは言うまでもないことだが、精神病理学全体の要であり、とりわけデリールと幻覚との関係を考察するための鍵を握っている。本書（原書四八九頁）において既に述べたように、てんかんはその前兆や部分発作においてエイドリー的あらゆる布置（ファンテイドリー（複合像）とプロテイドリー（要素像）を示すだけでなく、てんかん患者は意識野の解体のみならず人格の病理の精神病的、神経症的な各水準[1]においても解体を受ける限りにおいて、てんかんによって生じるあらゆる精神病理的状態のスペクトル的分布においてもやはりあらゆるエイドリーが出現するのである。かりにてんかんが精神医学の中心として、とりわけ幻覚問題の中心の中枢を占めるものではないとしたなら、器質・力動論的なあらゆる概念構成は不可能となってしまう。私はこの基本的問題に特別な一章を割いておいたが（本書第四部）、とりわけH・ジャクソンの学説について触れた二個所（原書、一〇八一と一〇八六頁。訳書第Ⅳ巻二一頁〜参照）が重要である。「マドリッド会議」（一九六六年）において著者が発表した精神病理学の一般的理論においては睡眠・夢現象とてんかん発作の同期化過程とを関係づけながら、この問題を整理してみた。というのもてんかん患者とは発作や意識の突然の消失を蒙るだけでなく、常に彼はあらゆる形態の精神病《デリール》の閾値の限界もしくはそれを超えている存在なのである（『エチュード』（一九五四年、二六章）。

（1）臨床経験豊富なあらゆる精神科医にとって、てんかんの精神病理学は慢性妄想病群や幻覚性精神病群、統合失調症や神経症の事例までの数多くを当然のことながら含んでいるというのは確実であると思われるはずである。てんかんの神経症的側面に関してだが、ヒステリー・てんかんの親和性やてんかん性人格の葛藤的側面、てんかん患者の心気症的不安状態などを指摘するまでもないことである。

流行性脳炎だが、その臨床的に多彩である証拠は精神病、とりわけ妄想性と幻覚性精神病のあらゆる水準や構造において重積されており、われわれの世代の精神科医（これらの臨床型を恩師であるポール・ギローの観点から見ることに慣れている世代）にとっては消滅するような証拠ではない。私はむしろ流行性脳炎が幻覚群のあらゆるカテゴリーを呈することを体験する機会のなかった精神科医たちにこの証拠を伝える責務があると感じている。

ここではミュンヘン研究所やスカンジナビア学派の枚挙できないくらいの業績や統計（大量統計）なりF・J・カルマンの遺伝的研究について触れることはできないし、一九二五年から一九五〇年にかけて発展した遺伝的リスクや一卵性双生児の一致率を試算することもできない。とはいえそれを考慮しなければ極めて軽率であり、無知との誹りを免れない。ここでは最近のいくつかの業績を引用することにし、簡単に紹介しておきたいのは、E・ツェルビン・リューディン（*Arch. f. Psych.*, 1967. 210, p.340-372）にとって家系調査によって統合失調症（つまりは慢性幻覚性精神病群の大半を占めている妄想性患者）の遺伝的原因が確認される。表一（彼の論文の三四〇頁）によって遺伝的リスクは十二分に示されている。一卵性双生児（五九一組）の統合失調症の一致率は五六パーセントであり、これに対して一二九〇の二卵性双生児の一致率は一五パーセントに過ぎなかった。W・J・ポーリンら（*Amer. J. of Psych.*, 1965）もまた統合失調症の一致率は一卵性のほうが二卵性双生児に比較して三倍高いと見ている。これらの数字は、遺伝が致命的でないことを物語っているにせよ、幻覚性精神病型の「内因性」病因と遺伝とは不可分であることをも示している。人間の狂気（疎外）とは常軌を逸脱することであり、自然の生命プログラムから外れることであるが、社会の法制度が個人に執行するもっと恥ずべき、しかし病因的侵襲性よりは弱い権利剥奪と混同されてはならない。

器質的過程説に有利なこのような証拠が増大しているにもかかわらず、常にこれへの確信が生じるとは限らない。というのもその大半においてこの過程が導き出されるのはごく希な幾つかの臨床例や異論が少なくない遺伝的統計に基づいているにすぎないからである。

このような臨床的観察に対して当然のことながらあらたな証拠が付け加わった。つまり治療的証拠である。生物学的治療（もっとも広義の）、とりわけ一五年前に生まれた精神薬理学は精神病性（デリール性）幻覚活動に対して大きな効果――時にはまったく予期しないほどの――を挙げることが判明した。こうして妄想（純粋に観念・言語性型においてさえも）や幻覚（知性・情動的型においてさえも）は向精神薬が、本書末尾〈治療論〉で触れるように、影響を与えうる過程に基づいていることが証拠立てられた。

幻覚惹起剤に関する実験的研究がモロー（ド・ツール）以降多種多様な形で展開され、幻覚群を含む精神病（デリール）の原基的状態によって、幻覚群をデリール（妄狂）に根拠付け、このデリール（妄狂）の基盤には心的存在の組織解体過程があるとする仮説に関する情報が補強され、確証を深めた。

古典的臨床家たちの観察事例よりもさらに深い構造分析によってここ三、四十年来明らかになったのが、正常な心的活動における錯覚ないし想像に関する異質的もしくは他律的過程の徴候としての形式的特徴、あるいはこう言ってもよいが、機能的障害なのである。たとえH・ジャクソン自身と同じく、陰性障害の下で無傷のまま残されている陽性的部分が妄想なり幻覚群を示すのであることを人が認めても、あるいはまたこちらの方がより多いと思うが、知覚の「要素的障害」の水準より高位に妄想なり幻覚的徴候を位置づけるとしても、これらを普通の、あるいは正常な現象とみなすことには困難がつきまとう（私の〈器質・力動論の〉定言Ⅱである幻覚の病理的異質性に関する叙述を参照のこと）。C・ヴァイシェンク（一九五二年）やP・マッセク（一九五二、一九五三、一九六三年）、R・クーパー（一九六〇年）らのようにこの問題に特に取り組んだ一部の研究者たちは基礎にある異質的現象に対して（K・ヤスパース、W・グルーレ、K・シュナイダーらが提唱した了解不能性、「機縁の無さ」という概念に対して）異論を唱えた。しかも彼らはこの問題を極めるにしたがって、結局認めるようになったことは、ケルシーとともに著者が「正常心理」と呼んでいる錯覚に幻覚性妄想が古典学派が述べている以上に類似しているとするならば、両者を区別する形式的特徴は考慮に入れることができなくなる。[1] こうして私が本書で擁護している学説にほとんど疑いを抱いていないある一人の研究者とともに言えることは、[2] 幻覚は「絶対的な独自性」を有しており、正常な錯覚とはその動機や出現条件において比較できるようなものはなにもないということである。マックス・レヴィン（一九五七、一九六〇年）が主張しているように、解体は存続している部分の陽性症状に影を落としている。思考障害や幻覚性妄想病者の知覚障害、「幻覚性妄想病」の刻印として存在する障害に関するこ数年間になされた数多くの研究はまさしく以上のような意味で統合され、理解されるべきなのである。精神病、とりわけ統合失調症のような妄想性、幻覚性精神病においてこれらの「知覚の機能障害」により一層格別に取り組んできた研究者たちが明らかにしたこととは一般的に言えば、「ゲシュタルト障害」なり時空間機能の障害、情報の異常（過剰な増加と減少）なのである。アイゼンクとその共同研究者ら（一九五七年）はL・L・トルストン（一九四四年）によって示された観点から精神疾患のこの知覚障害に関するモノグラフを著した。後者は知覚の機能分析のための五九の知覚テストを一組とするものを考案していた（布置構成の速度と強度、ミューラー・リエル、サンダーやポゲンドルフの錯視、反応時間、領野の平衡する拮抗力の動揺的変化、種々の形態の逆転可塑性、適応運動の速度変化など）。モーズレイ病院学派の実験者たち（H・J・アイゼンク、G・W・グランガー、J・C・ブレンジェルマンなど）の成果は彼らの言葉に従えば望外の結果を得た。厳密な因子分析に従って彼らが明らかにしたことは、正常な知覚と「精神疾患者」（残念なことにその臨床的研究記述や単純な診断名さえも「精神病者」という簡略な呼称で一括されている）の知覚とを分別する重要な相違であった。

（1）C. Wesschenk は正常な錯覚と統合失調症者の幻覚との間には異質なものは存在しないと見なし、また「契機がない」（Ohne Anlass）という考えに疑念を抱いた後に（F. A. Kehrer（「精神医学における了解と把握（Begreifen）」）による了解不能性の概念への有名な批判に依拠しながら、結論づけていることには、愛しい人の声を遠方から聞こえていたが、電気ショック療法の後にはそれがもはや聞こえなくなった乙女の場合のような幻覚性妄想病の基盤には、情動的動因があるとしても、異物（*autre chose*）が存在していることを考慮すべきである。同じように、P. Matussek（1952）の考えだが、彼は極めて見事な彼の観察事例、症例Rにおいて、統合失調症者の知覚は格別異常に昂揚している（異常顕現（anomalen Hervortreten））を認めつつも、それ自体非病理的でより識別的であるこの知覚と平行して、彼が述べているように（一九六一）「象徴意識」（Symbolbewußtsein）の水準に位置づけられる陰性障害の過程（平行的弛緩が存在していることを次第に認めざるをえなくなっている。彼の考えでは、個々の知覚要素の解放と同時的な自然な知覚連関の弛緩がそこでは起こっている。

（2）Ch. Melman の論文（「幻覚研究」、*Silicet*, 1号, p.120-131, 1968）。幾分難解なこの総説において、著者はまったくの匿名であるので、この著者を特定するのに幾分手間取ったが、この氏名を明らかにしえたと確信している。

D・ランガー（一九六四年）の研究、より正確には展望的論文において彼は情報理論を応用した知覚障害の実験に関する研究を総括したが、その内容は格段に示唆に富んでおり、以下特に引用しておきたい。

脳の器質性障害の事例と正常者とを比較することによって、「精神病者」（統合失調症者なり神経症者）における知覚障害をまず検討すべきである。幻覚群の問題について彼は特に言及はない。しかし当該の問題に対するこの検討についていささか煮え切らない嫌いがあり、とりわけ報告された事実の臨床的分類が欠如しているものの、妄想性と幻覚性精神病における心的身体の組織解体に組みする論議を集積してみると、いかに憶測に満ち、無益なものに見えようとも、方法論的にしかすぎないにせよやはり利点を有しているこれらの研究を実行に移すことが重要である。D・ランガーにとって、トルストンの因子分析やH・アイゼンクの業績、より一般的にはゲシュタルト心理学に影響された研究（図と地の区別、一つの視点から別の視点への布置の変動、以前の視点の影響など）に依拠すると、「器質性障害者」と「非器質性障害者」における知覚の比較、しかも狭義の精神病理的水準における知覚障害を対象とするにはあまりにも低い水準での比較に限定せざるをえないことになる。事実D・ランガーが強調しているように、W・ケーラーの同形性の原理（例えば一九五七年のトーマスとスチュワートに基づいて、図・地の分化を説明するために、大脳皮質の電気的「定常状態」を考慮に入れる際のように）従って考察し、障害を脳科学による言葉への置き換えにこれらの研究は陥っているし、各種刺激の反応平準化ない等電位化傾向なり飽和能力（satiability）のような神経生理学的用語によって解釈しているだけにすぎない。

こうしてこれらの業績すべてがそれぞれに限界と矛盾を孕んでおり（三七頁）、比較方法の原理は「別の観点」（私にとってさほどの違いがあるとは思えないが）に求めるべきであろう。こうしてD・ランガーは適応機能、とりわけ情報機能を援用する知覚理論へと向かっている。こうして彼はJ・J・ギブソン（前述した）の見解の重要性を指摘しているが、ギブソンにとって感覚器官とは受容器ではなく、前述したように、「探索器」なのである。例えば視覚情報の加工とは網膜の照度のパラメーターと、知覚の体験的構成要素である行動的、神経的活動のパラメーターとの関係を表現しているのである。情報の加工は情報の種々の要素の定性的分析とこれらの要素が秩序付けられる時空間の分析とからなり立っている。こうして情報のこの分析を限界まで推し進める能力は視覚の適応形態を示している。H・J・アイゼンク（一九五七年）、G・W・グランジェ（一九五七年）、M・ヴェルタイマー（一九五七年）、J・N・シェル（一九五七年）、モンクとパサマニク（一九五八年）、T・E・ヴェコヴィッツ（一九六〇年）、P・ホッフとJ・ズビニ（一九六五年）らがこれら一連の研究方向を示している。

　情報の時空間的加工に関しては、D・ランガーはわれわれにとっても重要と思われる事実や業績を幾つか上げているが、幻覚のわれわれの一般的理論に有功となりうるものだけにここではとどめておきたい。輪郭の情報（ラティフ、一九六一年）、類似の対比的知覚、視覚の明瞭度において重要な役割を果たしているように思われるのが相互的側方抑制である（もちろん屈折装置の条件は除いてであるが）。この点に関して、精神病者と神経症者では明瞭な機能的低下が認められるようである（H・J・アイゼンク）。情報の知覚作用の他の構成要素（形態の濃度、大きさ、距離感）も実験の対象となっている。T・E・ヴェコヴィッツ（一九五七、一九五八、一九五九年）によれば、空間の視覚的情報は統合失調症者においては平均の域をでない。一定の加算を必要とする情報の時間的分析、急速な適応の一定の閾値と継起の不連続の明瞭な対比では、統合失調症者において反応時間のいかなる遅延もないことは注目すべきである（ラング、一九五九年、ペイヌら、一九五九年）。（統合失調症者の）反応抑制の原因となっているように思えるものはむしろある種の全体的で均一的な興奮性（キャメロンの意味での過剰な取り込み）によってであろう（ヴェナブル、一九五五〜一九五九年）。

　知覚野を絶えず興奮させる無限の運動（この点に関しては特殊知覚の「ブラウン運動」と言うべきものだが）において「不変」を構成しているものに関して言えば、情報が成立するのは安定性と一貫性の定点を設け、選別する情報量の減少によってしかない。中毒性精神病や精神病者一般において（アイゼンク）幻覚性の見せかけの運動が観察可能になるのはこの観点に立つことによってである。

この最後の言葉はこの一連の研究に著者が認めた重要性を立証してくれている。というのもH・J・アイゼンクやD・ランガーらの主張にもかかわらず、これらの研究は期待はずれであるにせよ、幻覚の背景にあると思われる情報やコミュニケーションの組織解体を示唆したり、明示してくれているからである。

大脳病理学や遺伝学の所見、幻覚性精神病の経過の臨床分析、その展開、構造的特徴、知覚のある種の異常などが精神病《デリール》の、したがって幻覚群の発生過程の仮説に対して堅牢な基盤となっているとするならば、ここで幻覚体験者の幻覚期と夜間睡眠ポリグラフ記録（EEG）に関する最近の研究について述べることは無益ではないだろう。長いこと（一九五八年のワシントンにおけるシンポジウムでのL・J・ウエストの業績を参照のこと）PMO（急速眼球運動：REM）を伴う急速睡眠期とたとえばせん妄状態時のものとは同じものであると考えられてきた。例を挙げるとM・M・グロスらの研究業績[原注1]では睡眠時と昼間の幻覚活動時には急速眼球運動相の比率がともに高いということが証明され、これはR・グリーンバーグとC・パールマンによって追証された。しかししばらく前より、とりわけD・フルクス（一九六七年）[原注2]とR・J・ベルガー（一九六七年）[原注3]の業績以降は、睡眠と夢との関係はN・クライトマンとW・C・デメント[原注4]が考えていたように単純なものではないと考える傾向が強まった。I・ファーンバーグによれば[原注5]（一九七〇年）、幻覚状態（統合失調症、せん妄、中毒性体験）との関係において徐波睡眠とPMO（英語ではREM）を伴う速波睡眠との間に「あまりにも単純すぎる」区別を設ける傾向もまた復活してきている。睡眠の様態と夢の像、夢幻的思考との間の関係はさまざまな相を示し、多くの異質なものを含んでいる。ボンヌヴァルの筆者らの病棟において一九六三年以降続けられてきた研究[原注6]からもこのような印象を受けるのだが、この研究では「中間期睡眠」（ＰＩ）の重要性が指摘された。Ｇ・Ｗ・ボーゲル、Ｂ・バロウエロー、Ｄ・ジースラーの最近の研究（原注7）（一九七二年）によれば、夢、あるいは睡眠時のさまざまな型の思考は睡眠のあらゆる様態においてさまざまな程度で、さまざまな形で生じているものである。こうしてＨ・ジャクソンの説が証明されているということは明々白々なことである。Ｃ・レリーの指導の下で、Ｌ・ゴールドステナス、Ｍ・バロス、Ａ・ゲノック、Ｅ・マトス、Ｊ・Ｃ・ヴィダール、Ｐ・サルザルオらが行った妄想患者の睡眠と夢に関する研究成果をここで引用しておきたい。これらの患者の睡眠諸期の形態は常時混乱し、このため患者の眠りは正常でないとさえ言えるほどである。さらには徐波睡眠と速波睡眠（PMO）時における錯綜した中間期睡眠はバイヤルジェが覚醒と睡眠との間の中間状態とした幻覚性妄想病の出現と有意味な相関関係を有しているように思われる。

（1）M. M. Gross et al., *Semine Internationale de Psychosomatique*, Rome, 1967.
（2）D. Foulkes, Non rapid eye movement mentation. *Exp. Neurol.*（Monographie, No4）, 1967.
（3）R. J. Berger, When is a dream a dream. *Exp. Neurol.*（Monographie, No4）, 1967.
（4）最近のいくつかの業績を参照せよ（K.AKER et coll.《*Sleep mechanism*》; E.J. MURRAY《*Sleep dreams and arousal*》, 1965 ; H. Gastaut et coll.《*The abnormalities of sleep*》,1968 ; E. Hartmann《*Sleep and dreaming*》, 1970 ; L. Madow et L. H. Snow《*The psychodynamic implications of the studies on dreams*》, 1971.
（5）I. Feinberg《Hallucinations, Dreaming and REM Sleep》, *in* Keup（C. R. Meeting de New York de 1969）, 125-132.
（6）L. Beaussart et J. M. Bédoret（*N. Presse Médicale*, 1972, 24, 1637-1638）は彼らがSMO（眼球運動欠如相）と名づけている睡眠段階の重要性を主張している。
（7）G. W. Vogel, B. Barrowelough et D. Giesler, *Arch. Psychiatry*, 1972, 26, 449-455.

精神病群〈訳注〉における睡眠と夢に関する脳波の研究（1）

正常者では二種の睡眠が区別されている。一つは徐波睡眠で、種々の段階の安息睡眠で（Ⅰ、Ⅱ、Ⅲ、Ⅳ段階）、入眠時の活動や昼間の思考の一部が残存する以外には、夢や精神活動は欠如している。もう一つは夢活動を伴う逆説睡眠ないし眼球運動期（PMO : REM）である。初期研究におけるこの二分法は前述したように、神経生理学的所見やこれと結びついた心理学的体験に関して結局はその後改変されるに至った。徐波睡眠からレム睡眠への移行は突発的で、移行期がないというのが古典的記載であった。実際には脳波を注意深く追跡してみると、レム睡眠へ移行する寸前のほんの数分間というごく短期間、徐波睡眠（第Ⅱ、Ⅲ段階）と逆説睡眠（レム睡眠）との双方の特徴を備えている複雑なパターンへの変化があることを認識できる。これらの移行相は「中間期」（ＰＩ）と著者らが名づけているものである。これらのパターンはまた逆説睡眠の終末段階から明確な徐波睡眠への復帰への間のレム睡眠の後退段階においても観察される。これは正常者では睡眠全体の一～七パーセントを占めているにすぎないので、一般的には見逃されやすい。ある種の精神障害者ではこれが心理学的に意義があったり、比率が極端に増大していることから見逃せない重要性を有していることになる。

（1）G. C. Lairyと二人で著者がINSERM（「国立衛生医学研究所」）において指導した以下の共同研究。

1――Barros Ferreira（M. DE）,《Approche d'une étude quantitative des mouve ments oculaires du sommeil paradoxal. Intérêt clinique》. *Revue Neurologique* 1970, 122, 547-528. 2――Barros Ferreira（M. DE）,《Analyse des différents cycles électroencéphalographiques du sommeil de six schizophrènes chroniques. Corrélations polygraphiques》, *Actas Luso-Espanolas de Neurologia y Psiquiatria*, vol. XXVIII, Julio, 1969, n° 3, p.215-238. 3――Barros Ferreira（M. DE）et Mattos（E.）,《Étude évolutive du sommeil de nuit au cours d'épisodes maniaques ou dépressifs aigus》, *Revue Neurologique*, 1969, t.*121*, n° 3, p.348-357. 4——Barros Ferreira (M. DE), Guennoc (A.) et Lairy (G. C.), 《Activité tonique et stade de sommeil chez le malade mental》, *Revue Neurologique*, Paris, 1967, t.*117*, p.280-289. 5——Barros Ferreira (M. DE), Goldsteinas (L.), Lairy (G. C.) et Mattos (E.), 《Privation de sommeil avec mouvements oclaires chez les malades schizophrènes chroniques》, *Revue Neurologique*, 1969, t.*120*, n° 6, p.459-460. 6——Boissenot (Y.), 《Privation de certains stades de sommeil chez le Sujet normal》, *Thèse*, Lyon, 1969, 121 pages. 7——Ey (Henri), 《Le Phénomène sommeil-rêve, clé de voûte de la psychopathologie》, Symposium 《Activité onirique et conscience》, Lyon ,décembre 1965, in 《*Rêve et conscience*》, Paris, 1968, P. U. F. 8——Ey (Henri), 《La dissolution de la conscience dans le sommeil et le rêve et ses rapports avec la psychopathologie (Esquisse d'une théorie de la relativé généralisée de la désorganisation de l'être conscient et des diverses maladies mentales)》, in *C. R. IVe Congrès Mondial de Psychiatrie*, Madrid, 1966. Excerpta Medica et in *Evolution Psychiatrique*, 1970, XXXV, *1*, p.1-37. 9——Faure (R.), 《Contribution à l'étude polygraphique du sommeil chez le vieillard : analyse des phases de mouvements oculaires》, *Thèse*, Lyon, 1962. 10——Goldsteinas (L.), Boissenot (Y.) et Chabert (F.), 《Privation expérimentale de sommeil chez le Sujet normal》, *Revue Neurologique*, 1969, t.*121*, n° 3, p.219-226. 11——Goldsteinas (L.), Guennoc (A.) et Vidal (J.), 《Nouvelles données cliniques sur le vécu des phases intermédiaires du sommeil》, *Revue Neurologique*, 1967, t.*115*, n° 3, p.507. 12——Goldsteinas (L.) et Lairy (G. C.), 《Étude du sommeil de nuit dans certains cas de confusion mentale. *Revue Neurologique* 1965, t.*113*, n° 3, p.284-290. 13——Guennoc (A.), 《Étude électroclinique d'un épisode confusodélirant ; données apportées par l'enregistrement du sommeil de nuit》, *Thèse*, Rennes, 1967. 14——Lairy (G.C.), 《Données récentes sur la physiologie et la physiopathologie de l'activité onirique. Données EEG chez le malade mental》, *Proceedings of the IV World Congress of Psychiatry*, Madrid, 1966, éd. Excerpta Medica, Congress series, n° 150, P. S., p.11-16, 56-64. 15——Lairy (G.C.), Barros Ferreira (M. DE) et Goldsteinas (L.), 《Les phases intermédiaires de sommeil》, *in* 《The abnormalities of sleep in man》, *Proceedings of the XVth European Meeting of electoroencephalography*, Bologne, 1967. 16——Lairy (G. C.), Goldsteinas (L.) et Guennoc (A.), 《Phases intermédiaires du sommeil des malades mentaux. Relations avec le sommeil lent et les phases de mouvements oculaires dans les états confusionnels et délirants》,

Symposium《Activité onirique et conscience》, Lyon, décembre 1965, *in*《*Réve et conscience*》Paris, 1968, P. U. F. 17——Lairy（G. C.）, Barte（H.）, Goldsteinas（L.）et Ridjanovic（S.）,《Sommeil de nuit des malades mentaux. Étude des bouffées délirantes》, *in*《Le sommeil de nuit normal et pathologique. Étude électroencéphalographique》. *Électroencéphalographie et Neuropsysiologie clinique*, Nouvelle série（vol. n° 2）, éd. Masson, Paris, 1965, p.353-381. 18——Lairy（G. C.）, Goldsteinas（L.）et Guennoc（A.）,《Les troubles du sommeil chez les malades présentant des syndromes confusionnels et démentiels》, Revue Neurologique, 1966, t.*115*, n° 3, p.498-507. 19——Ridjanovic（S.）,《Problèmes physiologiques et psychopathlogiques du sommeil des vieillards》, *Thèse*, Paris, 1963. 20——Salzarulo（P.）, Vidal（J. C.）et Barros Ferreria（M. DE）,《Étude polygraphique des phases intermédiaires du sommeil des malades mentaux comparées aux phases de mouvements oculaires》, *Rivista sperimentale di Freniatria*, vol. XCII, fasc. II, 30 Aprile 1938, p.476-496. 21——Vidal（J. C.）,《Étude électroencéphalographique et clinique de la phase intermédiaire au cours du sommeil de nuit des malades délirants aigus et choniques et du Sujet normal》, *Thèse*, Lyon, 1966. 22——Beauroy（R.P.）,《A propos d'une observation psychiatrique》, *Thèse*, Paris, 1969, 182 pages.

〈訳注〉原書のここでの表記はPsychoses délirantesであるが、本文の以下の記述で判るように躁うつ病などのEyのいう急性精神病〈意識野の組織解体〉や慢性妄想病〈人格の構造解体〉が含まれている。従ってここでも妄想性精神病群ではなくデリール性〈妄狂性、精神病性〉精神病が訳語としてはより正確であると考えるが、概念的にはほぼ同じことなので、「端的」に精神病群とした。なお以下本文中にも出てくるフランス精神医学特有のbouffée délirantesは疾病論的には多種多彩な急性幻覚妄想やせん妄状態をも含むもので、訳語（急性妄想病、急性幻覚・妄想病、突発性精神病など）も一定せず、病因論的にも反応性から機能性、中毒性など多岐に渡っている（J. Postel編集：精神医学・臨床病理学事典、ラルース社、パリ、1994）なおデリールの概念、訳語をめぐっては本書巻末の「用語解説」（Délire, Psychose）の項のEy自身の解説と訳注による訳者の解説を参照のこと。

I　せん妄性精神病群の研究

（a）時間的変動

精神病者の夜間睡眠の研究によってわれわれが明らかにしたことは、睡眠全体とこの一部の相の時間的変動である。ある種の精神病的症候群においては中間期睡眠が時にはかなりの程度長期化することが確認された。精神病群の枠組みの中で、疾病分類学的枠組み別の所見はあまり意味をもたない。これより含蓄に富む所見は構造解体水準なり進展的要因を考慮したものであり、さらには数夜連続記録によって判明できた、臨床的変化と治療とに平行して生じた睡眠の継続的な組織構成変化という力動であった。

（1）躁うつ病形態という急性精神病の枠内では、この発病期において、全体的なものに続いて相対的な睡眠障害が判明した。即ち、睡眠が全体として大きく不安定となり、そして睡眠全体に対するレム睡眠と中間期睡眠の比率が著明に減少していた。症状期には、単純型〈妄想を伴わない躁うつ病〉ではレム睡眠は正常な平均以下に量的に減少し、中間期睡眠は軽度増大するが、その妄想型ではこれが睡眠全体の一〇～一三パーセントにまで増大しうることがわかった。寛解期には睡眠サイクルは元に戻り、レム睡眠も中間期睡眠も正常な水準までに回復している。

（2）躁うつ病エピソードの水準よりさらに低い段階での構造解体である急性せん妄性（デリール性）精神病（フランス学派の文献にある「突発性精神病」（bouffée délirantes））だが、このエピソードの発症が急激で、急速に消褪するのか、あるいはこれとは逆に、発病が比較的不明確で、より長期化し、多少なりとも慢性的な精神病を基盤とするものなのかという違いによって、所見は異なっている。前者の場合には発病期には長短さまざまな全体的、相対的睡眠障害が生じ、これは精神障害改善開始とともに消褪する。睡眠は極めてさまざまなこの組織構成障害を示す。特徴的サイクルの消失、もっとも深い段階の徐波睡眠（第Ⅲと Ⅳ段階ではない）の消失ないし低下、数日間、時には数週間にわたる逆説睡眠の欠如ないし著明な低下で、これらは睡眠総量の低下だけでなく、とりわけより重要である逆説睡眠の剥奪をも引き起こしていることで、これらの欠如や低下は（症状期には）決して補正されないというのが特徴となっている。中間期睡眠は睡眠全体における比率が高まり、平均一五パーセントに達している。治癒するに従って、全体の睡眠量及び深い徐波睡眠とレム睡眠との比率は正常に回復する。しかし中間期睡眠のみはその比率が高いままである（平均一五～一六パーセント）。後者の場合にはせん妄発症期には睡眠障害はないが、レム睡眠のかなりの増大が起こり、睡眠全体の三〇パーセントを超過し、中間期睡眠もやはり増大し、二〇パーセントを越えている。症状期においてこれらは均衡を保ちながらも絶えず動揺にさらされるが、回復への歩みは前者のように正常へ漸次復するという形では現れず、レム睡眠と中間期睡眠の比率は、せん妄消失――一時的なことがもっとも多いが――の後にも増大したままで、予後不良の判定的価値を有している。

この種の患者についての反復記録によって判明していることは精神的均衡が不安定である間は中間期睡眠やレム睡眠期のそれぞれも動揺するということである。つまりせん妄の衰退に伴って中間期睡眠は低下し、レム睡眠も減衰するが、臨床症状が悪化し、不安が増大するとこの逆の動きが認められる。

（3）慢性妄想性精神病は量的には正常に近い睡眠構成を示している。睡眠の各段階の個別構成は精神病が慢性であればあるほど安定してくる。妄想患者のレム睡眠の比率は正常者にちかいものである。しかしこれらの患者が幻覚を呈していない時には、中間期睡眠の比率は一般的には極めて高くて（睡眠全体の一五～二〇パーセントを占める）、回復時期でさえそのまま高い。中間期睡眠のこの比率は慢性妄想患者においては悪化の徴候が現れてくる時にだけ明確に減少する。

以上をまとめてみると、明確な精神病状態における脳波やポリグラフ検査によって記録された睡眠構成は精神病が慢性であればあるほど、また非可逆的なものであればあるだけ、正常な構成に近いものとなる。急性精神病エピソードに伴う睡眠の混乱は、気分の色調がなんであれ（躁状態かうつ状態かにかかわらず）エピソードの可逆性が速やかであればあるだけ、猖獗《しょうけつ》を極めるものとなる。ここで特徴的なことは睡眠量全体の減少と深い徐波睡眠と逆説睡眠の量の減少である。逆にせん妄的要因が支配的な急性精神病状態では中間期睡眠の比率が著明に上昇し、躁かうつの色調が優勢となるとこの中間期睡眠の比率は明確に減少し、正常者よりも低くなりさえする。精神病エピソードの重症度は——慢性の場合でさえも——睡眠障害や逆説睡眠よりも中間期睡眠の量的重要性によって推測される。

（b）睡眠の心的内容

睡眠の種々の段階で覚醒を試みることによってその深度だけでなく質的差異も明らかになり、この差異は覚醒させた者との接触様式や、覚醒寸前の体験として述べられる精神内容において現れる。ここからは夢幻活動はレム睡眠だけに結びつけることはできないように思える。正常者においてはレム睡眠期の覚醒は容易であって、夢見る者との接触はたやすく得られる。夢の状態から覚醒への移行は困難ではない。睡眠中であったのか、夢を見ていたのかということは当人にとって確実なものである。情景的でイメージにあふれているその物語はしばしば脈絡もない断片的活劇の連続であって、首尾一貫した物語を形成するような脈絡はなく、分節化も不十分である。主体は俳優と同時に観客でもあり、眼前で展開する一つの光景としてその夢を体験しているように思え、この時の眼球運動の方向は夢の心像の展開状況と正確に一致しているようである。レム睡眠が中断され、夢が語られるときには、夢の重要な情動負荷は消失している。夢から覚めた翌日の記憶は、夢直後の物語——物語加工の複雑さや変形、内面化の程度を示している——から比較、判断すると、これとは逆の大きな差を示している。

正常者が徐波睡眠とレム睡眠との間に生じる「中間期睡眠」状態で覚醒されると観察者との接触を確立するには大きな困難が伴う。レム睡眠時での覚醒状態とは逆に、一定の時間が過ぎて、幾度も刺激を与えた後にしか被検者は茫漠たるこの状態から抜け出せない。無言のまま不機嫌で、客観的な覚醒の初期徴候（開眼、発語）の後にも葛藤と不安の状態に完全に埋没してしまっている。人が刺激すると、眠っていたとは答えるが、この時期のことは翌朝になると全般的に忘却してしまっている。

精神病患者、とりわけ急性病者ではレム睡眠と中間期睡眠時期の心的内容もまた大きな違いがある。レム睡眠期において（覚醒されると）接触は突然回復し、病的徴候はすべて消失してしまっているように思える。錯乱者がもはや錯乱していない。つまり患者は瞬時に接触を回復し、覚醒状態の精神状態と明らかに繋がりのない夢に距離を置き、正常な存在ないし、病気が失効した状態を示すのである。覚醒状態でしばしば活発であった不安はもはや表明されず、感じていないように見える。せん妄患者はもはやせん妄を体験しないように思える。夢はしばしば陳腐なものでせん妄は主題的にもここには出現せず、患者の話の内容にも現れない。結局急性ないし慢性精神病の錯乱や錯乱・せん妄状態においては、レム睡眠からの覚醒は正常者を覚醒させた場合と違わない印象を受け、錯乱も、せん妄も、不安も示さない。

中間期睡眠状態での覚醒では事態は正反対である。客観的な覚醒の徴候があるにもかかわらず、あらゆる病的症状が劇的に悪化して現れる夢中遊行状態にも比すべき状態が長く続いた後にようやく接触が得られる。急性状態では不安は極限に達し、覚醒時以上に悪化し、錯乱ないしせん妄の症状が出現する。語られる体験は夢とは関係せず、身動きできない、落下や空虚などの苦痛な感じを伴った身体の断片化や変容のいいようもない不安体験である。レム睡眠時の覚醒とはこれ以外にも違いがあり、中間期睡眠から覚醒した患者は睡眠中であったことを疑ったり、これを否定する。しかもこのエピソードはその夜には言葉に出されているのに、翌朝には健忘に覆われる。慢性状態ではこのような差異は曖昧になり、不安は生彩を失い、夢と妄想的主題とは夜間覚醒されても明確には語られない。接触困難と客観化困難とは中間期睡眠時での覚醒時にも持続している。

Ⅱ　逆説睡眠の断眠実験(1)

逆説睡眠の選択的断眠実験が一六名の被検者（正常者五名と慢性統合失調症者一一名）で実施された。各人とも連続九夜記録がなされた。三夜は中断のない自然睡眠での記録が、次の三夜はレム睡眠の断眠がなされ、最後の三夜は回復過程を確認するために再度自然睡眠での記録が実施された。脳波とポリグラフの各記録（一五チャンネル同時記録）は九時間連続で実施され、二〇秒間ごとに検討され、これらは事前に作成された記号によって、整理された。

（1）W. C. Dement（1964）の実験以降行われてきた選択的断眠実験は幾人かの実験志願者に対して通常は実施されて

きた（A. Rechthaffen と M. Barros-ferreira のパリ大学学位論文、1972）。もっとも長い断眠期間は二週間であった。

このような実験の結果は眼球運動の実験的剥奪によって引き起こされた徐波睡眠と逆説睡眠の力動に対する変化について報告している文献と一方では一致したものであった。中間期睡眠（PI）とレム睡眠の選択的断眠によるその変化の研究では大変重要な結果が得られた。五名の正常者では断眠前の自然睡眠期の中間期睡眠の平均の持続時間は睡眠全体の六パーセントであったが、レム睡眠の断眠によって中間期睡眠は睡眠全体の一二パーセントにまで増大し、この比率は回復段階において漸次減少していった。

慢性統合失調症者では中間期睡眠の平均は睡眠全体の一六パーセントで、正常人の量の三倍近い数値である。レム睡眠の断眠は中間期睡眠の時間を延長させたが、回復のための夜の間に以前の数値にまで戻った。しかし患者年齢や罹病期間を考慮すると、患者内でも違いがあった。年齢が高く、罹病期間が長い五名の患者では、断眠は臨床上も電気生理学上も変化は一切なかった。年齢が若くて、比較的最近発病した六名の患者のうち半数が中間期睡眠の増大と同時に一時的な臨床的改善を示した。臨床上いかなる変化も示さなかった若年患者ではレム睡眠断眠時期の中間期睡眠増大が一切出現しなかった。実験最後に明確に改善された事例群ではレム睡眠の選択的断眠時期に中間期睡眠の極めて顕著な増大を示していた。

こうして逆説睡眠の選択的断眠によっては正常者と慢性統合失調症者には違いがないとする古典的見解とは逆に、われわれが確認した結果では、睡眠の量的障害と精神疾患との関連を理解するには、同時に中間期睡眠も重要であることが指摘された。慢性統合失調症という一見すれば均一な集団内部において、まだ発展段階にある（過程性）統合失調症と残遺性（真に慢性の）統合失調症との間には異なった力動が展開していることがこうして記述されている。

Ⅲ　せん妄性精神病者の睡眠と夢に関する研究の一般的結論

「逆説」睡眠は確かに特権的ともいえる状態である。この断眠状態によって証明された生物学的なその必要性と、系統発生的、個体発生的研究において現れる極めて太古的なその機能的特徴と、そして急性精神病の研究によって明らかにされたようなその正常化作用とは比較検討されるべきものである。しかし逆説睡眠の有する特権的状態は生理学者たちが考えているこれ以外の睡眠期から分離され、独立したものではない。徐波睡眠と逆説睡眠とを分離する中間期睡眠によってわかるように、両者の相互推移は継続的である。正常な条件では、この移行は比較的円滑で、急速である。ここで言う睡眠の「正常性」は、種々の睡眠のそれぞれの重要性と、種々の睡眠期の交代速度に規定される機能的可塑性に依拠しているように思われる。とめどもない困惑からいいようもない不安、断片化の体験にいたるまでのもっとも原初的で、構造化されない、破壊的な体験が生きられるように思えるのがこの中間期睡眠においてである。

悪夢という正常な体験が位置づけられ、そして、すでに触れたようにせん妄の原基的状態を構成する体験が位置づけられるのは機能的な二つの平衡状態のこの「葛藤」の水準であるという仮説をわれわれは推進したい。精神病患者においてこの「葛藤」が減弱するのは治癒した時だけ、あるいは変質した時、つまり低い適応能力の水準においてその関係生活が安定した時だけであることを述べておくのも無益ではないだろう。

これらの研究の利点は生理学と心理学という二つの顔をもつ睡眠を連続体として捉える可能性を学理的に探る点にあり、生理学的随伴現象によって、睡眠の諸段階を評定するものであるが、この諸段階では睡眠の精神内容が探索可能である。正常者と精神病患者の睡眠構成の違いは覚醒状態で捉えられた両者の差異よりも圧倒的に大きいし、そこでは精神・生物学的組織解体の点で構造的と言ってよいような一つの次元が関係している。睡眠の古典的諸段階には含まれていなかった「中間期睡眠」をわれわれが明確にした利点は精神病者においてこれらの中間期は生理学的観点から見れば睡眠サイクルの正常な転回を阻害し、心理的次元では不安と離人症とで充たしながら意識活動と夢活動とを混在させることにある。

これらの睡眠段階の一部、特にレム睡眠を剥奪する断眠実験によって慢性統合失調者の睡眠構成に引き起こされる混乱が示す病像は精神病過程の発展時期に自然に構成される病像を人工的に模造したものとなっている。実験後には精神生理学的な平衡状態の改善を示すのだが、（実験ではない病的）過程的な場合においてもこの混乱は、精神病の生物学的なまぎれもない「増悪（蒸し返し）」を生じさせているのであり、標準的なものでありうる。

以上が確証されるなり、仮説的に提示されるなりした事実の全てであり、これらによって臨床家は次のような考えに導かれる。つまり夢を生じる睡眠の過程に関連づけることによって、せん妄（デリール）、つまりは精神病性（デリール性）幻覚群を可能とする夢と実存との諸関係とを混乱させ、知覚世界を動揺させる過程が精神病には存在しているのである、と。しかしわれわれの進むべき道を明らかにし、いくつかの事実を確認したとはえ、今や（本書の諸章において触れたあらゆる観察事実や文献、考察を考慮することによって）われわれは幻覚体験のせん妄・幻覚因性過程（le processus délirio-hallucinogène）というたやすい例示から慢性精神病群の知性・情動性幻覚群に生じる観念・言語性作業の妄想・幻覚因性過程（le processus délirio-hallucinogène）というより困難な例を述べることにしたい。

2　意識存在の幻覚因性組織解体の二つの様態（「身体・精神病的」過程からヤスパースの「精神的」過程へ）

デリール〈妄狂〉・幻覚因性過程の問題に介在しているのは意識存在が組織解体する二つの極、もしくは二つの様態である。

意識野の構造解体水準の階層については幾度となく触れ、その正当性を論じてきたが、意識存在の妄想・幻覚因性組織解体のこの様式についても本書ですでに述べており（前章までを参照のこと）、ここでは妄想・幻覚体験のこの階層の臨床的基礎となっている事象の本態について述べて、締めくくりとしたい。

現実に生きられる経験が組織化される領野の構成（構築）が崩壊する度に、主体は多少なりとも想像界の奴隷、つまりはその無意識の深みにはまり、現実原則に合致する能力を失う程度に応じて、その幻影の非現実性へと崩壊する。ここにおいてこそ睡眠・夢モデルは格段に「実り多い」ものとなり、すでに触れた幻覚・せん妄体験の系列全体がこのモデルと関係することを理解するのはかなり容易である。これらの体験が夢体験と混同されないものであっても、本書で述べたように（翻訳書第Ⅰ巻、二四五頁以下、第Ⅳ巻二〇八頁以下）、これらの体験は類似している意識野の構造解体の過程の特徴を示している。

同じ一つの精神病の経過における、あるいは同じ一つの過程の影響下での、一つの水準から別の水準への移行は「急性せん妄性精神病」の臨床経験に基づいて強固に確立されたこの仮説の経験的裏付けとなっている（『精神医学研究』第三巻）。

さらには「幻覚因性（幻覚惹起性）」中毒の研究によって、「意識が毒に犯された」状態が辿る道筋を追跡する機会が得られ、まず高揚と不安というサイケデリック体験が生じ、二重化や離人症のあらゆる体験、夢幻様体験のあらゆる朦朧段階を経過しながら、錯乱・夢幻、昏迷というより深い酩酊型へと進行する。

極めて確実なことだが、意識野の解体の光輪という背景的文脈を伴って出現するこの型の幻覚体験群全体において、これらを病因解明のまさしく基礎としている器質・力動論にとっていかなる危機的問題も生じない。実際、臨床医がこのような事例を観察すればするほど、理論家がこれに触れれば触れるほど、全員が、モロー（ド・ツール）やレジ同様にこれらの体験を説明する唯一の可能性は意識存在の夢幻性組織解体との類似性に求められるということが容易に確認される。もしも幻覚性精神病《デリール》全体がこの型でのみ成立しているのであれば、われわれの主張する学説を即時かつ全面的に認容することに対していかなる困難もありえないことであろう。自明的ですらある。

しかし、事態はそうはいかない。少なくともそのようには思われない。この幻覚属に結びついているものを分離することを断念しないならば、その見かけにかかわらずその清明性、論証性、その観念・言語的作業、よく組織化された意識野の秩序や明瞭性において筋道だった構成などを特徴とする諸型は、いわゆる「体系性」妄想病と言われるものは、意識存在の組織解体という基本モデルに還元不可能であるのかどうかということが問われなくてはいけない。一つの抵抗の激しい長い伝統にぶつかり、これに逆らうことは難しいので、幻覚の「陰性構造」というわれわれの学説の重要な部分を提示し、例示するということはとりわけ困難であるということを予想すべきであろう。

非臨床家、敏腕でない臨床医、精神病理学的事実に終始逆らう人たちにとって、過程の不在ということ以上に明らかなものはない。つまり多くの理性的妄想患者、妄想がその秩序と明瞭性をもって発展する清明性をもつ妄想患者における、人格の正常な発展とは異質な形式的構造の欠如である。見ないし、見ようともしない人々の目を見開かせることによって、われわれが打ち崩すべきものはこの盲信であり、本書第五部〈翻訳書第Ⅱ巻〉において詳述したように、慢性妄想病群、すぐれて精神病群が、その見かけ上の明瞭性や了解可能性（これは精神病を人間すべてに認められる信念や熱情、想像と同じものとしてしまう）を超えて、示しているものは人格の下部構造の混乱、その実存の歴史性と意識存在の組織解体の一つの過程なのである。かくして、われわれが妄想病に向かうとき最大の困難をもたらすもの、「妄想・幻覚因性過程」というこの概念が直面しようとしているもの、それはパラノイアである。

知性・情動的な強固な構造において体系化された妄想病群は秩序や明瞭性をもって発展する観念・言語性の作業下で構成され、一見すれば、「発生因的」もしくは「陰性的」過程にかかわる一切の考えを排除しているように思われる。結局この妄想病群はその内容においてのみ了解可能なのであり、その形式においてあらゆる説明を排除しているように見える。とはいえわれわれはこの幻覚構造がすでに分析したように（原書八〇一頁〈翻訳書第Ⅱ巻「パラノイア」の項〉を参照のこと）、果たして真実そうであるのかどうか問わなければならない。なぜなら、これらの妄想病群（有名なパラノイア）はまさしく幻覚が欠如していることによって定義されているということには、その証拠があるにせよ、われわれは確かに不満を抱いているからである。この種の精神病の基本的に妄想的な認識の様態を構成している知性・情動性幻覚群に関してわれわれが触れたことを理解した後では、幻覚活動や妄想的加工（「解釈性」、「想像性」、「直観性」などと呼ばれている）の臨床的現実に対する同じような否認にだまされることはできない。なぜなら解釈やドイツ語の「妄想着想」、「誤った確証」、錯覚や作話といった妄想病のこれらの基盤は次の意味で本質的に幻覚的形式を有しているからである。つまり妄想知覚（Wahnwahrnehmungen）

は、実際に生きられるあらゆる状況だけでなく、可能性のあるあらゆる出来事や事態においても受けている迫害や影響の現実性を感じ、聞き、見るという点で、妄想に充たされ、歪曲されている。こうしてここでは幻覚は感覚性のその誇らしげな装いを脱ぎ去っていることが極めて多いので（古典的臨床家によって仮性幻覚や錯覚、あるいは「たんなる」解釈としてしか受け取られなかったのであるが）、逆に独断論においては、確信と判断の体系とみなされてしまう。この確信体系はその臨床的（もしくは相貌的）表現を介して、またこの表現において、知性・情動的形式をもった一つの幻覚症状として知覚され、考えられ、表明される絶対的に非現実的なものの実在性に基づいている。これらの解釈と錯覚が幻覚の特徴をもつことは十分に触れておいたので、ここでは立ち入らない。（妄想派生の）「公準」、つまりはその「論理的胎児」や、強固なその確信、世間の光景や噂から感覚器官からの情報や交流を介して、または意味論的加工を介して引き出されたその確証性などをもつ体系化妄想病、この妄想病は「非幻覚性」などではなく、逆に、妄想的確信の観念・言語的作業、つまりは投影（悪い対象を自己外に排斥し、外界の人物やできごとに転嫁する）が見出される限りにおいて、本質的に幻覚的存在として規定されるということを認めようではないか。幻覚が基本的には錯覚であり、したがって妄想的に解釈されるという錯覚はまた幻覚であるということを単純に皆が理解するには以上のことで事実十分である。

こうして言葉巧みな浅薄な分析とこけおどしの仮面を問題から排除した今、これらの「幻覚性体系化妄想病群」が「心因性」に見え、したがっていかなる過程にもよらないように思えるときでさえ（J・ラカン、A・ワーレンやより一般的にはTh・サズ、D・クーパー、R・レインなどの「反精神医学の精神科医たち」）、実際はそうではないのである。

3　慢性妄想性精神病群への過程に関するヤスパース理論の応用

すでに十分に分析を加えたこの問題については手短に述べるだけでよいだろう（原書七五六、八二一頁〈翻訳書第Ⅱ巻「慢性妄想病群」〉）。しかしながら妄想・幻覚因性過程の陰性構造については詳述しなければならない。この過程は睡眠・夢現象とは確かに縁遠いものの、つまりこのような臨床像が欠如しているとはいえ、やはり両者には共通性があるということを問いただしたい。

このためには第一にK・ヤスパースが展開した「過程」の概念に再び立ち戻る必要がある[1]（ヤスパース以降にはケーラー、J・ラカン、P・マッセク、ヘフナー、A・ドゥ・ワーレンスなどがしばしば論証している[2]）。これはK・ヤスパースの独創的な独自の概念構成[3]において実存の進展に伴う、他者の価値に合致したその価値体系に応じた自我の自己構成である。すなわち一つは「人格の精神的発展」であり、これは実存の進展に伴う、他者の価値に合致したその価値体系に応じた自我の自己構成である。意識存在のこの発展形式[4]は了解関連によって相互に結びついている動機や観念、感情の分節化によって実現されるという意味で、正常な発展である。こうしてすべての正常人においてその反省と理想とが屈折する不透明な層が必然的に存在するにせよ（「昇華」は無意識の審級の「止揚」を、つまりはこれを無化することのない超越（止揚）を含んでいる）、その思考、行動、情動までもがこれらを照らし出す志向的流れに貫通されているので、了解可能となり、正常な実存の最小限の相互主観的な透明性の原則を構成する意味によって他の因果律は消し去られるか、背景へと後退させられる。前述したように、明確に病的な実存の一部の様態では身体・精神病的過程が関与しており、これは睡眠・夢過程に類似しており、その幻覚的様態は夢同様、この過程の結果であるところの妄想というわば「新生物的」（これはG・ドゥ・クレランボーの用いた比喩であるが）発展をもたらし、実存の軌跡に裂け目を生じさせる。『精神病理学』（一九一三年）においてK・ヤスパース自身が無視したか、ほとんど触れていないので、その後の研究者たちの盲点ともなっている点であるが、ヤスパースは一九一〇年のモノグラフでは次のように述べているのである。つまり実存の別の一つの様態があり、これは了解関連や理解可能性、相互主観的な共通の交流に支配される正常な実存でもなければ、もっとも「了解不能な」幻覚・妄想体験という実存（既に触れており、再度強調するが、統合失調症に対応するのがこの様態の過程である）でもない。これはヤスパースが「精神的過程」と名づけた特定の実存（この言葉のもっとも強い意味で）の様態である。しかしこの精神的過程は彼の目には一種の革命なり転向、寄生的枝継ぎ（Aufprofung）であった。こうして自我は適応力のあるその自由な動きと目的を失い、自我がなるべきものとは対立する他者への従属的状態に陥り、異質的変化（heterogene Umwandlung）を蒙る。このことはヤスパースにとっては、あまりにも頻繁に語られるような、体系化妄想病群（パラノイア）が一般的にもっている二者択一や矛盾は存在しないことを意味している。つまりはパラノイアは一つの「過程」であるか（ウエスターステップ）、人格の発展（ラカン）かという二者択一である。というのも体系化妄想性精神病群に対応しているのは（「精神的過程」と言われる）これらとは別の一つの事態が存在するからである。(5)

（1）この用語のヤスパース的意味での「過程」のこの問題について私がすでに述べているのは本書三部の第二章（妄狂性幻覚）〈翻訳書第I巻、二四五頁〉、とりわけここで再度取り上げている問題（体系化幻覚性妄想病群）の最初の検討個所であることを思い起こしてほしい。

（2）妄想と幻覚群との関係については三つの代表的展望的論文がある。G. SCHMIDT（*Zentralblatt*, 1940）とG. HUBER（*Fortschritte f. N. P.*, 1955, 1964）で、ドイツ学派の業績全体が触れられている。ほとんどすべてと言ってよいが、対象となっているのは種々の様態の妄想病における妄想（原発性妄想）の形式的ないし陰性構造と幻覚群（妄想知覚、妄想着想、妄想気分）である。

（3）「嫉妬妄想」に関する一九一〇年の論述（*Ztschr. f. d. g. N. u. Psych.*, 1910, I, p.561-637）において触れられた「過程」の概念、人格の発展に対するその様態と定義とはK. JASPERSの『精神病理学総論』の増補改訂版（一九一二〜一九五三）において考察対象となった。神経症に対する「精神的過程」の概念の適用にはとりわけ躊躇が伴った。F. Alonso-Fernandez（『現代精神医学の基礎』（*Fundamentos de la Psiquiatria actual*, 1968, tome I, p.130-177）はK. JASPERSの概念を、とりわけK. SCHNEIDERの概念と比較して注意深い検討を行ったもっとも最近の著者の一人である。

（4）拙著『意識』（*La Conscience*）（第二版、一九六八、三二六〜三六六頁）で取り上げ、記述したように。

（5）これらの点全体についてはG. HUBERの総説（*Zbl. Neuro*, 1954）を参照のこと。

今発掘したばかりのヤスパースの最初の洞察に踏みとどまるならば、研究者たちの記述や結論に認められる多くの曖昧さや矛盾からわれわれは解放されるわけである。なにがしかの細部の了解可能性や不能性について思弁を弄することは重要でない（錯覚、妄想観念、声や解釈などについて。もちろんあらゆる妄想も幻覚も人間の多くの思考や談話と同様に潜在的な意味を同時に有しうる）。むしろ重要なのはこの種の妄想は清明、明瞭で了解可能、「反応性」（クレッチマー）であるように見えるために正常な単なる精神発展に還元可能なのかどうかが問われなくてはならない。ケーラーやクレッチマー、ラカンも含めてもなのだが、彼らの目にはこれらの妄想性精神病が一つの壁につきあたる[1]ことは確かと映る。つまりなにか（第三人称の過程ないし「エス」で、これは貪欲な深淵で、当人とは対立し、本人にはわがものとは思えないので彼とは衝突しているようなものでしかないようななにものかである）がそこには存在しており、このために妄想が構成されるにあたっては純粋な志向的因果関連を免れていたり、意味や動機の解釈にのみ委ねられるということの説明となっている。体系化妄想病はG・ドゥ・クレランボー(2)のような偉大な臨床家が表現したほどの機械的であるとまでは考えないにせよ、W・ヤンツァーリク（一九四九年）同様に多くの研究者たちの考えでは、たとえパラノイア（幻覚はなく、「妄想着想」を示す）が体質を基盤として構成されている（有名なワーグナーの事例）としても、別のパラノイアの事例（同様に有名なハーゲルの事例）は統合失調症群の枠内に入るべきものである。言い換えればヤンツァーリクにとって根底において後者のパラノイア事例群には人格の組織解体という基本的過程（ヤスパースの「精神的過程」）の概念が含まれている。妄想が純粋に論理的ないし熱情的萌芽から派生してくる（これは観察者に一種の分別のあるモノマニーとの錯覚を与えてしまい、その熱い確信は不透明さを拒絶し、透明な結晶へと変化させるが、このような錯覚は患者の妄想が臨床家に与えたものである）事例とは別に大多数の事例では（前記八二七頁〈翻訳書第Ⅱ巻「パラノイア」の項目〉）「障害」や「危機」、「解離的発展」を基盤にして臨床症状が出現しており、このため過程という考えが追い払われることなく急速に再度頭をもたげてくる。この臨床的要求から臨床家は逃れることは困難であり、これこそがリュムケが「妄想病において重要なことは妄想ではない。つまり妄想病で重要なことは妄想的観念ないし幻覚というその結果である陽性面ではなく、妄想状態の陰性面なのである」と語る所以である。J・P・ファルレがよく見抜いたように、体系化妄想病が観念・言語性作業（妄想病の上部構造）の発展によって、その礎石（この下部構造）を隠蔽するにせよ、この作業は、多くのことが語られ、記載されてきたにせよ、K・ヤスパースの精神的過程概念に極めて一致する人格の混乱をやはり示しているのである（解釈・直観的ないし「仮性幻覚」的形式の下にではあるが(3)。

（1）「真性妄想においては常に一つの壁にぶちあたる」とKurt SCHNEIDERは述べているが、彼にとって「真性妄想では性格からの了解可能性は停止し、了解可能なところでは妄想は存在しない」この格言がいかに不快で、発見的なものはほとんどないにせよ、精神病理学的に過酷な現実の原則、精神医学という科学の唯一の対象として保持されるべきである。というのもこの病理と関係するということが精神医学の務めであるからである。これを成功させるということがまた精神医学の唯一の貢献である。さもなければ「なぜ精神科医になどなったのか？」

（2）G. de Clerambault「ある種の解釈性妄想病の根本的機構について」（Sur le mecanisme foncier de certains délires interpretatifs. Rabatにおける「精神医学会」一九三二）

（3）「仮性幻覚群」（精神性幻覚群）がわれわれにとって紛れもない幻覚群であることを強調するための決定的瞬間がここにある。

もしもっとも「純粋な」体系化妄想病にその刻印を刻み込む過程が、睡眠・夢においては極めて明確に示される意識存在の組織解体過程に類似しているとすればどの点でそうなのか知るべきである。この問題を今や考察するとするならば、意識存在の構造を探究しなければならない。というのも睡眠が眠る者の体験に影のようにもたらす無意識の様態が次のような無意識のこれ以外の別の形式とどのような関係にあるのかを発見できるのはこのような代償を払えばこそである。この別の形の無意識とは、一人の人間にとって、彼がそうであるはずの何者かであるという意識を「意識喪失せずに」失っているという形式をとっている。意識していることが無意識となるこれら二つの基本様態を、同一視したり同一化してしまうのではなく、連結することができるのは、生きられる実際の経験とは共時的な関係において、また同時に彼の価値と歴史的体系とは通時的な関係において、意識存在を把握し、意識存在をその「所有」(avoir)と「存在」(être)の結合において捉えることによってのみはじめて可能なのである。[1] こうしてよく理解されることはすぐれて何者かである限りにおける意識存在、つまりは常にこの存在が自身の内に有している他者を否定することによって成立する一人の人物としての意識存在の組織解体とは、意識存在の組織解体の一般的モデルに基づいて臨床的に出現している。つまりは睡眠・夢同様に、心的身体(人格)の統合解体と他者の解放(妄想と幻覚)としてこの組織解体が現れると同時に、〈他者は人格の〉「内容」(統合されているという意味での)であることをやめて、幻覚性妄想の〈統合されない〉「内容」となってしまうということである。

(1) この件に関しては『意識』(*La Conscience*)(第二版、一九六八、二七八〜二八二、四一六〜四二二頁を参照のこと。とりわけマドリッド会議での私の報告を参照してほしいが、これは*l'Evolution Psychiatrique*, No1, 1970に包括的な形で掲載してある。

この病因的過程は陽性面によって覆われ、あるいは遠ざけられており、表面に現れた妄想とこの精神病の原基的状態との間で、妄想的加工の「創造的力」によって理性的狂気の体系化特有の器質・臨床的隔たりの穴が作られるので、この陰性的過程がこの非間接的結果である陽性的続発症状とは直接結びついてはいないということは格別驚くに当たらない。すでに詳述した(本書原文八〇一〜八二八頁〈翻訳書第Ⅱ巻「パラノイア」〉)ような体系化妄想病群の展開運動の精緻な研究によって、われわれはこれらの妄想病群も本質的には「過程的」と考えることができるのである。

幻覚的側面が依存している「陰性過程」の問題を、これらの幻覚群の病態発生に関して明確に語らないまま、以上のように論述したのは、これらの体系化妄想病群を絶対的に「非幻覚性」であると著者は考えているからではなく、むしろ逆にそこでは幻覚は妄想の論証的加工と極めて密生に結びついているために（幻覚はほとんどもっぱら情報を与える声であり、自己について語る迫害を受ける受難者であり、知覚される意味であり、これらはすべて知性・情動性幻覚の常套句である）、これらの錯覚や知覚の背理の病態発生を語ることを文字どおり可能にする条件とは、これらを包含するデリールの病態発生をまさしく語ることなのであるし、また何者かであるという意識存在を中止し、自己を他の者（被害者、被迫害者、破産者、裏切りにあった者もしくは性的被害者など）と信じている限りでの意識存在の組織解体、あるいはまた自身の一部が他のもの（迫害者なり機械）になったと信じている限りでの意識存在の組織解体を語ることなのであり、さらにはこの精神病に幻覚性妄想病（妄想病を解釈性もしくは錯覚性としか見えないようであってもやはり幻覚性なのであるが）を含ませることなのである。言い換えれば、意識存在の組織化は、主体が用いる現実性の一つのモデルである以上、組織解体することによって幻覚因となるのであるが、それは主体が想像界の体験や自己の疎外に陥る程度に応じてそうなるのである。

4 「もっぱら」幻覚的形式をもつ妄想病群における幻覚因性過程の問題

幻覚的ゲシュタルトが出現する基礎となっている多少なりとも明白な精神病基盤《デリール》について今述べたばかりの、またこれまで幾度も述べてきたこと全体について、今度はさきほど触れたばかりの事例とはまさに逆のことにとくに注意を払いながら考察をしなくてはならない。これから述べる逆の例とは、幻覚群は孤立した要素的な、それ自体「精神病《デリール》を生み出す原因」となっている現象としか見えないものである。この理論的問題を提起している基本的臨床事実とはフランス学派では慢性幻覚性精神病に、ドイツ学派ではある程度まではパラフレニー（E・クレペリン）ないし幻覚症（ウェルニッケ）などの概念に一致しているものである。

ここでもまたわれわれの以前の臨床的分析（八三〇〜八三四頁〈翻訳書第Ⅱ巻「パラフレニー」〉）の成果を摘み取ることができる。これらの分析によって「デリール〈妄狂〉を欠く」との表現が一般に試みられてきた「幻覚状態」のさまざまな類型を記述することが可能となったし、幻覚産出の原子的機械論的定言を論駁できたのもこれらの病因論的分析のおかげであった（九六二〜九七四頁〈翻訳書第Ⅲ巻「幻覚性精神病」〉。とりわけ「機械論的線型モデル」について論じた時に、幻覚現象の機械論的病因論公理系ないし公準は次のようなことから成り立っていることを示した。つまり幻覚を要素的な観念・感覚的興奮現象として捉え、これをデリールの結果ではなく、逆にその原因と考えるものである。ドイツ学派流に「パ、ラ、フ、レ、ニ、ー」と呼ぶこれらの事例を考察するならば（より正確にはこのようにもはや呼べないのであるが）、われわれの目にはこれは慢性妄想病群の重要な部分を占めている（約二〇パーセント）ことを述べておきたい。それはわれわれが「幻想的複視」と呼ぶものへと自ずから発展する。これはこの妄想患者の実存が二つに分有されている（どちらかにかたよっているのが通例だが）、あるいはより正確には実存を二極的に生きる（現実界と想像界）からである。こうして空想の帳簿の上で生きられるものすべてが現実外として「括弧」に括られる。この種の患者では、実存におけるこの分有は強固に保持されている、つまり二つの世界は分離されたまま共存しているので、患者が妄想の想像界を認知するのは、唯一、幻覚による伝達という人工的な通路を通じることによってのみであり、このことが、声や奇妙だが忌避できない印象の純粋かつ単純な知覚のみを患者はいわば独断的に肯定するために、観察者にとって患者の妄想は消失しており、妄想は存在しないと観察者に言わしめるものとなっている。このことを定言として表現すれば、次のようになる。すなわち、問題なのは、妄想を欠く幻覚群、より正確には「感覚性精神病《デリール》」(ミシャが述べたことだが!)、つまりは「現実に」感官的な感覚興奮や知覚なのだ、ということになる。この現実性が妄想患者同様精神科医をも、しばしば触れたような精神科医の錯視によって、押しつぶすのである(これを信じないなんて私が狂人になるほかはない)。次にこの妄想病の自然な進行によって幻覚がその「現実化」の機能を保証している現実界と想像界との間にある分離が消滅し、精神科医の錯覚も消退する。すでに触れたように、こうして幻覚が失うものを想像界が獲得するのである。もっぱら幻覚的な精神病とか、デリールに続発するのではないような幻覚といった錯覚を与えているのだが、精神科医のこのような錯覚が訂正されるのは空想性妄想病の臨床的、構造的分析によってである。

C・ウェルニッケ(一九〇〇年)によって「幻覚症(1)」と名づけられた事例〈訳注〉はアルコール中毒に関してドイツ学派によってとりわけ記載されてきており、P・ムーレン、A・タトシアンら(一九六五年)の業績は極めて明確な用語でこの問題を論じている。かなり逆説的であるのだが、彼らが述べていることには、理由はよくわからないが、意識野の構造解体というわれわれの考えを認めようとせずに、「幻覚症的意識」は意識の一つの組織化(組織解体ではなく)である、と主張する。というのも彼らは症状性精神病の精神病理学に関するバッシュ(一九五七年)の業績を重視しており、そこでバッシュはわれわれと同じ観点に立脚しており、意識の布置の強度や広がり、ゲシュタルト化の障害について記載している。われわれと同じ観点に立脚して、と述べたが、局在的で平行的な体系だった解体を認めていて、これらの研究者たちにとって結局は、妄想や幻覚の水準にまで意識野の組織化が低下する退行という障害の基盤となっているのは「ゲシュタルト崩壊」（Gestaltzerfall）なのである。〈幻覚症が〉「幻覚性」ということは明確であるが、「デリール的（妄狂的）」ということもわれわれにとっては同じように明確な一つの現象学的側面なのである。もしもデリール（妄狂）するということによって、これらの事例では、知覚的布置の、つまりは幻覚の下地となる生きられる想像的なものの基盤を念頭に置くべきであるのなら（「せん妄（delirium）」という用語の意味においてだが）、デリール的（妄狂的）ということは明白である。これら「幻覚症状態」すべて（一九二五～三〇年にP・シュレーダーが深く掘り下げた批判的検討を行っているが）は錯乱や夢幻症、つまりはデリール（妄狂）によって充たされている。この点に関して注目すべきことは、夢幻症はレジなどのフランス学派によって視覚的形で記載されている一方で、ドイツの研究者たちは「幻覚症状態」（Halluzinozezustaende）（とりわけ飲酒者の幻覚症状態）を幻聴状態として記載しており、すでに触れたように、ここでは基本的なデリール（妄狂）は声の回路を介してのみ出現するほかないのである。

（1）この問題については本書（二二一～二三二頁と二四二～四五〇頁〈原著第二部、各種幻覚の幻聴、幻触の項目だが翻訳書では割愛されている〉）において触れておいた。

〈訳注〉Wernickeのアルコール幻覚症については訳者らの古典紹介（影山任佐、中田修訳：C・ウェルニッケ、Acute Hallucinose（急性幻覚症）精神医学、二〇、一九三～二〇〇、一九七八〈松下正明・影山任佐編集「現代精神医学の礎Ⅲ「神経心理学・脳器質性疾患・外因性精神病」、時空出版、二〇一一」に所収〉を参照のこと

古典的フランス精神医学にとって格別に馴染みのある慢性幻覚性精神病群であるが、これらは幻覚現象を機械

論的、原子論的に理解しようとすることからはじめて生まれたものであった〈原文八三〇頁〈翻訳書第Ⅱ巻「パラフレニー」〉を参照せよ〉。幻覚患者が聞こえてくる声や、彼らが体験する電流や物理的、電磁波的現象やテレパシー体験の「単純な」感覚性ないし精神・感覚性〈あるいはG・ドゥ・クレランボーが機械性の意味で称した「自動症的」〉特徴に一部の臨床医は〈幻覚患者同様に〉騙されてしまった。こうして幻覚性精神病群の場合には、妄想は存在しないか、存在するとしても〈場合によってはだが〉、像〈幻覚〉が台座〈妄想〉に置かれるか、置かれないかということは偶発的なことである〈G・ドゥ・クレランボー〉と考えるようになってしまった。したがってこれらの事例の分析によって結論は二分されてしまった。一方は〈ノデNodetの学位論文、一九三六年を参照せよ〉「慢性幻覚性精神病群」の名称一般にさまざまに異なった型の妄想病群を含ませてしまった。他方では、幻覚患者自身によって幻覚は「デリール〈妄狂〉を含まない」(hors délire)〈非狂気：hors folie〉ものとして提示されているとしても、臨床家には幻覚はやはり〈妄狂に〉続発的なものとして出現しているのである〈幻覚が構成する妄想的な言語活動〈声〉や出来事〈暗示、性行為、迫害〉の構造的分析とその経過において展開されるように〉。「デリール〈妄狂〉を欠く」とされる幻覚性精神病群のこの種類立てが恣意的なものであることについては、私が四十年来たびたび強く主張してきたことなので〈本書原文八三〇頁〈前出〉においても触れているが〉、ここではあえて繰り返す気にはならない。というのも他の型の精神病群と同じように、ここでも幻覚はデリール〈妄狂〉によってのみ構成されるのであってその逆ではないということの確証はやはり大きいようにわれわれには思えるからである。

5　統合失調症性幻覚因過程

Ｅ・ブロイラーが彼の基本的業績（一九一一年）において展開したような統合失調症過程の病態発生的分析と論述とは精神医学の器質・力動論学説の諸原理にまさしく正確に合致するものであった。[1]「統合失調症性過程」についてはは拙論（*Evol. Psych.*, 1957）や本書第五部〈翻訳書第Ⅱ巻〉において十分に論じているので、過程についてのわれわれの考えは本質的に力動的なものであるということ、つまりは陽性的、反応的で快楽的な部分を含んでいるということは明瞭であろう。この点においてマンフレッド・ブロイラー（一九七二年）同様にわれわれが経験的に確認したことはまさしくオイゲン・ブロイラーが抱いた考えそのものである。

（1）Henri Ey「H Jackson の諸原理から Eugene Bleuler の精神病理学へ」（Congrès des Médecins aliéistes et neurologistes de Langue française, Lausanne, 1946, C. R., Masson, 1947, p.163-185）〈本書末尾に資料として訳出〉

事実ブロイラーにとって過程の器質的性質は異論のないものに思えるもので、それは一次性徴候（つまりはＨ・ジャクソンの意味での陰性障害）を直接生じさせるもので、しかもＨ・ジャクソンの陽性症状に対応している観念・情動的諸反応、所産（自閉や、とりわけ妄想や幻覚）もまたこれらの陰性障害に枝接ぎしているものである。実際この「統合失調症群」において、事態はすべてかくのごとく発生するのであって、解体の状態（連合障害、分裂 Spaltung など）は、「臨床像の本質を構成している」一連の二次性症状、つまりはもっとも豊かで、時には「華々しい」症候を形成している症状を間接的にのみ生じさせているものとして事態は生じる。換言すればE・ブロイラーにとって、H・ジャクソンやわれわれにとっても、であるのだが、疾患の陰性的条件（組織解体の過程）が原基的であるということを肯定することは、症状全体は直接的産物ではない、病因的過程のいわば機械的産物ではないという考えを妨げはしない。事実この意味においてこそ、「説明」（Erklären）（過程）と「了解」（Verstehen）（陽性ないし続発性症状）の交錯が必然的に生じるし、「統合失調症性過程は一つの能力低下であると同時に欲求の一つでもある」と私が述べた（一九五七年）のはこの意味であった。過程による説明によってわれわれが理解可能となることは、人格の無意識的力が必然的に関与する意識と実存の退行的ないし組織解体された諸様態に関してである。もちろんブロイラーもこのことは明確に述べており、統合失調症性組織解体の過程は、睡眠によって生じる夢という組織化に類似している（幻覚・妄想的）自閉的生活の組織化を引き起こす。この自閉的生活においては意識存在の活動という「二次的過程」が無意識の「一次的過程」（フロイト）にとって代わられている。統合失調症性過程の性質に関する議論のすべてが依拠してきたのが一次性と二次性障害、陰性と陽性障害というこの相対性モデルであった（J・ベルツェ、W・マイヤー・グロス、E・ミンコフスキー、J・ウィルシュ、A・シュトルヒ、P・マツセクら）。精神分析学派の影響で、R・D・レイン（一九六〇年）やA・ド・ワラーン（一九七二年）、G・ドゥルーズ（一九七二年）らのような一つの傾向[1]が生まれ、陰性の発生因的過程を忘却したり、否定し[2]、リビドーの備給という様態にのみ注目している場合にさえ、そこには退行という概念は存在しており[3]、これは、たんなるきまりきったいつものスタイル（見事に構想されたものであるが）というだけではなく、統合失調症者の精神生活の組織化と進展に存在している基本障害という事実をまさしく説明するためのものなのである。

（1）R. D. Laing『ひき裂かれた自己』（*The divided Self*）（邦訳同題、みすず書房、一九七六年）

（2）彼らに好まれている考えは精神的胎児の先天的損傷、その象徴体系の奇形ということである。結局現実性全体は排他的虚構であると公言している。

（3）思うに、J. Harris（W. Keup編の「ニューヨーク会議報告書」三八五頁）が「統合失調症は構造的統合解体の継続的一つの過程とみなされる」と述べているのもこの意味においてである。

疾患のこのような病態発生論的考えにおいても、デリールはそれ自体基本的出現態であり、幻覚はそれ自体「二次性」の表現態であることが理解されている。結局統合失調症者の思考やその人格の自閉的組織化を分析するということは、E・ブロイラー、J・ウィルシュ、L・ビンスワンガー同様に、「現存在でない（現世に存在しない）その様態」によって患者は別世界に生きているということが明らかになるということである。こうして想像界と現実界との漸次深まっていく相互干渉と浸透とによって形成される非現実性はデリールが構成する一つの地平であって、幻覚群は象徴的対象の時空間的特性をもつものとしてデリールによって構成される。これらの象徴的「対象」は自閉的「固有世界」（Eigenwelt）（ウィルシュ）の対象であって、これら対象と主体は根本的に偽造された、あるいは純粋に幻想的な関係をそこではもっている。

こうして当然のことながら、統合失調症者の知覚と彼らの幻覚（妄想知覚 Wahnwahrnehmung）に関する分析と業績[1]は極めて重要性を帯びてくるし、これら業績にはとりわけドイツ学派や精神分析学派の貢献が大である（フロイト。C・G・ユング、一九〇一年。フィレンツイ、一九一一年。V・タウスク、一九一九年。メラニー・クライン、一九二〇～四七年。R・サリヴァン、一九二四～四五年。フェダーン、一九四三年。M・A・ゼヘイエ

(Sechehaye)、一九四七年。シュルツ＝ヘンケ、一九五二年。J・N・ローゼン、一九五三年。F・フロム＝ライヒマン、一九五二〜五四年。S・ナフトとラカミェ、一九五八年。A・H・モデル（一九六二年、ウエストによる）。G・パンコウ、一九六九年ら）。統合失調症者における思考の原基的障害、自己愛的退行やリビドーの備給撤収を明確にしている精神病理学的、精神分析学的研究はここでは枚挙しきれないほど無数にある。事実フロイト理論から見れば幻覚は欲望の無意識的力に依拠しており、自我の弱体を介して快感の太古的原理が万能的力を発揮すると説明しているフェダーンの説のような観点（これは一層われわれに近い立場であるが）からは、幻覚というものはデリール全体が示す幻想的退行の結果であるというのは至極当然である。統合失調症者の幻覚（いわば特異的に、声が伝達的に「聞こえたり」、身体の機械化、変形として体験される）は、想像界の自閉的平面において幻覚的交流が形成される現実の彼方なり手前という現実性、別世界の現実性を現実性システムに代えてしまう（現実性の喪失において）統合失調症的混乱全体〈＝デリール（妄狂）〉に依拠しているということは確実であるということをあらためて主張することが必要とは思えないほどに、周知の業績が膨大な量となって集中している（ウエストによるワシントンシンポジウム報告書に引用されているEr・シュトラウス、一九六二年）。実存的あるいは人間学的分析（L・ビンスワンガーの『統合失調症』一九五七年、スーザン・ウルバンやエレン・ウエストなどの有名な事例研究を収めた著書）によれば、声が反響となるのは世界の現存の欠落ないし失落（Verfallen）なのである。欠如、欠落、喪失などの帰着するものは常にひとつの欠陥[2]なのである。

（1）G. Benedetti らの総説（*Fortschr. f. N. u. O.*, 1962, p.341-505）やG. Schmidt（*Zentralblatt f. N. u. P.*, 1940）やHuber（*Fporsschr. f. N. u. P.*, 1955 et 1964）の総説においてこれらの点に関する膨大な文献が引用されている。

（2）Kraepelin以降論争が絶えないのが「この欠陥（Defekt）」の概念に関してである。E. Bleuler（1911）にとって「統合失調症性荒廃」は痴呆ではないものである。M. Bleuler（1972）にとって「終末状態」は五十年前に比較して欠陥が目立たなくなっている。A. de Waelhens（1972）にとって（欠陥とは――訳補足）一つの神話であって、G. Deleuzeには統合失調症とは彼が［欲望する機械と名付けたaliquidのもっとも純粋で、もっとも優勢な力である。一定の統合失調症者たちの五十年に及ぶ観察体験から、著者が言えることは、統合失調症とは器質・力動論的過程であるということであった（本書原文七四五～八〇〇頁〈翻訳書Ⅱ巻「慢性妄想病」〉、八四五～八五〇頁〈同「パラノイア」〉を参照のこと）。

意識存在の組織解体というわれわれ固有の考えに戻るためには、統合失調症性過程は、継起的相において考察されようが、自閉的[訳注]幻覚性妄想を構成する諸現象の構造の「病像形成的」なものにおいて考察されようが、せん妄体験と知性・情動性幻覚群との錯綜した混合が特徴的であるということを付言しなくてはならない。前者のせん妄体験はとりわけ「急性相」の症候（過程的相、種々の学派が呼んでいるような「急性統合失調症のシューブ」）であり、この時期はせん妄体験（幻覚に対しては一次性であるが、原基的陰性過程にたいしては二次性）が出現している「多産期」である。後者の幻覚群は、精神生活の全体的障害の中にはそれらが根付いているようないかなる基盤もないように見える妄想観念と妄想知覚の形式の下で、いわば「クールな」時期に寄り集まっている。幻覚体験（一次性と言われているが、E・ブロイラーの記載している一次性障害に対しては常に二次性である）のみを臨床的分析と病因論の対象とみなして、統合失調症性過程を考察したり、逆に知性・情動性幻覚の観念・言語的加工（「清明な意識」へのその侵入によってもっとも了解不能で突飛なその統合失調症的形式）を好んで対象とするならば、統合失調症性過程の本質を幻覚惹起剤中毒（メスカリン体験やＬＳＤのサイケデリック体験など）において体験される急性で可逆的な「体験」と同一視してしまったり、統合失調症の病因から過程という概念を排除してしまう危険を冒すことになる（R・D・レインやG・ドゥルーズ、A・ド・ワラーンらが無頓着にもそうしているのだが）。これら二つの誤謬は避けなくてはならないと考える。というのも統合失調症性過程という独創性（七四三頁〈翻訳書第Ⅱ巻「慢性妄想病」〉で触れたように、この過程は慢性妄想性精神病群全体の自然な傾向を示しているのだが）は意識野の病理と人格の組織解体ないし疎外の病理とを分節する点にある。統合失調症者ではその体験野においても、その人格の力動的、歴史的、価値論的体系においても秩序をもたらしている能力の組織解体が生じている。統合失調症者の幻覚は疾患の急性期におけるせん妄体験と状態期ないし末期の自閉的観念・言語性妄想加工の知性・情動性様態との間を揺れ動いている。

〈訳注〉原文artistiqueとなっているがautistiqueの誤植と判断した。

時には私がエイドリー群（複合像（ファンテイドリー）、要素像（プロテイドリー））と呼んでいる幻覚が出現することもあり、とりわけ視覚と体感領域においてはそうである（聴覚領域に発生することは極めて稀である）。おそらくはさまざまな著者たちの記述を常に信頼するというわけにはいかなくて、彼らは幻覚現象を十分に分析しなかったために、幾分恣意的にこれらを分類してしまう傾向が多分にある。しかしもっとも深くて、古典的ともいえる記載では必ず「知覚の障害」に触れており、体験や妄想の観念・言語的加工の周辺、辺縁に出現する錯覚、直観像、残像について述べている。

相当数の古い時代の業績の中でも、重視されてきたのが視覚現象で、持続的像や時にはパレイドリアが（ヴュジックとレヴィ、一九四〇年）、あるいは部分色盲（B・J・リンドバーグ、一九四二年。シーマとメリッシ、一九四三年）、一部抜け落ちた知覚（O・カント、一九三〇年）、レリーフ状態への視覚変化（S・ランポーニ）、変形視や変形認知（J・ドレイ、P・ドニケル、グルネ、一九五三年）などがそうである。これらの知覚障害と錯覚は時にはエイドリー（要素像（プロテイドリー））であったり、複合像（ファンテイドリー）であったりするが、統合失調症者の視覚や聴覚に関する詳細な研究に関してはこのことがよく示されている（J・ブレンゲルマン、一九五六年。H・J・アイゼンクら、一九五七年。G・W・グランジェ、一九五七年。R・W・ペイヌ、一九五八年。T・E・ヴェコヴィッチとR・ホール、一九六〇年。J・マルコニら、一九六一年など）。研究者たちは時にはこれらの現象へ入眠時幻覚から接近したりしている（J・R・スミティ、一九五三年。G・ロカシオ、一九五二年。G・マクドナルド、一九七一年など）。

まぎれもない身体感覚の要素像（プロテイドリー）の形態に影響を与える（部分的）「身体図式の障害」はA・フォン・アンギヤル（一九三六年）が述べている以上に稀なものであるのだが、彼は還元論的説明を行い、統合失調症者の離人症の妄想を「身体認知の要素的障害」にいとも簡単に結びつけてしまった。H・エカンとJ・ダ・ジュリアゲラ（一九五二年）とが詳述している事例で、身体認知症候群（syndrome de somatognosie）としてそこで分離されているものは逆により一般的な妄想の中で捉えられるように思えるというごく単純な理由からして決して例証的なものとは言えない。K・クリマー、一九三四年やR・ゴラン・ラトナー、一九三七年、L・ベネデクとA・フォン・アンギヤル、一九三九年、たちの事例はこの点からして極めて興味深い。しかしR・I・マクロヴィッチ（一九四八年）がまさしく述べているように、個々の身体図式障害が見出されていても、これらは統合失調症者の妄想といわば並列しているものか、異質のものである。(1) N・ルキアノヴィッチ（一九六七年）の業績でも〈観察される現象のちぐはぐな分類のためにかなり無秩序なこの分野の他の業績と同じように〉、明瞭な幻覚症性エイドリー群を判別することは困難を極める。さりながら、事例四二と四三とは入眠時の身体浮遊体験や空間移動の錯覚の重要性を示している点でとりわけ筆者には興味深いものである。

（1）ここで触れている事柄と引用した業績とは、H. Hecan と J de Ajuriaguerra の『身体誤認と幻覚』（*Méconnaissances et Hallucinations corporelles*, 1952, p.283-292）を参照した。

ともあれこれらの知覚障害のすべてが（すでに触れたもので、原文七八四頁〈翻訳書第Ⅱ巻「統合失調症」〉を参照せよ）〈統合失調症では〉偶発的なものであることは間違いない。実際統合失調症の原発性過程が存在しているのは知覚野の水準ではないのである。

以下このような事象について触れることにしたいが、しばしば推測的な記載になるであろう（しかし私の臨床経験によれば、過程的段階の発病期なり臨界期の前後にはとりわけエイドリーの形式に遭遇することが時にはある）。というのも統合失調症者の身体的妄想はこれらの幻覚症性エイドリー群に依存しているものではないことを事実は示しているとしても、睡眠の初期と終末段階同様に、意識野の部分的組織解体を逆に明示してくれており、さらには、妄想やあらゆる亜型の幻覚症性エイドリー群をも生み出す「第三人称的」過程を蒙ることによって、眠る者や夢見る者ではなく、ましてや詩人などではなく、確かに統合失調症者となってしまう意識存在の組織解体をも示してくれるのである。つまり統合失調症群を特徴づけている自閉性妄想とは異質であるし、稀な存在であるということから判ることは精神病《デリール》の枠外で生じる幻覚症性エイドリー群は精神病《デリール》の原因でも結果でもないということである。まさしくこのことが以下論述することである。

E　知覚野の解体、幻覚症性エイドリー群の必要不可欠な条件

今ここで、例の誤りを根絶する作業（本当の悪魔祓い！）のクライマックスに到達した。実際にどんな幻覚理論も根本的に台無しにしてしまう誤りとは、形態が複雑な幻覚をも要素的現象へと、さらにこれを興奮メカニズムへと還元することにある。その結果、いつの間にか（機械的な、あるいはリビドーの）興奮という一般理論が、幻覚現象全体に当てはまると主張されている。[1] しかし、諸幻覚現象の総体を、感覚中枢の（あるいはリビドーの）興奮という線型モデルに還元できないのは明白である。読者がわれわれの厳密な論証の展開を追えば必ずわかってくれると思うが、われわれは眼前の困難や特に克服すべき最大の障害を回避しようとしているのではない。P・シュレーダーでさえそうした（一九二六〜一九二八）ように、「一部を犠牲にして残りを救って」（fait la part du feu）、はぐらかして逃げようとするのではない。すなわち、幻覚の一部だけを妄想的でないことを示し、極めて要素的に見える幻覚のうちのいくつか（われわれの考えではプロテイドリー）を感覚興奮に基づくと機械論的に説明してすませるわけにはいかない。したがって、われわれが他の諸構想に対して厳しいように、われわれ自身の構想に対しても同様に厳しくする必要がある。そのために自問しなければならないのは、陰性病態発生（ここでは、知覚野解体の概念）という命題が、幻覚という一般概念でまとめられる全ての現象に適応されるかどうかである。それによって明白になるのは、諸幻覚の病態発生、幻覚全ての病態発生に関してここで最終的な詳述

を行うことは困難であると同時に重要でもあるということである。極めて要素的な形態をとり、（受容器や神経、感覚経路ないし感覚中枢の）神経興奮の単純で直接的な効果に見えるものを、「陰性過程」に還元することが実際に可能であろうか。「眼球内閃光」（lueur entoptique）や耳鳴、すなわち、視神経ないし側頭葉の「電気的興奮」によって惹起された心像は、完全に陽性的な現象ではないとまで主張できるだろうか。つまり、それらは感覚神経に特異的なエネルギーを発動させる機械的ないし電気的刺激の陽性作用と直接かつ排他的には結びつけられないとまで主張できるだろうか。実際、克服すべき最大の難点はまさにこうしたものである。これから見ていくように、この難点は消失するはずであり、同時にこれと結びついている感覚興奮の効果に関する先入観も消失するはずである。

（1） 参考までに、ここで精神分析的線型モデルもあるということを仄めかしておく。というのも、当然ながら、幻覚症性エイドリー（これは、あいまいなケースでは、時にヒステリー性「偽幻覚」と解釈される可能性があったし、たいていは単なる感情的錯覚であって心理法則的錯覚に近いと解釈される可能性があったにもかかわらず）では、病理的特徴が感覚布置それ自体において突発することがあまりにも明らかなので、この現象は一般に機械的興奮によって起こると説明されてしまうからである。

I 幻覚惹起性興奮の考えとは一致しない知覚分析器の組織化

機能の解体というジャクソンモデルに関して前述した内容や、リヒャルト・ユングの建設的な批判から明らかになるのは、神経生理的諸機能は物理・数学的構成には還元されないということである。さらに、神経過程はある組織化プランに、またこの組織化プランを追求可能にする秩序に統合されるということである。この秩序があるおかげで、われわれは神経系の形態学的・生理学的論理による組織化プランを追跡でき、最終的にはシナプス結合が「極めて要素的な諸機能」として、感覚器官や大脳特殊中枢のレベルで情報を統合（すなわち選別）していることを理解するのである。

1　神経興奮概念の批判

もちろん、中枢神経系の非連続組織をなす神経細胞群が機能するのは、各々の神経細胞がシナプス前興奮を受け、シナプス後部の細胞体や軸索を介して、メッセージを別の神経細胞に伝達するからである（I. Tasaki, *Nerves excitation*, 1968）。われわれはこの数年来、神経線維のほとんどの働きに関して重要な諸知見を得てきた。すなわち、神経繊維は、（膜組成の物理・化学法則にしたがって、膜電位、つまり膜の興奮性や極性を調整する）悉無率に従っているため、信号を変化させずに伝達しているということである。ロレント・ドゥ・ノー（一九四九年）やホジキンとハクスリー（一九五二年）、エクルス（一九五七年）の諸研究が扱っているテーマは、イオン流（NaとK）やナトリウムポンプ、電気化学的ポテンシャルエネルギー、とりわけ神経線維の膜の機能的組織、すなわち興奮閾値を調整する脱分極ないし分極を引き起こすポテンシャルエネルギーの推移であるが、これら全ての実験的知見から、神経線維による文字通りの信号伝達機能が明らかになった。おそらく、この機能はわれわれが想像するほど単純なものではないようだが、それでも知覚系の特異的な性質を備え、信号伝達を保証している。

とはいえ、神経細胞の生理は、伝導という電気的性質には還元されない。全く反射的な神経生理、あるいは悉無率（「デジタル」モンタージュ）にしたがって閉鎖回路で「フィードバック」的調節を受ける神経生理を前提にはできないのである。実際、神経系のプランはもう一つの特性に基づいて組織化されているようにみえる。それは時間的コードによる（「シナプス」レベルでの）メッセージの変換と調節であり、コンピュータ的な「デジタル」モデルの構成のみに頼っているわけではない。信号からメッセージへの変換は、「シナプス」において、「アナログ」モデルに基づいて実行されるのであり、こちらのモデルは、すでにみたように微分学の代数関数に依拠している。ここで、（カイザーのPhysiology〈訳注〉にある）神経細胞に関するCh・マルクスの大変興味深い研究の数節を再録できる。

〈訳注〉原文はPhysiologisとなっているがPhysiologyの誤植と判断した。

「まず、刺激は受容器ポテンシャルに変換される。この場合はアナログ変換である。なぜなら受容器ポテンシャルはその強度と持続において可変現象であり、刺激強度の時間的変遷をある程度忠実に反映するからである。それに続く変換は全く異なる。なぜなら、情報を遠くへ伝達する信号がその強度と持続において不変だからである。受容器ポテンシャルに発した神経メッセージの形成は時間的コードにしたがっていて、デジタル変換である。最終的に、各々のメッセージ信号は一定量の伝達物質を放出させるが、その伝達物質のシナプス間隙における濃度は、とりわけ信号の頻度に依存している。したがって、メッセージによって伝達物質が集積してくるが、その濃度は刺激の時間的経過を思い起こさせる仕方で変化する。このように、メッセージはアナログ現象への再変換によって、刺激がもたらす情報を再構成しようとする。アナログからデジタル、そしてまたアナログへという一連の変換は、不可避的に情報の一部を欠落させてしまう。そうなると、神経系組織のある種の特徴が存在する理由は、まさにこうした不完全さを訂正することにあるのではないだろうか。たとえば、同一伝達路における複数の神経細胞の同時利用（空間的加重）や、フィードバック調節のループをなす神経細胞の配列のおかげで、一つの神経細胞だけによる伝達で生じた情報欠落の効果は軽減されるのである」（二五三頁）「しかし最後にやはり留意すべきは、神経細胞の生理学はこの唯一の見解には還元されないということである。神経細胞は単なる情報連絡路ではないのである」（二七一頁）。

とはいえ、筆者の考えにしたがえば、この結論では届かないと思われることがある。それは、中枢神経系のカテゴリー的な構築の論理にしたがった組織化プランには合目的性が記されているということである。逆にR・ユングからすれば、この合目的性は必然性と思われた。それについてはすでに詳細に述べた（上記一一六八頁〈翻訳書第Ⅳ巻、一六九頁〉参照）。

しかしわれわれにとって肝心なのは、以下の点を強調しておくことである。つまり、中枢神経システムの組織、あるいは下位システムとしての諸感覚器官の組織は、ある意味で安定した秩序をなしていて、非常に堅固な機能装置（dispositif fonctionnel）なので、この組織化プランとは関係のない興奮はいずれも、その組織と混じり合わない限り、決して効果を与える機会（可能性）をもたない。言い換えれば、人為的あるいは実験的「興奮」は、その量に応じてではなく、構造的法則への一致度に応じてしか作用を及ぼさないのである。なるほど、微小生理学あるいは単一細胞の電気生理学のプレパラートであれば（たとえば網膜ならR・グラニトやG・S・ブリンドレィ、K・モトカワなど、蝸牛の細胞ならフォン・ベーケーシ〈訳注〉、デイヴィスなど）、ある種の動物だけでなくヒトを対象にしても、信号の伝播やメッセージの変換を研究することは常に——ほとんど奇跡のように！——可能であるが、これによって、脳の機能的活動がある意味で閾値下の次元をもっていることがわかる。もちろんこれらの研究成果はすべて、神経や精神の機能をよりよく理解することに役立つが、その理由は特に次のことを示しているからである。すなわち、このレベルにおいてさえも、遺伝ないし経験獲得によって機能的になっている（遺伝的に「プログラムされて」あるいは経験の獲得によって「組み立てられて」機能的になっている）回路において、神経インパルス流の段階的反応や調整が、一定の秩序にしたがって一定の方向に成立するということである。この見事な織機（シェリントンはmagic loomと呼んだ）における「閉塞」と「促通」の相互作用全体は、関係の網として、自我が自分の世界を織り成す際の材料となる。この相互作用全体が調整される「decision points（決定点）」は、無限の可能性の間で、感覚の要求にしたがって選択を行っているが、それができるのはシナプスの樹状突起網という（アメリカの神経生理学者R・W・ジェラードが言うように）「マジックボックス」のおかげである。微小生理学の諸実験はこの点で非常に興味深いため、ここで紹介しておきたい。たとえば、R・グラニト（一九六三年）やG・S・ブリンドレィ（一九五五年と一九六二年）、H・K・ハートライン（一九四九年と一九六九年）などのきわめて綿密な研究がある。D・R・クロッパーとW・K・ノエル（一九六三年）の指摘によると、網膜細胞の光学的あるいは電気的興奮は、「機械的には」生じない、つまり純然たる外因的刺激としては生じない。なぜなら、その興奮は抑制相と促通相とが均衡する機能装置と出会う（rentontre）からである。その結果、最初の神経節シナプス中継からして、そして水平細胞や双極細胞といった本来グリア・神経のレベルにおいてすら、ある意味で刺激作用に先行する一定の反応秩序がすでに存在する。この初期のシナプスのレベルでは刺激がそれ自身で作動できないかのように全てが起こる。なぜなら、その作用の閾値と有効性を限定する生理学的秩序があるからであり、これは実験的な刺激に対しても働く（上記一一五六頁〈翻訳書第Ⅳ巻、一四二頁〉と一一七八頁〈同、一六九頁〉を参照）。

そんなわけで、神経細胞の要素的機能のレベルでさえも[1]、全くの機械的モデル――ここにサイバネティックスの諸モデルも含まれる。これはすでにわれわれがR・ユングやH・K・ハートライン、G・S・ブリンドレィ、A・J・ボゴロウスキとJ・J・シーガルなどの研究を参照しながら主張してきたことである（上記九三七~九四二頁を参照）――とは反対に、神経系は単に情報を伝達する電線網とも電磁波網とも思われない。神経系はある秩序をなしている、というよりはむしろこれを構成している。それは現実の秩序として、遺伝プログラムが適用される必要があるだけでなくて、それによって適応という随意的な部分、すなわちその個人的な関係生活に固有の合目的性も確保されていなければならない。

だから、機械的（あるいは電気的）興奮という考えを、組織化されたシステムに当てはめても、「メッセージ」が生み出される可能性はほとんどないと言っていいだろう。むしろ、そのような不適切な刺激が、完結したシステムに投入されると、逆に破壊ないし少なくとも妨害の無限の「チャンス」が生じ、神経系という組織のみに可能な情報の流通ならびにその形成をも台無しにしてしまう。R・ユングは特にこの点を強調し、J・F・テレニース[2]の非常に興味深い研究を紹介している。それは、確かに当時（一九四九年）としては、すでに神経学の器質力動傾向と呼べるものを非常によく表している。なぜなら、彼は中枢神経系全体が興奮と戦うように組織化され制御されていると考えたからである。言い換えれば――意識というhighest level（最高レベル）の諸構造に関して特に主張したことだが――この上位レベルの組織は、下位の諸審級や諸刺激に対して主として抑止的かつ選択的に働き、諸刺激が外部や内部からその「爆破装置」を爆撃することを制限する。その結果、中枢神経系の一片に電気的興奮を与えることは、この系内で、電話交換局に雷が落ちたような効果をもたらすことになる（R. Jung, p.475）。――神経生理学者や脳外科医が「興奮」を起こしても、神経細胞の平衡が乱れるか変更されるだけで、意味のあるメッセージが作り出されることは決してなく、この組織破壊のただなかでもなお組織内に残り得るものが放出される程度である。

〈訳注〉原文はBeckenyだがBeckesyの誤植と判断した。

（1）G. van den Bos（*J. de Physiologie*, 1966, p.337-363）によって、死後に（post mortem）網膜の電気活動が一定期間、持続的に自動調節されることも証明された。

(2) J. F. Tönnies. Die Erregungsstörung in Zentralnervensystem. Erregungsfokus der Synapse und Rückmeldung Funktionsprinzipien. *Archiv Psych. und Nervenheil.*, 1949, 182, p.478-535.

2　刺激作用に還元できない知覚系の力動

これまで詳細に述べた内容（本書第七部の第一章〈翻訳書第Ⅳ巻第一章〉）の要約にすぎないが、心的身体が特殊知覚系の抗幻覚性組織化を統合することを説明する。しかし、例証中のわれわれの第四命題、すなわち、幻覚症性エイドリー型をも含めた幻覚群の全ての様態が陰性状況をもつという命題を立てるためには、「生理的」あるいは「実験的」興奮という考えが、知覚分析器で組織化される力動とは両立しないことを十分に理解しなければならない。

心的樹木の「末梢の」芽を物質に委ねることは考えられないだろうし、反射学的機構やサイバネティックスの機械に委ねることも同様であろう。なぜなら、われわれには周知のことであるが（上記一〇九九頁〈翻訳書第Ⅳ巻、四〇頁〉を参照）、Cl・ブラン（*Évol. Psych.*, 1968）が指摘したように、サイバネティックスは言語学や論理的経験主義、発生的認識論の諸知識が収束する領域にしか位置づけられないからである。すなわち、サイバネティクスが意味をもつとすれば、フロイトやフッサール、メルロー・ポンティ、ピアジェから得たものしかない。同様にわれわれがよく理解している――というのも、感覚器官や知覚系、より一般的には心的身体の力動的組織化に関して、これまで記述してきたことを思い返すだけで十分だからである――ことは、M・オーディジオがしきりに強調したように、生物レベルに達するということは、サイバネティックスにとっては、活性のない物理世界のマクロ物理学的メカニズムを扱うことに甘んずることなく、より不確実なサイバネティックス、つまり無限に小さな生物学的サイバネティックスへと変化していく……ことなのである。ところで、まさに知覚系のレベルで、なんなら、すでにこのレベルでと言ってもいいが、R・ユングにならって、知覚系は単なる情報の受け手ではではなく、情報を選択する生きた器官であると考える必要が出てくる。

A　刺激。知覚活動における情報と心像

感覚受容器の問題を検討した際に、感覚の神経生理学に取って代わった知覚の精神生理学の諸研究から、興味深い教訓がいくつか得られた（一一二五～一一六〇頁〈翻訳書第Ⅳ巻、九三～一六八頁〉）。とりわけ、生理学と神経生理学の現代の諸研究結果は一致しているので、感覚器官は（中枢神経系の中では「末梢的な」位置にあるにもかかわらず）一つの神経中枢とみなせるように思われる。そう言えるのは、それが環境に入り込み、そこから情報を引き出すために組織化されているからである。感覚器官は単に「刺激」を受容し、受動的に伝達する機能だけを有しているのではない。一つの知覚系の「中枢」は、大脳の中だけでなく感覚器官の中にもある。言い換

えれば、精神・感覚的知覚系は双極的かつ反射的構造を有している。すでに網膜、コルチ器、あるいは皮膚や筋肉の身体感覚系のレベルで、ある種の選択、つまり情報のコード化が行われている[1]。

（1）P. Laget（*J. de Psychologie*, 1970, p.133-149）には感覚神経生理学のコードとコード化に関する優れた研究がある。これは、われわれが感覚器官の精神生理学を最初に素描した際にすでに述べたこと（一〇九二頁）を幸いにも補完してくれる。これは非常に厳密な（すなわちシャノンの情報理論に一致する）解釈であるが、もちろん、知覚の決定力、すなわちその根本的な操作行為を取り除くことには非常に苦労する（F. Bresson,「心的活動における決定の位置づけ」*J. de Psycho.*, 1963,60, p.37-61 ; Y. Baumstiler,「知覚において決定を論じられるか?」*Bulletin de Psycho.*, 1969-1970, 23 p.56-62）。おそらく統計的装置では「運動（motion）」ないし決定は常に薄められる。しかしY. Baumstilerは「閾値理論」を批判した後、こう指摘する。タナーとシベッツの統計的決定理論によって、結局、（私の理解が十分なら）、知覚行為に主体の活動を導入することが可能になる……（Helmholz ならびに Pieron と Hering ならびに Er. Straus との折衷が可能になる！）と。

したがって、もし環境由来の特異的刺激が「知覚形態」に「一致」する程度（あるいは形態）でしか作用しないのなら、感覚活動の基本は濾過ないし選択の過程であり、結局は形成の過程だといえる。言い換えれば、情報が「通過する」のは、その情報がある「形態」に一致するか、あるいは探索器官が情報を捉えた場合に限られる。この探索器官は感覚器官であり、心的身体の論理に統合されているが、さらにこの論理自体も生きる存在の論理に組み込まれているというわけである。——これから想定されるように、刺激は時間的空間的に、また外的環境や外皮内の内部環境においても、無限に存在するので、知覚情報が可能になるのは、知覚された対象[1]が比較的少ない蓋然性に一致し、無限に蓋然的な情報が反対にゼロへと向かう場合のみである。——知覚行為のもう一つの機能的次元は、無限の潜在的刺激が各々の感覚に対して「地」（white noise, Eigengrau）をなしているということである。P・ギロー[2]は、まさにこれを「感覚スクリーン」と名付けて強調していた。例えば彼はこう記した。「身体の表面全体の連続的な触覚トーヌスこそ、触覚スクリーンを構成している」。これはあらゆる感覚で同様である。各感覚に「沈黙野」が存在し、これが潜在的に周囲の空間を支配しながら、諸対象の世界を構成する。そしてこの地とは、神経生理学者リヒャルト・ユング[3]の深い考察によれば、それ自体が意味を持つので、電子機械の単純な「white noise」ではない。この感覚生理学的「トーヌス」は実際に生きていて、無限の内因性刺激を表している。つまりそれは何かを知覚したいという恒常的な無意識の欲望であり、もっとラディカルに言うと、閉じ込められていても感覚器官を目覚めさせる欲望なのだという。

（1）光が、例えばコントラスト構成のように、「patterned light stimulation（パターン化した光刺激）」であるなら、それは情報を形成する一つの布置、一つの「パターン」であると言われる。

（2）P. Guiraud「表象と幻覚」, *Paris Medical*, 1932, 2, p.120-125.

（3）R. Jung,「視覚皮質における神経細胞の統合」（in *Sensory Communication*, Rosenblith, p.627-674）。この研究は知覚（視覚）系の統合を理解する上で、最も重要な論文の一つである。彼が背景活動（back ground activity）に関して明言するのは、それが平均的統合レベルを維持すること、また電子装置とは逆に「physiological necessity（生理的必要性）」をなすゆえに陽性機能になるということである。「一方向にのみ活性化される沈黙のシステムとは対照的に、この二方向への変化は視覚系の適応性と柔軟性を保証する」（六六三頁）。

この表出（感覚器官）を、いわゆる末梢部分とみなすだけでなく、特殊知覚系の統合を保証する超解剖的（transanatomique）諸構造全体とみなすなら、感覚器官は環境由来の刺激に文字通り爆撃されているように思われる。これは（自己受容性刺激作用や）内因性の刺激作用の受容器に固有の特異的な諸構造を備え、絶えず外的刺激を潜在的幻想に介在させるが、その逆の場合もありうる。

したがって、「生理的興奮作用」という考えは、全ての外的、自己受容的、内的偽装（simulation）へと一斉に拡張されるべきである。というのも、知覚が誘発されるには、何らかの刺激作用の存在は必要条件でも十分条件でもないからである。はっきり言うと、三つの「patternings（パターン化）」が可能になると言え、それぞれが一連の刺激に情報率（coefficient d'information）を割り当てる。その三つとは、環界由来の諸形態——感覚器官に固有の環境に由来する諸形態——知覚活動に随伴する（あるいはこれを裏づける（doublent））潜在的幻想という表象に由来する諸形態、である。

そして、まさにこの超解剖学的構築（architechtonie）へとわれわれを導くのが、知覚系（あるいは感覚器官）の図式である。これはすでに述べたところである（一一四三〜一一七五頁を参照）が、ここでまた思い起こして、エイドリーの病態発生という難問を解決しよう。

感覚器官は三次元の装置として描かれねばならない。第一次元は、外界やその器官自体に由来する特異的な諸情報のコード化であり、第二次元はその器官の活動の非特異的調節、第三次元は潜在的幻想による知覚行為への恒常的な介在である。

①外部受容ならびに自己受容の特異的情報流

諸対象の世界からの刺激が同世界から発する情報に含まれるためには、それらが「布置（configuration）」（E・ベイの言うpatterning, Konstanz der Schedinge, 1953）として現れ、まさに概念認識コードに組み込まれる情報の対象にならなければならない。(1) その対象に対する主体の行動ないし熱望がどんなに重要であるとしても、この対象は地理的（自然的）空間ないし人間学的（文化的）空間の秩序だった配置の一部をなしていなければならない。しかしもちろん、刺激はある意味で不定形あるいは生のまま（あいまいさ、明るさ、漠然とした響き、不明確）でありうる。この場合、そのゲシュタルト化やメッセージへの変換は、低い情報率に応じて不確かである。この知覚活動が何であるにせよ、これがいわば相関するのは、諸対象の世界とのコミュニケーションに感覚器官がどのくらい（機能的に）開かれているかである。いずれ強調する機会があろうが、このことは、特にファンテイドリーとプロテイドリーとを区別するために重要である。後者は知覚特殊領域が完全に閉塞していない時にしか生じない。

（1）この自動的な知性的（noétique）活動の様態こそ、すでに見たように、Helmholtzが「知覚の無意識的判断」と呼んだものである。

しかし、「末梢中枢」（網膜、蝸牛膜、皮膚小体）」が捉える（ある感覚に固有の）特異的情報は、全てが諸対象の世界だけに由来するわけではなく、感覚器官の解剖・生理的装置それ自体が自己受容的知覚の「パターン化」の対象である。屈折媒体（角膜、水晶体）や、強膜や脈絡膜の組織や血管新生も同様に視覚を刺激する。このようなある意味で内的かつ特異的な性質を裏書きする諸事実によって、J・ミュラーの感覚神経の特異的エネルギー理論が基礎づけられたのである。きわめてありふれた実験によって、ある条件下で誰でも自分の眼やその血管の何かを見ることができる。例えばアーレンシュティール（一九五六年）は、小静脈あるいは脈絡膜血管の知覚を青い染み（Blauflicke）と名づけた。さらに、よく知られているように（三四五〜三四六頁〈翻訳書第Ⅳ巻、一九一頁〉で見たが）、この著者はカウフマン（一九五三年）とともに非常に完璧な目録を作って、感覚器官の一種の組織学的自己・知覚として要素感覚がとり得る幾何学的諸形態全てを示した。したがって情報の「伝達管」を通して入ってくるのは、外部世界からの無数の刺激だけではない。感覚器官の組織自体に固有の特殊な世界からも同様に無数の刺激が入ると言えよう。その際、もちろん、物理的世界由来のものと、生理的世界由来のものとを根本的に区別することは不可能であり、この二つがここ知覚系の閾値、ないしはその「前庭（vestibule）」自体において、まさしくお互いに絡み合っている。

——この「求心的な」情報の流れは、一つの行程をなしており、感覚特殊中枢へと達する三つの大きなシナプス中継を通って、方向も構造も変化させずに、諸信号をメッセージへと変換して一次特殊中枢まで伝達する。それゆえ、線条野（area striata）はまさに「皮質の網膜」である。その一方で、網膜はすでに知覚の分析やコード化の中枢である。すぐ後でも強調することになるが、とりわけ要素的幻覚（閃光現象、幾何学的形態、音など）、つまり大脳病変で認められるプロテイドリーの理解には、こうした超解剖学的視点が重要なのである。

そうなると、（知覚分析器全体を総括する広い意味での）「感覚器官」は、その真の意味で、感覚の働きを組織化する器官であるように思われる。それは何よりもまず、客観的情報システムに入ってくる内外の刺激を変形、コード化する装置である。この変形をどのレベルで考察しても、それは広義の諸対象の世界から抽出された情報を本質的に「形態化する」ことであり、これを行うのが「ゲシュタルト化全体」の実行者たる主体の志向性である。

②非特異的統合

これまで感覚装置に関して一般的かつ古典的に受け入れられた資料を再検討してきたが、これを補足する意味で、どうしても指摘しておかなくてはならないことがある。それは、感覚装置の特異的選択それ自体が、動力発生的（dynamogenique）要素という非特異的パラメーターへと統合されるということである（とりわけ、R・ユングの図式、上記一一七一頁〈翻訳書第Ⅳ巻、一六五頁、図三〉を参照）。判別された情報単位の形成や変換は、実際に一つの運動の中でしか生じないが、そこには知覚の非特異的な動力発生的要素の全てが関与する。知覚の心理学は、知覚行為がどんな志向（set, Einstellung）によって、どの程度の注意力によって、どういう感情的動機づけによって生じるのかを示してくれたが、この心理学と一致したのが、神経生理学という新しい方向であった。この登場によって証明されたのが、知覚行為と覚醒（arousal）との相関関係、ならびに表出的あるいは実行的運動（英語のmotion）を伴う本能・感情（動機）システムと知覚行為との相関関係であった。そこから、知覚活動に対して中心脳の調整が介在することを証明する研究（W・ペンフィールド）が重要になった。

上行網様体系に関しては、この活動の組織連絡的な（histohodologique）基盤が存在する。ポリャック（一九四一年）は、網膜に関する研究のなかで、網膜に向かう遠心性繊維があるとすでに述べていたし、ずっと以前からカハールが、比較的最近ではガランボス（一九五五年）が、F.R.（網様体）とコルチ器官との間の連絡を証明していた。生理学的面では、自己調節という「フィードバック」メカニズムが、網様体と感覚制御との間で働いていることが同様に証明されていた（R. Granit, 1955 ; M. Jouvet, F. Hernandez-Peon, J. Scherrer, 1956と1957 ; S. Dumont と P. Dell, 1958 ; M. JouvetとJ.E. Desmedt, 1956）。実験によって彼らが示したところによると、F.R.は網膜や蝸牛神経核、視床特殊核のレベルで惹起されたポテンシャルに影響を与えている。とりわけ、この賦活システムの作用が重要と分かったのは、これが注意や慣れの間に感覚インパルスの抑制や疎通を調節しているからであった[1]。

（1）この件に関しては、R. HERNANDEZ PEON の研究「reticular mechanism of sensory control」（in *Sensory Communication*, Rosenblith, 1961, p.497-520）を参照せよ。

すでに何度も主張する機会があったが（特に四五六頁〈第四部の中の「脳炎の精神病理学」〈翻訳書では割愛〉、九五四頁〈翻訳書第Ⅲ巻、九七頁〉〉、中・間脳と幻覚活動とが病因病態発生的に関連することは重要である（D. Donati と I. Sanguinetti 1953）。レールミットとL・ファン・ボーゲルが記述した脳脚幻覚症候群に加え、多くの研究者が特に間脳や視床下部、視床と関連する（広義の、しばしば漠然とした意味での）幻視症例を報告してきた。シュテーリングは一九三八年に同様の諸症例を記述し、反省能力（Besinnungsfähigkeit）の障害があると力説した[1]。大部分の研究者はその原因として脳底病変に注目した（きわめて有名な諸症例のうちでも、H. Grahmann 1958 や J.E. Meyer と L. Wittkowsky 1951、K. Leonhard 1964 などの症例を引用しよう）。脳炎（E. Albert 1958, Leonhard 1957, F. Reimer 1970）や、間脳腫瘍の進行過程あるいは術後後遺症（W. Riese, 1950 ; B. Callieri と G. Moscatello, 1961 ; E. Miller-Kreuser, 1962 など）と病態は異なっていても同様である。一般に主張されるのは、この幻視（そして時に幻触）と入眠時現象との関係で、これがナルコレプシー症候群における幻視出現の根拠になっていると思われる（Selbach, 1953 ; Roth, 1962; Passouant, 1969）。

（1）この幻覚の病理を引き起こすのが、特異的病変（感覚路と感覚中枢）なのか非特異的病変なのかという論争はすでに取り上げた（九五四～九五五頁）。この幻覚諸現象を視床中継の病変と関連付けている症例観察もあることを思い起こすべきである（L. Benedek et A. Juba, 1943 ; Kireboth et al., 1964）。

しかしここ数年来、もっと特別に研究対象となったのは嗅脳の辺縁系であった。それはこの領域が感覚・知覚活動に対し非特異的影響を及ぼしているからである。確かにH・ジャクソン以降、夢幻状態やアウラ、幻覚の発現に際して側頭葉深部構造が重要であることは知られていた。しかも、W・ペンフィールドがイギリスの偉大な神経学者の臨床観察を実験によって確認して以来、扁桃体、海馬、帯状回、中隔の機能と、本能的衝動や情動、感情の調節との関係について研究が続けられてきた。H・クリューバー(1)はこの問題を最も深く掘り下げて、幻覚一般の(2)（感覚）非特異的性質の問題と関連づけた研究者であるが、彼にすれば、幻覚一般のほうがずっと明白に変動しやすく、実在のレベルの混同が起きるらしい。結果的に、幻覚は機能の脱分化に由来することになるだろう。さて、辺縁系（嗅脳、あるいはクリューバーが言うように、むしろ感情脳（thymencephale）こそ、「変形・機能（poikilo-fonction）」を担うとされ、知覚活動を左右する内的運動や変動、変調（P・グルーアは扁桃体系がmodulator（変調器）であると言う）を制御する。知覚活動は、外部世界の恒常的対象（その運動はいつも皮質の「等機能（isofonction）」や「概念的固定」によって無効化されているのだが）によって惹起され方向づけられるにせよ、あるいは目指されるにせよ、実際に感情という内的世界、すなわち感情的生の運動に含まれる潜在的「対象」すべてと関係している。しかも幻覚心像は、どんな形態をとるにせよ、本質的に変化に富み、不安定で、動揺しやすく、（フォン・クリースの言う）対象化度が低く、「親密（intimacy）」度が高いので、こうした病態発生をする幻覚心像は、特異的なメカニズムないし習慣的に惹起された感覚メカニズムによって生じるようには見えない。この点でH・クリューバーはE・ベイ（一九五三年）と同様に、正常知覚ならびに病的知覚における機能変化（Funktionswandel）の意義を考える。V・フォン・ヴァイツゼッカーによれば、この機能変化こそ、生物心理学的基礎として、知覚行為が生命的行為である限り備えているものである。クリューバーによれば、この理論は脳に関する「ロマンチックな」構想に結びついている。すなわち、脳は単に生きているだけでなく、感情という内的世界を構成する「動機」の諸運動によって活気づけられているというものである。G・M・アナスタソプロスの研究（一九六二年）でも同様に、幻覚の生成に際して辺縁葉が介在する可能性があると強調され、幻覚は局所のメカニズムに還元できるものではなく、（C. von MonakowとR. Mourgue,1928が強調したように）もっと全体的な障害であり、その原因は知覚機能が本能・情動領域に統合されないことにあるようだと明言されている。

（1）P. HochとJ. Zubinの*Psychopathology of Perception*,1965, p.1-40.
（2）Psychological specificity does it exist, in F.O. Schmidt, *Macromolecular specificity and Biological and Biological Memory*, Cambridge, 1962, p.94-98.

③知覚行為における幻想投影

——このテーマによって、最後に知覚系の精神生理学のもう一つの次元の考察へと導かれる。今しがた見たように、知覚系は外部性あるいは自己受容性の無限の刺激のなかから、知覚の照準（「set」あるいは「Einstellung」）に入れるべきものとそうでないものを、濾過しコード化し選別する。また、これもすでに見たことだが、知覚活動は単に、感覚メッセージの受容・伝達・加工という「特殊なメカニズム」に支配されるわけではない。なぜなら、内的な世界全体が、その自生的な出現を通じて、主体とその世界を結ぶ運動に投影されるからである。この運動は、世界が主体に対して一つの対象（人物あるいは出来事）という形態をとって現れるたびに生じる。もう一度強調するが、この内的世界、無意識の記憶、心像、幻想の世界は、遍在する（どんな行為においても潜在している）が、どこにも（脳空間のどの特定の部分にも）存在しない。この想像的世界は知覚自動症という極めて低いレベルであっても（「perceptum（知覚対象）」の拮抗的要素としてであっても）、全ての知覚の地平あるいは誘暈を成し、全ての知覚の閾下周辺に浮かび上がる。心像は感覚に内在し、それを縁取り、裏うちし、あるいは誘発する。心像が感覚の図から区別されるとすれば、その地となった時でしかない。心像は感覚と合体するためのみ消える。そのため常に、実際の知覚対象では存在しないものを表す（representant）。要するに、心像はあらゆる対象の影であり、見かけ上は知覚すべき対象が支配するはずのコントラストやたくらみを生みだす。すべての知覚行為で潜在的幻想が重要であることは（メーヌ・ド・ビランからH・ベルグソン、あるいはCh・フェレ、T・リボーからJ・シュタイン、V・フォン・ヴァイツゼッカーなどにいたる思想の流れに従って）すでに十分強調したので、以下のことを確認するにとどめよう。感覚器官は——末梢部分においてのみ考えるならば——要素的な感覚の諸性質を互いの間で区別する装置ではなく、実在的なものを想像的なものから分ける輪郭を識別する装置だということである。もちろん、想像的なものはその諸心像の束によって無限に存在し、実在的なものもその諸刺激の束によって同じく無限に存在していることが前提である。

B　知覚系の双極性

これまで知覚系の生理的活動に関して、機能的かつ超解剖学的な構造展望をしてきたが、一方では解剖学的言い換え（R・ムールグ）も流行し、あまりにも頻繁に説明代わりとして用いられている。われわれの立場は、こうした考え方とは明らかに一線を画すものである。この件に関しては、統合のレベルとは必ずしも皮質中枢を意味しないと言わねばならない。解剖的転写の発想と決別するのは、確かに容易ではない。というのは、中枢、構造、システム、神経系器官といった観念は、大多数の神経生理学者、神経学者、神経精神科医の見解では、完全に空間的な上下の局在図式を含んでいるからである。[1] この図式によれば、下では（下位中枢では）要素的諸機能が自動的に作動していて、上では（上位中枢では）上位機能がより自由に作動していると理解される。われわれが「機械論モデル」を批判した際に、特に電気的興奮あるいは刺激性病変に関して、エネルギー定量（quantum）を末梢に、統合活動を大脳中枢（概念の論理）に位置づけるのは正確でないことを示した。この考えでは、末梢レベル（感覚器官レベル）には、単なる受容という「要素的」機能が割り当てられ、受容する神経や細胞は感覚を記録するにとどまることになる。また上位レベル（特殊感覚投射の諸中枢）には、記憶痕跡（対象の再認（認識機能）に必要な諸心像）が置かれ、最後に、さらに上位の皮質レベルには、フレヒジッヒ以来、連合あるいは加工の非特異的中枢（特殊傍中枢域ないし特殊間中枢域）が置かれることになる。となると、要素的幻覚は末梢の第一ニューロンに対応し、複雑な幻覚は精神感覚中枢の病変に対応し、最後に（もはや感覚的でなく言語的あるいは表象的あるいは観念的）精神的幻覚は「highest level（最上位）」の中枢の病変に由来する、と考えることになる、というより考えざるを得ない。まさにそのようにして、タンブリーニ、リティの時代に、あるいはセグラの時代ですら、幻覚研究の初期には、幻覚の局在を脳脊髄系に求めた……。ところで、この空間的重ね合わせという偶像崇拝こそ覆さなくてはならない。

（1）Jackson自身が認めたように、彼は「highest level」の水準の残余について気になっていた。彼には単なる「随伴的」ないし並行的現象にしか見えない精神活動を、非常に進化した神経中枢と併置せざるを得なかったからである。これこそ、ジャクソン流二元論の弱点であり、この収束点が同時に本質的な拡散点にもなっている。

この解剖学的重ね合わせは、必ずしも明白な形をとらなくても、実際になおも生き続けており、たとえば、I・グローニングとK・グローニング（一九六八年）の諸研究のような最近の手堅い諸研究にも含まれている。彼らは後頭葉の病理である幻視現象を、要素的現象（すなわち（有線野（area striata）や有線傍領域（zone parastriée）による諸現象）と、複雑な幻覚（側頭葉の刺激性病変）とに区別した。この図式は、S・E・ヘンシェン、O・フェルスター、F・ケネディ、H・P・クッシングら以来、絶えず繰り返されているが、しかしすでにW・ペンフィールド（一九五八年）の実験から、一次領域の興奮と同様に二次領域の興奮によっても要素的現象が生じることが示されていたのである。ここで補足しておくと、研究者のなかには、要素的現象（光視症、耳性雑音など）は単に末梢の受容器病変のせいでしかないと考えるものもいる。さて、集められるだけ集めた無数の事実[1]から、すでに一つの見本集ができたと思っている。これは非常に豊富な資料なので、多様な感覚の幻覚や、脳障害、てんかん、視覚障害者、聴覚障害者（前述）の諸幻覚を研究するには意義深く、幻覚心像が要素的特徴をもつ（むしろプロテイドリーと呼ぼう）にせよ、複雑な特徴をもつ（むしろファンテイドリーと呼ぼう）にせよ、いずれの特徴も、厳密な意味において、幻覚症過程の局在によるものではないことを明らかにしている。というのも、要素的徴候が精神・感覚中枢のレベルで生み出されることはよく知られているし、あらゆる種類の、あらゆる解剖学的レベルの中枢病変が十分に局在化されても、複合幻覚とは関連づけられないからである。逆に視覚障害者で、例えばシャルル・ボネ症候群において見られる、ファンテイドリーのおびただしい産出は、かなり体系的に一つの脳過程と結び付けられる（G・ド・モルシィエ）が、これは論点先取りの虚偽であり、観察事実を重視しているとは言えない。

J・P・ビラミィル[2]の症例が今でも非常に興味深いと思われたのは、幻覚症プロテイドリーは解剖学的に末梢由来で例証ずみと考えられていたのに、結局、異論の余地なく中枢病変が原因だったことを示すからである。それは五九歳の男性で、しばらく前から「光視症（星々）」を訴えていた。これは始終見えるが、とりわけ暗がりや目を閉じた時など、本人が望まぬ時に現れ、仕事の妨げになった。さらには、暗い色をして意味のはっきりしない形や、想像の中で回想した不快な場面も見えていたという。苛立った彼は自殺を決意し、自分にピストルの引き金を引いた。その結果、両眼球とも全体が化膿したが、その切除によって幻覚現象は消失した。しかし死後の剖検で左後頭葉に結核結節が見つかった。まさにこの症例は（逆に、自然に生じた、あるいは実験的に引き起こされた感覚輸入路遮断によって、ファンテイドリーが産み出される症例も）、幻覚が「末梢」起源か中枢起源かという議論を活性化させる！

（1）M. J. Horowitz（1964）の研究はこの点で非常に興味深い（後述、一二〇〇頁を参照）。

（2）J. P. Villamil. El papel del campo sensorial externo en la genesis de las alucinationes visuales. *Arch. de Neurobiologia*, 1933, p.81-98.

逆に、実際、側頭部の電気刺激によって複合幻覚（W・ペンフィールド）、すなわちファンテイドリーが生み出される原因は、まさにそれが上位中枢を興奮させたことにあるのではない。すでにみたように、どんな知覚系にも必要不可欠である実在・想像機能が、この刺激によって制御不全を起こしているように見える場合だけ、ファンテイドリーが生じるのである。

したがって、複合的幻覚心像であれ要素的幻覚心像であれ、記憶痕跡の興奮と恒常的かつ空間的に関連しているわけでは決してないし、記憶痕跡の重ね合わせの秩序にしたがっているわけでもない。このように新しい形で、幻覚、とくに幻覚症性エイドリーと脳や感覚器官の病理的状態との関係の問題を考察する方法（Ed. V. Evarts, 1958, *in* West）がますます不可欠に思われるのは、幻覚心像が形成される原因として、非常にさまざまな解剖学的レベルで生じる陰性状況（知覚野の解体、知覚覚醒の変容）が一層重視されてきているからである。他方で、全体ないし様々な機能システムがほぼ損なわれた活動状態から出現するのが陽性症状であり、それが結果的にこの欠損を示す。幻覚症性エイドリーが、機械的興奮によって生み出される全く陽性的な現象として出現するのでないとしたら、これは（この点で幻覚の総体に接近できるのだが）低い機能レベルの現象として、その原因を直接的にも必然的にも中枢神経系のある段階に局在させることはできなくなる。このことによって、G・ド・モルシィエが末梢病変の病原作用を支持する人々と交わし続けてきた論争は無意味になる。なぜなら、末梢病変は大脳病変と同じ仕方で（しかもさまざまなレベルにおいて）幻覚を生み出せるからである。M・E・シャイベルとA・B・シャイベル（一九五八年）によって提唱された理論仮説は、知覚系の全レベルにおけるシナプスレベル（樹状突起と後シナプス要素）での閾値調整において、網様体が重要な役割を果たしているとする点で注目に値する。[1] 彼らによれば、n-o-b（sensory phenomene,《non object bound》）の出現は、機能変容が受容器から皮質中枢にいたるまでの樹状突起の活動閾値（低分極と過分極）に及んだことを示す。われわれはシナプスの調整が必然的に選択や方向づけを含むという見解を堅持する。それはつまり、機能的逸脱が中枢神経系のどのレベルで生じても、常にそして必然的に、同じ出現可能性をもった諸心像すべてかほとんどすべてが解放され、さらに知覚体験において顕勢化するはずのないほぼ潜在的な（励起ポテンシャルを持つとも言える）心像全てが解放されるということになる。したがって結局、幻覚症性エイドリーの病態発生論を試みるために参照するべきは、知覚分析器の末梢あるいは中枢構造の解剖学的分類ではなく、むしろ実際の心理・生理学的構築である。これについては前述したところであるが、その際、知覚系の統合（覚醒）機能が感覚の意味を活気づけ、制御すると説明した。まさにこの方向で、幻覚症心像（エイドリー）産出の問題に、数年来決然として取り組んできたのである。これに関しては後述する。

（1）われわれは、中心脳、辺縁系、上行賦活系の役割を扱った諸症例と諸解釈を何度も述べてきた（二六二頁〈翻訳書第Ⅳ巻、二二九頁〉、四六二頁〈第四部の「流行性脳炎」（翻訳書では割愛）〉、五五二頁〈第四部「幻覚惹起剤」（翻訳書では割愛）〉など）。

3　知覚野の解体理論による、電気的刺激あるいは病変性興奮という諸事実の解釈

一つのイメージが、臨床家だけでなく理論家にとっても、ほとんど不可避的に浮かんでくる。それは、電気的興奮の実験を見た一般の人でも同様である。電流によって、ある筋肉や脳のある領域、ある神経細胞を興奮させると、その反応として運動や知覚を認める。そのため、その電流がこの運動やこの知覚を生じさせるとして、あ

たかもこれらの反応が電流の結果であるかのように言われる。反論は非常に困難であるが、この経験が表す状況や出来事を分析することは不可欠である。なぜなら、感覚の場合は、何か、より正確には誰かが刺激と反応との間に介在するからであるし、また、それを認知し計測できるのは、主体を通しているからである。運動の場合は、明らかに単純な線型的因果関係（あるいは反射）があるように見えるが、こちらも複雑で潜在的な組織が刺激と反応の間に介在し、現象の因果性に干渉する。その結果、この現象は単純でなくなるが、より多くの現実を獲得する。

実際、まさに正しいのは、脳の皮質あるいは皮質下のある部位のレベルに設置されるか埋め込まれた電極が幻覚現象を惹起しても、この現象は単純な機械的効果には還元できずに、その非現実という現実の中に発見されるということである。すなわち、幻覚現象がわれわれの前に姿を現すのは、主体自身にとって問題をはらむ人間関係の文脈において、また主体と他者との関係においてである。（以上から、この諸現象を枠づける実験的調査のパラメーターが生じる。それは、実在的あるいは想像的記憶、情動的反応、感情的動機、現実性の判断などである）。――われわれは既に（第六部の第一章〈翻訳書第Ⅳ巻〉で）、幻覚理論の「機械論モデル」を批判し、新しい視点を取り入れた。それは、崩壊あるいは解体（R. Mourgue）という概念そのものによって諸事実が説明されるというものである（L. West, 1960、Scheibelら1960と1969、D. Langer 1964など）。同様に特別強調すべきは、P・ヴォルムザーのやや古い研究である。その中で彼自身、S・E・ヘンシェンの考えに対するP・シュレーダー（一九二五、一九二六年）の有名な批判を取り入れていた。彼はまた、「supressor areas（抑制野）」(Marion Hines, 1949) の考えにも依拠して、皮質領域における抑制過程の力動を具体的に示した。パブロフ学派によって証明されたように、この抑制過程の力動こそ、体系的時間的な諸結合を確立する条件づけ活動の本質をなす。しかしこの「抑制野」の局所性がいかに正当化されようとも、すなわち皮質地図に関して、この領域が諸拮抗的ニューロン構造として登録されるにせよ、諸拮抗的シナプス系として登録されるにせよ、P・ヴォルムザーが擁護したジャクソン主義の本質とは、幻覚の出現は抑制領域の活動しだいということである。すなわち、彼にとって幻覚が生まれるためには、皮質活動が抑制され、それからの抑止解除（désinhibition）が必要条件となる。この点では、多くの神経生理学者や精神科医や神経学者と同様であり、彼らのここ最近の研究は今しがた列挙したばかりである。おそらく彼は未だに、幻覚惹起過程を興奮させる抑止の「抑制中枢」を仮定することが必要と考えている。しかし、幻覚過程の中で、またそれによって解放された自動症に対する皮質のコントロールが解除される以外に、抑止の興奮という概念は何を意味するというのか？

ここでまた、前述した（九四八頁〈翻訳書第Ⅲ巻、七一頁〉参照）W・ペンフィールドの有名な側頭葉の刺激実験を思い起こすべきである。彼にとって明らかなのは、本来の感覚皮質は、正確に言えば「non excitable（非興奮性）」だということである。つまり、ヘシェル回や一次視覚中枢への電流刺激（60c/s, 2V）による実験的興奮は「幻覚性感覚」を全く惹起しなかったか、せいぜい要素的現象（われわれの言うプロテイドリー）を引き起こしたに過ぎないということである。ちなみに要素的現象の場合は、W・ペンフィールドが指摘するように、その出現に対応する部位の感覚欠如（失明、聾）があれば起こるようである。逆に側頭葉の「解釈皮質」の興奮によって引き起こされるのは、ある意味で孤立し要素的で、感覚心像のみに還元されるエイドリーだけでなく、むしろH・ジャクソンによって記述された「dreamy state（夢幻状態）」に類似したファンテイドリーである。換言すれば、その興奮によって誘発されるものは、記憶痕跡の幻覚惹起力の強化ではなく、記憶と知覚の比較的重い障害（二重意識、思い出（reminiscences）の侵入）であり、時には離人状態、あるいは現実に生きられた経験が変容した経験の状態（Interpretive response）でもある。あるいはもっと適切な言い方をすれば、エイドリーというものは、「電気的興奮……」によって惹起される解体効果に対する二次的現象に過ぎないのである。

比較的最近、G・F・マール（一九六四年）が、脳内電気刺激に関してまさに強調したことだが、電流は全く作用せずに、記憶痕跡（エングラム）の活性化つまり「エクフォリア（ecphorie）」が惹起される。全く当然ながら彼もまた、その電流が強まる際に定着する夢作業（置き換え、歪曲、継起する諸心像の相互的影響）が重要であると主張している。言い換えれば、一定量の興奮に応答するのは、エイドリー性経験という退行性の質的様態である。M・J・ホロヴィッツやJ・E・アダムス、B・B・ラトキンス（一九六八年）は、脳刺激中の視覚心像に関する研究において、類似の症例を報告した。彼らの実験では、側頭葉てんかん一六例に対し一五〇回の刺激が加えられた。このうちの一〇パーセントでは、ペンフィールドによって「放電後」に得られたものと同タイプの「視覚事象」が生じた。この研究者たちは、「体験された光景」と「要素的感覚」とを区別する（もう一度！言うが、周知のように、これはプロテイドリーとファンテイドリーとの区別である）。彼らはまた、同じパラメーターを使って電気刺激を反復しても、常に同じ反応が起きるわけでないことを指摘する。最も生き生きとした最も客観的な心像は、後部海馬を刺激した際に観察された。（最も多く）要素的感覚が生じる原因となったのは、視放線と扁桃体の刺激だった。最終的に彼らは実際の視覚の歪曲に気付いた。

ご存じのように（本書のなかで何度も強調したが）、われわれは、神経や感覚器官あるいは心像中枢が興奮するという要素的メカニズムや機械論的モデルを支持しない。ヘルムホルツ神経生理学の原子論的感覚論的構想には迎合しないのだ！　ところで、たった一つの言葉が五十年このかた繰り返されている。それは一九世紀の終わりには、H・ジャクソンだけが極めて重要だと思っていた言葉、つまり「夢」である。P・シルダーやO・ペツル、ウィーン学派の諸研究から、H・アーレンシュティールとR・カウフマン（一九六二年）、E・V・エバーツとL・ウエスト（一九六二年）あるいはR・ヘルナンデス・ペオン（一九六五年）の諸研究に至るまで、「幻覚性感覚」の病態発生を知覚野や知覚覚醒の解体という枠組の中に求めてきた研究は、もはや考慮されない[1]。

（1）十分注目に値するのは、S. Mellina と R. Vizioli が、彼らのモノグラフ（*Argomenti di Neurofisiologia clinica*, 1968）の中で、「幻覚の神経生理学的基礎」に短い一章を割いているものの、ここで再考しているテーマを大々的に取り上げたワシントンのシンポジウム（E.V. Evarts や L. West、Scheibel 夫妻）の討論しか参照していなかったことである。

それについてR・ヘルナンデス・ペオンの論文は二つの意義をもっている。一つは、神経生理学者たちもそうでない人たちと同様に、「言語的思弁」あるいは「人為的構築」を行う可能性があると示すことである。実際に、この著者の諸図式、つまり抑止、脱抑止、覚醒システム、睡眠、夢、記憶といった概念の扱いは、ある意味で神経生理学的データから完全に独立している可能性があるし、あるいはいずれにしても、それらのデータを遠慮なく一方的、恣意的に解釈している可能性もある。そうなると、この点で賢い神経生理学者も非難される。彼らがしばしば心理学者や精神病理学者を「賢くない……」と非難する理由が自らにも向けられることになるのである。二つ目の――しかも主たる――意義は、他でもない夢のモデルに基づいて、幻覚を理論的に解釈することである。これは確かに精神医学にとっては目新しくないが、今しがた強調したように、幻覚の神経生理学理論にとっては十分新しいのである。しかも実際にR・ヘルナンデス・ペオンの研究は、いくつかの明確な事実を追加して、（徐波あるいは速波）睡眠と夢との関係の理論を補強することにある。この理論は「幻覚」を内的感覚興奮のドグマから解き放って、その代わりにもっと決然としたジャクソン主義的構想を持ち出し、心的活動レベルの変化という一般的概念に基づいて幻覚心像の産出を検討するものであった。

R・ヘルナンデス・ペオンはまず、（睡眠について誰からも認められている）二つの様態、すなわち、夢を伴わない徐波睡眠と、眼球運動と夢幻的活動を伴う速波睡眠（sommeil rapide、フランス語ではPMO、英語ではREM）を確認する。彼にとってM・ジューヴェの二元論的仮説が堅持される必要はない。なぜなら催眠メカニズムといつも必然的に関連する中脳の諸構造が、皮質の活性化と抑止という役割を同時に果たしているからである。しかしさらによく理解してほしいことは、覚醒状態（veille）はそれ自体が、皮質の抑止（その実は、覚醒（arousal）と注意（vigilance）に固有な識別（differenciation）と脱同調の過程）の活性化によって特徴付けられるということである。その結果、中脳由来の上行性抑止が緩むと、夢を伴わない徐波睡眠（あるいは軽睡眠）中に皮質の脱抑止――と視床核の活発な動員（recrutement）――が起こるとするのは、ずいぶんと簡単な言葉遊びである。なぜなら、視床核は逆に、催眠性抑止の進行に応じて活動する催眠ニューロン（六三〇頁）によって、また延髄－橋の抑止ニューロンの動員によって抑止されるからである。そこで、同調過程の一種の逆転が生じる（is produced with faster rising sloge）。つまり徐波睡眠の終了である。R・ヘルナンデス・ペオンが提唱した睡眠の二つのバリエーションの一元モデルとはこういうものである。[1] これから明らかに言えるのは、彼によれば睡眠・覚醒パターンの制御はすべて中脳レベルで起こるということであり、実際にそれは十分にあり得る。われわれにとってもっと興味深いのはR・ヘルナンデス・ペオンの指摘で、それはベルガーの最初の考えを思い起こさせるものである。つまり、覚醒した、arousalの脳の皮質活動を特徴付けるもの、それがまさに抑制だということである。これまで何度も強調してきたように、この抑制過程（これは識別、つまり思考の実行の過程にほかならず、思考の規則に応じて構成される）を、減速やブレーキの過程と混同しないならば、睡眠は大脳皮質の選択的抑制を「平均化する」（すなわち解消する）と言うのはまさに正確である。同著者はこの睡眠システム（sleep system）の横（côté）に夢システムを併置する。この点で前述したH・クリューバーやM・E・シャイベル、A・B・シャイベルの考えに一脈通じる。彼によれば、夢のシステム（dream system）に含まれる諸構造とは実際、辺縁系であり、これは（夢活動の日中の残滓によって形成される）最近の出来事の記憶と関連するだけでなく、この記憶に意味を与える本能・感情的動機づけのシステム全体とも関連する。

（1）C. Lairy と私が監修した諸研究（*Psychophysiologie du sommeil et du rêve*, 近刊, Paris, éd Masson）を先に説明した際に（上記一六二頁を参照）、D. Foulkes, R. J. Berger, I. Feinberg らの諸研究を引き合いに出して、PMO を伴う速波睡眠相と夢、幻覚活動との関係が数年前に考えられていた（Kleitman, Dement ら）ほど単純ではないことを示そうと腐心した。結果的に、この点で、R. Hernandez Peon は D. Foulkes, R. J. Berger, I. Feinberg やわれわれの意見により一層近づき、先取りしている。

R・ヘルナンデス・ペオンは、論文の最後になってようやく、夢と幻覚の知覚メカニズムの問題に触れている（六四二〜六四五頁）。夢では、意識システム内部でコード化された情報が束になって展開するが、この情報は知覚と同じ素材（ストック）や知覚に由来する潜在物に基づいている。夢はより多くの記憶要素を作動させる点で、知覚から区別される。この点からすると、まさに夢は辺縁系が構成する「メモリーシステム」と関係がありそうにみえる。この記憶システムは覚醒中には抑止されていて、この抑止がなくなると幻覚を生じる。（要するに、数世紀来、あらゆる心理学者、哲学者、生理学者らが際限なく繰り返してきた）この理論を例証するには、逆にわれわれがすでにその重要性を強調した諸事実を参照すればよい。つまり脳脚幻覚症やコルサコフ体験における海馬病変であり、幻覚惹起物質と「sensory deprivation（感覚遮断）」によって生じる幻覚状態である。

もう一度ここで、一人の神経学者によって書かれた全く思弁的解釈の「論文」をこのように重視したのは、中枢神経系の組織と状態階層のレベルという構成的モデルも同様に、また特に必要不可欠であることを、極めて電気神経生理学的機械論的解釈をしがちな人たちにも示すためである。さらにはこうしたモデルによって、必然的に彼らが自分たちの幻覚理論を、ここでわれわれがとる観点そのものから考えざるをえないことを示すためである。そのためには、まさしく彼らの理論に最も当てはまらないように思える幻覚現象（エイドリー）を検討すればよい。

いくつかの構想が推測的特徴をもつにもかかわらず、収束してくるのは印象的であるに違いない。なぜなら、（最も確実、つまり最も分離された、つまり文字通りエイドリー的に見える形態を対象に、神経生理学者たちが大抵は検討した）幻覚に関する新理論の数々が一定の方向性を示すからである。実際、J・シュタインやV・フォン・ヴァイツゼッカー以降、明らかにすべきは、もはや神経や感覚中枢の興奮が有する幻覚惹起力ではなく、むしろ知覚領域あるいはその一部分の中に諸心像の世界を解放する機能的解体である。

この点に関して、感覚遮断はこの新しい方向性の基調テーマとして繰り返し参照される。要素的幻覚ですら「陰性」的病態発生をする（七〇九頁ならびに九七七〜九八〇頁を参照）という公式に合っているからである。つまり、知覚系を遮断することで、幻覚心像を出現させる本質的に陰性の実験的状況を実現できるのである。そこで、「Perceptive deprivation（知覚遮断）」、すなわち病的ないし実験的感覚輸入路遮断について述べたことを再び取り上げるとともに、少しばかり立ち止まって、極めて説得的かつ明白な諸事実を考察しよう。これらの事実を取り上げることによって、豊かな視点からエイドリーの病態発生を検討できるはずだからである。

全くもって確実なのは、われわれが目を閉じたり耳をふさいだりした時、あるいは暗がりにいる時、激しい喧騒のなかにいる時、つまり知覚野が情報の機能をなさない全ての場合において、想像の機能が出現する、あるいは同じことだが、知覚系の新旧の記憶に含まれる内的「刺激」の潜在力が出現するということである。その証拠に、例えばすでに主張され、われわれもみたことだが、「sensory deprivation（感覚遮断）」によって生じた幻覚現象は、暗示によって増強しないとはいえ、情報伝達経路の閉塞がもたらす純粋なイマジネーションに過ぎない。これらのケースは誰でもが共通して経験することであろう。たとえば、外界からの刺激やメッセージ、つまり外界からの要求に誘発されない、あるいはそれに興味がないほど、一層多くの想像力が働くことを考えてみればよい。

しかしすでにみたように、感覚遮断の幻覚の病理が本当に始まるのは、まさに諸現象が実在的なものと想像的なものとの、この単純な二者択一にはもはや還元されないところである。さらにわれわれが見たのは、感覚遮断においては実際に「入眠状態」が生じており、これを基盤として二つの現象秩序が解放されるということだった。これは、G・フェラーリ、L・ジョルダーニ、C・F・ムスカテロが発表したばかりの論文（一九七一年）でまさに強調している事実である。――まず、非常に稀なことだが、ファンテイドリーに対応する情景的幻視である。この幻視が出現する場合、知覚野は必然的に解体しており、習慣的な生理的刺激をもはや受け付けないだけでなく、夢の心像を浮かび上がらせるほど深刻な混乱状態を被っている。その一方で意識野は完全には解体していない。――次に極めて頻度の高いケースであるが、閃光、形、炎、稲妻のような図形、点滅する図形あるいは幾何学的な図形（プロテイドリー）が現れる。それらは感覚器官の固有知覚刺激の代用や、もはや受容されない、あるいはこれから見るように、受容可能でさえある感覚メッセージに対応しているようにみえる。

こうして必要不可欠となり、また立証もされる考えが生まれる。それは、われわれの幻覚理論の器質・力動モデルを例の「要素」幻覚に適用しようと思えば、またしても知覚系の解体というある種の「闇」や「沈黙」を基盤にして、幻覚が突発あるいは炸裂することになるということである。それはちょうど、睡眠の暗闇の底から夢の諸心像が浮かび出ること、より正確には、まどろみの入眠時もうろう状態で、半・睡眠の諸心像が居座り、湧き出してくることと同様である。

II　エイドリーの病態発生

全体としてみれば、様々なエイドリーを特徴付けるのは、これを引き起こす陰性障害の「部分的」構造と、その陽性的症候の場違いな構造である。それによって幻覚心像は、「論理」や「実在」の枠付けに従わない偶然の対象として現れると理解される（もし私が、天使が自分の視野を横切るのを見て、ハエが飛んでいるように感じたとしても、ハエのほうは確かに私の目の前に現れるが、そこから離れていくこともできる）。この点についてもう一度説明するため、はっきりさせておきたいことがある。それは、エイドリーが臨床的には（たとえ多くの症例において、例えばK・コンラート、ポラックとカーン（一九六二年）、アナストソプロス（一九六二年）、I・グローニング、E・グローニングとH・ホフ（一九六六年）、などによって発表された諸症例のように、全体的基盤が障害されているとしても）部分的な機能障害（V・フォン・ヴァイツゼッカー、E・ベイの言う意味でのWandelfunktion）によって生じているようにみえるということ、そしてこうした障害が生み出すエイドリーの産生物は、患者によって体験され、臨床家によって観察される際には、障害された知覚活動の異常な「破片」となっているということである。それは、一つの知覚系だけが障害された場合でも、機能的に相互関連する複数の感覚領域が障害された場合でも同様である。もちろん後者は複数といっても知覚野全体としての組織のレベルよりいつも「低い」レベルにあることが前提である。エイドリーは主体の経験の周辺域（zone périphérique）[1]に現れ、主体はそれを感じつつも自我や自らの現実システムに統合しない。

（1）もちろん、「周辺（末梢）性（périphérique）」という語の「空間的」意味と「存在的」意味とを混同してはならない。

今から「エイドリー」の二大カテゴリーの発生について検討するつもりだが、そんなわけで、この検討を可能にさせ容易にさえしてくれるのが、すでに行った構造分析（第三部〈翻訳書第I巻、一六七頁〉参照）である。実際、この現象がどんな特徴を持っているかを知ればこそ、求める理論モデルを方向付けることができる。これ以前の構造分析は後に、大脳障害、てんかん、幻覚惹起物質の作用による幻覚症性エイドリー・タイプの幻覚徴候の研究によって、その正しさが立証された。そしてこの分析によって実際に引き出され、しかもこれだけによって決定的に引き出される考えがある。それは、エイドリーが確かに「幻覚」（この概念は、一般的な意味で、すなわち、主体が自らを全体的あるいは部分的に客観化する偽知覚として用いられている）であるとしても、非常に奇妙な幻覚であるという考えである。というのも、主体は自らに属する何かを客観化することによって、それを疎外するのに、主体自身を疎外しないからである。したがって必然的に導かれる考察は、諸事実そのものによって示唆されている。つまり、問題は本質的に神経学的障害ということである。[1] 実際、神経学や「厳密な意味の」神経病理学の対象が、下位の統合システムと関連する関係道具的解体症候群（麻痺、筋緊張ないし平衡の障害、感覚・運動症候群、失語、失認など）によって定義されるのに対し、精神医学は、意識と人格という「highest level（最高レベル）」の水準における関係生活の統合の病理によって定義されるとしたら、幻覚症「エイドリー」は特異的に神経学的な病理に特異的に属すると理解するのはたやすい。さらにこれは、あらゆる神経学者たち（K・ウェルニッケ、O・ペツル、S・E・ヘンシェン、C・フォン・モナコフ、W・ペンフィールド――G・ド・モルシエその他を参照せよ）が常に認め幅広く利用している事実である。彼らは幻覚の問題に興味を持ち、幻覚症性エイドリー現象の研究に体系的に取り組んだが、われわれが確立したような区別をせず、これらの部分的現象とあらゆるデリール的幻覚は同一であると立証する意図（幻想）を持たないわけではなかった。結局は精神医学を神経学に吸収しようとする目的だったのである。それはさておき、エイドリーの現実を見ると、それは感覚・運動性、筋緊張性あるいは認識性機能の神経学的障害のレベルに位置づけられる。つまり、エイドリーは身体、神経系ないし感覚器官の組織そのものの中で生起する偶発症候（異常運動、めまい、麻痺、異様な心像）として自らを表す（se présentent）。すなわち、身体障害のように患者が被る異常として現れるのである。実際に、この負荷性、不透明性、受動性こそ、エイドリー構造の特徴である。この構造は一般に、何よりもまず感覚的かつ直感的（つまり、画像タイプ、より正確には「縁取られた」心像のタイプ）である。ただ、これが（デリール的幻覚におけるように）デリールに貫かれ、ある意味で透明になると話は別である。デリールはまさしく心像を廃してそこから対象を作るのである。こうして改めてエイドリーの特異的な諸性格を明確にできたので、今度はその大カテゴリーの各々に固有の病因論を呈示できる。

（1）一九四七年に出版された一九四三年のボンヌヴァル研究会での私の報告（Hartman編、Paris）や、当時J. De Ajuriaguerra, H. Hécaenと私が交わした論争を参照せよ。おそらくこのテーマをよく考えた神経学者たちや精神科医たちであれば気づいていること、あるいはこれからでも気づく可能性があることは、私の守った立場が唯一、神経学者と精神医学者間の共通事項と差異事項との区別を可能にする、つまり精神医学の理論と実践における一般的諸問題に重くのしかかる障害を取り除けるということである。

1　ファンテイドリーの病態発生――情報流の遮断と逆転

感覚器官や知覚受容の多様な諸システム（一一二五～一一七五頁参照）は、一定の方向へ、本質的に求心的な方向へと組織化されている。すなわち、知覚分析器が単なる「受容器」ではなく、同時に「探索器」であるとみなされるにしても、主体へと集中する情報流や、分析器によって変換されるメッセージは、主体によって客観的現実の価値ありと検印を押されている。しかし、同様に、また詳しくみてきたように、この流れを妨げる恒常的な逆流、つまり幻想の束のそれが存在する。これを精神の万華鏡的力と言ったのはJ・F・W・ハーシェル（一八六六年）であったが、それはまさにH・ジャクソンが思考とは行動の夢であると強調していた時代であった。したがって、知覚がメッセージを取り出す対象である現実に向けられた行動は、必然的に心像の隠れた流れ、あるいはM・パラージ、L・クラーゲスが言うように、「潜在的幻想」の流れを含んでいるはずである。つまり知覚や記憶、想像は、諸知覚の神経・精神生理学システムが組織化されるただ中で緊密に結びついているということになる（一一五一〜一一五五頁参照）。しかも重要なことは、古典的な二元論あるいは並行理論のように、精神活動によって神経活動を裏うちすることではない。むしろ、（諸感覚器官がその一部となっている）神経系の組織化そのものが、二つの構成要素の連結と統合そのものを成すと考えるべきである。この構成要素の一つは対象の世界からの働きかけとメッセージであり、もう一つは主体の世界からの働きかけと促しである。以上は、われわれがこれまで詳述してきたので、すっかりおなじみになったモデルであるが、ここではまさにファンテイドリーに関して大変有用なはずである。

（1） J. J. Gibson の理論や、もっと一般的に、Aidrian や Shannon の諸研究以降のコミュニケーション理論や情報理論に関しては、本部の第一章ですでに述べたことを参照せよ。またここで、P. Laget（1970）の発表の重要性も思い起こそう。

ファンテイドリーの病態発生は事実、この運動の逆転を必要とする。おそらくそれは、どんな幻覚をも定義する「誤った解釈（逆方向）（contre-sens）」そのものであるが、ファンテイドリーに特別の構造を与えるものは、情報の遮断や、刺激を犠牲にして確立される「心像」と「刺激」との間の不均衡である。その際、知覚野は解体し、知覚がまさに感覚・知覚経験の偶発的一部分としてしか構成されないというレベルになっている。

「エイドリー」を扱った章で、部分的解体の概念の曖昧さそのものはすでに詳細に検討した。その際に示したのは、部分的解体は「一定の時間（espace de temps）」を占めるとも、知覚一般の「領野の一部分のみ」あるいは個別の知覚野の一部すら占めるとも理解される可能性があることだった。おそらく、てんかん性「アウラ」や、後頭葉病変による半盲領域の交叉側、知覚の幻想的な二重視のようなものを念頭に置いて、ファンテイドリー的布置は時間的に短いとか、「点性（ponctualité）」であると言うのは恣意的に思われる。おそらく反対に、全てのケースにおいて、ファンテイドリー現象は、限局化された病変（例えば、側頭葉てんかんの焦点や、後大脳動脈の塞栓、眼症）を示していると言える。しかし、こうした一般に複合的ないし場面的とされる障害全てをまとめて、ひとつの同じカテゴリーに統合できるし、それらの違いも区別できるからこそ、ファンテイドリー（部分的な夢や「micro-dream」の産生によって特徴付けられる幻覚症性エイドリー）を定義できるし、同時に、それらの病態発生の差異についても考察しなければならないのである。すなわち、この夢の断片が時間の一時的断片（てんかん性ファンテイドリー）に合致するのか、知覚的操作空間の持続的断片（機能欠損症候群におけるファンテイドリー）に合致するのかを見極めなければならないのである。このカテゴリー化とその病態発生的含意の射程をよく把握するために、まずは主として「幻覚性アウラ」と半盲性幻覚との類似点と相違点を考えてみよう。

　アウラの場合は、すべての観察者にとって、陰性障害は意識の障害であり、これがどんなに短くどんなに発作的であっても、全体的障害であることは確実のように見える。他方、半盲性ファンテイドリーでは、「意識の障害」はないと言われている。[1] とはいえ、ことはそれほど単純ではない。というのも、一方では、既に示したような（三四九と四九〇頁、われわれのEtude no 26, p.526-550を参照）アウラの現象は、ある種の意識野分割化を含み、そこでは「部分的夢幻症」が展開しているからである。しかも実際に入眠時意識を参照せざるをえないのは、ファンテイドリー的アウラの存在のせいであり、その原型は有名な鉤回発作である。したがって、アウラは一般に考えられているほど全体的な構造も完全に夢幻的な構造も示さない。——他方では、半盲視野においても図形や情景、万華鏡的あるいは写真的布置が出現するので、既にさんざん強調したように、これはこれで夢作業を思い起こさせずにはいない。実際、黄斑以外の視野の欠落は幻想の投影に適しているが、その幻想の前意識的媒体を形成するのは、夢の場合と同様、最近の知覚ないし意識下の知覚の残滓や暈である。そしてまさに知覚野に開いたこの穴あるいは目もくらむようなこの深淵に、不全的かつ部分的な夢作業が作り上げる映画が選択的に映写されている。その結果、知覚（視覚や聴覚あるいは触覚）野の一時的欠損（eclipse）で突発するゆえに「発作性（ictales）」と呼ばれるファンテイドリーの瞬間性や発作的性格を、ある種の機能欠損症候群で観察されるファンテイドリーのそれと比較することは、結局は同じ時間・空間構造に狙いを定めていることになる。つまり、これは時間的展開が括弧に入れられるか、共通経験の空間的秩序の外に置かれるために、どこにも位置づけられない構造であり、どちらの心像や情景にも備わっているものである。

（1）しかしかなり頻繁に、半盲野においてファンテイドリーが発作性に出現したり、アウラの最中にファンテイドリーが出現したりすることがある（たとえば、André とO. Trelles の諸症例，*Annales Médico-Psychologique*, 1933：女性患者はアウラの際に、ある太った女性が、太鼓をたたいている自分の娘に向かって手を振り上げているのを見た。――あるいはRoyer, J. Alliez とJouve の症例。その女性患者（L. Marchand による引用、in *Epilepsies*, p.26）は、閃輝暗点をともなう半盲が特徴のアウラ（眼性偏頭痛）の際に、アルジェの広場で繰り広げられる空想を見た……）。さらに最近C. G. Routsonis（1971）によって三症例が発表されている。もちろん他にもこの種の症例は多数引用できるだろう。J. De Ajuriaguerra とH. Hécaen が報告した（『大脳皮質』第二版、四二〇頁）症例も思い起こそう。その男性患者は、後頭部を受傷していて半盲の幻覚性アウラを呈していた。手術の最中、彼は皮質の瘢痕に電気刺激を受け、失明している半視野にはプロテイドリーが、無傷の半視野にはファンテイドリーが出現した。この幻覚発作が持続している間中、彼に見えたのは、瓶が数本と、彼が「口笛で呼んだ」犬たちだった。それほど彼にははっきりと見えていた。結局この場合、すべての成り行きは、あたかも半盲性要素性エイドリーが「dreamy state」に重なって、同じ一時的夢作業の中に入り込み、視野の切り取られた一角を占めたかのようだった。

ちなみに、「不自然」「異様」「非現実的」といったファンテイドリーの形態特徴は、夢に結びつく形態特徴よりももっと衝撃的である。なぜなら、夢は無媒介的にしか体験されず二次的にしか描写されないため、その非現実性は言わば記憶となって、あるいはこれは夢でしかないという事後的判断とともに、雲散霧消してしまうからである。現前と表象という条件で生み出されるファンテイドリーは、どんなに衝撃的で異様なものであるにせよ、その時間・空間的枠組みのなかで、おかしな、あるいは「ちんぷんかんぷんな」心像たらんとするが、このことが、まさしくこの部分的夢の作業の独創性を明らかにしている。この部分的な夢は、夢との共通点をもっているが、それも途方もなく場違いで常軌を逸した当惑させる夢との共通点である。ちなみに、この形式上の特徴こそ、知覚野の解体に特別興味を抱く研究者（P・シルダー、O・ペツル、K・コンラート、比較的最近ではJ・M・ブシャール［一九六五年］）のほとんどが参照するものである。とりわけJ・ザドールのメスカリンに関する研究についてみたように、これらの「情景幻覚」は想像から生じており、なおも存在する知覚からはいわば独立している（後にみるように、いつも完全に独立しているわけではない）。とはいえ、全くもって正しいのは、これらの幻覚が超感覚的（supra- ou trans-sensorielle）領域において展開される傾向にあるということである。それはさまざまな感覚の特殊な諸性質が絡まりあっている場所であり、そこでこの諸性質は、一つの同じ知覚系でも、（プロテイドリーとは逆に）複数の解剖・生理的諸構造で重なり合いがちで、本来は機能的だったこれらの秩序を台無しにする。こうして極めて特徴的なファンテイドリーの諸幻影が視野全体を占めることになるが、それは黄斑視や視野の各部の配分、眼球の運動性、まぶたの開閉などと無関係である。

結局、ファンテイドリーが出現するための基本的条件は情報流の逆転である（「求心性」が「遠心性」になっている、つまりゼロに近づく）。これを定式化して言えば、情報が遮断されると、すなわち、知覚的メッセージを保証するコミュニケーションがほぼ全体的に停止状態になると、（睡眠中と同様に）心像の流れの逆転が生じる、となる。

とはいえ、この「ファンテイドリーの」流れは、諸感覚がまだ外界へと開かれている時でも生じることがある。その場合は（I・ファインバーグによれば、「せん妄」の場合のように）、ある程度の意識のもうろうやある一定の「感覚の混濁（clouding of sensorium）」（M・M・グロスら）が存在する。[1] しかし大抵の場合、そしていずれにしても、ファンテイドリー活動が極めて典型的な諸形態をとる場合、それが生じる条件は、感覚輸入路遮断によって諸感覚器官が「閉ざされる」か、外界に引き付けられないことである。

（1） W. Keup（1970）が出版したles C.R. de New York（1969）の中で、I. Feinberg とL.M. Grossらの二論文を参照せよ。

確かに視覚障害者や聴覚障害者が皆、それでファンテイドリーのとりこになるわけではなく、また全ての「ファンテイドリー」患者が完全に聾や盲目であることもない。つまり、「情報の遮断」とは単なる機械的「感覚遮断」のようなものではなく、情報のコード化を不可能にする知覚系の病変であると理解しなければならない。その理由は、単に情報が未分化のまま（パターン化されずに）そこに到達するからだけではなく、知覚分析器が情報を処理できないからでもある。結局、情報遮断の諸状況は、情報の喪失や不規則性という状況とは同じではない。それは、後に見るように、プロテイドリーを生み出す障害を構成する状況とは異なる。なぜなら、プロテイドリーが生まれるには、最小限の刺激が必要であるとしても、逆に――ファンテイドリーはどんな情報があっても、その外で構成される、あるいは構成される可能性があるからである。それは情報流にともかく逆らう形で起こり、あたかも主体の知覚がキャッチできるか手放せない唯一の情報は、主体自身の奥底からしか到来しないかのようである。このような諸状況は、これからみるように、どんな厳密な機能局在とも無関係に実現される。なぜなら、さまざまなファンテイドリー様態は、かなり異なった二つの病態発生状況において生じるからである――ひとつは知覚的覚醒の発作的崩壊中（発作性ファンテイドリー）であり、もうひとつは感覚欠如症候群の経過中（機能欠損のファンテイドリー）である。

A　発作性ファンテイドリー（情報の発作的遮断）

この節では、発作的な性格をもつファンテイドリーを整理する。これは、入眠時幻覚の現象にぴったり合致する。[1]入眠時意識では、J・P・サルトル（一九四〇年）が見事に述べたように、その内容は安定した現前（présentation）あるいは現在化（présentification）として形成される（造形的に実現される）ため、全くの表象という様態を免れる。とはいえ、このイメージする意識は一挙にではなく、断片化した諸機能システムによって「自らを手に入れる（se prendre）」。その結果、視覚領域や聴覚領域、身体知覚領域で、（極めて高頻度の多様な入眠時幻覚のみ述べれば）色彩や音を有する諸形態が、想像の花火のように炸裂あるいは出現し、萌芽的夢幻事象として構成される。

（1）前睡眠状態（predormium）」、意識のもうろう、夢想の始まりは常に夢を生じさせる……。Baillarger（1842）からBernard Leroy（1926）まで、半睡眠における声や光景は、本書のなかで繰り返しみてきたように（一三一～一三三頁、三一八～三二〇頁などを参照）、妄想や幻覚に関心をもつすべての人によって常に注目されてきた。Weir MitchelとMauryから、M. Anderson（1956）、B. RothとS. Bruhova（1968）、D. FoulksとG. Vogel（1965）、B. RothとS. Bruhova（1968）、C. McDonald（1971）などに至るまで、多数の研究がこれらの事象を扱ったが、中でもG. Lo Cascio（1952）の論文が全く完璧な参考文献を備えている。その事象出現の象徴作用はすでにH. Silberer（1909）によって注目されていたが、それ以降でこれを大変熱心に研究したのは、フロイトと精神分析家達（I. Caruso, *Schweiz Z f Psychologie* 1943, R. Bilz 1950など）であった。しかしここでもう一度繰り返すが、どんな現象記述も『想像』（L'imaginaire）（Paris, Gallimard, 1940, p.215-219）におけるJ.-P. Sartreの描写にはかなわない。

てんかん患者がわれわれに語る「感覚性アウラ」の体験談（L. MarchandとJ. de Ajuriaguerra, *Épilepsies*, 1948, p.24-27）や、鉤回《こうかい》発作と「dreamy states」に関するH・ジャクソンの有名な記述（三五九頁ですでに参照した）が、一致して（W・C・ウェーバーとR・ユング（一九四〇年）、O・ペッツル（一九四九年）、M・オーディジオ（一九五九年）とアウラを特集したわれわれの*Étude* n° 26, p.526-550）示しているのは、解体途上にある意識野の場合と同様、このように（入眠時現象が睡眠の先駆けとなるように）夢作業の先駆けとなる情報の黄昏になると、こうした現実の彼岸からのメッセージ、つまり、この特異的にファンテイドリー的構造をもつ幻覚形態が生じるということである。なぜなら実際に問題になっているのは、頓挫した夢、「micro-dreams」（M・J・ホロヴィッツとJ・アダムス、一九六八年）だからである。この夢では、場面のつながり（enchaînement）は映画の数コマに還元される程度のもので、写真のように不動のまま固定されるわけではないため、体験や記憶からすぐに消えてしまい、それらの中で存続するのは難しい。

部分夢あるいは頓挫夢という事象が生じる際に、「中心脳」（W・ペンフィールド）や辺縁系（H・クリューバー（一九五八年）、M・J・ホロヴィッツとJ・アダムス、B・テトキレス（一九六八年））、上行賦活系（M・E・シャイベルとA・B・シャイベル）、「Dream system」（R・ヘルナンデス・ペオン）の関与が重要であることはもはや言うまでもない。なぜなら、H・ジャクソンの初期の諸症例以降、同時代の神経生理学や神経病理学が蓄積した病理学的データあるいは実験的データに関して、非常に多くの論文が発表されたからである。側頭葉深部や辺縁系は、まさに記憶と本能・感情的動機付けとを統合する合流点となって、知覚的事象の展開に時間的あるいは超・時間的（extra-temporel）な枠組みを与える。つまり、知覚事象をその枠内で実現させる。特殊知覚系レベルの体験の時空間的秩序が混乱するやいなや、ファンテイドリーが開花する。

このファンテイドリーのグループに関連付けられるものとして、その他の「幻覚症発作」、たとえば脳脚幻覚症の名で既に記述したもの（一五一、三六二〜三六三頁などを参照）も挙げられる。


たぶんレールミットの有名な最初の症例（一九二二年）をもう一度思い起こすことができる。それは七二歳の高齢女性のケースである。彼女は中間脳症候群を呈し、夜になると奇妙な動物たち、そして奇抜なボロ服を羽織った人たちが現れて、炉で遊ぶのを見た。あるいはこれも脳脚症候群を呈したL・ファン・ボーゲル（一九二七年）の症例である。この五九歳の女性は夕暮れにイヌの頭一つと馬の心像を見た。彼女は自分のベッドに緑の蛇が数匹いるのを見て、これに触れることもできた。彼女はこれらの心像は壁に描かれているだけだとも主張した。レールミットとレヴィ嬢（一九二七年）の症例では、夢幻状態（初期の観察ではあまりよく分析されていない）

がもっとはっきり示されている。この六〇歳男性は脊髄癆だったが、ある発作の後で大脳脚症候群を呈した。彼は自分の寝室が航空サービス関係の車両に変形して、そこにいると信じた。彼は螺旋状のものに囲まれた鉄塔を見てそれに巻きついて、アラビアの風景にたどり着いた。テーブルの上で一つの箱が変形して、二人の小さな男になり浜辺を歩いていた……。

一般的に、このような症例はあまりに内容が豊富なため、また十分な構造分析を欠いているために、この基本的障害は入眠時意識への陥落であるとは考えられなくなる。それゆえ、この考えは消えて、特殊中枢経路の興奮という機械論が台頭した。[1]

（1）G. de Morsier,『間脳病変による幻視』。彼によれば、「幻視は、間脳－皮質の視覚領域が障害されたときにしか生じない」。Rapport 1938, p.275-280.

約三〇年前に脳炎後症候群で観察された幻覚症性エイドリー発作は、同じ症例グループに属するように思われる。エヴァルト（一九二五年）、ド・マルス（一九二五年）、M・ランクル（学位論文の症例二、三）の諸症例は、眼球運動発作中に出現するファンテイドリーの例として役立つ可能性がある。

ナルコレプシー発作（「ジェリノー症候群」）はカタプレキシー〈訳注〉や入眠時幻覚などの特徴をもつので、発作性ファンテイドリーと比較できるし、されるべきである。この発作は当然、脳脚幻覚症や前睡眠現象と比較された

（P・ベルジェ（一九三七年）、L・ドイッチュ（一九三八年、一九五七年）、B・ロス（一九六二年））。これに対して、Fr・ライマー（一九七〇年）がこの問題に関して行った報告で異議を唱えているが、この報告はP・パスワン（一九六九年）のそれと対照的である。A・ブルギニオン（*Évol. Psych.*, 1971, I, p.1-11）は、幻覚活動を伴ったカタプレプシー発作の病態発生は全く心因的なメカニズムに結び付けられると信じていた。このことはH・ハイクとR・ヘス（一九五四年）の諸症例やB・ロスの研究（一九六二年）とは相容れないように思われる。こちらはナルコレプシーの諸症例の二一パーセントにファンテイドリーを認め、これは（Fr・ライマーの諸症例（二四頁）とは反対に）夢と睡眠との間で意識野が変動する時に生じていた。最も多いのは変視症（dysmegalopsique、とりわけ小人視）的ファンテイドリーで、これはF・ムーレンとA・タトシアン（一九六三年）が指摘しているところである。ポール（一九六六年）が発表しFr・ライマー（二六頁）が要約した症例や、それに先立って報告された、やはりFr・ライマーの引用したジュバ（一九四三年）やH・ゼルハッハ（一九五三年）の諸症例は、解剖学的支配に関して、脳脚よりもむしろ視床の病変が重要であることを示しているように思われる。しかし、これらの発作が間脳の病理をもち、覚醒度調整と関係することは、意識野の諸構造を持ち出さなくても、われわれにとっては明白に思われる。とはいえ、もちろんこれらの心像の精神力動的投影の重要性には変わりない（P・ペンタ（一九三五年）、A・ブルギニオン（一九七一年））。いずれにせよ、これらの諸事実すべてが一致して示しているのは、ファンテイドリーの病理における側頭葉、辺縁系、間脳－中脳といった中心脳の諸構造（formations centrencephaliques）全てが重要だということである。

聴覚・言語領域や身体認識領域におけるファンテイドリーの生成に関しても、同種の考察ができるだろう。ちなみにこのことは、われわれが先に行ったこれらの幻覚現象に関する記述〈特に本書の第二、第四部〉を参照するだけで、読者も十分納得できるだろう。

したがって、こうした側頭葉てんかんのアウラを原型とする「発作性ファンテイドリー」の病態発生には、覚醒機能の制御解除のメカニズムが必要であるのは明らかと思われる。これが働くと、現在の経験を時間的秩序に統合できなくなり、過去の想起を制御することも、想像的なものを知覚の現実の外に排除することもできなくなるのである。

〈訳注〉原注はCatalepsieだがCataplexieの誤植と判断した。

★〈以下本節E「知覚野の統合解体」における割愛箇所〉

ファンテイドリーの病態発生〈以下の一部〉

B　機能欠損におけるファンテイドリー〈原著一三二一～一三二一頁〉

プロテイドリーの病態発生　情報の変容〈原著一三二一～一三三八頁〉

F　幻覚群に関する器質・力動論の一般的意義

精神医学の器質・力動論概念を構成する四つのテーゼ[訳注1]を既に提示したが、そこから主要な観念をもう一度、最終的に引き出す必要がある。[1] こうしてこそ、その結論において本書『幻覚群概論』の精髄を明確にできよう。本書の冒頭から幾度も、われわれは幻覚の〈自然科学の〉経験論的「実在論」(réalisme)を認めてこなかったことは明白である。とはいえ、幻覚の出現様態において、またこれを介してわれわれが常に理解しようとしてきたことは実在(＝現実)(réalité)なのである(フロイトに従えば、現実(Realität)であって、実在(Wirklichkeit)なのではないということになるのだが)。フランス語のレアリテにはドイツ語のこの実在性と現実性の双方の意味がある。もっとも確かな現実とは——たとえコギトの知覚対象(コギタートゥム)が思考する主体と無思考(impensé)の世界との関係においてしか現れないし、作動されないとしても——心的現象の実在である。しかし、心的現象が実在的であるのは実在と現実を知覚することにおいて心的現象を包括する身体の組織化において他にはない。あらゆる実在は括弧にくくられることは不可能で、明示されるべきなのである。言葉の曖昧さの中に現実を解消してしまうほどにあらゆる現実を消去してしまう「時代精神」なりエピステーメにおいては、抽象的言語的関係や文化的制度はモノや自然、世界と知の客観性を否定するだけでなく、心的実在をも破戒し、腐食させてしまう。つまりこのような世界では自我も、人も、身体も精神もなく、はかない幻のような表象しか存在しないことになり、一種の魂の幻影、言葉の反射のみが無人のこの世界、この肉体を離れた存在を支配していることになろう。このような世界では現実の居場所がもはやなく、存在はその肉と骨、つまりはその解剖学におけるその存在論が不在となってしまう。なんという思い切った言葉を吐いていることか！　この時代精神が異議申し立てをしているのは、それは解剖学、つまりは種の独自の範例としての各人の「心的身体」の組織化をも含む存在の組織化を否定するもので、ここではわれわれ各人の身体はあたかもわれわれが属している社会的身体であり、それしかありえないかのように思えてしまう。幻覚に関するわれわれの概念の「実在論」そしてより一般的には精神医学についてのわれわれの概念は、自律性、つまりは生きてそして考える有機体という身体性を隠蔽してしまうまるで奇術のようなトリックに抗する力によって構成されている。というのも幻覚現象が現れるのはこの肉体、つまりは有限的存在の組織解体においてであり、社会からの疎外という遠因、終わりのない変遷においてではないのである。世界における人間の存在が中心から外れているとしても、その身体の内部、この秩序へとその存在全体が向けられている。器質・力動論のわれわれの概念の最初の二つのテーゼはこのような観点と関係しており、幻覚が形成されるのは、「心的身体」のどのような血まみれの傷口なり、どのような失神なのかをより明確に主張しようとするものである。個人の統合解体現象である限り、幻覚は現実性の執行者である心的有機体の断裂の結果であるし、この結果でしかありえない。そして精神疾患のもっとも「症状的」な効果である幻覚は、精神疾患特有の偽造において、そしてこれを介して、偽造された現実の構成要素となっている。幻覚者は自身がその固有の「心的身体」において、またこれを介して組織化されているという現実を拒否し、その欲望の混乱の中に生じる非現実性と現実性を置き換えてしまう。ここでは、本書の幾つかの章で幾度か言及していることを、繰り返すことしかできない。つまり、癌が生物の論理違反であるように、幻覚は精神生活の組織化計画への背理である。

〈訳注1〉 本書第Ⅰ巻「幻覚総論」冒頭の「序言」（七〜八頁）で提示された以下のテーゼを指している。①幻覚とは病理的現象である。②幻覚現象は感覚神経興奮の結果という要素主義的、機械論には還元できない。③幻覚体験は「反心因論」的命題によって定式化されるもので、無意識的欲望、感情、力のみで成立するのではなく、陰性構造を有する。④幻覚理解には心的有機体の組織構成の階層モデルが不可欠である。

〈原注1〉「一八五五年の医学心理学会」での論争と[訳注1]「幻覚性活動の問題の現状」と題する私の発表（Annales Médico-Psychologiques, 1935, I, p.584-614）[訳注2]の終わりに、強調したことは――一八五五年〈原文は一九五五年だが、誤植と思われ、訂正。なお最近入手した二〇一二年の本書第二版では一八五五年に訂正されている〉のときよりもこの一九三五年の時の方が当然ながら事態がより明瞭に見える――、錯覚、仮性幻覚、幻覚のあらゆる現象の集合において基本的な区別を行うべきであるということであった。私の眼から見れば、これらの現象は当時は同じ水準で扱われていたし（それは感覚器官の活動に正常において含まれている錯覚的投影の水準や、また信念や熱情、あるいは文化的な錯覚的投影の水準である。さらには感覚装置の変化によって知覚野に導入された知覚的奇形の水準であったり、夢や夢幻状態の水準や慢性幻覚性精神病や統合失調症の水準等であったりしていた）、無数の要素的現象に分散されていた。四〇年以上私が従事してきた研究はそれら古典的視点の全面的見直しの方向へと絶えず向けられてきた。というのも、確かに当時提起した七つの問題――これらには、私の心の中では見直しが当時既に熟成しいて、これを明確にするためにテーゼの一貫性〈カテゴリー分類〉とは別に、私はこれらの問題に全面的に答える必要があった。「〈幻覚の〉事象の諸カテゴリーでは外的あるいは内部知覚[訳注3]に異常があるのだろうか?」というテーゼの第一の問題に関してだが、そこで問題となっていたのは、〈幻覚群の〉カテゴリー的区別を認めた上で、答を考え出すという本書が主要な目標としている基本態度の一つであった。第二の問題はやや不明瞭だが、「外部知覚と内部知覚の諸異常は根源的かつ基盤的にその人格や精神活動と異なっているのだろうか?」というものである。この問題では幻覚群は、心因性（内的）幻覚と器質因性（外的）幻覚という、二つのカテゴリーに区分されるかどうかという可能性は括弧にくくられたままである。そこでは、心的現実において生きられるものは客観的現実について知覚されるものとは根源的に区別されうるという考えが混在している。従ってこの問題へのわれわれの回答はいうまでもなく否定でしかない。第三の問題は、「知覚の異常と幻覚性妄想病を結びつけている関係の意味と性質に関する問題」であった。われわれはこの問題に対してはH・クロードとともに明快に答えており、本書でより明快に区別し、分離させた。つまりは幻覚症性エイドリー群（理性と両立可能な）とデリール（精神病）性幻覚群の区別である。第四の問題「これらの異常全体に対して適用可能な一般理論とは何か？」の答えの前提としていたことは、一方では幻覚現象の多様性を銘記しておくことであり、他方では幻覚症性エイドリー群と精神病性幻覚群の多様な様態に適用可能なほどに十分に一般的な理論モデルは提供可能であるということであった。ここから器質・力動論モデルの必要性が生じたのだが、このモデルのみが幻覚現象全体にさまざまな水準で適用可能であって、一方機械論ない心因論モデルは明らかに幻覚の一般理論へとわれわれを導くことができないものである。第五の問題「ある一つの器質的過程が内的ないし外部知覚の基盤には常に存在しているのだろうか？」は、心因が精神性で精神病性の幻覚群に対して可能であるかということの裏返しの問いかけであって、これは既に言及したように、また次に触れるように、われわれにとってはあきらかに誤りのように思われた。つまり問題となるのが精神性ないし精神・感覚性幻覚であれ、解釈ないし錯覚であれ、これらがデリール（妄狂）の結果であるなら、つまりは意識野の構造解体ないし「自我」の退行ないし疎外である限り、これらを条件づけているものは常に心的身体の組織解体なのである。この心的身体こそがその誕生、発達、統合によって身体の中に併合されているものである。意識存在〈意識的であること〉ないし意識生成〈意識的になること〉の必然的組織解体の考えをわれわれが一般化できるのは、意識存在の共時的、通時的構造をわれわれが説明できてからの後である（『意識』、一九六三）。第六の問題「内的そして外部知覚の諸異常はある一つの過程に直接的かつ専ら依存しているのだろうか？」については当時の私の考えにおいてその答えは既に否定的なものであった。疾患のジャクソン的病理学に含まれている「器質・臨床的隔たり」、つまりあらゆる幻覚現象はまずはその陰性面において、しかし同時にその陽性面において考察される必要があるという混合的合成はまさしく幻覚現象において存在しており、それは、心的有機体の組織解体〈陰性面〉に幻覚的投影は依存しているとしても、最も要求がましい、つまり最も無意識的な心的力によって突き動かされる〈陽性面〉ということをわれわれに確信させてくれているようなものである。最後に第七の問題「幻覚性妄想病の分類はどのようなものが可能であるのか？」であるが、今やこれに答える体制がわれわれに整っているのは、急性と慢性の幻覚性妄想性精神病に関するわれわれの構造的研究がなされたからである。一九三五年以降、本書の第三部で論述したような疾病記述的問題においてわれわれは、つまり私はなのだが、より一層明瞭な洞察を得ている、あるいはそうであると確信している。

結局、繰り返しになるが、以上のように提起された諸問題の若干時代錯誤的で、時には混乱しているその特徴にもかかわらず、私が一貫性をもって要請したようには答えることを困難にさせているそれらの「支離滅裂」（少なくとも相対的には）にもかかわらず、本書によって、私はこれらの問題に答えようとしただけではなく、より明確に幻覚の一般的問題が提起し、十分な臨床的そして理論的解決を幻覚に与えようとしたと言えるものと考えている。

〈原注の訳注1〉Eyの一九三五年の論文によると、一八五五年二月二六日の例会でDelasiauveが「幼児における特殊なマニー型」について発表。ここから生理的エクスターゼ（extasses physiologiques）が存在するかどうか、病的エクスターゼ（extases pathologiques）には幻覚が出現するのかどうか、という、その後の議論を支配する問題が展開した。つまり、生理的幻覚は存在するのか？　幻覚は正常な状態の誇張ではないのか？　それは理性と両立可能なのか？　今日このような問題提起はなされる習慣は失われたが、現在の論争にも、時には切実な問題として含まれている。一八五五年二月二六日、四月三〇日、一〇月二九日、一一月二九日、一二月一〇日、一二月三一日、一八五六年一月一八日、二五日、三月三一日、四月二八日の例会でこの論争が行われた。論争参加者：Delasiauve, Baillarger, Brrière de Boismont, Michéa, Parchappe, その他現在では名の知られていない人たちの議論も含めて、Eyの論文を要約すると、賞賛すべき次のような科学的論争が展開した。

A　想像と幻覚の関係
Buchez, Peisse, Delasiauve, Brrière de Boismont の主張：外面上の多様性の下に、感覚興奮、想像と幻覚との間には統一性がある。それは統一体（les unitaires）である。
逆に Maury, Baillarger, Parchappe らは想像・記憶と幻覚の間には全面的な異質性が横たわっている。
B　幻覚の生理的と病的な特徴
Buchez, Peisse, Delasiauve, Brrière de Boismont は生理的幻覚の存在を主張し、一方 Maury, Baillarger, Parchappe らはあらゆる幻覚は病的と主張した。
C　幻覚と理性の両立可能性
uchez, Peisse, Delasiauve, Brrière de Boismont, Maury, Baillarger, Parchappe は両立可能と考え、De Castelnau は反対意見、その他は保留。

結局 Ey は一九三五年のこの論文において一八五五〜五六年の論争を総括し、基本的には感覚興奮論者と想像錯誤論者に二分し、両者の論争が根底においてかみ合わない部分があったと批判しつつ、活気ある論争で、幻覚問題の本質、根底に触れていたと賞賛している。また感覚興奮論者はテーゼ〈「幻覚はその本質においてイメージに還元することは不可能である。それは必然的に病的なのである。健全な精神の中で孤立して、幻覚のみが唯一発生しうる」〉に総括でき、限界があるものの、これは非常に実り豊かな仮説を構成しているという貢献をする可能性を指摘した。

〈原注の訳注2〉このEyの一九三五年の論文の脚注（学会事務局長による）によると、この例会は一九三四年一〇月二二日に開催され、幻覚問題がテーマとなった。例会進行時間が遅れ、H. Ey はこの日の例会での発表ができなくなり、同年一一月二六日の例会冒頭に再設定された。この日の Ey の発表の論争、非難相手で、指定討論者であった機械論（自動症）の当時の代表と Ey によって目された G. G. Clérambault が突然死亡し（一九三四年一一月一七日自殺）、この討論は中止となり、このために、このEyの発表印刷も遅れて一九三五年の公刊となった（彼の自殺の一つの要因にEyとの理論的論争が関わっていたのだろうか？　戦後、彼の弟子であったLacanとEyとの心因論をめぐる論争〈心因論をめぐるボンヌヴァル会議、邦訳出版されている〉は著名だが、テーマは異なりながらも〈一方は自動症、他方は心因論、いずれも線型理論として一括されて、Eyの批判対象とされている〉、Eyと彼ら師弟との論争には因縁深いものがある）。

Eyは本論において一八五五年の医学心理学会における幻覚論争を通じて、幻覚の基本的問題とは何か、という本質的問題、永遠の課題を定式化し、論争の論点を整理し、既存の学説（心理力動論、器質機械論、心的自動症）を理論面と臨床面から批判し——特に当時主流にあった器質機械論とClérambaultの心的自動症（l'automatisme mental）を批判し、幻覚問題の現状分析を彼の立場から行い、将来的方向を指し示した。彼は感覚機能とは形態の創造であるのに対して、知覚活動とは現実的なもの（le réel）と非現実的なもの（l'irréel）とを区別する機能であるとし、前者は知覚機能の低次機能で、感覚的与件に「形態」をもたらし、空間化するもので、後者は知覚機能の上位機能で固有の知覚であって感覚的特性を帯びた意識内容を階層化された現実界に分配する働きをしている（現在と過去、現実界と想像界、主観的なものと客観的なものとの区別）。Janetの述べるように実在性には段階がある。実在は現実、精神、身体に区別され、幻覚は現実、自我内部、感覚スクリーンへの幻覚的投影で、固有の〈真性〉幻覚（精神感覚性）、精神性幻覚（仮性幻覚）、幻覚症をそれぞれ形成する。従って固有の幻覚において把握されるものが実在するものとされるには意識ないし思考の深い障害が不可欠である。本質的に錯誤的な幻覚活動は感覚性錯誤から妄想性錯誤に至るまでの段階を示している。知覚の異常はその全体性において把握されるべきで、前述した知覚の一般的理論に依拠すべきである。幻覚症では精神障害は最小であって、固有の感覚活動〈前述した知覚の下位機能〉しか冒されず、知覚諸機能の解体の産物である。一方この解体が知覚活動〈前述した知覚の上位機能〉に及ぶと、精神性幻覚と固有の幻覚とはデリールと密接にむすびつき、デリール的雰囲気の中で進展する。この解体の諸因子は器質性（organique）であることがもっとも多い。

Eyが本書で繰り返し述べていることだが、幻覚問題はEyの処女論文ともいうべき論文、研究発表のテーマであり、精神医学研究の出発点であり、彼の晩年の大著である本書が器質・力動論の展開を踏まえた、彼の生涯を賭けた幻覚問題への最終的解答書であると言うべきである。それだけに、この碩学の熱い思いが本書から伝わってきて、翻訳書最終巻の著者の末尾の言葉にあらたな感動を覚えるのは訳者だけではないであろう。

〈原注の訳注3〉「外部知覚」（perception externe）、「内部知覚」（p.interne）とは具体的に何を指すのか、ここだけからは不明瞭である。原注で示されているEyの一九三五年の論文に当たってみたが、そこでもこれらの直接的説明はない。しかし、これと関係していると思われる以下の内容の記載がある。

実在性（＝現実性）は多様で、物的実在、精神的人格の実在、身体の実在に分けられる。そして幻覚は現実への幻覚的投影（固有の幻覚）、「自我」内部への幻覚的投影（精神性幻覚ないし仮性幻覚）、そして感覚的面への幻覚的投影（幻覚症）である。

この記載からはおそらくは精神病性（デリール性）幻覚の前二者、物的実在の幻覚（精神・感覚性幻覚）＝外部知覚の異常、精神性幻覚＝内部知覚の異常を指しているのかもしれない。

そして、幻覚は、そうであると一部の神経生理学者が信じてきた物体や音、流体や発光体とは無縁なもので、それは本質的には生命的欲動、それも無政府状態の欲動である。感覚の病理学において幻覚は感覚特有の形式に「感覚の内容」をまさしく与えている。本書の随所で触れているように幻覚と無意識との関係にわれわれが触れているのはこういう理由からである。幻覚とは常に無意識の声である。無意識を欠いては幻覚は存在しえない。というのも幻覚は無意識の現象、その公現（エピファニー）だからである。またこうも言える。幻覚は二度目の無意識であり、「無意識となる」次のような二つの運動によって生み出される。実際それはあるときには偽りの現示の罠に主体を絡みとりながら、意識野の場にある主体において幻覚は現れる。またあるときには、「自我」がその固有の発話を失った時に「他者」の発する言葉を聞いている主体に幻覚は出現する。

言うまでもなくこれら二つの場合とも、無意識の力と意識存在の弱体が顕わになるが、意識存在の弱体にあってはこれを構成する立法によって保証されている担保財産の所有権が失われている。われわれにとってそれは意識存在と無意識の紛れもない有機体的関係を示しており、意識存在は幻覚現象に刻印されることによってその意味を発見する。この意味とは、快感原則に従う無意識の、現実原則の執行者である意識存在への従属である。幻覚はこの従属関係が逆転する場合にしか現れない。

まさしくフロイト的概念は、退行について述べる場合でも、現実吟味〈現実性の検証〉について言及している場合でも、フロイトが語ったこと以外のことを語ることはありえない。われわれが詳細に検討したように（既述）、彼が『夢解釈の補足』（一九一六）で述べているように、現実吟味は意識的「自我」の一つの本質的機能である。退行の概念に関しては、これは真に幼児的な[1]「機構」の一つというだけではない。この幼児的機構によってフロイトの多くの弟子たちや偽りの信奉者たちは幻覚を〈行為化や言い間違い、異議申し立てや反逆などのように〉、原始的欲望の対象を形成しながら、幼児期初期の排便ないし排尿の部分的欲動や退行や時代錯誤的光景への退行によって説明している。幻覚を生み出す心的存在の退行や組織解体の運動はわれわれにとってははるかにより包括的で、まさしく存在論的なのである。もしも表象の「言わんとすること」が、実存のプログラムの実現に向けて精神の歩みを進展させる指示的記号を生み出す際に明確になるとすれば、「独白としての言わんとすること」は、幻覚の意味、表現性と現実性の領域のようなものである。一般的な意味で、幻覚的退行と言えるもの、言うべきもの、それは交流ないし表明（フッサールのいう宣言（Kundgabe））の機能を停止している表現性の逆流であって、独白に甘んじ、つまりはその運動において想像的なもの〈幻想〉のみを保持している。これこそが二つの世界の間の世界である。これら二つの世界の、一方は、志向、欲動、欲望の世界であり、他方は欲動等に服従せずに現実へと落下する言動の世界で、この中間の水準こそ、幻覚の現実の実際の場所である。幻覚の声とは（F・デリダにもう一度立ち返り、しかもあらゆる幻覚のもっとも典型的な側面への彼の省察を乗り越えてなのだが）沈黙の声である。それはけたたましく、耳に鳴り響き、驚異的で、怒号や悪口、迫害的であろうとも、声なき声である。これは現象学的には想像的自我の沈黙の反響でしかなく、この自我は求心と遠心のあらゆる正常な運動に対して情け容赦なく幻覚の目もくらむような引力を及ぼしている。

（1）ここで幼児的との言葉を採用しているのは、発達の幼児的段階、とりわけその前性器的段階への退行に関する解釈は幼稚的であることを明記するためである。

書店主ニコライの幻視とベルビギュエの幻覚性妄想病が提起している問題を提示し、解決するために、「幻覚症性エイドリー群」と「デリール〈精神病〉性幻覚群」というわれわれにとって基本的な区別をわれわれが重要視してきたのは、無意識界と想像界の中心をめぐるこれらの幻覚の重力の質量は同じ一つの原理に従ってはいないからである。実際、一方では絶対的に非実在的な一つの実在として〈数学的な意味での〉点として存在する「自我」をとりまいているのは幻覚によって偽造された世界全体である。他方では逆に、世界がその定常的変化を継続しているのはただ想像的なものの布置の周囲に限られている。

本書を閉じるにあたって幾つかの省察を試みたいが、それは本書『幻覚群概論』の「メタ・クリニーク」で触れている幾つかの考えにとどめることにしたい。つまり、全てを要約している一つの考えをここでは追加しておきたい。「知覚すべき対象を欠く知覚」としての幻覚、つまりはわれわれの心的組織化の構造（l'économie）の秩序と立法に違反している現象が「誤った対象」をわれわれに知覚させながら、同時にわれわれに示していることは、われわれが知覚できるし、知覚すべきである諸対象が構成される〈訳注〉にはいかにこれら諸対象構成に共通の一般的法則が不可欠であるか、ということである。要するに、結局のところ幻覚問題とは、あらゆる形而上学やイデオロギーの詭弁的ないし気取った諸テーゼの馬鹿げた虚栄心の陳列室のようなもので、これらの形而上学はソクラテス以前からあらゆる時代にあらゆる哲学において、「自我」存在の出現を「他者」として、虚構を現実として扱い続けてきた。しかし生命は夢想ではなく、幻覚は生命において一つの小さな死として存在することによって、われわれに生命の秩序を示してくれている。

〈訳注〉「知覚すべき対象を欠く知覚」（perception-sans-objet-à-percevoire）の「知覚すべき」の具体的説明として「われわれが知覚できるし、知覚すべきである諸対象」（objets que nous devons et pouvons percevoire）と、ここでは述べられていると思われる。フランス語の不定詞で形容詞的働きをしている à percevoire には当然性と可能性、能力の双方の意味がEyのこの使用法ではもたせられていることに留意する必要がある。

幻覚群の治療〈訳注1〉

序論

まだ数年前のことにすぎないが、その当時に、本書『幻覚群概論』の最後を治療論で閉じようとするのはあまりにも滑稽なように思われたことだろう。しかし、いまや逆に精神病理学とその実践的帰結が成し遂げた進歩によって治療論への言及は不可欠なものとなった。

確かに（幻覚の大部分は妄想病の一つの症状であるという考え方に一致して）人が主張できるのだが、幻覚は妄想病一般とその個別型の治療と同じものである。そして実際に幻覚群やデリール性（精神病性）幻覚群がもっとも頻回に消退するのは精神病《デリール》が消失したり、減弱したりした時である。

以下の諸章を記述する際に直面する最初の困難がある。それは幻覚群の治療を提示する際に殆ど避けられないことなのだが、精神医学における最も一般的な事柄、精神病群（Psychoses）、つまりはデリールの治療総論に他ならない点である。というのも身体的、心理学的、施設的（institutionnelles）なあらゆる資源を活用することによってこそ、精神科医たちが院内外において治療に当たる幻覚患者の集団は減少し、さらにはこれらの個々の事例の大多数において、妄想や幻覚は極めて多様な治療法の効果によって終焉するというのは間違いない。この事柄に関して、この問題を単純化して言えば、「急性幻覚性精神病群」のみならず「慢性幻覚性精神病」の多くはその構造全体が回復する。

この点に関して重要と思われるので、一九二一年〈訳注2〉から一九六七年の期間にボンヌヴァル精神病院のわれわれの病棟で得た「集団」の治療成果をここで読者に紹介してみたい。病棟の歴史を三期（一六年、一六年と一二年）に分けて、慢性妄想病者の「沈殿」現象を比較してみた（慢性妄想病者群の大部分は体系化精神病、慢性幻覚性精神病、統合失調症、類パラノイア妄想病（Délires paranoïdes）で、これらの名称の企図するものは結局は最も典型的な妄想性、さらには前述したように、典型的には幻覚性の精神病（疎外）のもろもろの型である。

〈訳注1〉本章の原書に占める箇所は以下の通りで、「序論」のみ翻訳し、以下割愛した。
第八部　幻覚群の治療（原著一三四九〜一四三一頁）
序論（一三四三〜一三四八頁）本書に所収
Ⅰ章　幻覚群の往年の治療法
Ⅱ章　神経・生物学的療法
Ⅰ　ショック療法
Ⅱ　精神外科学
Ⅲ　幻覚治療薬（médications hallucinolytiques）
1　最初の二つの「神経遮断薬」――レセルピンとクロールプロマジン――

2 「神経遮断薬」の新世代
3 アザシクロノール（フレンケル）
4 スルピリド（ドグマチール）
5 オキサフルマジン
6 関連薬物
Ⅲ章 精神療法
Ⅰ 個人精神療法
Ⅱ 集団及び施設精神療法
Ⅳ章 種々のカテゴリーの幻覚の治療
Ⅰ せん妄、幻覚体験の治療
Ⅱ 体系化慢性幻覚性精神病の治療
Ⅲ 統合失調症幻覚型の治療
Ⅳ 幻覚症性エイドリーの治療

〈訳注2〉原文では一九三三年であるが、表の記載などから一九二二年と訂正した。

次の表によって全体が判明することは、幻覚と妄想の活動性の低下である。われわれには二つの点が明白である。第一に、これらの精神病の「発生率」は殆ど一定である。第二に、最近M・ブロイラーがその著書（一九七二）で実証しているように、精神医学が生物・社会・精神療法時代（一九三八〜一九五四）に入って以降、またこれに精神薬理学時代（一九五五〜一九七六）が追加されて以降、これら精神病における幻覚と妄想の出現はかなり明確に改善されてきている。

各一六、一六、一二年の三時期それぞれを通じての罹病率（morbidité）よく理解するためには、幾つかの重要な点を詳述する必要がある。

慢性妄想性精神病群の発生は一定時点での患者全体を考慮して計算されたり（国際的に採用されている用語によれば、「有病率」（"Prévalence"））、或いは一般人口における脆弱な年齢期の罹病の危険性（「発生率」（Incidence））が計算されたりする。

可能な限り正確に「疾病リスク」（risque de maladie）（統合失調症群と慢性妄想病群全体の）を三時期（一九二一〜一九三六、一九三八〜一九五四、一九五五〜一九六七）（各一六、一六、一二年間）について計上してみた。危険な時期（一八歳から五〇歳までの二一年間）として、〈ボンヌヴァル精神病院の管轄するこの年齢の〉ウール-エ-ロワール県の〈患者群と同性の〉女性人口（各時期九万五千人、九万人、一一万二千人）に対する比率は一九二一〜一九三六年は〇・六パーセント、一九三八〜一九五四年は〇・四パーセント、一九五五〜一九六七年は〇・五パーセントであった。この疾病率は従ってかなり一定であるように思われる。最も高い率は、「保護院の時代」で「治療の時代」ではない。最も低い率は一九三九〜一九四五年の大戦時代である。

重篤な妄想性と幻覚性のこれらの患者の疾病率が減少しているように見えても（入院者に対するこの数で見た場合は三六パーセント、一六パーセント、九パーセントである）、実際は〈発生率では〉殆ど一定である（〇・六パーセント、〇・四パーセント、〇・五パーセント）。

治療活動は二つに分けるべきであろう。つまり化学療法効果であり、もう一つは積極的で、組み合わされた包括的治療の効果である。

表　慢性妄想性精神病群の数

	1921–1937（16年間）	1938–1954（16年間）	1955–1967（12年間）
入院者数	848	1,350	2,770
慢性幻覚性精神病と統合失調症の数と入院者に対するそれらの％（有病率）	303（36％）	218（16％）	252（9％）
一般人口に対する危険率（発生率）	0.6％	0.4％	0.5％

表　慢性幻覚性妄想性精神病群の予後

	1921–1937（16年間）	1938–1954（16年間）	1955–1967（12年間）
慢性妄想性精神病群の数	303	218	252
退院	20（6％）	70（30％）	169（67％）
死亡	150（49％）	80（36％）	23（9％）
慢性入院における沈殿	133（45％）	68（34％）	40（15.5％）

1　妄想性ないし幻覚性と見なせる院内沈殿は神経遮断薬導入以前に既に四五パーセントとから三四パーセントまでになっていた（退院はこの時期六から三〇パーセントへ増大していた）。

2　化学療法、生物学的治療、精神療法や施設的治療といったあらゆる治療法の結果、疾患率が変わらないのに慢性妄想病者の六七パーセントを「再適応」させることができている。しかしこの率は、一二年間に一六九人中八〇人が医療を必要としていたり、不安定な社会的条件の下で生活していたりすることを考慮すると、半減してしまう。こうして二五二人中一二〇人の患者はわれわれが手当を尽くしていても経過は好ましくない。一九五七年のわれわれの統計調査（*Évol. Psych.*, 1958, p.166）に報告されている、二四年間に観察された一七二人の重篤な患者で良好な経過を示した者は二五〜三〇パーセントであった。したがってこの率は五〇パーセントに上がったということになるが、これは大変な努力の成果である。

ブリエール・ブワモンがそのXIX章、六〇四頁の冒頭に注として次のように書き留めている言葉[1]をここで今一度思い起こしてみよう。「見失ってならないことは、幻覚が精神病の諸型の一つを合併することはあたり前であって、治療についてわれわれがいつも言っていることはこれら二つの疾患にも当てはまるであろう」。確かにそうで、一八五二年同様一九七三年においても幻覚の治療は精神医学における治療一般と混同される危険がある（これには同じような深くて自然な理由があるからである）。

本書に、必要なこととはいえ、治療論を補足的に付加することによって本書をあまり膨大なものにしないようにするために、極めて簡明に述べたいので、現代の幻覚群の治療は一九世紀のものとはどの点で大きく異なっているのかについて言及したい。この進歩について算定することは困難で、またこの活動様態を解釈するのも難しいのは、われわれが本書で明確にした幻覚現象の自然なカテゴリーが考慮されていないという単純な理由があるからで、三〇年前からの総説や論文、発表、著作の治療的指示や成果は殆ど無益である。実際、この問題を正しく扱うためには、ただたんに幻覚群問題の深い認識――これが欠如しているのが通例で――が必要である。とりわけ、次のように判断しないことである。即ち、幻覚群のもっとも優れた「治療（＝取り扱う）」とは、それらが存在しないものと考えることであるとか、これと同じことなのだが、それらはすべての人間に共通な錯覚、確信、誤謬として「取り扱われる」べきであるとか、あまつさえ一部の者にとっては幻覚とはカルトの対象となるはずのものではないとしても、とくに天才に幻覚は出現しやすいとか、さらには幻覚を除去するのは遺憾なことであるとか、というふうには判断しないことである。しかしこのようなすべての詭弁には構わないで、われわれは以下次のようなことを順次述べることにしたい。

1　幻覚群の往年の治療
2　神経・生物学的療法（ショック療法、幻覚治療薬）
3　精神療法
4　種々のカテゴリーの幻覚群ないし幻覚症候群に応じた治療行為の種々の指針

付録

鍵概念一覧表

われわれはいつでも「概念」（concepts）を利用しており、古代や現代、哲学者や学者、精神科医や精神分析家らのあらゆる著作や議論において幾度も目にする。

文章の中のその意味を明確にし、一つの「科学的仮説」、現在では一般に言われているように、一つの「モデル」の首尾一貫性を求めるために、基本骨格全体を示すような概念の幾つかを以下検討してみたい。

私の表では以下のような一四の概念が含まれている。

以下の点に留意が必要である。

1 これらの概念すべてが対立項として示されている。

2 これらの概念のおのおの、ないし全体が目もくらむような、さもなければ解決不能な形而上学的問題を呼び起こす。

3 ここには言語活動の概念が現れていない。というのも後述するようにこの概念は他の全ての概念を組み込

客体（L'Objet）	主体（Le Sujet）
「他者」（L'Autrui）	自我（Le Moi）
無意識（L'Inconscient）	意識（La Conscience）
象徴界（Le Symbolique）	抽象的思考（La Pensée abstraite）
想像界（L'Imaginaire）	現実界（Le Réel）
表出（L'Expression）	創造（La Création）
自動症（L'Automatism）	意志（La Volonté）

んでいるからである。

まずこれらの概念をその暗黙の意味に注目しながら明確にしてみたい。この説明文を構成する各言葉の背景や、この明らかに単純化された説明の陰に、隠されている偉大な哲学者たちの名前や視座、彼らの思想の大きな体系があることを、読者は容易に気づくはずである。

私は高名な、あるいは無名のこれらの人々の名前をここでは一つも挙げていないが、自分の知識に頼って彼らを発見するかどうかは読者の随意に任せることにしたい。

I　理性の二律背反

私が定義しようとしている七組の概念は各々がその対立概念によってのみ定義可能である、つまりそれらは相互排除的なものとして読まれる。

1　客体と主体

客体一般は、世界の一部を構成しており、「即自的に」時空間に配置されており、必然的に一つの背景において現れる。しかもそれは、主体に対して認識問題を課し、その行為に対してその必然性を要求することによって主体と対立する、という秩序に従って現れる。このことによって主体は、客体を奪取しながら、これから自らを分離し、客体世界を把握する行為者（l'agent）として現れる。即ち主体は諸客体と主体との間に距離を保つことによってのみ「存在者」（existant）である。

客体と主体は従ってそれらの二元性において対峙しており、相いれないものである。即ち、客体とは主体以外のものである。しかし両者は相互に交流しており、一方は諸対象の世界を形成し、他方は「世界における存在」の体験を形成する。主体は実存の只中（milieu）にあるが、諸対象の世界はその「自然的環境」（milieu naturel）を構成する。

2　「他者」と自我

「他者」とは、他者において自己を知り、他者と交流する主体の類同体である。しかし他者は、主体にその認識や関係、出会いを強要する（主体から離れようとする客体と同じく）程度に応じて、必然的に主体に対する一つの「客体」となる。主体は他（l'autre）や、「他者」（l'Autrui）という「他」に関与するが、自我の統一性、単数性、固有性は「他者」の多数性、共同性、そして他性（altérité）とは対立する。もし自我が「他者」から区別されるなら、自我は――少なくとも根源的かつ必然的に――自然界の客体同様に「他者」（自我の類同体）から分離される。自我は実存の只中（milieu）にあるが、他者の世界はその「文化的環境」（le milieu culturel）を構成する。

3　無意識と意識

無意識は主体の領域だが、これを認識することからは逃れている。意識の堆積物に無意識は「対面している」だけである。無意識は意識の否定から生まれる。無意識はその要求を意識的なものに合致させることによってしか現れない。無意識は自らを意識存在の掟に合致させる際に意識を欺くことができるのは、ただその否認によってのみである。

無意識の世界を構成する諸対象は主体の構造の内部に含まれている。つまりそれらは身体的ないし身体に溶け込んでいる。身体と無意識とは欲望とその表象代理においてクライマックスとなる諸機能、本能、欲求の一つの全体を構成している。無意識は諸対象の世界に根を下ろしている（無意識は身体と「他者」と、まさしく対象的と言われる関係を築いている）。無意識は内界の中央にあって存在の創造する力（la force génératorice）となっている。

意識は存在の表面にあり、存在の「形式」を形成している。即ち、存在が存在の対処能力のために自らを形成する際に従うべき掟を構成する。

4 象徴界と抽象的思考

精神生活は呼吸のように関係し合う二つの運動から成立している。一つは形相層（la couche éidétique）ないし無意識層から発する吸気（インスピレーション）であり、もう一つは対象（および「他者」）の世界へとその抽象的思考である認知行為を投射する呼気である。

象徴界は無意識的幻想（phantasmes）の類語的関係（比喩的に心像化されたディスクール）の場である。抽象的思考は現実性システムの掟を言い表す論理的ディスクールで、これは掟を公布しながら、自らもこの掟に従っている。象徴界は身体との絆の守護者であるが、抽象的思考は記号（言語システム）を媒介とする世界と主体との関係を結んでいる。これらの概念の対立と相互規定は認識の二つの様式が指示するものである。その指し示すものは、一方は非合理的なものの体験の秘教（イルミニスト〈illuministe〉）（形相的直観〈intuition éidétique〉）であり、他方は操作的で合理的なもの（知性）である。

5 想像界と現実界

想像界は無意識が夢想する世界の表象である。想像界は思考の「自己自身」への「反射」として自発的に現れる、世界の半球である。この世界における「諸対象」は欲望の直接的ないし間接的な幻想である。現実界は想像界の絶対的反対物として想像界に対峙し、対立しており、自然世界・文化世界（客観的世界）の取り消し不能な合法性に否応なくしっかりと服従させられている。こうして想像界の「奔放な」は現実の世界に対立するものである。現実の世界は主体に対しその必然性を考慮することを強いるだけでなく、主体の実存が地理的、歴史的場所を占めるためにその必然性をも支配することをも強制する。現実界から想像界を分かつことは、一方が精神的あるいは内部的であり、他方が物的で外部的であるということではなく、一方は無限であって、他方は有限であり、他方は時空間の埒外にあるのに、他方は時空間の次元に限定された領域に閉ざされているということである。

6　表出と創造

「他者」との幻想的で無意識的な関係が含まれている無意識界というこの身体的世界から、存在の郷愁であるかのように、欲望の象徴的表出（＝表現）力が、心像表出力と客体化の傾向が発散される。それは形相的、審美的ないし神秘的体験を構成するインスピレーションや観想が流出してくる源で、人生にその詩的、劇的或いは悲劇的な意味をもたらす。芸術作品に負けず劣らず、人生も汗の分泌に還元できるものではない。人生も作品なのである。各人がその実存の各時点で実現する世界の創造は、たとえその言動や知覚がもっともありふれていて、取るに足らない代物であっても、この創造こそが想像界のあの奔放な運動以上のものを必要としている。つまりそれが求めるものは行動、制作の努力とノウハウであって、これによって主体は、彼が変革しようとしている現実界に、たとえ弱くとも確かな刻印を押すのである。

7　自動症と意志

偽りの自己調節の作用によって一つの機械が作動する。というのもこの調節そのものが機械を発明し、組み立てたものからその機械を奪取しているからである。この意味で人間はそれ自身間違いなくすぐれて「自己調節」的なものなので、その生命機能は生の論理に、一つの遺伝的プランに従っている。しかし人間はそれ自身その自律性において、また自律性によってその自我を構成するのである。操作者、行為者、建設者、もしくはいかなる場合でもその固有の作品の作り手である限りにおいての主体という矛盾する概念を導入するのがまさしく「自己（＝自動車）」（l'auto）という用語である。「自動機械」と「自律」という矛盾は二律背反的概念の組み合わせの中でももっとも根本的に矛盾するもののように思える。しかもこの組み合わせの場合にはこれら二つの用語は有機的に結びついている。というのも人間とは指揮者（騎乗者）によって指導される一つの機械（乗り物）などではなく、その自己・運動（auto-mouvement）の推進者なのである。

Ⅱ　以上の概念の一貫しない採用によって生じている矛盾した諸立場

存在論的二元論がいかなる危険、つまりはいかなる不条理を含んでいるかということを理解するには、以上提示してきた二律背反的諸概念の表を一瞥するだけで十分である。客体の観念に関係している〈左側の〉縦列群に含まれている諸概念を取り出し、これを主体の力動と関係する〈右側の〉縦列群の中のあらゆる諸概念から切り離してみると、一方は経験論的・唯物論といわれる立場であり、もう一方は観念論と超越論と言われる立場である。

超越論的観念論の立場は全面的合理主義の立場や意識の心理学や形而上学の立場から成り立っており、これらの立場は純粋観念や絶対的理解や、啓蒙の世紀の幾分まばゆい明確性へとわれわれを導く。この立場は、意識をその諸対象から分離する不透明性を内包しているあらゆる反対の概念とは対立するが、「平行論」や「並存」によってこの対立の妥協が図られる。平行論は思考と延長、物質と精神という二つの半世界の間の前もって定められている調和というものを認める立場である。

絶対的唯物論の立場は一連の超越論者の諸概念を否定するもので、形而上学的一元論をよりどころにしている。しかし残念なことに、理性との矛盾が起こり、これらに追い詰められて、物体に還元される事物や人の物質的、決定論的、経験論的なこの考えの中に二元論が急速に復活してくる。これには二つの様態が区別される。

一つは、「二つの顔をもった一元論」ないし「二面的一元論」と好んで言われるものの、詭弁と言ってよいものので、概念の二つの系列を分離するものは二つの話し方、同じ文章の二つの読解の仕方にすぎないと考えるもので、一つの「唯名論」的観点に立っている（これだと主体は客体であり、自我は他者であり、無意識は意識であり、現実界は想像界であるとか、その逆のことをも、無差別に言うことが可能となろう）。換言すれば、パラドックスを心に抱いたまま、矛盾をディスクールに置き換えた振りをしているだけなのである。このような観点に認められる脳と思考の同型論の考え方では平行論の侵入を防ぐことはできない。

もう一つの二元論の形式が存在している。一連の諸概念の対立はここでは同一水平面においてもはや現れることはなく、〈表の二組縦系列の一方の一組だけの〉概念の論理的結合という垂直面の対立として現れる。首尾一貫した一つのモデルを扱うために「唯物論的系列」〈表左側〉を実際採用することだけでは十分ではない。というのも諸概念のこの系列（諸概念の基礎となっている対立的概念から切断されている）は唯物論的諸概念自体が、それらどうしで矛盾しあっているからである。こうして二つのモデル考想が（当然のことながらいずれも残り一方を見捨てているのだが）対立している。[1] すなわち、機械論的モデルと精神・力動論的モデルとの対立である。前者は心理学を扱う際に、唯物論的系列の先頭〈客体〉と最後尾〈自動症〉の二つの別々の概念を無理に一つにし、全く別の系列を創り出し、脳の分子構造しか対象としない純粋に物理的ないし化学的な一つの科学が重要であるかのように考えている。後者では一つの人間科学が問題とされるが、この人間性は無意識、想像界、象徴界へと、より一般的には、社会の分子構造において把握された他者との対象関係へと還元されていると言えよう。これらの矛盾をそのままに放置しているという悪習にわれわれは気づかされることだろう。この悪習とは、一つの平面〈プラン〉（精神、空間、社会）に還元される平板〈プラン〉な心理学という悪習で、これにはプランがない、つまりその目的に従って構成された諸構造の階層的秩序というプランである。これらの形而上学的概念すべてに欠落しているもの、それは生命である。

生命は精神生活の必要条件であるが、心的身体の十分条件ではない。事実心的身体はその組織化によって生命力の次元を超えて、これを人格的自律性の次元に置き換えている。心理学は自然科学などではない。

（1） Royaumont における「精神医学の進歩」集会（一九七二年一〇月二八日）の場合のように。

Ⅲ　心的身体の組織化とその解体という弁証法的解決

精神病理学的組成解体を対象とする精神医学は一つの自然科学である。精神疾患は実際その自然〈エス〈本能〉〉の中に心的身体（自我）を保持する、あるいは落下させる。

もし前述したばかりの誤った解決法〈機械論と精神・力動論の二つのモデル〉から抜け出したいのなら、鍵概念のカテゴリー表を再検討する必要がある。表をよりよく理解すると、優れた仮説とはまさしく作られていない仮説、作ることに成功していない仮説であるということが明確になるであろう。これら二つの系列の対になった相反する用語は対称的ではなく、むしろ非対称的であることを優れた仮説は考慮すべきである。これら対になった用語群の各々が片方に従属する一つの用語から形成されている。例えば、客体と主体では、主体は客体を把握する。他者と自我では、自我が他者から自らを区別する。無意識と意識、象徴界と抽象的思考、想像界と現実界、表出と創造、そして自動症と意志の組み合わせも同様である。このことによって、またこのことによってのみ、われわれは一つの意味（＝方向）、つまり、主体に関係するあらゆる観念がもつ超越という方向（＝意味）を担う組織化という考えに到達可能となる。

心的身体という観念がここにおいてその十分な意義を見いだすのは、この観念が心的存在に存在論的秩序を与えるというだけでなく、心的身体は心的存在にその生命性を求めるだけでなく、その自由性において心的存在を確立するからである。概念の名詞化（主体、無意識、意識、自我、現実界、象徴界など）において、意味の論理に場所を与えるべきである（意味のない非論理ではない）。その場所において実存的存在（l'être）の時間的身体性（その発展、その生成、その目的、その運動、その到来と来歴）が実存的存在ではないモノに代わるべきなのである。

心的身体は生の弁証法において馬に乗った騎士のように生体にまたがっているのではない。心的身体は生体から生まれ、そこから栄養分を得ており、その形態に必要な力——これは形態からその実効性を保証されている——を「下部」から絶えずくみ出しながらその下部を超え、これを「昇華」する。心的身体のプランとは組織化されたその力動が自然界や文化環境によって条件付けられるだけでなく、その自由性によって条件付けられている。心的身体は一つのモノではなく、一つの言葉でもない。むしろこういった方がよい。その固有のディスクールによってその固有の身体の産出を分節化するのは話すことによってである。心的身体は自我がその世界、自我自身と他者とともに共在していることの自我の言語的変化なのである。言語学の対象であるこのコミュニケーションの諸水準はアルゴリズムの形式化という抽象化ではなく、考え、話す実存的存在の存在論に位置づけられる。言語活動（その記号、コード、シニフィアン、象徴、参照系）は心的身体の組織化によってのみ可能となる。この組織化のみが具体的現実にディスクールを挿入するというその働きを種々の水準において可能にする。というのも何も語らないために話すということは想像界の場以外では耳にすることがなく、そこでは唯一の可能な言葉は独語的反響でしかないのだが、しかし何かを語ることは世界の実在と誰かの存在を必要としているからである。「心的身体」の組織化によって言葉とモノとの主体の関係システムを分節しながら、孤独と沈黙に抗する主体が保証される。

Ⅳ　精神医学的問題のための推論

もし人が多少とも明らかに二元論〈を前提とする〉視座を採用するなら、精神医学は存在しないことになるし、存在不可能となることは極めて明確である。唯心論的な超越論的観念論の立場にとっては、精神とは悪や罪による以外に腐敗することはないので論じるまでもない。一方経験論的決定論の視座にとって精神医学はたんに脳内分子の乱調とのみ同一視されたり、あるいはそれは人間全てにおける抑圧された欲望の力を寸分違わず表現するものである。これらの決定論の視座に立つ精神医学は次の二種類の反・精神医学という矛盾している立場に必然的に陥る。つまり、精神疾患に対して、一方（神経学的）は精神の特性を拒否し、他方（心理・社会的）は疾患の特性を拒否している。これら双方において精神医学の居場所はない。

逆に全く自然な一つの精神医学が存在しているが、それは心的身体の構築学的モデルにおいてである。というのも正常では「存在」の自律性を保証するために構成されているが、その組織解体は精神病理学的諸現象を生み出すからである。

このことは本書の最後の説明にふさわしいものである。われわれが提示している「器質・力動論モデル」（そして精神病理学的現象は身体的自然と、実存と共同存在とが合わさった歴史性に刻み込まれている限りにおいて、精神病理現象の「自然史」〈訳注〉にこのモデルは対応している）は明示的にせよ暗示的にせよ種々の形の二元論を拒絶している。二元論は心的身体の組織化における実在性と自由性との分節を、そして組織解体という現実を危うくするものである。逆に「心的身体」の存在論的構築学は自我に、現実〈原則〉守護者の役割を与えることによって、その実在的地位を与えている。このため、睡眠が夢を解放するように、精神病理学的組織解体は各人固有の制作的作品〈である心的身体の組織化〉の運動の退行をひきおこす。矛盾〈鍵概念のわれわれの表において示されている〉の論理を内包しているこのような心的有機体という概念は本質的に精神・生物学的なものであって、形而上学的でもイデオロギー的でもない。この概念はあらゆるイデオロギー的立場から離れて、皆に受容されて、すべてを満足することができることはわれわれにとってはあまりにも確かなことのように思われる。[1]

本書において決して見失うことのなかった鍵概念の表を要約した後に、われわれが理解できることになるのは心的身体〈意識存在〉の組織解体と、その道具の一つ〈知覚システム〉の統合解体とから幻覚は精神病理学的実在性を引き出しているということである。

（1）これは私が議論の中で強調したことで、とりわけ「神経症と精神病の心因」についてのボンヌヴァル会議（一九四六）でのS. Follinと L. Bonnaféとの論争である（Paris Desclée de Brouer, édit., 1950, p.200-203を参照のこと）。Jacques Monod（『偶然と必然』三七〜四五頁）がイデオロギー的と弁証法的な立場について言及している箇所は私と同じ方向を行っているように思える。

〈訳注〉Eyにおいては「自然史」とは、身体的自然と実存的、共同存在的歴史性としての自然史（histoire naturelle）、自然と歴史との対立と弁証法的統一的概念であることに注目すべきである。

用語集（フランス語、外国語、曖昧な用語、廃語ないし造語）

Acouasmes, acouphènes（群、アクアスム、アクフェーヌ）
要素性幻聴群（プロテイドリー群）

Aliénation（**精神病、疎外**）
フランス語で、人間からその自由意志を奪う精神疾患を指している。〈ドイツ語では不可能である〈疎外の意味をもつ〉〉この言葉の戯れを多くの観念論者たちが楽しみ、ヘーゲル的、マルクス的観念論の人間の状態の疎外（Entfremdung）ないし外化（Entausserung）の意味と、「精神病理学」におけるこの用語とを同じものと見なしてきた。しかし、このことは精神医学を社会学に溶解させてしまいかねない。

Anomie（**アノミー、無秩序**）
組織化の法則規定から外れた精神・社会的一つの構造と言われている（Durkheim）。本書ではこの用語は病理学

的特徴を指すために使用されている。つまり幻覚群に還元できない、集団的共有の信念に含まれている、知覚系と現実系の操作野において正常に起こる錯覚とは対置される幻覚現象の異質性を指すためである。

***Antipsychiatrie*（反精神医学）**

異なる二つの意味ないし意向で使用されている。一つは、反精神医学は反保護院的な一つの健全な反応や、精神科医たちが社会において果たしていると思われている鎮圧的役割に対する抗議として定義されている。もう一つでは、反精神医学は精神病理学的事実を馬鹿げたことだが否定し、これは医師たちの空想の投影でしかなく、社会の病因的構造に置き換えられるべきであると抗議するものである。

***Aperception*（統覚）**

内的なもしくは精神的な現象野の一部を対象とする知覚作用

***Assertion*（assertivité）（断言、断定）**

現実性判断が関与しない知覚野における存在の肯定

***Automatisme mental*（心的自動症）**

慢性幻覚性精神病の幻覚現象ないし中核的諸要素の厳密な分析に基づいた、ドゥ・クレランボーの学説で、これらの諸要素は脳の機械的過程から直接生み出される「非観念的」（anidéique）なものと考えられている。

Champ de la conscience（意識野）

知覚の、時間と空間において限定された現存的な（actuelle）体験の対象を構成する「なにものかについて意識している」共時的様態

Champ perceptif（知覚野）

特異的な知覚システムの目標に相応した知覚作用の時空間的様態

Champ phénoménal（現象野）

知覚野と統覚野との全体で、その現存性において生きられる体験全体

Conscience（Être conscient, Devnir conscient）（意識〈意識存在（意識的であること）、意識の生成（意識的となる）〉）

自己の世界に固有なモデルをわがものにすることを可能とする存在様態。意味、表象、活動等のこれらの様態は次の二つの視座に明確に示される。一つは共時的なもので（意識野）、もう一つは通時的なもの（自己ないし自我の意識）である。意識は無意識との関係によってのみ規定される（「鍵概念の表」を参照のこと）。

Délire（デリール）

ラテン語においてこの語が指しているのは、一つの「状態」（夢の中のように自動的に体験される想像的なものの体験）であったり、根本的に間違った、しかし絶対的確信を生み出している混沌とした、あるいは体系だっ

た「観念」全体であったりする。ドイツ語の「せん妄状態」（deliriöse Zustand）〈訳注：Zustandは男性名詞であるのでdeliriöserの誤植であろう〉、英語の「せん妄状態」（delirious state）を示すためには、このデリールの用語は前者の意味に特殊化される。というのも妄想的な観念化や確信を示すためのもう一つ別のドイツ語（Wahn）と英語（Delusion）があるからである。

そのあらゆる形式を示すデリールはそのアノミー的な特徴によって規定され、正常な（あるいは心理法則的な）直観的ないし不合理な錯誤、信念、表象（信仰や熱情的もしくは官能的な体験など）からは区別される。デリールは集団に共通の思考や現実性システムの掟とは特異的に異質な認識モードを基盤として構成される。それは理性的論理に背くだけでなく、信念や観念の体験の存在論的組織解体と、そして通常では自我がその人格的な（personnel）統合を行っている共同存在システムや現実性システムへの自分勝手な（personnel）統制とに対応している。デリールはこの点で、用語の精神病理学的意味でまさしく精神病（＝疎外）の形態を示している。〈パラノイアのような〉「孤立性で」、「清明な」現象としてのデリールはしばしば「一次性」であるとしても、病態発生的観点からは常に「二次性」である〈訳注〉（「鍵概念の表」のアノミー、幻覚、精神病、過程を参照のこと）。

〈訳注〉一次性であるデリールが病態発生的観点からは常に二次性ということでのEyの言及については、かなり本質的な問題を含んでいる。この点についてはPsychoseの項目の訳注3を参照のこと。

Delusion（妄想）

英語の、状態としてのデリール（せん妄状態——le Délire-état, delirous）ではなく、妄想を指す用語で、しかもこの妄想観念ないし観念化は錯乱状態の古典的意味における意識障害を含むものではない。

Dermatozoïque（Délire,Hallucination）（皮膚寄生虫〈妄想、幻覚〉）

エイドリー性ないしデリール性（精神病性）知覚において、皮膚内への昆虫や蛔虫、小動物が寄生するという諸々の型の幻触（K. Ekbom）

Désafférentaion（求心路遮断）

一つないし複数の知覚システムの感覚求心路の多少とも全面的な遮断という病理的もしくは実験の状態を指す用語。

Dreamy state（夢幻状態）

側頭葉てんかん、とりわけ鉤回の発作（鉤回発作（uncinate fit））に特徴的な夢に等しい前兆ないしこれに類似した発作性の心的状態を示すためにH・ジャクソンがとくに用いた英語的表現。

Écart organo-clinique（器質・臨床的隔たり）

用語表のOrgano-clinique（Écart）を参照のこと

Eidetique（**形相学、形相的、心像的**）

これはフッサールの現象学の意味では超越論的形相学は純粋本質についての科学である。この言葉は、統覚によって対象とされた想像の心的現実、つまり精神生活の心像の世界もしくは想像界の構造を指すもので、心理学や精神病理学においてより一般的に使用されている。

Eidetisme ou images éidetiques（**直観像症もしくは直観像**）

一定の潜時を経た後の知覚の復活現象（E. et W. Jaensch）

Eidolies（**エイドリー、直観像**）

知覚野の時空間に枠付けされた一つの心像の知覚を構成している幻覚現象で、単純な肯定的判断の対象を構成している。この用語は幻覚症の用語を置き換えたものであるが、本書では非デリール性（非精神病性）の幻覚現象を指す場合には、しばしば「幻覚症性」と形容詞が付されて使用されている。

Erlebnis（**体験**）

ドイツ語で、フランス語では名詞的に使用された過去分詞、「生きられるもの（＝体験）」（un vécu）にしか翻訳できない。「生きられるもの」はその現存的意識野、その知覚野（もしくは現象野）に入る時、あるいは入れられる時には、主体によって体験されるあらゆる経験（expérience）と同義語である。

Esthésie（官能、感覚、感官性）

主体によって生きられる心像の感覚的生命感。この「官能」は心像の強度によって規定された幻覚固有の性質と考えられることが多い。

Expériences délirantes et hallucinatoires（せん妄性幻覚性体験）

夢の体験のように生きられるせん妄性幻覚様態で、主題的であったり、劇的であったり、想像界へ捧げられた知覚野、もしくは無意識の象徴体系に埋没された知覚野を生きることとである。

Fantasumes（幻想）

Phantasmesを参照のこと

Fantastiques Délires ou Paraphrénies（空想性〈妄想病群〉もしくはパラフレニー群）

慢性妄想性精神病群で、論理的でない活発な作話を特徴としている。この幻覚性ディスクールが神話的形態をとる場合は初期ないし間歇的な幻覚体験構造を示すが、これはとりわけ、幻覚活動の「知性・情動的」（noético-affective）（この用語を参照のこと）形式における一つの観念・言語的産物である。デリールが生きられるというよりも思考されるものになるに従って、幻覚形式は空想的幻聴となる。魔術的思考は、保持されている驚くべき知的活動能力とは対照的である。これらの妄想病群は一部の統合失調症群の終末期に出現するが、これより頻回なのは一部の体系化精神病群が進展して生じる場合である。

Hallucination **（幻覚）**

主観的なものの客体化という病理現象で、省略した形ではあるが古典的には「対象のない知覚」と定義されている。より明確にすれば、幻覚は無意識の作用で、これによって、心的身体が組織解体された主体は「知覚すべき」対象を欠いた知覚に欺かれている。これはその意識存在の組織解体の結果や、その知覚システムの統合解体の結果として生じている。このために、（1）あらゆる幻覚は異質的（アノミー的）特徴を有し、（2）幻覚群は、デリール性（精神病性）幻覚群と幻覚症性エイドリーの二種類に分類される。

Hallucinations délirantes **（デリール性〈精神病性、妄狂性、妄想性〉幻覚）**

せん妄性体験の形式下にせよ、知性‐情動性幻覚の形式化にせよ、デリール性（精神病性）幻覚群は急性及び慢性精神病の包括的な一部を構成している。

Hallucinations extracampines **（視覚領野外幻覚群）**

視覚領野以外で知覚される幻視（E. Bleuler）

Hallucinations négatives **（陰性幻覚）**

知覚野における知覚すべき対象の知覚が欠落している。例えば、しばしば起こるのは、患者は鏡に映る自分の姿が見えない、といったことである。

Hallucinations noético-affectives（知性－情動性幻覚群）

知性－情動性を参照のこと。

Hallucinations psychiques（精神性幻覚群）

バイヤルジェ・ヤスパースらによって精神・感覚性幻覚群と対置された幻覚群で、感官性や空間的投影の欠如を特徴としている。統覚や表象の領野における幻覚現象であって、外界知覚の領野におけるものではない。幻覚の感覚性理論は、この基本的差異によって、幻覚を前述したようなわれわれの定義を採用するやいなや直ちにその利点を失うことになる（仮性幻覚を参照のこと）。

Hallucinations psycho-motorice（精神・運動性幻覚群）

発声運動やその運動の表象と結びついている音響・声の幻覚現象。他方なりとも音節化された言語のこれらの幻覚に関しては多種多様なものが記載されている（Séglas）。

<<*Hallucinations*>> *psychonomes*（心理法則的〈幻覚群〉）

P・ケルシーによって採用された用語で、正常な「幻覚」を示している。しかしこれはわれわれにとっては錯覚で、全ての者（とりわけ幼児や、魔術的思考が支配する社会集団において）において示されうる集団的誤謬である（暗示、その他）。われわれにとって正常な幻覚なるものは存在しないし、この「心理法則的」という用語をわれわれは正常な錯覚現象を示すために用いている。

***Hallucinations psycho-sensorielles*（精神・感覚性幻覚群）**

バイヤルジェ及び古典学派によれば、極めて明瞭な感覚性特徴と、とりわけ外界への投射を含む、完全な「知覚」的特徴を備えている幻覚群。

***Hallucinations réflexes*（反射性幻覚群）**

一九世紀末の古典的理論によれば、感覚刺激（音や臭いなど）によって誘発される幻覚群で、幻覚は感覚刺激に連接して加重される（反射）（Séglas）。

***Hallucinose*（幻覚症）**

曖昧な用語であり、一般には、とりわけ外国では、ウェルニッケが与えた次のよう意味で採用される。つまり意識障害を欠いた言語性〈幻聴〉が支配的なデリールの状態（酒客幻覚症）。われわれがこの意味でこの用語を採用する場合にはHalluzinoseとドイツ同様に〈ドイツ語で〉記載している。フランスではこの用語はとりわけデリール〈妄狂〉を欠く、部分的で審美的な幻覚現象を示す場合に採用される。われわれはこれよりも幻覚症性エイドリーの用語を採用するのも、昔の研究者たちが述べたように、理性と両立する幻覚群のカテゴリーをより明確に区別するためである（エイドリーの項目を参照のこと）。

***Haptiques*（Hallucinations）（幻触）**

幻触を示すために外国で時々採用される用語。

Idéo-verbal（**Processus délirant**）（**観念・言語性〈妄想過程〉**）

ヤスパースの意味での妄想過程、つまり「精神的」ないし「身体・精神病的」過程で、現実を変更しているディスクールを生み出すことを特徴としているが、これは知性・情動性幻覚妄想性活動を介して本質的には臨床的に現れる（知性・情動性幻覚を参照のこと）。

Illusion（**錯覚、錯誤**）

一般的意味では認知ないし知覚のあらゆる誤謬を指している。知覚の水準では無意識の投影、あるいは知覚された形態を構成する際の閾下知覚の作業へ想像的なものが投影されたものである。

精神医学の徴候学において、古典学派は幻覚と錯覚を対置させたが、ある時はデリール性（精神病性）幻覚と幻覚症性エイドリー群を区別する基準は判断力〈の障害の有無〉であったり（エスキロール）、ある時には幻覚と錯覚とを根源的に分離するものは「誤謬」であった。このような場合には、口実として、錯覚は実在する対象と関係するもので（ラゼーグが述べたように、火のない所に煙は立たないといった悪口のようなもの）あるとか、幻覚は実在するいかなる対象とも関わらない（根拠のない中傷）とかであると語られた。たとえ幻覚の本質は知覚の偽造であるとしても、この偽造は幻覚と錯覚どちらにおいても同じである。事実、錯覚（＝錯誤）は幻覚の中心にある。というのも、幻覚においては対象が存在しないからではなく、「知覚すべき〈知覚可能な〉」対象が存在しないからである。〈訳注〉

〈訳注〉議論が錯綜していて判然としない点もあるが、ここでは、幻覚においては「知覚すべき対象以外の対象」、つまりは「内的対象」、「心的実在」が存在しているので、錯覚も幻覚も対象は存在している、と言えるので、両者ともに「対象の偽造」であり、「錯誤」である、ということが言いたいのであろうと、思われる。そして両者に共通している「偽造」とは知覚作用への無意識や想像的なものの投影であり、これが錯誤（＝錯覚〈illusion〉）ということを述べている。ちなみに本文等で論述されていることで、ドイツ精神医学に慣れた精神科医にとって、ドイツ記述現象学派の「妄想知覚」を幻覚群の一部とみなすエーの主張に違和感を感じるが、これは妄想知覚をエーは妄想による知覚の偽造とみなしていることもその根拠の一つなのであろうと思われる。

***Interprétation*（解釈）**

病理的現象としての解釈を幻覚群と関係するものとしている錯覚の定義はこの事象の分類や解釈の作用を理解するためのモデルとして機能する。解釈は科学的認識（仮説）の誕生や精神症状の潜在的意味の暴露（精神分析的解釈）から、全ての人間の日常生活上ではごく一般的な「正確な知覚から誤った概念への推論」（Dromard）まで種々のものがある。

知覚野の意味の変形作用や状況や対人関係（感情）についての判断作用としての病理的解釈は、抵抗不能性、訂正不能性、偽合理的自生的産出のその特徴によって、知性・情動性の妄想性性幻覚群に属するものである（K・シュナイダーの二分節性で、これは妄想的認知という基礎的現象から誤った妄想的演繹的総合の様相を指している）。このような偽合理的な投射（Sérieux et Capgras）は慢性幻覚妄想性精神病群、とりわけこれらの体系化型の過程、観念・言語的な作業を構成している（「観念・言語的」、「過程」、「体系化（妄想病群）」を参照のこと）。

Isolement sensorial（Sensory deprivarion）（**感覚遮断**）

自然発生的な状況（臨床的な求心路遮断や社会からの隔絶）や実験条件（知覚野の閉鎖）で観察される。

Kinesthésiques（Hallucinations）（**運動性〈幻覚群〉**）

幻覚群の一種で、幻覚性知覚（声）、運動（精神・運動性幻覚群）ないし運動表象（仮性幻覚性心像）の幻覚性知覚を特徴としている。

Linéaires（Modèles）（**線型〈モデル〉**）

われわれがこの用語で示そうとしている病態発生理論は、心的身体固有の全面的な組織化を考慮に入れないで、心像中枢のニューロンの興奮と幻覚とを、あるいは欲望（そして無意識の多少なりとも複雑なその表象）と幻覚とを線の両端に位置づけるような量ないし運動に依拠する理論である。

Mécanique（Modèle），***Mécaniciste***（**機械論〈モデル〉、機械論者**）

精神病理学一般、特殊的には幻覚群の問題において、この病態発生理論では、脳の損傷に直接結合している基本要素的現象が産出されることによって諸症状が形成されると説明されていて、これらの損傷の程度、局在、性質からその特異的な性状が形成されるというものである。機械論的考想のもっとも狭義のものは「元素論」ないし「還元主義」、つまりは病態発生的基本的要素理論によって構成される概念である（例えば幻覚がデリールを生み出す。身体図式の障害が離人症を生み出す、などという考想）。

幻覚に関して言えば、この理論の一般的形式はG・ドゥ・クレランボーの心的自動症理論によって代表される。この理論の狭義の考えは次のような常に繰り返される一般的に受容されている考えに明示されている。つまり幻覚はデリールの産物ではなく、この原因であり、この結果、デリール性幻覚群とエイドリーとを区別することは人為的すぎる、という主張である。

***Négatif et positif*（陰性面と陽性面）**

関係的生活の組織解体の二つの基本的で相補的な側面（H・ジャクソンに依れば神経学におけるもので、一方われわれの器質・力動論的概念に依れば精神医学におけるものである）。精神疾患の過程が現れるのはこうして、同時かつ必然的に、心的身体の構造解体の結果として（陰性面）、そしてその志向性による諸症状の心因性形成の原因として（陽性面）である。このことによって器質・力動論概念は機械論的・心因論的二元論のもつ矛盾を乗り越える。

***Névrose*（神経症）**

たんに統計学的乖離としかみなされない、異型、反応、関係的生活の選択としばしば混同される型の精神疾患（（maladie mentale）。「正常な反応」の限界値〈をどこに設けるのかという解決困難な問題〉によって、神経症を説明するために最も多用されている心因的解釈に困難が生じる。

しかも、これらを説明するのに、無意識における、無意識近くの、あるいは無意識の中での固着、退行、あるいは葛藤の考えが一般的に持ち出される。しかし無意識という共通分母に頼ることは神経症の概念（倒錯、昇華、性格など）の一般化と解体を引き起こすことに気づいていない〈訳注：無意識のみ重視するなら、同じように無意識が問題となる精神病と神経症との本質的な区別ができない、つまりは神経症の一般化と解体が起こる、という主張である。これに対するEyの解答は以下この項末尾で説明されている〉。

これとは逆に、神経症と精神病が分離され、後者に現実性の喪失やその素因の異常が与えられている（構造主義者のディスクールやフロイト主義的傾向をもった実存分析の中での幼児期の性的外傷、エディプス的三角関係の不在、父の心像の排除、「ダブル・バインド」、現前と意味の裂け目など）。しかしフロイト（一九二四年）が強調したように、神経症と精神病とが神経症における現実否認（Verleugnung）と、精神病における現実性喪失（Realitätsverlust）〈訳注〉とによって互いに区別されるとしても、それでもこの微妙な区別がわれわれに投げかけているのは両者における歪曲された現実性が抱えている問題性である。〈否認のように〉現実に抗するにせよ現実性喪失にせよ、両者は現実性にもはやエネルギーが備給されていないという点で、基本的には同じことである。次第に為されてきているように精神病を「神経症化」することによって両者を混同する傾向にあることは、両者を根本的に過度に区別し、両者を分離することと同じように人為的なものであることを以上のことは説明してくれている。

結局のところ一方では神経症と精神病とが、他方には正常な精神生活からの変動とがあり、これらの間にこそわれわれが社会的・イデオロギー的ではなく自然的と呼んでいる理論的で実践的な境界区分のラインが存在している。

神経症は一つの疾患、自我ないし意識存在の一つの組織解体として定義づけられる。このためにそれは精神病的組織解体から根底的に区別されることは不可能である。しかし神経症は現実性システムは保持されているものの、心的現実の組織解体（精神内界の葛藤）を特徴としているが、一方、精神病は「他者」に対する自我の関係

（「疎外」（Aliénation））と現実に対する自我の関係（デリール）との組織解体を特徴としている。神経症的自我はその単一性を保持するために必要としている反復と無意識的防衛を特徴としている。一方精神病的自我は組織解体と失われた現実性の平面上に起こる想像的な組織再編とを特徴としている（その人格の疎外とその世界の統合解体）（「精神病」の項を参照のこと）

〈訳注〉原文での引用ではRealität verlustであるが、誤植と判断し、一九二四年のフロイトの小論の題名をも考慮し、Realitätsverlustと訂正した。

Noéphème（ノエフェーム）

ケルシーが登場させた人物で、幻覚は解釈性仮性幻覚に還元できるというテーゼの唱道者である。

Noético-affectives **(Hallucinations)**（**知性・情動性〈幻覚群〉**）

錯覚や妄想性解釈、信念とが分かちがたく錯綜している幻覚。この幻覚は慢性妄想病群の観念・言語性作業の統合的部分を形成する。そこではこの幻覚はディスクールであると同時に確信としてこれら慢性妄想病の一つの産生過程を担っているが、このディスクールと確信とは、純粋に主観的な世界の一つのシステムないし表象に関わるものであるので、現実性システムには背理している（「観念・言語性過程」と「体系化妄想病群」の項目を参照のこと）。

Normal et pathologique**（正常的と病理（学）的）**

あらゆる医学の学説、とりわけ精神医学においては、基本的観念である。というのも医師は患者に自分が関係があると判断した場合にしか介入すべきでないからである。精神疾患の患者は統計的に異常であるとか、社会的もしくは政治的規範に順応しないとかで規定されるものではない。患者は可能性・理想の二項式的規範にその実存を順応することがもはやできない時に、そして患者が不安や神経症性もしくは精神病性症状形成によって反応する時に、精神病理的なものは臨床的分析（弱拡大）においてか、現象学的分析（強拡大）において現れる。

人類の巨大ないし一般的集団から離れて、精神医学の領域は心的身体の規範的組織化に準拠している精神病理的なものの領域に限定されている。その文化的環境やイデオロギー的価値がどのようなものであれ、個人はその精神の健康によってその実存の自律性を構築する義務、課題と能力をもっている（「鍵概念の表」を参照のこと）。

Objet**（対象、客体）**

「鍵概念の表」を参照のこと。

Onirique **（Délire）**, ***Onirisme*****（夢幻的〈せん妄〉、夢幻症）**

錯乱状態（意識野の構造解体）によって条件づけられた急性せん妄性精神病（Psychose délirante aiguë）ないし幻覚性せん妄体験で、睡眠によって条件付けられている夢の類同体。

Oniroïdes **（Étas）（夢幻様〈状態〉）**

夢、つまりは錯乱・夢幻状態とは同一視できない、せん妄性及び幻覚性体験であって、夢の作業が侵入し、及んでいる心像形成的意識というもうろう状態を特徴としている（マイヤー・グロース）。

Opsiphile **（オプシフィル）**

ケルシーが創作した架空の人物で、その対話において、この人物は幻覚が還元不能で本質的に感覚性、感官性を帯びているとのテーゼを主張している。彼はケルシーの幻覚論の代弁者である。

Organicisme ou conception organique **（器質論もしくは器質的考想）**

精神医学において、精神疾患に関する一般的諸理論で、身体的過程（p.somatique）にこの疾患が基づいているとするものである。これらの諸理論には二つの異なったモデルが含まれる。一つは機械論的モデルで症状産出は損傷の直接的作用とその産物であるとするもので、もう一つは器質・力動論的モデルで、これは、心的陽性及び反応性の構成要因を症状形成の統合的部分であると見なすものである（「機械論」、「器質・臨床的隔たり」、「器質・力動論モデル」の項を参照のこと）〈訳注：この説明からは、器質・力動論の中核的テーゼは、器質（身体）因による陰性症状と心的反応（力動）による陽性症状という、精神疾患の病因論・病態発生論・症状形成の一般理論にあることは明白である、と考える。――つまりは、「器質・臨床的隔たり」なのであるが――これは訳者が紹介するようにJ・P・ファルレの精神医学理論の構想と基本的には同一であり、この精神医学理論は器質・力動論の祖型と断じてよい、と訳者は考えている〉

（＊）影山任佐「精神医学臨床講義」（一八六四）（ファルレ）、松下正明・他編『精神医学文献辞典』三三〇頁、弘文堂、東京、二〇〇三

***Organno-clinique*（Écart）（器質・臨床的〈隔たり〉）**

長い間われわれが使用している用語で、器質論的機械論とわれわれの立場とを分離するものを明確にするためのものである。器質的陰性条件（過程的組織解体）と臨床像の陽性的産出（妄想、幻覚、異常行動）――この産出とは意識存在によって正常では抑制されている無意識的審級の力動を指すものである――との間に出現する隔たりと分節的連関を示している。

***Organno-dynamique*（Modèle）（器質・力動論的〈モデル〉）**

精神疾患の器質論的（orgqniciste）もしくは有機体論的（organismique）な一つの考想の様態で、伝統的な機械論的モデルを拒否するもので、器質・力動論的モデルは機械論モデルからは次の共通の命題のみを借用しているにすぎない。つまり身体は精神病理の基盤である、という命題である。このモデルは当然のことながら精神・力動論的モデルとは対立している。後者のモデルは反応、無意識の投影、より一般的には志向性の観念に依拠しており、その目指すものは心的有機体の防衛という正常な型であって、この組織解体ではない。

これとは逆に、器質・力動論モデルは組織解体の観念を考慮することによって精神病理の分野を規定し、これを扱っている。そこから以下の四つの本質的原則が生まれる。即ち、①心的身体の組織化（構築学）、②あらゆる

精神病理的現象の異質性ないしアノミー性、③意識存在の種々の構造解体（共時的と通時的）の諸様態に応じた精神疾患の分類、④臨床像の現象学のうちに現れる陽性的力動の陰性的障害への従属（「機械論」、「精神・力動」の項目を参照のこと）

Paranoïa（パラノイア）

「体系化妄想病群」を参照のこと。

Paraphrénies（パラフレニー）

「空想性妄想病群」を参照のこと。

Perception（知覚）

これによって、主体が、その現存的体験の現実性カテゴリーに対象を加入させるために、主体が対象から自らを分離しながら、対象を把握する行為。

Phantéidolies（ファンテイドリー群）

幻覚症性エイドリー群の亜型で夢の断片を構成している複雑な形態を特徴としている（入眠時幻覚のように）。

Processus（過程）

精神疾患の素因、条件と進展の基盤となっている病因・病態発生全体について言われている用語。カール・ヤスパースによる「精神的過程」の観念自身もまた複雑な組織解体の「異形成」（Freud）的特徴を指しており、精神疾患の症状はいわばその「表現型」として出現する。

Protéidolies（プロテイドリー群）

幻覚症性エイドリー群の亜型で非常に強い官能性をもった、また時には種々の審美的多彩さ（修飾的）を伴い、そして場面の推移を伴わない、要素型を特徴としている。

Phantasme（Fantasme）（幻想）

この言葉は、われわれは《ph》の表記を好んで使用しているが、欲動の複雑な想像的表象を指している。これらの表象は無意識の布置や形姿、鍵的シニフィアン（エデプス、罪責、去勢など）を形成している。

Pseudo-Hallucinationss（仮性幻覚群〈偽幻覚群〉）

真性幻覚概念から派生したこの否定的概念。もし真性幻覚がエイドリーに限定されると、デリール性幻覚群の全てが「仮性幻覚的」である。もし真性幻覚が精神・感覚性幻覚によって定義されるなら、明確な感覚性特徴を有していない対象のないあらゆる知覚〈幻覚〉が古典的には「仮性幻覚的」と記載される。われわれにとって、仮性幻覚群のこれら二つの型は当然のことながら幻覚群に属しており、偽りの幻覚群とは唯一、いわゆる正常な「幻覚群」だけである（「心理法則的幻覚群」の項を参照のこと）。

***Psychanalytique*（精神分析的）**

「精神・力動的」の項を参照のこと。

***Psychédelique*（サイケデリック）**

幻覚剤（とりわけＬＳＤ）が惹起する体験（「不思議の国」への「旅」）について形容されている言葉で、知覚の開門（A. Huxley）とか「ファンタジア」（Th. Gautier）や「ハプニング」（TH. Leary）の連続、「人工楽園」（Beaudlaire）への「開眼」（Rouhier）とか言われている。

***Psycho-dynamique*（Modèle）（精神・力動（論）〈モデル〉）**

心因ないし精神因に依拠している精神疾患の病因・病態発生論考想。これらの原因は生活や社会ないし家庭状況との関連で動機づけとか反応とか言われているものであったり（社会・因）、無意識の動因とかである。もっともしばしば言われている「精神力動論〈訳注〉」とはこの後者の意味であるために、この用語は「精神分析論」とは殆ど同義語である。

心因論モデルは「深層心理学」に関与しているにもかかわらず、少々表面的ともいえるその特徴をかなり急速に露呈してきている。種々の実存条件に応じるためにまさしく組織化される関係生活の病理的変動を説明するには結局は不適当なものとなっている。

元来の精神分析的ないしフロイト的モデルは無意識の病因的性格を主張している。無意識は抑圧されているものとして、力動論的、経済論的、局所論な平面において心的平衡を混乱させる。しかし精神生活における無意識の役割と重要性を一般化することによって、精神分析家たちは、精神生活を無意識特有の常態的に存在するその万能性に従属させてしまう程度に応じて、無意識の病因的活動を言及する力と可能性を失うことになり易い。

このことが、彼らが正常と病理との限界を消去し、次第に無意識の病因的活動を否定しまっていることの理由である（「用語集」の「無意識、意識」、「病的、正常」の項を参照のこと）

〈訳注〉Eyは「器質・力動論」と異なり「精神力動論（psychodynamisme）」にはハイフンなしの表記を一般的にそして一貫して採用してきている。ここでの項目タイトルはハイフン付きだが、本書第二版（二〇一二年）ではこの項目のタイトルはハイフン抜きの表記に校正されている。私もこれが正しいと思う。本書における他の箇所でも同様に是正されるべきであると考える。

Psychonormes（**心理法則的**）

心理法則的〈幻覚群〉の項目を参照のこと。

Psychose（**精神病**）

これは常にフロイトの意味での現実性の疾患（現実性喪失 Realitätsverlust）〈訳注1〉である限りにおいて、デリール（le Délire）〈訳注2〉を特徴とする精神疾患である。精神病を本質的に特徴づけているものは現実性システムの変化であって、このシステムとは自我と意識存在〈訳注：ここでは「意識野」との表現が意味が明解になると思う〉の組織化の働きである。無意識を投影し、あるいは快感原則に従っている「世界」、想像界や象徴界へと退行している精神病全体は、結局は、意識存在の組織解体に依存している。デリールは精神病と同じ広がりをもつ観念である。〈訳注3〉というのも精神病は無意識の潜在的幻覚能力を現実化し、現存存〈世界に於ける存在〉様式を組織解体する〈想像界の平面においてこの存在様式を再組織化しながら、である〉（「神経症」の項を参照のこと）。

〈訳注1〉原文ではRealitätverlustとなっているが、前出訳注と同様の理由で、本文の表記に訂正した。

〈訳注2〉Eyの大文字表記のDélireは、彼自身の解説では、通常では妄想を示す用語法だが〈本書第I巻で解説で指摘したように、この原則通りでない箇所が幾つもある〉、ここでは急性精神病をも含む、精神病全体であり、せん妄も含むもので、なおかつこれらの基本障害を示すものと解釈し、本文のような訳語にした。

〈訳注3〉以下訳者個人（影山）の私見である。翻訳書第I巻のHallucinations délirantesの訳についての解説や訳注で、この広義の一般的意味でのdélirantesの訳語を妄想性とせん妄性を含むもので、フランス精神医学特有のデリールの語源（Esquirol）（「轍（lira）〈理性、合理性、現実性〉をはずれている（dé）〈つまりは解体、陰性面を意味している〉」(*)）を考慮し、慢性妄想病のみの狭義的にはともかく、急性精神病も含む広義においては妄想性では一部的で、完全に正しくなく、広義ではデリール（妄狂）性とする他ないとし、またこの「デリール性」とは「精神病性」と同意義である、と述べた。ここでのEy自身による〈あるいは少なくともその校閲を経た〉と思われる用語解説は訳者の当時のこの解説が正しいことの証左となっているものと考える。さらに付言すると、今述べたように広義のデリールのこの形容詞「デリール性」（délirant）は精神病性（＝精神疾患性）と同意義であると同時に、Eyの器質・力動論からは、「意識存在の〈全体的、均一性〉解体」をも意味していることになるのではないかと考えている。EyはつまりデリールとはPinel, Esquirol時代以降の伝統的デリール概念（「悟性の混乱」（Pinel）＝妄狂）を踏まえたもので、精神病的陰性的条件〈liraの喪失、現実性、合理性の喪失〉と陽性症状（妄想、せん妄）との双方の意味、概念を含むもので、広狭さまざまな両義的、多義的な用語である。端的に言えば私見ではデリールの意味は大きく分けて次の六種類がある：①Pinel Esaurol以来の近代フランス精神医学誕生以降の伝統的用語法で、現代における用語法の古層を為すもので、意識障害発見以前の精神病の本質と見なされ、時には精神病と同義でもあった「轍からの外れ＝理性の混乱」＝妄狂＝精神病）である。これはEy流に表現すれば、病因的過程とは「同時かつ必然的に、心的身体の構造解体の結果として」の陰性症状で、しかもその中でも精神病全体を規定し、形式を与える原基的、基本障害で、「現実性喪失」、現実系システムや自我システム・共同存在システムの根本的変化と言ってもよいものである。②せん妄体験、急性幻覚妄想体験。③妄想。④妄想病。⑤精神病。⑥精神疾患（神経症も含む――Eyの場合は神経症も現実否認という現実性システムの変更、陰性構造を含むもので、これも現実性喪失である精神病同様に「現実性の病理」であり、デリール性である）。

Eyの前述したDélireの項目での説明では、ほとんど「一次性」であるデリールは病態発生的観点からは常に「二次性」である」と言われていることの意味が問題である。器質因論者Eyにあっては、脳の器質的損傷・心的身体（意識存在）の組織解体による陰性構造〉・意識存在の再組織化（＝力動）器質・臨床的隔たり」・陽性症状（せん妄体験、妄想観念、幻覚）という構図になっている。Eyのいう「一次性だが、病態発生的観点からは常に二次性」との表現の「病態発生的観点からは常に二次性」は、脳損傷（あるいは脳の組織解体）が基本的病因であり、これに同時かつ必然的に」デリールが出現するからに他ならない、と考える他ない、と思っている。つまりデリールは陰性症状の基本障害であり、ここから〈陽性症状（幻覚群等）に対して〉「一次性」である、というEyの基本的ディスクールの病因論、病態発生論、症状構成論の論理構造が明確に浮かび上がってくる。従って、EyのDélireには陰性症状と陽性症状の二つの基本的意味が込められているという結論になる。前者の陰性症状は基本的には前述したデリールの①の意味を離れては本質的理解ができない、と思う。しかも、デリールのこのような両義的、多義的な重層的意味の分節構造について、Ey自身は明快な説明をしないまま使用しており、「デリール」の用語解説においても、この点同様である。訳者がデリールの意味、用語法に拘るのも、このことが訳語的問題のみならず、フランス精神医学の伝統の故に、それこそ必当然的前提、フランス精神医学界の共同体的信念に属していること故に、もしかしたらEy自身も必ずしも自覚していないないかもしれない、Eyの器質・力動論の本質的理解にかかわることだからである。少なくともこの点で、Eyは必ずしも十分に明確な説明をしていない点で誤解を生みやすいことを指摘しておきたい。訳者の言いたいことは、要するに、Eyのデリール一次性、幻覚二次性との基本考想はこのデリールのフランス精神医学固有の伝統的概念を押さえないと、本質的なことが見えないのではないか、この点である。なお「デリール」については「後書き」、「Eyを読む」で詳述しているので参照頂きたい。

（＊）影山任佐『フランス慢性妄想病論の成立と展開――ピネルからセリューまで――』三三一～三五頁、中央洋書出版部、東京、一九八七。

***Psychose hallucinatoire chronique*（La P.H.C.de l'école françqise）（慢性幻覚性精神病〈フランス学派のP. H. C.〉）**

幻覚（心的自動症）によって妄想の病態発生を考える人為的な疾病記述的枠組〈の概念の一つ〉。この枠にはこうして、妄想は偶発的か欠如（?）している幻覚性精神病群が入っている。これらの事例はより自然には統合失調症型や空想型、体系化型の慢性妄想病群ないし精神病群に属している（これらの用語の定義についての項を参照のこと）。

***Schéma corporel*（身体図式）**

自己のの身体像や、より広くは自己像を示す一般用語。その用法は、身体の各部分の空間的秩序の表象や知覚に充てられるべきである。このことが意味しているのは、自己の知覚と自己の心像という全身的感覚に対応している身体的妄想性幻覚群と、身体失認障害のように神経学において実際に使用されているエイドリー（身体エイドリー（Somatoéidolie））とは区別されねばならないということである。

Schizophrénie（**統合失調症、精神分裂症**〈**病**〉（**旧名**））

慢性進行性の（これは治癒不能というのではない）精神病で、その特徴は現実世界と自我との関係が自閉症的に組織解体する傾向を示す点にある。この妄想性精神病は妄想型といわれる型において幻覚性活動、とりわけ言語性幻聴を示すだけでなく、進行時期によっては、声や影響妄想や身体幻覚が支配的となる幻覚性症候群を示したりする。この精神病の典型的進行は統合失調症性欠陥へ至るが、しかしこの精神病は可逆的である（たとえこの統合失調症の枠組から急性統合失調症と乱用気味に呼ばれている急性せん妄性精神病の大部分が除外されて、その残余のものにしても、可逆的である）。

自然な経過では、統合失調症の一〇パーセントが幻想性精神病に移行し、五パーセントが体系化妄想病群に帰着し、約三〇パーセントが良好かつ安定した寛解を示す。

Sensory deprivation

「感覚遮断」（Isolement sensoriel）の項目を参照のこと。

Sociognèse（**社会因**）

精神疾患の基盤を状況的、動物行動学的、疫学的因子に求める精神疾病観で、精神疾患を病因的ミクロ環境（家族内対人関係、出来事や葛藤など）の所産としてのみ還元したり、人間の条件の疎外、つまりは社会が個人に及ぼす抑圧という一般的側面にのみ還元したりする病因論である（「反精神医学」の項を参照のこと）。

Somato-éidolie（身体・エイドリー）

身体図式の部分的統合解体を特徴とする身体的幻覚現象。

Somatognosie（身体認知）

「身体図式」を参照のこと。

Structure et structuralisme（構造と構造主義）

「構造」の用語の使用は心理学的原子論に対する反動に寄与する。構造の観念は一つの全体に結合している諸部分のシステムで、このシステムは全体が変化しても存続しているという観念を意味している。全体性と定常性とは構造の基本的属性である。物理的構造は現実のシステム（客観的現実）のただ中で起こりうる変形についての科学の対象である。数学的構造は、操作者の精神と同型の操作操作である論理的操作行為やモデルに一致していて、これらの論理操作等はシステムの一貫性やこの維持に機能している。

言語学では、構造は本質的にディスクールの共時的組織化であるが（ソシュール）、しかし、変形的構造主義（N・チョムスキー）の問題を提起する者も在る。心理学と精神医学においては二つの構造を区別すべき理由がある。一つは力動的で志向的なもので、「作用心理学」と「ゲシュタルト心理学」を刺激しており、その意味に対して諸要素の全体性を要求する（ドイツ学派の構造主義、ディルタイとブレンターノ）。もう一つはアルゴリズムないし形式論的構造で、これらは、特有の客観性において把握される定常型を浮かび上がらせて、（社会学が社会構造を超文化的、超歴史的と考えるように）「構造主義者」に社会構造を純粋に象徴の結合体として取り扱うように導いている。

Subception（閾下知覚）

前知覚（Préperception）の用語と極めて近縁なもので、この意味では、知覚作用の下部構造ないし前意識的ないし無意識的な作業を表している。

Systématisés（Délires）（体系化〈妄想病群〉）

これらの妄想病群はパラノイアの概念と一致していて、このパラノイアとは、古典学派（クレペリン、セリュとカプグラ）に依れば、「幻覚を欠いていて」秩序と明晰性において進行する一つの精神病ということである。しかし臨床的に公準（postulats）や妄想直観、妄想解釈を基盤にしているので、感覚性が欠如しているというだけではこれらの妄想病群を幻覚のカテゴリーから排除するには不十分である。これらの妄想病群は知性・情動性幻覚を介して出現する観念・言語的な作業を特徴とする幻覚性妄想病群なのである。これらの予後は一般的に進行性であるが、可逆性の型が存在している（二二パーセント）。またこれらの妄想病群の統合失調症への移行（五パーセント）や空想性精神病への移行（四パーセント）が認められる。

Uncinate fits（鉤回発作）

「夢幻状態」の項を参照のこと。

***Vigilance*（覚醒性）**

一般的に覚醒された神経活動（arousal）を意味したり、ヘッドが主張したように、なんらかの働きのあるシステムないしサブシステムの統合を意味したりする。

***Wahn*（妄想）**

ドイツ語で、誤った不動の観念ないし確信を特徴とする一次性ないし内因性の真性妄想を指している。

***Wahneinfall*（妄想着想）**

ドイツ語で妄想観念の直観的な突然の出現を指している。

***Wahnstimmung*（妄想気分）**

ドイツ語で妄想体験の心的体験の基盤を指している。

***Wahnwahrnehmung*（妄想知覚）**

ドイツ語で幻覚の妄想形態を指している。つまりその精神・感覚性特徴を示す幻覚群から多少なりとも明瞭に区別された妄想性知覚である。

エーを読む　蘇るアンリ・エー

——器質・力動論の現代的意義と展望——

影山任佐

エーを読む　蘇るアンリ・エー——器質・力動論の現代的意義と展望——

影山任佐

付録Ⅰ　ファルレの「古器質・力動論」——『精神諸疾患』（一八六四）〈古典紹介〉と解説——
付録Ⅱ　H・エーの「オイゲン・ブロイラーの考想」（一九四〇、一九六四）
付録Ⅲ　H・エーの「ヒューリングス・ジャクソンの諸原理からオイゲン・ブロイラーの精神病理学へ」
付録Ⅳ　「心理学事典」（一九八〇—一九八三）における器質・力動論に関する最晩年のエーによる最終的解説

［本文の凡例］
（　　）は著者注
太字は著者強調
ゴチック体は著者の結論、まとめ
参考文献等の引用に関する凡例
原文の《　》は「　」
原注や原文の（　）は（　）
訳注は〈　〉
原文強調はイタリック体の太字
訳者強調は太字

はじめに

近代精神医学はピネル、エスキロールによって創始され、ジョルジュ、ファルレらによって継承発展させられた[17・18]。一方、現代精神医学はクレペリンによってその基盤が構築されたと言えよう[20・21]。エーは現代精神医学の理論的対立を受け、現在へと繋がる精神医学、そして科学的、哲学的そして人間学的な新しい理論モデルと思想を構築した。現在はエーの理論モデルと思想が新しい脳科学的成果を捉える理論的枠組を提供する可能性が模索されており、「エー・ルネッサンス」（影山）とでも称すべき、エーの復活、エーを直接知らない第三世代の器質・力動論の創造的展開が試みられつつある時代となっている。「エーは現代（temps modernes）から現在（ère contemporaine）への結節点に位置している」[15]だけでなく、二一世紀の現在においてもいまなお刺激的な理論と思想を提供してくれており、これを無視して新しい精神医学、精神医療の道は展開しないように私（影山：以下同）には思われる。

ところで、最近、エーの晩年の大著『幻覚群概論』（Traité de hallucinations）（邦訳書『幻覚』、以下同）の翻訳刊行の最終巻『幻覚　V巻――器質・力動論2――』を上梓した。諸般の事情で、初めは予定になかった私が一部を引き受けることになり、十数年前に脱稿し、編集者に原稿を手渡していた。しかし刊行予定の残りの箇所の翻訳担当者が定まらず、ようやく共訳者に多忙の中、承諾して貰い、二年ほど前に、今回掲載箇所までの担当分の訳原稿が編集部に送られてきた。その後、本年春になって私にもようやく時間が本書翻訳にとれるようになり、これまでの脱稿分に加えて、第Ⅳ章の最終節「幻覚群に対する器質・力動論の一般的意義」、と刊行予定外であった第八部治療論の「序論」と「用語解説」等を翻訳し、本書『幻覚』の最終巻発刊にどうにかこぎ着けることができた。

『幻覚群概論』の翻訳は私にとっても第一巻翻訳当時の四〇代から最終巻の六〇代後半までの仕事となってしまい、感概深いものがある。エー没後の翌年、一九七八年に当時の文部省在外研究員としてフランス留学中に、本書をパリ、サンミッシェル大通り四九番地、ソルボンヌ大学正門前広場角の風格ある建物にあったＰＵＦ書店（同書店が無料配布していた同書店の絵はがきが私の自宅書斎の机上にあり、人物の服装からおそらくこれは戦前のもので、地上階、一階〈日本流に言えば、二階〉までが書籍売り場であった。ここも最近服飾店に代わってしまった）で本書を購入し、帰国後本書翻訳を金剛出版にお願いし、快諾を受け、故宮本忠雄、小見山実両教授（当時）に監訳者をお引き受け頂き、翻訳担当者もきまり、編集者中野久夫氏らを交え、幾度か新宿などで編集会議を開催したのが、今懐かしく思い出される。関係者の幾人か、関忠盛博士など既に物故者となられるなど、時の流れを感じないわけにいかない。

　エーの晩年の大著、本書の意義は出版後四〇年以上経て、精神医学の現代史に客観的に位置づけられる条件が整ったということができよう。むしろ現在時点で、本書が我が国で出版されること、エーの器質・力動論が精神医学理論、科学理論としてどのように評価され、今後どのような影響を与えるのか、その可能性と方向をまさしく現在という状況だからこそ問うことの意義と重要性があるように感じているのは私だけではない、と思う。つまり、エーの器質・力動論は、精神医学理論、精神医学や医療の根幹的発想や骨組み、土台に対して真剣に取り組む精神科医、神経科医、心理士、神経科学者、哲学者や思想家たちにとって、真っ正面から取り組むべき、クレペリン、フロイトと肩を並べる二〇世紀最大の精神医学思想、理論の一つと言っても過言ではない。エー没後、「数年来若い世代も含めてフランス内外で多様なエー研究会が設立され」[15]一九九〇年代には「エー・ルネッサンス」とも称すべき現象が起きている。これを受けて、一九九五年に「エー協会」（L'ASSOCIATION POUR LA FONDATION HENRI EY）も設立され、学術集会が開催され、「統合失調症」、「デリール批判」等の特集を組み、研究論文集が発刊されてきている[3]。エーの翻訳書はわが国でも数多く出ている。しかし、エーの小伝やこの理論モデルや思想についての本格的解説、とりわけ研究は数多くなく、フランス本国を中心としたエー再評価の機運と批判的乗り越えの動向について、触れられたものはわが国では少ない。とくにエーの器質・力動論誕生と展開についての史的分析は少なくともわが国で本格的になされたものはないように思える。エーに関して全体的に論じた論著、研究書が求められているように感じた。このような事情に加えて、器質・力動論についての私自身の読み込んだ分析、把握の仕方を披瀝しながら、本格的にエーについて、何かまとめてみたいという思いが強くなった。エー理解のための、用語や概念把握、方法論等についての私自身のための覚え書きのつもりでもある。本論では時間的制約もあり、このような考想の素描的試論を以下述べてみたい。

第一部　エーの生涯

最近出版されたアンリ・エー関係者によるエーの評伝集、とりわけエー最後の弟子と称されるパレム[22]などのエーの小伝を中心に、[1・2・5・6・14・16・22・23・25]いくつかの文献を交えて、エーの生涯について紹介したい。

第一章　生地と家庭——バニュルス・デル・ザスプル——

アンリ・エー（一九〇〇—一九七七）は一九〇〇年八月一〇日にバニュルス・デル・ザスプル町のブドウ園地主家庭に生まれた。家は田舎風の作りであった（最近のエー関連の書物[1]〈p.40〉やエーの処女出版復刻本表紙[8]にこの農家の同じ写真が掲載されている）。故郷は南仏スペイン国境に近く、バルセローナと同じカタロニア地方に属し、そして南仏はピネル、エスキロール、ファルレ、ギローが、エーの故郷近くの都市ペルピニャンからはマニャン、そして最近ではポステルなど高名な精神科医が輩出したことで知られている。

四人同胞（男二人、女二人〈そのうち一人は夭折〉）の最年長、長男であった。父はぶどう園地主で、父方はフォンクレール地区において一五六〇年まで、母（Angèle Potqu）方は一六八〇年までそれぞれの祖先がたどれる古い家系である。父はフォンクレール地区の地主で、この地区はバニュルス・デル・ザスプル村から二キロ離れた場所で、ル・テク川の川岸、アルジェレス山塊の山麓にある（Google mapで検索すると、バニュルス・デル・ザスプル村南方約二キロ、ル・テク川の岸辺にフォンクレールの名がついた小川〈水路か?〉に囲まれた農地があり、おそらくこの農園であろう）。エーの両親の家系で、農業につかなかった者たちには医師、法律家が多く出ている。エーは比較的裕福な家庭の出身で、当時としては経済的には恵まれていた。

エーは幼少期の最初を生地近くのセレッテ町の母方叔母宅で過ごし、ここで一九一〇年まで小学校に通い、ソレーズ（南仏タルヌ県）中等学校へと進んだ（Google mapで検索すると、この建物は現在はホテルとなっているようである）。この学校は一七世紀以来の歴史をもつもので、元来は貴族の子弟の陸軍幼年学校であった。ドミニク派の経営に委ねられていたこの学校は、比較的自由な校風で、エーの精神にこれが染み込んでいった。少年エーはここでギリシャ語とラテン語の古典語に励み、優秀な成績を収めた。ヒポクラテスになじみ、これが彼の遺作『医学の誕生』第一巻（一九八一）[12]に生かされている。

第二章　医学生、精神科医パリ時代

精神医学理論、方法論についての自己の遍歴を概括して、エーは極めて興味深いことを以下のように述べている（一九六三）[10]。

「私事に関することだが、私の到達した理論モデル的立場は当時は極めて困難なことであった。行きすぎた器質論において、唯一の対象となるべきものと思われていたのが精神医学的機械論であり、この教育を受けていたすべての同世代の精神科医たちと同じく、こんどは心因論と社会因論の洗礼を私は受け、より力動論的でより開かれた視座に私は心酔してしまった。この視座はわれわれ世代に精神分析学と社会学とがもたらしたものであった。しかし早くも私が気づいたことは、精神医学と精神疾患の定義自体が心因論とは相容れないということであった。この理論は神経症と精神病とからあらゆる病理的特徴を拭き取り、これらの病理的構造のまさしく本質となっているもの、**陰性構造**を除外すること以外のなにものでもなかった。この陰性構造によって精神病も神経症も全体的にせよ部分的にせよ意図や動機、動因からは必然的に引き離されているのである」[10]（p.752）。

つまり、後に詳述することだが、エーは同世代の精神科医たち同様に、器質論、身体論的精神医学の教育を受け、精神分析学、社会学の時代の波の中で、心因論、社会因論に心酔した時期を経て、「臨床的方法」[10]（1963, p.739）に至り、従来の学説の「共通根、共通分母」（radical、dénominateur commun）（p.721）を臨床的事実と照らし合わせながら探る過程で、彼独自の道を進み始め、ヒューリングス・ジャクソン（一八三五―一九一一）の原理を導入することで、新しい原理体系を獲得し、器質因、精神力動論の統合、器質・力動論に一九三〇年代に至った。この器質論から心因論を経て、臨床的方法による器質論、心因論の統合というエーの道筋は、ジャクソン以前の「古器質・力動論」（Paléorgano-dynamisme）（影山）[19]という統合的理論に至ったJ・P・ファルレ（一七九四―一八七〇）の「〈病理解剖学、心理学に続く〉私の科学的人生の第三の時期に該当している。私はこれに臨床期（la phase clinique）の名を与えている」[13]（一八六四）（本論巻末資料1の古典紹介と解説を参照のこと）というエーよりほぼ一世紀前のファルレの足跡と見事に一致している点が興味深い。ちなみに前述したようにこのファルレも南仏の出身である。

一九一七年以降は、ピネル、エスキロールも学んだトゥールーズで医学を学び、一九二〇年からはパリで医学教育を受け、同時にソルボンヌでは哲学を修め、哲学士の資格を得ている。エーはジャネを受講し、彼の精神機能の力動的階層構造論をわがものとしている。ジャネの人格理論、その現実機能はエーの意識問題への影響が指摘されている。[25]とはいえ、後述する中期のエーの意識野と人格の病理の区別にはオイゲン・ブロイラー（一八五七―一九三九）の影響の可能性も私は考えている。

エーはパリでは同僚ロベール・プレオーと親交を結び、これは生涯続いた。一九二〇年代にはパリ派画家たち、ピカソ、そしてコクトーらと親交を結び、リュクサンブール公園脇のカフェ（le Mahieu）が彼らの溜まり場であった。エーは一九二一年バスの停留所で「病院新報」（Gazette des Hôpitaux）を読んで、精神分析を初めて知った。生涯の好敵手で、論敵でもあり、彼とはほぼ同年代のジャック・ラカン（一九〇一―一九八一）は一九三二年から一九三九年（一九三八年説もある）までレーウェンシュタインの下で教育分析を受け、一九三四年にパリ精神分析学協会（ＳＰＰ）に入会している。エー自身は個人的に分析を受けたことはないが、後年弟子たちにはそれを勧めていた。しかしそれは留保尽きの推奨であって、「一年を超えないように」というのが口癖であったという。器質因的機械論同様に精神分析学的心因論はエーにとっては同じ線型理論であって、一面的すぎ、エーにとって乗り越えの対象にすぎなかった。一九二〇―一九二一年に彼は兵役につき、陸軍病院やモロッコの部隊に所属し、一九二一年にパリに戻り復学し、研修を再開している。

エーが精神医学への道を歩むことになった契機は、彼自身がしばしば口にした「ダマスカスへの道」〈ダマスカスへの道の途上で聖人パウロが復活したキリストに出会い、回心の契機になった〉と称する運命的転機であった。それは一九二三年四月一〇日、シャンゼリゼ劇場で観劇中でのことであった。当時パリで評判の出し物はピランデルロの作品（"Six personage en quête d'auteur）（『作者を探す六人の登場人物』）で、人が自己の存在となる挫折と再生を描いた、精神医学的テーマで、エーはこの劇に知的興奮を覚え、友人たちと劇場を出るときには興奮の渦の中にあった。その体験は「精神医学的天恵（＝天啓）」（la grâce psychiatrique）と彼にはなった。しかし、このエピソードもエーの劇的人間としての脚色、自分史の劇的構成が多分に混じったもの、と私には感じられる。強い臨床的関心とともにエーの器質・力動論における存在論、認識論、心脳問題への関心の深さ、哲学を大学で学んだ経歴などから窺われる彼の形而上学、哲学愛好の傾向からして、精神医学的志向は彼の天賦の資質からのもので、早晩いずれにせよ、エーは精神医学の道に入るべき運命にあったと言うべきであろう。一九二五年セーヌ県保護院アンテルヌ（内勤医）〈注〉となり、やはり南仏葡萄栽培家系のポール・ギロー（一八八二―一九七四）の病棟に入り、エーはその後四〇年間変わらぬ批判的評価と尊敬とをこの恩師に捧げることになる。この恩師もエーに対しては同様の態度を保ち、一九五六年のギローの教科書（Psychiatrie clinique）での献辞「フランス精神医学の鼓舞者アンリ・エーへ」にその態度が示されている。晩年のギローは若い時分からのエーの卓越した臨床的手腕と勉強家ぶりには絶賛を惜しまなかったが、その哲学的偏愛を残念がっていたという[28]。ギローは神経と精神の進化論的発達と皮質下中枢の皮質中枢支配を考想しており、エーの理論に少なからぬ影響を与えた。ギロー以外の病棟主任との関わり、とくに、マリー、カプグラ、クロード（一八六九―一九四五）との交流が注目される。一九二五年にエーはパリ警視庁特別医務院のドゥ・クレランボー（一八七二―一九三四）を表敬訪問し、カタロニア人と自己紹介すると、この著名な精神科医は、「大精神科医たちの産地ではないか」と応じ、エーは彼の皮肉なまなざしを浴びながら、「ご期待に沿いたい」と述べたという。当時若い精神科医に圧倒的尊敬を受け、影響力のあったドゥ・クレランボーはエーにとって機械論、原子論的モデルの代表者で、彼の理論構築の前に屹立する巨人であった。一方ミンコフスキ（一八八五―一九七三）がフランスにブロイラーの統合失調症概念と現象学的精神病理学を導入し、独自の学説を構築したことは若いエーに大きな影響を与えた。エーは生涯兄のような親近の情と敬愛の念をミンコフスキには抱き続け、大学にポストを持たなかった東欧出身のミンコフスキの生き方、欧州の激動と時代の荒波をまともに受けながらもこれを乗り越え、精神医学研究と臨床に生涯を捧げた彼の一生は、エーの生き方のモデルとなった。

（注）ピショー[26]によると、「フランス精神病院アンテルヌ（内勤医、インターン）と医師は試験官たちが定めたテーマについての論文作成を含む試験に合格しなくてはなれなかった。このためのカリキュラムは大学にはなく、個人的な伝授に委ねられていた。エーが主宰するカンフェランスはこれらの試験準備中の青年医師たちのためのもので、長年彼の考想を講義する場ともなっていた」

闘牛好きの彼のカタロニア的人格がまもなく全面的に開花したのはサン・タンヌ病院である。友人であったアンドレ・グリーンは当時のエーについて次のように記している[24]。

精神的力を感じさせ、謹厳だが陽気、地上の恵みを堪能、美食、葉巻、お国のワイン、深刻ぶった悲惨な話を嫌い、体面ばかりを繕う人物を笑っていた。彼は自然の子（fils de nature）（激情家、怒りっぽい、権威的）で、彼の熱情の尽きることのないエネルギーの根源は彼の内に秘めた夢（percer le mystere de la vie「人生の神秘を洞察する」）であった。

当時、エーはとくにピエール・マリー（一九〇〇―一九七六：分析医、著作は少ないが、評価が高かった）とジャック・ラカン（一九〇一―一九八一）との深い交わりがあり、トリオを結成していた。サン・タンヌ病院内勤医詰所内のテーブルを囲んでの勉強会（詰所の大小二卓のうち小卓を囲んでの会合であったので「小卓会」〈la petite table〉とも称されていた。論客が集まっての自由闊達な議論の雰囲気は戦後、エーの主宰するあの「ボンヌヴァル会議」へと継承されていった）がエーが主宰者となって開催され、ピエール・マリー、ジュリアン・ルオー、シャルル・デュラン、後にはアンドレ・グリーン、カトリーヌ・レリが加わり、相互に刺激し合う知的創造の場となった。後年、それぞれが「精神医学の進歩誌」のエー没後の特集号[6]に当時の青年時代の回想を書いている。一九三二年にエーはルネと知り合い、まもなく一緒になった彼女は生涯の良き伴侶で、知性あふれる美貌のよきパートナーと言われている（エーと一緒の彼女の若い時の写真をパレム[23]（p.62）が紹介している）

当時のエーに接する際の注意三条というものが、仲間内では囁かれていた。つまり、①闘牛の悪口は言わない。②食後の彼の葉巻は我慢する、③アル中の非難はしすぎないようにすることであったという。親しい仲間うちでの酒好きのエーの冗談は「アル中、そんなものはありゃしないよ」（"l'alcoolisme ça n'existe pas !"）であった。

後述するように、一九二五年にエーはブロイラーの統合失調症群（一九一一）の翻訳を開始し、一九二六年にこの抄訳〈戦後に再刊[7]〉を仲間に配布している。同年にはギローとの共同発表で統合失調症批判、ブロイラーの統合失調論の精神病理学全体への拡大を主張し、器質因論と心因論の不毛の対立を乗り越える第三の道の可能性を示唆している。これは、エーがジャクソンと出会う前のブロイラー（そしてジャネ）的器質・力動論の萌芽的構想が認められる、極めて注目すべき発表である。この当時エーは早発性痴呆概念と体質学説の批判的再検討に関心があり、ラカンらと議論を重ねている。

彼は一九二六年にクロード教授指導の下で学位を取得した。テーマは「血糖と精神疾患——批判的試論と実験的寄与——」であったが、このテーマでの研究にはエーは不満で、その後この業績を彼は一顧だにしなかった。この一年前、一九二五年には、コデ、エスナールらが創設者となって、革新的な研究サークルが組織され、この組織と同名の雑誌「精神医学の進歩」（L'évolution psychiatrique）が発刊された。これは精神分析学等の新潮流を積極的に受け止め、フランス精神医学に新風を吹きこもうというもので、まもなくエーもこれに加わり、次第に彼がその中心的人物となり、戦後には彼が指導するようになり、彼の影響の下で、エーの学説の一大陣営となっていった。一九三一—一九三三年にエーはクロード教授の病棟医長（パリ大学医学部精神科〈脳と精神諸疾患臨床科〉医長）となった。クロードは大学の講義で精神分析を紹介したフランスで最初の人物で、これがエーやラカンらが精神分析に関心を抱いた要因とも言われている。水曜日毎の集会[注]（水曜会〈Les Mecredis〉と称するサン・タンヌ病院で、前述したように、内勤医受験を控えた若い医師たちのための臨床講義（Leçons du mercredi）をエーは行い、この受験用講義録を後に根本から吟味、再検討をし、より高次の考想の下に折衷主義を排した統合化を図り、これが戦後『精神医学エチュード』（Études psychiatriques、一九四八―一九五四）三巻本となって結実した。エーは「大学に講座をもたない教授」と自称しながら（もっともモントリオール、バルセロナ、リマ、ハンブルク、チューリッヒの各大学から名誉博士号が彼に授与されている）公的見返りもなく三〇年以上にわたって「水曜会」を開催していた。彼は精神医学に自らの栄誉を求めるべきでないと考え、この道一筋の生涯を送り、彼の講義にはフランス本国のみならず諸外国の教授、未来の教授たちが参加し、その学識とカリスマ的魅力の光を放ちながら、教授の上に立つ指導者とエーはなっていった。ついにはその圧倒的影響力の故に、政界のド・ゴールと比較される、文字通りの「精神医学の大御所」（le Pape de la psychiatrie）との異名をとるようになった。オイヤーとバリュック両教授からは生涯にわたってエーは彼らの嫉妬からくる理不尽な執拗な攻撃を受けていたと思っていた。一方ドレイ教授とエーは友好な関係にあり、中断はありながらも両者の長い友情の思い出を語り合う手紙のやりとりが晩年にはあった。

（注）武正[28]によれば、一九六三年当時、毎週水曜日にサンタンヌ病院のマニャンの名を冠した講堂では夕方四時から資格受験の若手精神科医のためのエーの臨床講義、症例検討会が開かれ、六時頃からは場所を同病院図書室に移ってのエーを交えての研究発表会「精神医学研究集会」（Cercle d'étude psychiartique）が開催されていた。さらにはパリ大学精神医学教室でエーはタブー視され、エーの名前を出すことすらもはばかれていた雰囲気が武正によって生々しく語られている。

なお補足すると、一九三〇年代から一九六〇年代まで続いた「サンタンヌの水曜会」（réunion du mecredi de Ste. Anne）とはエーの臨床講義、「水曜講義」（Leçons du mecredi）と「精神医学研究集会」の二つを指して言っているようである

(Berzeaux P : Intoroduction. In H Ey : Leçons du mecredi sur Délires chroniques et les psychoses paranoïaques. CREHEY. Perpignan, 2010)。ちなみに後述するブロイラーの『統合失調症群』(一九一一)のエーによる抄訳プリント(一九二六)は戦前と戦後に幾度かこの研究集会用に配布されたもののようである。

当時のフランス精神医学の状況――「精神医学の進歩」グループ――

二つの世界大戦の狭間(一九二〇―一九四〇)にあって(この時期、偉大な精神医学領域の三人が死去している。一九二六年にクレペリン、一九三九年にブロイラーとフロイト、である、ギロー(一八八二―一九七二)、ミンコフスキ(一八八五―一九七二)、エーや「精神医学の進歩」グループは彼らが「古典的精神医学」と揶揄した「体質論」に立脚する伝統的学派(E. Dupré [1862-1921], G. Génil-Perrin, M. de Fleury, F. Achille-Delmas ら)を批判し、マニャン(一八三五―一九一六)、セリュー(一八六四―一九四七)、カプグラ(一八七三―一九五〇)、セグラ(一八五六―一九三九)、シャラン(一八五七―一九二三)らを彼らは擁護していた[22]。雑誌「精神医学の進歩」が一九二五年に発刊され、ここに依拠した学派は「精神医学の進歩」グループと称され、精神分析学やドイツ語圏精神医学、クレペリン、とくにE・ブロイラーの影響を受け、新しい精神医学の流れに鋭敏な精神科医集団であった。エーは早くからこの集団に属し、ミンコフスキとともに活躍し、後にはこの集団の指導者となり、一九四五年以降、ミンコフスキの後を受け、長らくこの雑誌の編集長の座にあった。この雑誌、集団はエーの活器質・力動論の推進母体とも言える、国際的影響力の強い、フランスでも屈指の学派を形成することとなった。エーの活動の背景にはフランス精神医学の新旧交代の時であり、エーはこのような時代と舞台を背景に、その活動を開始し、後に精神医学の一大学派を形成した。ランテリ-ローラが指摘する[22]、精神医学の第三のパラダイム「精神病理学の大構造」(Les grandes structures psychopathologiques)が開始したのが、一九二六年(八月二―七日)のジュネーブ-ローザンヌでの統合失調症に関する学会でのE・ブロイラーのフランス語での統合失調症についての発表をもって発端とされ、一九七七年秋のエーの死去までとされているのは、まことにこのパラダイムの特徴を象徴しているというべきであろう。

第三章　ボンヌヴァル院長時代

一九三三年夏にエーはクロードの病棟医長を辞して、サンタンヌ病院を離れ、パリ南西一〇〇キロの地、ボース地方、ウール・エ・ロワール県立ボンヌヴァル病院の副院長を兼ねた女子病棟医長として赴任した。旧態依然とした悪評の高かったこの県立病院を彼は後にこの病院の責任者として改革に大なたを振るい、戦時中には対独レジスタンス運動や戦闘に関わりながら、精神病院の置かれた戦時中の苦難と悲惨さをなんとか乗り越え、世界各国から専門家が訪れるまでになったこの病院で精神医学の仕事をまっとうした。また「小卓会」の精神を受け継いだ、心因論論争や無意識などのテーマをめぐっての、精神医学、哲学などの論客を集めた「ボンヌヴァル会議」(Colloques de Bonneval) がエーの呼びかけで一九四一—一九六〇年まで六回開催され、ラカンとの心因論をめぐる有名な論争(一九四六)や、『無意識』(一九六〇)など、これらの報告書が出版され、邦訳もなされている。一九五五年には精神医学百科事典(Traité de Psychiatrie de l'Encyclopédie Médico-chirurgicale) 編集・執筆にあたり、一九六〇年からは共著の教科書(Manuel de psychiatrie) が出版され、改訂を重ねた。これもわが国も含め諸外国で翻訳されている。これらエーの活躍の影には伴侶ルネの才能と力があったことは、ミンコフスキ夫妻をはじめ周囲の関係者が一致して絶賛していることで、間違いのないことのように思われる。ミンコフスキは「彼女なしではエーは現在のようなエーには決してなれなかっただろう」とまで述べている。[27]

後述するように一九三〇年代はエーの一大飛躍の年で、自動症批判、幻覚論について注目すべき発表を次々に行い、むしろパリを離れて以降、エーの本質が自由に開花したように思える。一九三四年にはこれらのさしあたっての集大成というべき『幻覚群とデリール』[8] をエーは処女出版している。また一九三六年にはルアールと共著で、「ジャクソンの諸原理の神経・精神医学の力動論的考想への応用」[9] をL'Encéphale誌上に三回に分けて掲載され、これは一九三八年に単行本[9] となった。エーらによるジャクソン的器質・力動論(新・ジャクソン主義：ネオ-ジャクソニスム)の誕生である。以後エーは、この後精神分析へ転じたルアールとは離れ、ほとんど独力で、この理論的作業仮説を構築していく。器質・力動論誕生と展開のこの過程についてはこの後本論で分析し、詳述することにしたい。

エーは思索の人であると同時にまた行動の人でもあった。フランス精神病院医師組合の長を務め、一九六六年には「フランス精神医療白書」をまとめ、フランス精神医学制度の改革、精神科医の待遇や地位改善に尽力し、一九五〇年には第一回世界精神医学会議のパリ大会（会長はジャン・ドレイ、パリ大学精神科教授）では事務局長として、実質的な采配を振るい、世界精神医学会（ＷＰＡ）の創設に尽力し、その後一九六七年まで、一五年間同会事務局長を務めた。一九七三年に同会を辞したのは東欧等の国々における精神医学の政治的抑圧的利用と当時盛んであった政治的な反精神医学イデオロギーに対するエーの人道的と医学的信念からの非妥協的な反対の呼びかけに政治的思惑と時代の波とから周囲の多くから賛同が得られなかったからであった。同様に足下の「精神医学の進歩の会」やフランス精神医学会（ＳＭＰ）等からもエーは当時浮き上がり、若手の反乱に遭い、そしてこの当時の若い世代はエーから離反していった。反精神医学は精神医学の自殺行為とまで言ったエーは精神医学はあくまでも科学的医学の一分科にとどまるべきであるという信念の持ち主であったが、精神医学を旧ソ連のように政治的、思想的、人権的抑圧の手段とすることには断固反対であった。私が思うに、彼の精神医学、「自由性の病理学」は患者の自由性を回復させると同時に、精神科医を一つの狭い視点から解放し、より総合的な広い視点を獲得していく、器質・力動論的人間学、「自由への道」でもあったといえよう。

第四章　晩年——再び故郷で——

エーは一九七〇年、七〇歳の年にすべての公職を離れ、処女著書『幻覚群とデリール』や晩年のいくつかの重要な著作を執筆した故郷バニュルス・デル・ザスプルに戻り、当地の哲人と謳われていた。エーの南帰行である。エーの許には諸外国から年齢を問わず精神科医たちが訪れていた。後年には心臓疾患の持病を抱え、引退後も幾度もその発作に襲われながら、エーは『幻覚群概論』（一九七三）、『ジャクソンの思想から精神医学の器質・力動論的モデルへ』（一九七五）等の著書や一九七五年開催のチュイルでのセミナー報告書（『統合失調症の概念』（一九七七）や五〇余りの論文をさらに付け加えて、一九七七年一一月七日早朝に心筋梗塞による急性肺水腫により故郷において死去した。『医学史における精神医学の歴史』は第一巻のみが脱稿され、一九八一年に没後出版となった(12)。一九七七年の「精神医学の進歩」誌(6)はエー存命中に企画されたエー特集号だが、発刊がエーの逝去した月末の発刊で、期せずして追悼号となったものであり、キスカー、エランベルジェなど諸外国からの数多くの寄稿論文が寄せられている。

エピローグ

エー没後、サン・タンヌ病院図書館はエーを称えて「アンリ・エー医学図書館」（Bibliothèque médical Henri Ey）と、同様にボンヌヴァル病院は一九七九年一一月一四日に「アンリ・エー病院」（L'hôpital Henri Ey）と、ともに改称され、エーの功績を永久にとどめることになった。また彼の故郷近くの都市ペルピニャンの通りの一つにも彼の名（Rue du Docteur Henri Ey）が刻まれている。

「エー・ルネッサンス」と「エー協会」

エーの翻訳書はわが国でも数多く出ているが、エーの小伝やこの理論モデルや思想についての研究や解説が次々と出版され、さらにエー没後、「数年来若い世代も含めてフランス内外で多様なエー研究会が設立され(4)」一九九〇年代に始まったこの動きは数多くのエーに関する著作の公刊、「エー協会」設立がなされるなど「エー・ルネッサンス」（Ey Renaissance）（影山）と称してよいだろう。エーの旧著が新しい解説付きで復刊が相次ぎ、エーを直接知らない若い世代からエーの再評価、研究の機運が高まり、パリなどで研究サークルが結成され、活動を続けてきている。

一九九五年一〇月七、八日、パレムとエー夫人（二〇〇五年没）主催の故郷でのエーを偲んでの会合が開かれ、一九九五年一一月一〇日のエーの命日に精神医学の進歩の会による会合が開催された。エー没後二〇年の一九九七年一〇月三一日―一一月一日に故郷近くの都市ペルピニャンで、エーの業績の現代的意義をテーマに国際会議が開催された。わが国からも武正建一教授、畏友故古川冬彦博士らが参加している。この報告書が翌年に出版されている。[2] これを契機に「エー協会」（Assosicaion pour la fondation Henri Ey）（初代会長J・ギャラベ、次いで現会長R・M・パレム、事務局長P・ベルゾー）が設立された。私も古川博士、武正教授らの呼びかけに応じ、設立賛同者に加わった。協会は例会（Colloque）とその報告書を兼ねた機関誌Les Cahiers Henri Eyを年二回発刊し、毎号魅力的なテーマを設定し、エー研究の必読文献となっている。協会はフランス本国のみならず諸外国の専門家を会員とし、エーの所蔵書などの文献の保管や情報提供、HP開設や運営等さまざまな活動を行い、エーの業績、理論に関する研究の発展と現代的意義の解明、その将来的展開を行っている。なおエーの生前公表された業績目録はエー死去の年に公刊された、L'évolution psychiatrique誌の特集号「アンリ・エーへの賛辞」[6] 巻末（p.1109-1138）に、グリニョンによって編集されている。エー没後間もない発刊の特集号であり、不完全ながらとの断りがグリニョン自身によって述べられているものの（完全版発刊の予告を伴っていたが、その後、彼の学位論文にエーの業績一覧として補完されている〈J. Grignon:Expérience mystique et hallucination.Thèse de doctorat en psychologie, Katholieke Universiteit Leuven, 1994, T.IV（Oeuvres de Henri Ey, 563-579）〉（J. Garrabe : Introduction）[4]、その分量からして、エーの生前の論文、著書等が少なくとも主要なものはほとんど網羅されていると言えると思う。これによってエー生前の研究が、タイトルについては一望できる。なお「エー協会」ホームページにはグリニョンのこの資料に基づいたエーの年度別業績一覧が掲示されている。

なおエーの主要著書は邦訳されているものが多く、以下の本論の参考・引用文献でも挙げているので、ここでは割愛する。また、エー自身やエーの理論についてもすでに故人となられた三浦岱栄、村上仁など戦前のフランス留学組の大先輩たちにより、数多くの紹介がなされてきている。ここでは列挙しないが、比較的最近のものでは、たとえば内村[29]や武正[28]の紹介が参考になろう。とくに武正の紹介はエー存命中の同時代的な関係者のエーに関する証言があり、興味深い。

なおエーの名前の邦訳の表記は「エー」となっていたり「エイ（エィ）」となっている。現地での正式の発音を「エー協会」現事務局長でペルピニャン在住のＰ・ベルゾー博士に私信で問い合わせたところ、パリでは専ら［e］の発音で、エーの生地のカタロニア地方では［ej］の発音であるとの教示を頂いた。結局いわゆる狭いｅであるものの「エ」と「エィ」の表記が日本語では現地発音に近い表記であることが分かった。従ってEyの従来の日本語表記が二つに割れていたのも理由があってのことで、そしていずれも間違いではない。ただ、［e］は短母音であるので、「エ」との表記になるが、これは日本語表記、発音では収まりが悪いのかもしれない。

（なお次に、第二部器質・力動論第一章器質・力動論の誕生と展開に移るが、器質・力動論の本質については、第二章で論じているので、歴史的展開に興味ない読者は第一章「はじめに」の総括を読んでから第二章に移って頂きたい）

第一部引用・参考文献

（1）Association pour la fondation Henri Ey〈Belzeaux P, Palem RM et al〈ed〉）: H Ey（1900-1977）— un humaniste catalan dans le sciècle et l'histoire–. Editorial Perpinyà, canet, 1997.
（2）Association pour la fonation Henri Ey : Henri Ey Psychiatre du XXIe siècle. L'Harmattan, Paris, 1998.
（3）Association pour la fonation Henri Ey : Les Cahiers Henri Ey, n^{0}1-35, 2000-2015.
（4）Blanc, C.J., Birenbaum J: Henri Ey, Théoricien de la conscience Actualité d'une oeuvre historique. Psy.-Fr. 1（janvier）: 33-46,1996.
（5）Clervoy ,P. : Henri Ey 1900-1977 cinquante ans de psychiatie en France. Institut Synthélabo,1997.
（6）L'évolution psychiatrique : L'évolution psychiatrique 42（Hommage à Henri Ey）, Privat, Toulouse,1977.
（7）Ey, H. : Bleuler抄訳（1926）（Bleuler E: Dementia praecox oder Gruppe der Schizophrenien, Traité d'Aschaffenburg, 1911, Traduction résumée par Henry Ey, 1926, 1946, 1964, 1969）
（8）Ey, H. : Hallucinations et délire. Alcan, Paris, 1934（L'Harmattan, 1999, avant-propos de Robert M. Palem）
（9）Ey, H. et Rouart, J. : Essai d'application des principes de Jackson à conception dynamique de la neuro-psychiatrie

（L'Encéphale, 1936, 31e année, t.1, n°5, pp.313-356 ; t.2, n°1, pp.30-60, n°2, pp.96-123（Monographie, Doin, Paris, 1938（Des idee[(11)]に復刻収録、Privat, 1975 ; Harmattan, 2000）

（10）Ey, H. : Esquisse d'une conception organo-dynamique de la structure, de la nosographie et l'étiopathogénie des maladies mentales. in Psychiatrie der Gegenwart（Bd.I）, pp.720-762, Springer, Berlin, 1963（Traduit en Anglais in "Psychiatry and philosophy", 1969）（石田卓訳編『精神疾患の器質力動論――ネオ・ジャクソニズムとその批判』金剛出版、一九七一）

（11）Ey, H. : Des idées de Jackson à un modèle organo-dynamique en psychiatrie, Privat, Toulouse, 1975（大橋博司、三好暁光、浜中淑彦、大東祥孝『ジャクソンと精神医学』みすず書房、一九七九）

（12）Ey, H. : Naissance de la medécin（éd :posthume par H. Maurel）. Masson, Paris ,1981.

（13）Falret, J.P.: Des maladies mentales et des asiles d'aliénés : leçons cliniques & considérations générales. Baillère, Paris, 1864.

（14）Garrabé, J. : Intoroduction In Ey H: Schizophrénie-Études cliniques et psychopathologiques. Synthélabo, Pressis-Robinson, 1996.

（15）Garrabé, J. : Ey et la pensée psychiatrique contemporaine. Institut Synthélabo, Le Presis-Robinson, 1997.

（16）Garabé, J. : Préface In : Manuel de psychiatrie, 2010.

（17）影山任佐「二〇世紀フランス精神医学――「精神医学」への根源的問いかけ」小林道夫ら編『フランス哲学・思想事典』三七四―三七六、弘文堂、一九九八

（18）影山任佐「Pinel, Esquirolらの精神医学とその実践」松下正明編『臨床精神医学講座S1巻精神医療の歴史』一二九―一六二、中山書店、一九九九

（19）影山任佐「精神医学臨床講義」（ファルレ）松下正明・他編『精神医学文献辞典』三四四―三四五、弘文堂、二〇〇三

（20）影山任佐「クレペリン疾病論の構造分析――「疾患形態」説の現代的意義」坂口正道・岡崎祐士・池田和彦ほか編『精神医学の方位』二三―三〇、中山書店、二〇〇七

（21）影山任佐「Kraepelin, E.の方法と目的の現代的意義――Kraepelinパラダイムの歴史的位置づけと今後の展望」精神科治療学、三一巻六号、七〇一―七〇七、二〇一六

（22）Lantéri-Laura, G. : Essai sur les paradigmes de la psychiatrie moderne. Éditions du Temps, Paris,1998.

（23）Palem, R.M. : Henri Ey（1900-1977）, psychiatre et philosophe. Éditions Rive droite, 1997 ; L'Harmattan, Paris, 2013.

（24）Palem, R.M. : une Carriére bien remplie. In : Association pour Fondation Henri Ey（ed.）: Henri Ey（1900-1977）— une humaniste catalan dans le siècle et dans l'histoire–. pp.53-104, Editorial Perpinyàn, Canet, 1997.

(25) Palem, R.M. : La modernité d'Henri Ey, L'organo-dynamisme. Desclée de Brouwer, Paris, 1997; L'Harmattan, Paris, 2012.
(26) Pichot, P. : Un siècle de psychiqtrie (2e éd.). Synthélabo. ; Le Presiss-Robinson, 1996.
(27) Pilliard-Minkowski, J. : Eugene Minkoski 1885-1972. et Françoise Minkowska,1882-1950. L'Harmattan, Paris, 2013.
(28) 武正建一「アンリ・エーとの出会い、私の見たアンリ・エー」臨床精神病理、二九巻二号、二一九―二二六、二〇〇八
(29) 内村祐之「アンリ・エイの器質力動学説」精神医学、一三巻七号、六七四―六八三、一九七一

第二部　器質・力動論

第一章　エーの器質・力動論の変遷——精神医学理論史的分析——

はじめに——複数の器質・力動論（器質・力動論的諸論）とこの論の意義と本質——

器質・力動論は複数あると見るのが妥当である。事実エー[5]（p.658；1940）は器質・力動論的諸理論（les théories organo-dynamistes）とも述べている。ではこれらの器質・力動論的諸理論に器質・力動論として共通するもの、それこそが器質・力動論の本質ということになる。しかし、エーはこのことを直接に言及、説明していないように思える。そもそも器質・力動論に至ったエーの問題設定とは、心身相関問題から派生した当時激しくなっていた精神医学における器質因論と心因論、機械論と精神力動論の二大陣営の宿命的、妥協のない対立に対して、全体論的、力動論的、弁証法的立場からのこの乗り越えであった。時は二〇世紀前半、あたかも器質論が唯一の科学的精神医学を標榜し、精神医学の主流となっていた時代ではあったが、一方ではフロイトの精神分析理論と運動が次第に勢いを増しつつあり、新時代のこの息吹を、とくにエーと同世代のラカンら精神科医の若い世代はいち早く感知、摂取し、これを推し進めようとしていた。エーの器質・力動論の発想には、入念な精神医学史、その理論史的分析に立脚しての、当時の精神医学の隘路という現状認識とその克服が目指されていた。エーは優れた精神医学史、理論史家であり、彼の器質・力動論誕生にはこの精神医学史的研究が基盤になっていることに私は注目している。エーはこの不毛な両陣営の対立を乗り越えるべき彼の方法論、理論、立場、つまりは器質・力動論的動向を**「第三の考想」**（troisième conception）（一九三二）[2]、「第三の道」（t. voie）、「第三のモデル」（t. modèle）（一九七五）[6]と称している。

若きエーが目指したこの「第三の考想」とは具体的には何であったのだろうか？　エーは[2]自動症を論じながらだが、「器質因論と心因論の二つの病因論は相互に限界がある。しかしこれら二つの考想以外に、**第三の考想**がある。それはブロイラーの統合失調症論における考想である」と述べている。これを後にエーは[5]「ブロイラー的器質・力動論（l'organo-dynamisme Bléurien）」と呼んでいる。つまり器質・力動論にはジャクソン的器質・力動論（エーの新ジャクソン主義）とブロイラー的器質・力動論という、少なくとも二つ、複数あることをエー自身が認めていると考えられる。

では冒頭のわれわれの問題提起、各種器質・力動論に共通するもの、本質的なものとは何か？　それはエーの器質・力動論の説明において必ず出てくる用語、概念である「器質・臨床的隔たり」（l'écart organo-clinique）（陰性障害と陽性症状の弁証法的力動）[注]であると私は考えている。その理由は二つある。第一に、エーの器質・力動論がこれ本来の姿の原型で、つまりは新ジャクソン主義が初めて登場したのは一九三六年のルアールとの共著論文で[4]、これが一九三八年に単行本として出版された。しかし、これ以前の一九三四年の幻覚問題を論じた論文[3]（一九三三年一〇月のスイス精神医学会での発表論文）において、「幻覚性障害は、極めて重要な器質性諸因子（アルコールやメスカリンなどの急性中毒、脳腫瘍など）によって産出される時、**器質・臨床的隔たり**（l'écart organo-clinique）の法則に従う」（p.567）と述べ、「器質・臨床的隔たり」の用語、概念が器質・力動論の誕生以前にエーによって使用されていたことに私は気づいた。このことはこれまで指摘されてこなかったように思われる。第二にエー（一九四〇）[5]は次のように述べ、「器質・臨床的隔たり」の重要性を指摘し、この功績の第一はブロイラーに帰せられるとし、エーはこの概念、原理に関しては、ジャクソンよりもブロイラーの功績を大としている。

「器質・臨床的隔たりの原理とわれわれが呼んでいることの重要性を強調しておきたいのだが、ブロイラーの著書（一九一一）の中に、この原理がもっとも明確に述べられている。この原理は、機械論の本質のテーゼとは逆に、症状と疾患との関係を最大限に解放するものである。それは病的過程の直接的、非媒介的で『陰性的』な一次性活動と間接的で媒介的な『陽性』症状との間に残存する精神活動の厚み全体を介在させるものである。この考想の功績は第一にブロイラーに帰せられる」（p.647）。

つまり、第一に、器質・力動論に先行してまず、「器質・臨床的隔たりの用語、概念が生まれている。第二に、新ジャクソン主義以前の、エーのいう「ブロイラー的器質・力動論」では「器質・臨床的隔たり」が存在している（本論末に掲載している資料2、3を参照して頂ければ、この用語、概念が「ブロイラー的器質・力動論」の本質であることが理解される）。「器質・臨床的隔たり」のこの概念、原理とは端的に言えば、器質的陰性条件の下で、心的力動によって陽性的に症状が形成されるという、器質因と心因の双方の力動的関係を指している。以上からエーが器質・力動論と認めている基準は「器質・臨床的隔たり」、つまりは器質的陰性と精神力動的陽性反応の病因・病態発生論であると考えられる。これ抜きに器質・力動論は成立しえない。この概念、用語は「ブロイラー的器質・力動論」とエーの「器質・力動論」に共通するもので、器質・力動論的諸理論の中核を形成している。

これに関して指摘しておきたいことがある。私の考えでは、エーの「器質・力動論」はorgano-dynamisme、conception organo-dynamiqueと器質と力動との間にハイフンが挿入され、両者がハイフンで分離されつつ結合されている。これは、最晩年の、没後出版となった事典[7]（一九八〇―一九八三）での表記（器質力動論：organodynamisme）を唯一除けば、また後述するようにこの事典の執筆頃やこれ以降と思われるエーの著作においてさえもエーは終始一貫してハイフンを原則的には使用している。事典でのこのハイフン抜きの表記に関しては、理由はいくつか考えられるが、この点は後に触れることにし、この事典での表記に関しては括弧に括って、以下論考する。このようにハイフンなしでの表記がフランス語として可能なら、生前エーはなぜ器質・力動論誕生以降、終始「器質・力動論」のハイフン付きの表記にこだわってきたのであろうか？　私の考えでは**この器質と力動のハイフンによる分離と結合は、「器質・臨床的隔たり」と、更には後述する「器質（有機）・（精神）力動的隔たり」とを端的に示すものであり、またこれは既に述べたように、器質・力動論の本質に関わるものであったからである**、と思う。精神力動のpsychodynamismeについてはエーは慣例通り、ハイフンなしでの表記で一貫していた。この場合精神と力動との間には隔たりはありようはないからである。器質・力動論とは器質・精神力動論（organo-psychodynamisme）の略記である、とも言える（ただし言うまでもなくエーにあっては、「心的身体」〈「心的有機体」、「心的存在」〉との表記に込められているように、心身、心脳の関係は、自然弁証法的な生体の進化発展の連続的スペクトルの統一として把握されている）。このようなハイフン表記の拘りに関して、私が気づいた限りでは、エー自身は一言も説明していない。本論タイトルに「エーを読む」と表記したように、これは私の読解である。従って器質・力動論をハイフンなしの器質力動論と表記することは器質・力動論の概念の根幹に関わる事態であり、晩年の事典に認められるハイフン抜きの表記法はエーの没後出版であるためで、生前のエーにあってはおそらくは許容できない事態であったものと私は考えている。

以上、「器質・臨床的隔たり」とは器質・力動論の、とりわけ病態発生論としての器質・力動論においては、エーも が認めている、最大のメルクマールと私は考えている。

次にエーのいう「第三の考想」、「ブロイラー的器質・力動論」とは何か、という問題に入る前に、この器質・臨床的隔たりの概念を明確に提示している、エー以前の、そしてブロイラーやジャクソン以前の、極めて注目すべきフランス精神医学者がいたことに触れておきたい。

器質（有機）・精神力動論的読解と考想

次項に移る前に、ここで、以上の論点を整理し、さらにはエー理論の読み取りから結論として得た、筆者が提唱する事柄の基本骨格を定式化して、以後の本論におけるエー理論の分析と論述についての理解の一助としたい。

まずエー理論の読解から導き出した結論の筆者（影山：以下同）の**第一の定式**はorgano-dynamismeとはorgano-psycho-dynamismeとして捉えるべきであるということである。つまり**L'organo-psychodynamisme（「有機（器質）・精神力動論」）**を筆者は本論において提唱したい。これはエーの例えば、一九四三年の論文の次のような言葉と矛盾せず、その意義をより明示化したものに他ならない。「『力動論』は医科学においては機械論に対する反対命題的立場によって定義される。即ち、精神の全体論と統合、障害の病態発生において精神が示す力のシステムの統合、そして反疾病論が精神医学において力動論の特徴を構成している」

筆者の**第二の定式**とは、エーのorgano-dynamismeのorganoの多義性を生理学的個体発生論的テーゼと病理学的解体論的テーゼに分ける観点の提唱である。この観点に従って、彼の理論は**生理学的組織化、個体発生論としては「有機・(精神)力動論」**と、**解体的病因・病態発生論としては「器質・(精神)力動論」**と呼ぶべきである、と筆者は考えている。

筆者の提唱するl'organo-psychodynamisme(有機・精神力動論)とは、organisation organique-organisation psychique = organisation de l'organisme psychique(「心的有機体」〈「心的身体」、「心的存在」、「意識存在」〉の組織化)であり、ここでのハイフンの意味は脳の組織化と精神の組織化の相対的隔たり、弁証法的運動における分節的連関を示している。端的に言えば脳の組織化、構造からの精神の構造、組織化の相対的独立性と運動を示している。これを筆者は生理学的個体発生的「**有機・精神力動的隔たり」(l'écart organo-psychodynamique)**と命名すべきことがらであると考えている。そして、付言しておきたいことは、organisation organiqueはまたorganisationをも力動論と理解するなら、エーからはそのようにも理解可能と筆者は考えているが、これは**organodynamisme、「有機力動論」**というべきである。ここにはハイフン、「隔たり」は存在するはずがないからである。エーの理論においては、organisme有機体といういわば、基体(substratum)の個体発生的自然弁証法的展開で発生する「心的身体」(意識存在、心的存在、心的有機体)のスペクトルの両端、つまりは「身体(脳)」(corps, cerveau)と「精神」(coeur, psychisme)の二つの実在(l' être, la réalité)が組織化される。つまり、「一元的二実在論」というべきものである。さらに付言すると、エーは一九四三年の論文では次のように述べている。「有機体(l'organisme)と心(le psychisme)とは二つの〈実在の〉異なった実体(substance)ではなく、異なる水準の二つの構造的次元(plan)なのである)。つまり、「一元的二実在論」はまた「一元的二次元論」というべきものなのである。個体発生的組織化の運動過程にあるスペクトル的両端を示す概念、用語がエーの造語である「心的存在」(être psychique)、「意識存在」(être conscient)、「心的有機体」(organisme psychique)、「心的身体」(corps psychique)にほかならない。これらの概念の異同については本論で詳細に分析し、論述している。

次に筆者の提唱するl'organo-psychodynamisme（「有機（器質）・精神力動論」）の**第四の定式**であるが、病理学的解体における、つまりは「器質・精神力動論」の解体において、l'organo-psychodynamismeのハイフンとは、désorganisation organique-désorganisation psychique = désorganisation de l'organisme psychique（心的有機体の組織解体）= condition négative（陰性条件）における脳の組織解体と精神の組織解体（機能解体）の相対的隔たり、弁証法的運動における分節的連関を示している。端的に言えば脳の組織解体、構造解体からの精神の組織解体、機能解体の相対的独立と運動を示している、つまりl'écart organo-psychodynamique de processus négatif「陰性過程の**器質・精神力動的隔たり**」である。そしてこれは生理学同様に、désorganisation organique（有機体の組織解体）は解体をも力動的と言うなら、そしてエーからはそのような読み取りも可能と筆者は考えているのだが、これもまた**organodynamism de processus négatif「器質力動論」**と呼ぶべきものであり、ここにもまた「隔たり」はなくハイフンは存在しない。

同じく、**第五の定式**である。これが器質・力動論、器質・精神力動論の眼目、非器質・力動論と区別する標識と筆者が見なし、エーも重要視している、**「器質・臨床的隔たり」(l'écart organo-clinique)**である。これは陰性形式下での、解体水準における**「有機・精神力動的隔たり」に他ならない**。これが**陰性条件下での精神力動、精神反応は臨床的症状として現れざるをえないわけである**。

第六の定式であるが、第四と第五の定式、つまりは陰性過程の**「器質・精神力動的隔たり」**、病態発生的**「器質・臨床的隔たり」(l'écart organo-clinique)**とはいずれも生理学的個体発生的**「有機・精神力動的隔たり」(l'écart organo-psychodynamique)**を前提として初めて成立するものであり、**個体発生論的原理の病理学的展開に他ならない**。

第七の定式であるが、以上から有機（器質）・力動論l'organo-dynamismeとは有機（器質）・精神力動論l'organo-psycho-dynamismeとして再定式化した方が、論理的に矛盾がなく、考想の論理構造がより明確になる理論モデルとなりうると考えている。そして筆者がここで提唱している「有機（器質）・精神力動論」L'organo-psychodynamismeにおいては、organo-(psycho) dynmisme有機（器質）・力動と、organodynamisme有機（器質）力動とが区別されている、さらに両者は生理学と病理学で異なる側面を示している概念、用語であることが明瞭である。

とはいえ、有機、器質ともorganoの概念には含まれているものを生理学的個体発生論と病理学的病因・病態発生論の区別に立って、邦語としてこのように表現した方が、とくにエーの器質・力動論の前期、中期においてはそうなのだが、この理論モデルは理解しやすいと思われる。器質因、器質性も含めた広い意味での身体因性、身体、がこのorganoの概念を一語で示すに比較的相応しい邦語なのかもしれない、とも考える。エーの「器質・力動論」の用語には重複して、「器質（有機）・精神力動論」という筆者の定式化が存在していることを念頭において読み進めて頂ければ、理解しやすいのではないか、と思う。ともあれ、l'Organo-dynamismeは「器質（有機）・（精神）力動論」と表記すべきである。と筆者は考えているが、これは元来、病因・病態発生論として誕生したもので、病理学に重点を置くばあいには、あるいは一般的に略称で、たんに「器質・力動論」と呼んでいると理解しておいた方が、誤解が少ないと思う。

以上の筆者の考想を、日本語では有機、器質の区別が煩雑なので、フランス語での表にまとめておいた（次ページ）。最後に付言しておきたいことは、エーの「新ジャクソン主義」とは、複数ある器質・力動論からエー自身の理論を区別するものであって、以上述べた「器質〈有機〉・力動論」にH・ジャクソン（1835-1911）の原理、心的有機体の階層構造論と組織解体の局所性（神経学的疾患）と全体性（精神疾患）の区別が付加されたものである。さらにフロイトの精神力動論が編入されていることはいうまでもない。

以上が拙論における筆者の器質・精神力動論の理解の見取り図、骨格である。エーの器質〈有機〉・力動論の背後には以上論じた有機・精神力動論が表裏一体として存在していることを常に念頭に置いておくべきであることを強調したい。本論は以上の筆者の考想に関する、エーの読解というべきものとなっている。

（以上の器質（有機）・力動論を「器質（有機）・精神力動論」として捉え直し、幾つかの定式化をした事柄は、「エー協会」ベルゾー博士とのメール交換で筆者が提案したことで、これはフランス本国でも述べられていないことのようで、新しい読解と着眼が含まれている考想である。博士の基本的同意と鼓舞を得られたものである。博士にはここで謝意を表したい）

Table　L'organo-dynamisme（= L'organo-psychodynamisme）（J. Kageyama, 2017）

A. physiologie/psychologie (ontogénèse)

1. organisation de l'organisme psychique = organisation organique-organisation psychique = organo-dynamisme

   (signification de <–> de l'organo-psychodynamisme = l'écart organo-psychodynamique

2. organisation organique = organisation de l'organisme (cerveau) = organodynamisme

3. organisation psychique = champ de la conscience-personnalité

   (signification de <–> de champ de la conscience-personnalité = l'articulation dialectique)

B. pathologie (étio-pathogénèse)

1. désorganisation de l'organisme psychique = désorganisation organique-désorganisation psychique

   (signification de <–> organo-psychodynamisme de processus négatif = l'écart de désorganisation organique–désorganisation psychique)

2. désorganisation organique = désorganisation de l'organisme (cerveau) = organodynamisme négatif

3. désorganisation psychique (globale) = désorganisation de champ de la conscience-personnalité = la condition négative = structure négative fondamentale = délire négatif (état primordial de délire) = symptoms négatifs (s. primaires ; E.Bleuler) = bouleversement total du système de la réalité (pathologie de la réalité)

4. organo-psychodynamisme sous la condition négative = l'écart organo-clinique (mouvement positif) – > symptoms positifs (s. secondaires ; E. Bleuler) = délire positif (expérience délirante, Délire), Hallucinations, etc.

*　生理学的「個体発生的有機・精神力動的隔たり」（l'écart organo-psychodynamique ontogénétique）は「病理学器質・精神力動的隔たり」（l'e'cart organo-psychodynamique pathologique）や陰性条件における「器質・臨床的隔たり」（l'écart organo-clinique）の前提条件であり、後ろ二つの「隔たり」とは前者の病理学的状態での発現様態である。

**　器質（有機）・（精神）力動論（L'organo- (psycho) dynamisme）には生理学的、病理学的諸側面における＊幾つかの器質（有機）・（精神）力動（organo- (psycho) dynamisms）とと器質（有機）力動（organodynamismes）が含まれる。

***　デリール（le délire）は「陰性デリール」（le délire négatif）（structure négative fondamentale=bouleversement total du système de la réalité=état primordial de délire=pathologie de la réalité）と「陽性デリール」（le délire positif）（le vécu délirant ; délires aigus, Délires chroniques）に分けるべきある。

（注）ペルー生まれで現在英国で活躍しているもっとも活動的な精神医学史家の一人であるベリオス（Berrios）は一九七七年の『精神医学の進歩』誌のエー特集号に寄稿しているが、彼はエー没後二〇年の記念国際大会（Colloque International de Perpignan; 一九九七年一〇月三一－一一月一日、この会議の報告書は「アンリ・エー（設立）協会」によって翌年の一九九八年に『アンリ・エー——二一世紀の精神科医』として公刊されている）。この中の論文[1]において彼は、統合失調症の陰性・陽性症状の問題を取り上げ、この概念の歴史的分析を行った。彼によると、この概念は英国の医学者レイノルズ（Sir John Russell Reynolds ; 1826-1896）の一八五七年の講演での発表をもって嚆矢とされ、陽性は興奮、陰性は欠損ないし抑制的現象として把握された。この概念はジャクソン（一八三五－一九一一）によって全面的に論じられ、スペンサーの影響を受けた脳の進化論的階層構造の枠組の中に位置づけされた。彼の諸原理の精神医学への応用はソルボンヌ大学心理学教授リボー（Theodule Armand Ribot ; 1839-1916）の著明な『記憶の諸疾患』（一八八二）において記憶の病理に応用されるに至った。さらにはドゥ・クレランボー（一八七一－一九三四）の自動症理論（le Syndrome "S"）において「陽性、陰性、混合」現象の記載に採用された。しかし彼はその原典を明らかにせず、ジャクソンへの言及もなかった。第三番目の精神神経医学への応用者はロシアからスイスに移住したフォン・モナコウ（Constantin von Monakow ; 1853-1930）とムールグ（Raoul Mourgue）で彼らの共著（一九二八）はゴルドスタインやシルダーらに幅広い影響を与えた。彼らはジャクソンの諸原理の批判を行った（運動・感覚の下位機能障害の分析結果を精神的上位機能に無批判的に適用、器質因偏重、機械論的な解体概念など）。そして二〇世紀における陽性・陰性概念の第四の記述者がアンリ・エーである。

（1）Berrios, G.E. : La schizophrénie et ses polarités: une histoire des concepts. In Association pour la foundation Henri Ey : Henri Ey psychiatre du XXIe siècle Actualité de oeuvre de Henri Ey（traduction par RM Palem et J Chazaud）. pp.133-158, L'Harmattan, Paris, 1998.
（2）Ey, H. : La notion d'automatisme en psychiatrie. L'évolution psychiatrique, 2e série n^0 3 : 9-35, 1932.
（3）Ey, H. : Quelques aspects géneraux du problème des hallucinations. Annales médico-psychologiques, 92（II）; 565-567, 1934.
（4）Ey, H. et Rouart, J. : Essai d'application des principes de Jackson à conception dynamique de la neuro-psychiatrie（L'Encéphale, 31e année, t.1, n° 5, pp.313-356 ; t.2, n° 1, pp.30-60, n° 2, pp.96-123, 1936（Monographie, Doin, Paris, 1938（Privat, 1975, Harmattan, 2000）.
（5）Ey, H. : La conception d'Eugen Bleuler, 1940. In Eugen Bleuler: Dementia Praecox ou Groupe des schizophrénies suivi de

La conception d'Eugen Bleuler par H Ey Broché- 1 novembre, 1993. de（Auteur）, Alain Viallard（Traduction）.
（6）Ey, H.: Des idées de Jackson à un modèle organo-dynamique en psychiatrie, Privat, Toulouse, 1975.（大橋博司、三好暁光、浜中淑彦、大東祥孝『ジャクソンと精神医学』みすず書房、東京、一九七九）（L'Harmattan, Paris, 2000 ; Préface de CJ Blanc）.
（7）Ey, H.: Organodynamisme（1974）（in N. Sillamy, Dictionnaire de psychologie, Bardas, pp.483-485, 1980 et 1983）.

第一節　エー以前の器質・力動論（古器質・力動論〈Paléorgano-dynamisme〉）[4]

拙論（二〇〇三）[3]で述べたように、ラ・サルペトリエール学派を継承、発展させたファルレ（一七九四―一八七〇）は臨床精神医学固有の研究方法論を主張し、疾病論などにおいても、エスキロールら恩師たちとは異なる新しい歴史を開いた。卑見ではあるが彼こそジャクソン以前の「一九世紀における器質・力動論」を主張している唯一無二の存在と考えられる（他には夢と狂気の同一性を力説したモロー・ド・ツール〈一八〇四―一八八四〉の存在がが付け加えられよう）。ファルレは晩年に主要著作を一巻（Des maldies mentales et des asile d'aliénes Leçons cliniques & considerations générales. Baillère, 1864）[2]にまとめている。この序論こそ時代を超えた洞察に満ちており、私の言う「古器質・力動論」が以下述べるように、展開されている（詳細は、本論巻末資料Iとして古典紹介と解説を加えているので、参照してほしい）。私が一九世紀前半の精神医学の古典を読み、時代を超えたその炯眼、その洞察、方法論の現代性に瞠目した著書はジョルジュ（一七九五―一八二八）の『狂気論』（一八二〇）とグリージンガーの教科書（一八四五、一八六一、一八六七）総論であり、そして一八六四年のファルレの論文集のこの「序論」である。ジョルジュとグリージンガーについては最近拙著に書き下ろしの論文[6]として所収した。

彼の精神医学批判は彼が歩んできた二つの方法論に向けられている。まず心理学を欠いた身体学派に、ついで、エスキロール学派の方法論である心理主義に向けられている。後者はその心理機能の知情意の三分法、当時支配的であった機能心理学という正常心理学に基盤をおいた心理学的方法、その単純な病理学（正常機能の高進、低下、混乱）、植物学、化学をモデルとした要素的、分子論的心理学、診断、治療に無益な、非医学的「病態心理学」（psychologie pathologique）が批判されている。これら両派の行き過ぎを是正した心身一元論に基づく第三の方法論、純粋に「精神の医学」（médicine mentale）的な「臨床的方法」をファルレは提唱した。「現象の進行と連携」、疾患の全体を基盤とする「精神諸疾患」（maladies mentales）の病理学、「近接諸科学からの借り物でない精神病者に直結した」「臨床的研究」、「固有の方法と原則」をもった「精神の病理学」（pathologie mentale）を彼は提唱した。本格的な精神病理学とその方法論がここに誕生したといえよう。以下本論巻末の資料1の「古典紹介・解説」を抄録的に述べる。

彼の「臨床的研究」に基づく方法論は後年のカールバウム、ヘッカー、クレペリンにも通じる先駆的方法論である、と思う。[5・7] 彼は身体学派、心理学派に代表される完全な心身二元論に否定的で脳の器官としての特殊性を強調し、フランス精神医学のパラダイムとなっていたデカルト的心身二元的桎梏から解放された心身一元論的立場を明確にした。病態発生論として原因不明の脳器質因とこれから派生する「精神的連鎖」（résultante psychique）、「デリールによる妄想（デリールの産出」（これが彼のいう「デリール（狂気、妄想）する能力」（aptitude à délirer））を主張し、精神病の器質因とこれに続く症状構成の精神力動を論じている。病因論、症状構成論、すなわち病因病態発生論においてはまさしく器質・力動論そのものである。彼は自らの理論を「混合理論」（la doctrine mixte）と称しているが、これはエーのいう「第三の道」そのものである。ファルレの時代を超えたこの独創的理論については当時のフランスを中心とした精神医学界において賛否両論が巻き起こっているが、広く充分に理解され、支持されずに、その後は脳病理学、身体的、生物学的精神医学が科学的精神医学として、精神医学の主流を形成していく。ファルレが時代を超えた独創的な「混合理論」に至った理由は、彼の優れた科学的、臨床的素質に加えて、彼の自伝的述懐（資料1）で明白なように、生物学から心理学、そして最終的には臨床的方法論へと帰着した彼の苦闘の研究史遍歴の賜であるように私には思われる。ファルレに比較すれば、ごく短期間ながらもエー自身も同様の遍歴があったことは前述した。

さらには、ファルレはエー同様に、驚くべきことには、急性精神病と慢性精神病の病態発生的区別をし、陰性と陽性症状（「陰性事象」、「陽性事象」）までも論じ、これらの概念も的確で、正鵠を射ている。彼は陰性、陽性事象を区別し、器質因と精神力動的反応による症状構成を論じているのだから、これはエー的に言えば、まさしく「器質・臨床的隔たり」を論じていると断じてよいだろう。しかもファルレはこれは精神疾患の一般理論、精神病理学総論的理論モデルとして論じているのである。[3]私が驚きをもってジャクソン以前の「古器質・力動論」（paléorgano-dyanmisme）と称した所以である。

現代のエーの学説との違いは、ジャックソン的進化と解体、精神機能の層構造の概念がファルレの理論には欠落している点であり、つまりは心的存在の組織化、意識野と人格の病理の区別、無意識の概念の不在である。これを埋めるためにはファルレ以降の一九世紀後半の進化論と精神病理学における「意識障害の発見」と精神分析学による「無意識の発見」を待たねばならない。

ファルレこそ「非ジャクソン的」、「ジャクソン以前的」器質・力動論、つまりは「古器質・力動論」の創始者である。繰り返しになるが、ファルレの著書の白眉と言える「序論」を古典紹介（訳・解説）し、本論末尾に「資料1」として掲載しておいたので、ファルレと「古器質・力動論」、彼の業績についての詳細はこれを参照していただきたい。

なお最近「エー協会の」メンバーをはじめとしてエーの思想、理論に影響を与えた思想や哲学について詳細な研究がなされてきているが、エーは彼の器質・力動論の先駆者、影響を受けた主要な人物、学説としてモロー・ド・ツール、ジャネ、フロイトそしてジャクソンを終始一貫し挙げている。しかし、ファルレに関しては、私が気づいた限りでは、臨床的研究方法の系譜にエスキロールらとともに名前を挙げている論文がある程度で、エー自身が少なくとも、しかも、ファルレの精神病理学一般理論についてある程度詳しく彼に論及したのは晩年の一九七三年の『幻覚群概論』[1]のみといって良いほどである。私が一九九〇年にファルレの著書に関心を抱き、読み始めたのは幻覚群論の翻訳により、エーのこのファルレへの言及があったことが契機となった。ファルレの精神病理学的炯眼、病因・病態発生論は当時としては時代を超えた理論モデルであり、まさしく器質・力動論の祖型（古器質・力動論）というべきである。資料1の古典紹介と解説を読まれれば、読者も同様の感慨を抱くものと私は確信している。この点はパレム[8]も私同様の驚きを述べているのに最近気づいた。しかもパレムは「デリールによるデリールの産出」の考えはファルレの息子のJ・ファルレであると指摘している。しかし父のファルレはこの点については「私が名づけた」と述べており、息子のそのような主張には触れてはいない。父ファルレの著書からは彼の用語、概念と考えざるをえない。今はパレムのような指摘があるということを紹介しておくにとどめたい。一方『幻覚』（V巻）[1]において、「このようにファルレの観点に触れただけで、器質・力動論的構想の系譜において占めている彼の卓越した地位は明らかであろう」とエー自身絶賛しているにもかかわらず、この著書と彼の器質・力動論的学説にそれまでエーは触れてこなかった。これはエーが晩年になっての初めてのファルレの器質・力動論的構想についての少なくとも本格的言及と評価である。私が訝しく思うのは卓越した精神医学理論史家エーがファルレの古典的名著とこの古器質・力動論についての長年の無視と晩年に至っての初めてと思われる論及である。しかもファルレの古典的名著の「混合理論」を器質・力動論的系譜の卓越した地位とまで絶賛しながら、エーは少なくともそこでは彼の理論形成への影響の有無等については語られないままである。エーの絶賛するようなファルレの内容をエーはいつ初めて目にし、これがどのように彼の理論形成に影響したのか、しなかったのかは不明なままである。私にとってこれは器質・力動論誕生と形成史[3]におけるエー最大のミステリーである。私自身はジャクソン、ブロイラー以前にジャネ、モロー・ド・ツールとともにこのファルレの古器質・力動論にエーは触れていたものと思量している。

（1）Ey, H. : Traité des hallucinations, 2 tomes, Paris, Masson et Cie, Paris, 1973（邦訳『本書』金剛出版）
（2）Falret, J.P. : Des maladies mentales et des asiles d'aliénés Leçon cliniques & considérations générales : Bailliére, Paris, 1864.
（3）影山任佐「器質・力動論的幻覚論再考」臨床精神医学、二七、七七七—七八四、一九九八（影山任佐著『犯罪学と精神医学史研究』五七—六六、金剛出版、二〇一五）
（4）影山任佐「精神医学臨床講義（ファルレ）」松下正明・他編『精神医学文献辞典』三四四—三四五、弘文堂、二〇〇三.
（5）影山任佐「クレペリン疾病論の構造分析——「疾患形態」説の現代的意義——」坂口正道・岡崎祐士・池田和彦ほか編『精神医学の方位』一二三—一三〇、中山書店、二〇〇七（影山任佐著『犯罪学と精神医学史研究』一九九—二〇九、金剛出版、二〇一五）
（6）影山任佐「Georget と Griesinger」影山任佐著『犯罪学と精神医学史研究』一七五—一九八、金剛出版、二〇一五.

（7）影山任佐「Kraepelin, E.の方法と目的の現代的意義――クレペリンパラダイムの歴史的位置づけと今後の展望――」精神科治療学、三一巻六号、七〇一―七〇七、二〇一六.
（8）Palem, R. M.: La modernité d'Henri Ey L'organo-dynamisme. Intelligence du corps, DESCLÉE DE BROUWER, 1997, 2012.

第二節　エーのプレ・ジャクソン時代（一九二六―一九三五）の彼の器質・力動論的考想

はじめに

エーがブロイラーの精神分裂病（統合失調症：以下同）論、とくに一九一一年の彼のモノグラフィー[3]を絶賛し、その精神分裂病理論は器質因と心因論の線型的因果論という同じ次元での不毛の対立を乗り越える「第三の考想」[15]であると評価し、後には「ブロイラー的器質・力動論」[19]とまで絶賛していたことは前述したとおりである。ちなみに一九一一年はジャクソンが亡くなった年でもある。エーは一九二五年にブロイラーのこの著書の抄訳[3]を試み、一九二六年に一三〇ページのタイプ印刷を研究サークル仲間たちに資料として配付し、一九四六年に再配布され、一九六四年には「オイゲン・ブロイラーの構想」（一九四〇）[19]（巻末資料2：拙訳）と「H・ジャクソンの諸原理からオイゲン・ブロイラーの精神病理学へ」（一九四六）[21]（巻末資料3：拙訳）とを添えて、再度研究サークル仲間たち等に冊子として配布している。[19]その後エーのブロイラーの抄訳のみが一九六九年に小冊子の復刻版（Analectes）として出されている（私の手元にあるのはこれである）。ところで「オイゲン・ブロイラーの構想」は最初は一九四〇年の一一月七日のカンファランス（「精神医学の現代の動向」）で公表されたもので、一九九三年にブロイラーの著書（一九一一）がAlain Viallardによってフランスで初めて全訳公刊された際にこの全訳書[4]の巻末に一九六四年のエーの「序文」を添えて、掲載されている（資料2はこの翻訳である）。

この一九六四年の「序文」[4]にあるように、一九二五年、エーが二五歳、セーヌ保護院アンテルヌ時代の年に「フランスではその時まで殆ど知られていなかった」（同「序文」）ブロイラーの精神分裂病論に強い関心を抱き、その翻訳をもって事実上の「精神医学の開始」（同「序文」）とまでエーは述べているのだが、その動機や経緯については何も述べていない。なお一九六四年の「序文」では、ミンコフスキの精神分裂病研究の存在にエーは言及している。エーはここでは触れてはいないが、前述したように、一九二五年はフランス精神医学界にフロイト学説など新風を吹き込むべくピション、ラフォルグ、エスナール、ボレル、コデらによって「精神医学の進歩」（Évolution psychiatrique）が研究会として発足し、同名の雑誌が発刊された年であり、ミンコフスキがその創刊号で「精神分裂病概念の誕生とこの概念の本質的特徴」[34]を発表していた（またミンコフスキは一九二一年にL'encéphaleにもブロイラーの精神分裂病学説を紹介している）。この論文はブロイラーの精神分裂病のフランスへの本格的紹介であり、ミンコフスキのブロイラーの精神分裂病概念の読み取り（「自閉」概念の重視）であり、早発性痴呆から精神分裂病への概念史であった。若いエーが、フランス精神医学革新を目指していたこの会とその雑誌の誕生に無関心であったとは思えないし、生涯その尊敬の念を抱いていたミンコフスキのフランス精神医学登壇の記念碑的論文、しかもこれは、精神分裂病という従来の早発性痴呆に代わる新しい疾病概念を紹介する重要な論文である。エーの一九二五年のブロイラー（一九一一）の翻訳着手の契機については前述したようにエーは何も語っていないが、その背景には種々の要因が重なっているであろうことは想像できるが、ミンコフスキのこの論文が少なくとも重要な直接的刺激の一つとなっていた可能性があると私は考えている。

なおエーの精神分裂病関連の論文二一編がJ・ギャラベの序文が寄せられた彼の編集で一九九六年に発刊[26]されている。これによると（p.11）、ランテリ-ローラ[33]のいう「大構造論期」へのパラダイム期の開始とされた一九二六年のブロイラーのフランス語での統合失調論の発表[5]にエーは参加していたようである。しかもこの同じ年の一九二六年にはエーはブロイラーの精神分裂病論についての発表[27]をギローとともに行っている。一九二六年三月二九日における医学的心理学会例会でのこの発表論文（「ブロイラーの精神分裂病への批判的言及」[27]）はギローとの共同発表とはいえ、エーの学会での本格的な処女発表、論文とみなされる。エーの業績目録[1]を見ると、一九二六年以降の一定期間、一九三〇年代の自動症や幻覚論に先立ってエーは慢性精神病[12]、とりわけ精神分裂病に関する著作[26]が続き、彼の研究はまずはこの分野から、そしてそれはジャネ[20]とブロイラーの考想[19]の吸収から出発したものと考えてよいだろう。エーの「プレ・ジャクソン主義時代」とは「ジャネ・ブロイラー主義時代」と呼んでもよいだろう。ジャネについてエーは器質・力動論との関係について本格的に論じているが、[20]論旨が複雑になるので、本論では、モロー・ド・ツール同様にジャネとの関係の詳細は割愛する。彼らについてはまた別[22]の機会に論じたい。興味深いことにはエーはフロイトについては彼らのように一つの専攻論文として器質・力動論との関係を論じてはいない。ドゥ・クレランボーを代表とする器質因とともに心因論の代表フロイト、精神分析学として、器質・力動論的に乗り越えられるべき批判対象として専ら論じられているだけである。

第一項　エーらのブロイラーの精神分裂病の批判的考察（一九二六）[27]

ブロイラー（一九一一）の抄訳を仲間に配布した年と同じ一九二六年（三月二九日医学的心理学会例会）にエーは「ブロイラーの精神分裂病の批判的考察」と題して、恩師の一人であるギローと共同発表を行っている。一九六四年「序文」[27]でもエーが触れているように、この発表についても両者の間に意見の対立が相当にあった。この発表がどの程度、どの部[19]分にエー自身の当時の見解が反映されているのか問題ではある。このためこの発表論文は両人の妥協の産物なのか、極めて歯切れが悪いものとなっている。前述したように、この一九二六年の八月にブロイラーはスイスで開催されたフランスおよびフランス語圏精神神経学会において精神分裂病のフランス語における発表を行い、これがフランスへのブロイラー[5]の統合失調症概念が広まる契機になったといわれている。[33]

エーらはこの発表において、トレネル（Revue neurologique, 1912）やエスナール（一九一四）などにより、フランスで[27]少しは知られるようになったが、第一次世界大戦の影響で注目されないままに経過してきたなどブロイラー（一九一一）へのフランスでの言及や紹介の沿革を総括し、その後ミンコフスキ（一九二一）のブロイラー学説紹介にも触れ、これはミンコフスキ独自の解釈であることを指摘し、「一九一一年のブロイラーの著書とその精神医学教科書一九二三年版からブロイラー理論のいくつかの基本点を検討することは有益であるとわれわれは信じている」、と冒頭で述べている。ここらあたりにエーのブロイラー学説への関心の背景と彼の著書の抄訳の動機が窺われる。本論においてエーらはブロイラーの精神分裂病学説を、臨床的疾病論、疾患理論、症状理論に分けて紹介し、彼らの批判的検討を加え、考察に及んでいる。ここで重要と思われるのは、エーらはブロイラー学説の「一次性徴候」（signes primaires）（「ブロイラーにとって精神分裂病はその原因と損傷がいまだ十分には知られていない脳疾患である。彼に依れば原因となる器質性障害の直接的で直近的な症状である幾つかの症状[27]」）と「二次性徴候」（signes secondaires）（「一次性障害の直接的結果ないしこの精神反応：心理機構とくにフロイトの精神分析によってブロイラーはこれらを解明している[27]」）に注目している点である。そして、「根本的に異なった機構をもつ二つの症状次元のこの並置はクロード教授学派によってフランスでは受け入れられなかった」としながらも、ブロイラーの「二段階の症候学（symptomalogie à doubles étages）」、「説明のこの二元的方式（mode dualiste d'explication）はわれわれにとって完全に正当なものであるが、精神の反応が過度に重視されていると考える[27]」とし、さらには緊張病全体は二次性徴候ではなく、器質性症状であるというギローの従来の持論が紹介されている。

ブロイラーの精神分裂病学説における器質因性の一次症状とフロイト的機序による心因性の二次症状のエーらの区別は、ファルレの陰性と陽性徴候や、後にエーが出会い、決定的影響を生涯受けることになるジャクソンのいう「陰性」と「陽性」症状、障害の区別と本質的に重なっているものである。プレ・ジャクソン時代におけるエーにとって、ブロイラーの精神分裂病学説、とりわけその病態発生論、「器質・臨床的隔たり[19]」（一次性、二次性症状）はエーにとって決定的なものであった。彼は後年（一九三四年）、ブロイラーの著書（一九一一）は「私にとって現代精神医学研究のバイブルと常に見なしていた[17]」とまで言い放っている。

またクロード学派[7・8]とは異なるブロイラー的精神分裂病論的立場を自覚的に鮮明にしたエーが前述したように後年（一九三二）クロード教授の下で病棟医長を務めるようになったのは面白い。しかも、これも前述したことだが、ギローとのこの共同発表[27]と同年、一九二六年はクロード教授の下で学位論文を提出し、エーが学位を得た年である。つまり、学位取得年度に指導教授のクロード教授に精神分裂病論でエーは異議を唱えたということになる。学位論文のテーマ選択等に対して、精神分裂病論等に関心があったエーには不満があったらしく、前述したように、血糖値と精神障害に関する学位論文について、その後エーはまったく一顧だにすることがなかった。

ジャクソンの本格的導入以前のエーの器質・力動論の形成に影響を与えた、あるいはその重要な概念において、基本的重要性が認められるもう一人のドイツ語圏の精神科医にビルンバウム（一八七八―一九五〇）がいる、と私は想定している。エー自身直接言及も引用も殆どしていないが、器質・力動論の発想の源はビルンバウムの思想（Pathogenese病態発生とPathoplastik病像形成の区別）[2]にもあるように私は思っている。私が既に指摘したように[32]、エー自身は恩師の一人クロードがビルンバウムを意識していたと言及しており[24]、Pathogenese、Pathoplastikの用語を引用している箇所もエーの著書『幻覚群概論』（一九七三）『幻覚Ⅴ』）にはある。

第二項　ブロイラー的器質・力動論時代と新ジャクソン主義提唱までの移行時代（一九二六―一九三六）

自動症論[15]と幻覚論[9・10・13・14・16・18]

エーは「ブロイラー的器質・力動論」[19]に刺激され、その後出会ったジャクソン学説の強い影響下で、ブロイラー学説の理論的抽出、定式化によって、これを精神分裂病の個別的理論、各論から精神障害全体の一般理論、精神病理学総論へと汎用化の道を切り開いていったところにエーの当時の独自性がある。[19―21]

前述したように彼は一九三〇年代に入り、めざましい活躍を示すが、とくに一九三二年は多産の年であった。一九二六年以降から一九三一年まで目立った論文や発表はなく、とくに一九二八、二九年はエーの発表は、皆無である。[1]この沈黙は器質・力動論誕生への孵卵期であったのだろう。この頃の医長就任とクロードとの共同発表、結婚、ケルシー、ミンコフスキ、ジャネなどの幻覚論の刺激的研究などの影響があるにせよ、明らかに飛躍へのこの契機はジャクソン学説との出会いが決定的なものとなった。

前述したようにエーは一九二五―二六年にブロイラー（一九一一）の仏訳を行い、彼の精神分裂病論に出会い、本格的にこれに取り組んでいたが、その時に後年（一九四〇）[19]述べるような明確で完全な「ブロイラー的器質・力動論」の構想を抱いたのではないだろう。むしろ一九三〇年代初頭にジャクソン学説に出会い、そこから数年の知的格闘の末に「ジャクソンの諸原理」を抽出し、この後にジャクソン的諸原理によるブロイラーの精神分裂病論の読み直しを行い、そこにエーは精神分裂病において「ブロイラー的器質・力動論」を見いだした、というのがどうも実態であったと私には思われる（巻末資料3「ヒューリングス・ジャクソンの諸原理からオイゲン・ブロイラーの精神病理学へ」（一九四六）を参照のこと）。両者の理論の往復運動が盛んに行われたものと思われる。ジャクソンの諸原理の一般理論の精神分裂病への適用例がブロイラーの精神分裂病論にみいだされ、ブロイラーの精神分裂病理論の各論的理論を精神障害一般、精神病理学総論の理論的モデルとして拡張すべきであるとの構想を抱いたのであろう。この上に立って「精神医学の基本的諸概念の改革」（一九七五）[25]を彼は目指した。ブロイラーに加え、後述するように一九三二年頃以降より、ジャクソンを引用しつつも、基本的にはジャネ、ブロイラー的学説に立って、自動症と幻覚の問題に関して、ブロイラーの理論の妥当性をエーは確認し、さらには精神諸疾患各論への応用の可能性を探っていったようだ。こうして、既存理論の批判的乗り越えをエーは果敢に試みている。これは別の側面から見れば、ブロイラーにより（さらにははファルレの古器質・力動論的背景があってと私は思量しているが）、陰性と陽性症状の病態発生論、病理学の骨格（「器質・臨床的隔たり」）は得たものの、これを精神障害全体の精神病理学総論へと、精神医学一般理論にまで拡張するには、その前提となる生理学が不十分で、欠けており、心身の二元論を超克するための心的存在、構造を統一的にどのように把握するのか、つまりは障害されるもの、解体されるものの科学的な統一的、全体的把握が必要であった（1975, pp.31-32）[25]。これにはジャネの学説が[29・30]、そして一般理論の構築にはモロー・ド・ツールの夢を精神病モデルとする学説[22]がエーには刺激となった。彼は一九三六年の器質・力動論提唱以降に、ブロイラー学説同様に、これら両者の学説の器質・力動論的位置づけを行っている[20・22]。理論構成と幻覚問題、精神諸疾患への臨床的応用という器質・力動論的発想の基本骨格の構築に向けてのエーの努力について、エーは後年次のように語っている。「幻覚群の病理学から導き出せる公準を構成することから出発し、これらを精神医学全体に拡大適応するにせよ、逆に精神医学の一般理論から幻覚現象の理解と説明に必要な命題を演繹するにせよ、本書の概念装置を構成する四つの公準が精神医学の器質・力動論のまさしく諸原理であることを容易にみてとれることである。換言すれば、幻覚群の研究からわれわれが導き出した理論モデルと、精神医学全体にわれわれが適用した理論モデルとは寸分の狂いなく一致している」（『幻覚群概論』一九七三：邦訳『幻覚 I巻』、「序言」八ページ、金剛出版、一九九五）

一方エーはジャクソンの思想との出会いについて、次のように述べている。「精神医学の基本的諸概念の改革を私が企てたのは……一九三〇年以降……精神疾患の精神・器質的力動を考慮するこの新しい方法〈ジャクソン学説〉の実り豊かさを確信したからである」(1975, pp.33-34)[25]。「自動症と幻覚群の問題について（一九三三）私は精神医学の諸原理自体を再考する必要を感じた時、そのまえのことだが、著者は、古くはあるが、しかしその諸原理は著者を強く引きつけていた一つの考想に出会っていた。それがヒューリングス・ジャクソンの考想であった。この後にルアールとともに私たちは、ジャクソンの著作をより完璧に検討したが、とりわけ精神医学への適用に向けてのジャクソン自身の努力、進化と解体の概念を研究した」（エチュード第一巻（1952 : pp.160-161)[23]）

エーの特徴は、精神障害の各論的実証的、臨床的研究という精神科医のルーチンの研究テーマをあえて選ばずに、精神病理学の基本問題、総論的、一般的問題である幻覚群論や自動症論に取り組み、「ブロイラー的器質・力動論」を主要な武器に、これらの精神医学上の論争に切り込み、その理論の一般化の可能性をこれら基本問題によって検証し、これを確立していくという、理論家エーらしい道をひたすら進んで行っている点である。幻覚問題（そしてこれとの関連で自動症論）こそエーが魅せられた精神病理の世界であった。彼の幻覚群論（そして自動症論）は心因的力動論と機械的器質論の批判に向けられ、これを乗り越える理論がジャクソンの諸原理であり、その精神医学的臨床的モデルこそブロイラーの精神分裂病論、つまりは「ブロイラー的器質・力動論」、つまりは「二段階の症候学」、「説明の二元的方式」であった。ちなみにこの「説明の二元的方式」とはヤスパース的に言えば、「説明」と「了解」の統一的（弁証法的）理解と言えるであろう。エーは「新ジャクソン主義」提唱以前のこの時期の自動症と幻覚群論において、「ブロイラー的器質・力動論」の中核である「器質・臨床的隔たり」の原則に基づき、器質的解体による陰性条件の下に、自動症や幻覚が陽性症状として出現することを一貫して主張しはじめている。

ところでフランス精神医学を際だたせ、これを特徴づけ、この根底を流れる基本思想というものをただ一つ挙げれば、私見[31]ではそれは自動症（l'automatisme ）である。これは「意志や時として意識のコントロールからはずれた、精神生活全体もしくはの部分的な独立と自発性をもった精神機能」[36]である。英、独の精神医学にはこの用語なり概念は少なくとも主役としてはほとんど出現しない。しかもフランス精神医学と精神医学者に脈々と流れているのが、この用語と概念であるといって過言ではない。

この概念の源流は一九世紀初頭のバイヤルジェに求められ、その後二〇世紀に入ってから、ジャネの「心理自動症」(automatisme psychologique) や、ラカンの精神医学における唯一の尊敬する恩師であったドゥ・クレランボーにおける「心理的自動症」(a. automatisme mental) となって結実した。このフランス精神医学の伝統的基本概念に対し、機械論的線型論であるとして、真っ向から批判し、攻撃したのが、エーである。当時自動症理論に基づく、クレランボー学派(「デリールはドゥ・クレランボーにより心的自動症である幻覚現象によって作られている礎石の上に立てられた立像である」[25] (p.29)) と精神分析理論に刺激された力動論的立場のクロード学派の対立があった[25]。このような当時の状況からエーの自動症理論批判、幻覚群とデリールとの関係についての従来の説を逆転させたエーの主張(幻覚二次性説)の革新性が理解される。エーによる慢性幻覚性精神病の否定は伝統的フランス精神医学派を驚愕させ、激しい批判を呼び起こし、現在にいたるまでこれは存在している。

ジャクソンとエーとの出会い

ジャクソンの思想にエーがどのようにして出会ったのかエー自身は著作上では詳細を明らかにしていないように思える。ジャクソン学説とエーとの接触にはクロードの影響が指摘されている[37] (p.608)。ドレイ[11]によれば、クロードは一九三九年に停年退職を前にして、ジュネーヴの学会講演で、彼の「精神・生物学的考想」(la conception psychobiologique) をジャクソンの解体とゴルドシュタインの全体理論と照合させており、さらには「解体と解放に関するジャクソンの理論について私が長いこと講義の中で擁護してきた症状群の力動的考想」ともクロードは述べている。事実私が気づいた限りで、エーのもっとも早いと思われるジャクソンを参考文献として挙げているのはクロードとの共著の幻覚論(一九三二)[10]である。さらにはこのドレイ[11]によれば、「損傷とその臨床的表現、損傷的構造と機能的症候学とを分かつ隔たり (l'écart) で、これはクロードの探究の主要な対象であった」し、パレム[35] (一九九七) によれば、「器質・臨床的隔たりのこの概念はサン・タンヌ病院において、クロードとともに生まれた」という。

私の考えでは、ジャクソン学説とのエーの出会いにはクロードの影響が否定できない。エーのジャクソンの引用が一九三一年以降に認められ、一九三一年はクロード教授の下での医長にエーはなり、一九三二年のクロードとの共著論文[10]にジャクソンの引用がエーにおいては初めて認められるからである。一方「器質・臨床的隔たり」の用語は前述したように一九三三年学会発表のエーの幻覚群論（Le probléme des hallucinations généraux du probéme des hallucinations. Annales medico-psychologiques 92（II）: 565-567, 1934）に認められる。しかもエーはこの概念の第一の功績はブロイラーであるとしている（Hy, 1940）[19]。この概念と命名において、クロードの影響は否定できないが、ここはエーの述べるように、ブロイラーの器質・力動論の中核概念としてエーが一九三三年に定式化したものと考えて良いように私には思われる。

とはいえ、一九三二―三四年の自動症、幻覚に関する一連のエーのクロードとの共著も含めた論文におけるジャクソンの引用は本格的なものではなく、新しい観点を導く方法論として、示唆的に触れられているだけで、器質・力動論の基盤であるジャクソンの諸原理として定式化されるまでには至っていない。むしろ一九三二年の信念の幻覚論[14]では専らジャネの幻覚論の問題点と限界の指摘に終始している。以下一九三二―三四年のエーの主要論文とその抜粋を挙げる（なお以下の一九三二年の三論文は論文二が同一を同三が同二をエーが本文で引用列挙していることから、作成、発表順を同一、二、三と確認した）。

1　クロードとの共著「幻覚症と幻覚」一九三二年（Claude, H., Hy, H.: Hallucinose et Hallucination Les théories neurologiues des phénomènes psycho-sensoriels. L'encéphale 27（7）; 576-621, 1932.）

幻覚現象をクロードに従って病識のある幻覚、つまりは幻覚症と、病識の伴わない「幻覚」に分け、後者について、エーらはジャクソンを引用しながら次のように結論している。前述したように、これが私の気づいた限り最初期に属すると思われるエーのジャクソンの引用である。

ジャクソンの諸研究由来の、他方では睡眠中枢のまったく新しい病理学由来の比較的最近の知見は幻覚の脳理論の新しい方向を示してくれた。これらの知見はモロー・ド・ツールが示してくれた心理的、臨床的分析を確認している。つまり、不在の対象を知覚するという内的な幻覚・確信（hallucination-conviction）には心的及び知覚的活動の重大な障害が不可欠である、という分析の正しさが確認されている（p.615）。現実性判断、幻覚の確信には感官は必要条件でもなければ、十分条件でない。意識と信念の障害がその条件である（原注ジャネなどが最近同様の主張）。末尾の引用文献としてJackson H Brain, 1888, 1899 ; Janet（P）les croyances et les hallucinations Revue philos., 1932.などが挙げられている。

2　「精神医学における自動症の概念」一九三二年（Hy, H : La notion de l'automatisme en psychiatrie. L'évolution psychiatrique 2e série 3 ; 11-35, 1932.）

この論文は二年後の著書『幻覚群とデリール』[16]では多少改変されて、［序論］（Introducion）（pp.1-28）として収められている。そしてエーの自動症論は医学的心理学会による栄誉ある賞を受賞している[6]。

エーはまず自動症を「自動症的行為とは意志的でない行為である」との一般的定義を述べながら、自動症、意志の概念の曖昧さ、両義性を指摘している。自動症をめぐる二つの解釈の立場に認められる精神医学の基本的対立は精神医学の全ての問題の基盤にある。二元論を一つの物事の両面と捉える立場は否定される。またクレペリンの早発性痴呆、マイヤー、ミンコフスキの統合失調症に触れ、E・ブロイラーの統合失調症群について以下のように言及している。

ブロイラーの統合失調症の基本的条件（condition fondamentale）は脳の過程（un processus cérébral）であるが、この脳過程は精神の基本的形式（連合活動〈activité associative〉）のみを障害するだけである。この連合障害が統合失調症の基盤にあって、これが一次徴候（signe primaire）で、ここからこの疾患のその他のあらゆる症状は二次性の（secondaire）症状（妄想思考、幻覚などの一連のあらゆる自動症）であって、情動的コンプレックスの解放から説明される（pp.19-20）。

エーはさらにフロイトの精神分析学に言及しながら、自動症の器質因論（機械論）説と心因論（精神分析的自動症）の対立に触れている〈『幻覚群とデリール』（一九三四）でも同様で両者は「同じ精神病理学的決定論（déterminisme）」に立っている」

(p.9) と述べられ、両者は線型理論との後の批判の根源がここにあると思われる〉。自動症をめぐる二つの解釈の立場に認められる精神医学の基本的対立は自動症以外の精神医学の全ての問題の基盤にある。器質論的興奮理論は「意志的」と「自動症的」の概念を消滅させてしまい、限界があり (p.26)、一方精神分析的自動症論は過度となって、「汎意志論」(panvolontarisme) となってしまう。自動症の器質因論と心因論の二つの病因論は相互に限界がある (p.27)。

しかしこれら二つの考想以外に、**「第三の考想」**(une troisième conception) がある。それはブロイラーの統合失調論における考想である。即ち自動症は脳障害によって原発性に条件づけられているが (primitivement conditionnée par un trouble cérébral)、そのコンプレックス機構は情動諸因子の介入を受けている。これらの因子が症状にその「内容」(contenu) を与えている。「心因論的」(psychogénétique) と一般に言われているこのような考えに対してしばしばなされる批判は、症状の「内容」しか説明していないということである。もしそこで言わんとすることが、症状の原基的機械論的**条件** (la condition mécanique primordiale) を無視すべきでないということであれば、この条件を強調することは正当であって、このことこそがわれわれがしようとしていることである (p.20)。それは、「器質的病因論と人格の機能による病態発生論」(p.32) である。

一方、自動症の器質因論と心因論の矛盾によって必然的に「心的機能の諸段階」(les degrés de l'activité mentale) の構想へと導かれる。それはジャネの素晴らしいシェーマで、「その運動、発達においてその思想を把握するなら、自動症の概念はいくつかの段階を構成しているかのように、推移している」(pp.29-30)。こうしてエーはジャネによって、心的機能を、①反射、②幻想や夢や夢想、傾向、意志の最初の形、③意識的、意志的行為に分けている。そして、この心的活動は高次になるにしたがって、目的性を帯び、「心理的緊張」(tension psychologique) を必要とし、この心理的緊張は脳や身体の状態と連動している。脳障害は高次機能に必要な心的緊張の阻害をもたらす。このようなことは睡眠や錯乱状態、疲労の場合に認められる。

結論として、このような心的活動の段階に応じて、エーは精神病理学的事象全体を示す自動症を以下のカテゴリーに分類している (p.34)。

①純粋に心理学的、とくに「フロイト的」機序の現象（衝動や強迫症状、分析学が明らかにした神経症現象）、②器質的条件（構造的障害ない機能的障害）によるもの（睡眠中の夢、錯乱・夢幻状態など）、③生物学的条件による現象で、前記したものより深い障害、④脳の直接的障害で既成システムを昂揚させたり変更させるものに基づく現象（けいれん、幻覚症など）。

「重要なことは、器質因と心因の二つを先入観なしに、体系的にその真の性状を検討することである。多くの場合この機序は二重になっているが、それは混在しているということではない。というのもわれわれがしようとしていることは、怪しげな妥協でもって二つを折衷してしまうことではないし、すべての「自動症的」現象が同時に「器質因的」でも「心因的」でもあることを示そうとしているのではなく、心理学的人格の欲動や欲望によって全面的に決定されている現象と純粋に機械論的決定論に基づいている現象とがある一方で、本質的である生物学的病因に心理学的機序が加重されている場合が存在しており、この両者の分離のあり方（plan）を発見することが常に重要である」(p.35)。

本論ではジャクソンへの言及がなく、機械論とフロイト的心因論の二元論的対立を限定的に位置づけ、自動症を「第三の考想」であるブロイラー理論とジャネの心的機能の諸段階のシェーマからエーは自動症を理解しようとしている。しかし、ジャクソン的思想が背景には漂っているように思われる。またこの段階のエーは自動症を、純粋に心因的、器質因的、「本質的である生物学的病因に心理学的機序が加重されている場合」の、三種に区分しており、後年のように全面的な**器質因的**力動論一本で押し通すまでにはいまだ至っていないことが注目される。本論のみではなく、総じて、前期のエーは全面的器質因論者ではなく、心因的可能性に含みをもたせていて、比較的柔軟である。

3　「幻覚者の信念」一九三二年（Hy, H. : La croyance de l'Halluciné A propos des études de M.ケルシー sur l'hallucination. Ann.Méd.-Psych., 14e Série, T.II (juin) 90 (II) ; 13-37, 1932.)

本論ではジャクソンの名を挙げ、新理論の一つとしながら、彼の諸原理には言及せず（鉤状回発作のdreamy states に言及)。ジャネ、モロー・ド・ツール、ムルグにも言及している。本論文はケルシーの『幻覚』(一九三〇)[13]についてのジャネ的観点からの批判であり、ジャクソンの原理の本格的導入以前のエーの幻覚問題を通じての、精神医学理論の構想の素描と位置づけられる。それは精神病理学の基本的問題である幻覚論に新しい視座を構築し、その観点から長い間続いて膠着状態にあった幻覚問題の論争の新しい解決、理解の仕方を提示しようという野心的な試みであった。本論のエーによれば、幻覚論の紛糾、理論的対立は以下のようであった。第一に幻覚は幻覚群で真性幻覚、仮性幻覚、錯覚等多種類に分類されるが、特にバイヤルジェ〈注(影山):彼は古典的幻覚である「精神感覚性幻覚」、「真性幻覚」に対し、感覚性を欠く「精神性幻覚」、仮性幻覚を記載、提唱し[37]、幻覚から知覚性を奪い、幻覚の概念、領域を拡大してしまった〉以降これらの多様性、多義性の中に、幻覚の本質が失われ、雑多なものが含まれ、細分化され、混乱してしまった。第二に幻覚の基盤を、自動症や感覚興奮に求める感覚論、機械論的立場(バイヤルジェ、ドゥ・クレランボーら)と、妄想思考、確信、信念の極端と捉える知性論、妄想論的立場(ファルレ、マニャン、セグラ)や意識の重大な障害(モロー・ド・ツールら)とする立場との長年の対立があった。このような幻覚論争、研究史観に立って、エーはこの論文において次のような論旨を展開し、結論を下している。

エスキロールの幻覚の定義(Mémoire sur les Hallucinations, 1817)〈「当該の感覚興奮(sensation)を刺激するにふさわしいいかなる対象もその感覚器官(sens)に達していないのに感覚興奮を実際に知覚されると心底から確信を抱く者は幻覚状態にある」〉、この定義(これは後に短縮されて、「対象のない知覚」(perception sans objet)となって、変形を受けてしまった)は幻覚事象の唯一可能な定義であると、われわれは確信している」(p.13)、「われわれの見解では、バイヤルジェ以来致命的打撃を受けていたこの幻覚にケルシーはその意味を再生させることに多大の貢献をした。幻覚は実際おおがかりな崩壊を示し、一種の異物とされ、この考えによって幻覚者以上に精神科医が惑わされている。幻覚はただの妄想的誤り、たんなる談話的仕方にされてしまった」、「幻覚は非現実的対象を現実的なものと知覚することにある。事態は個人が騙される場合ににしか可能ではない。騙されている犠牲者がいるのである。この誤った信念の諸条件(原注:Janet : la croyance de l'halluciné, Revue philosophique, 1932)こそが幻覚問題そのものなのである」(p.13)。

エーは幻覚問題のいわば、感覚説と信念説の対立、知覚しているのか、知覚していると信じているのか、という問いかけそのものの問題点、さらにはケルシーの幻覚論の不十分な点を指摘している。感覚説においては心像を感覚、実在するものと信じるに至ることの説明が必要であり、信念説では事物の実在性の信念が知覚に至ることの説明が必要である。エーは、自動症のように、幻覚を異物（corps étranger）とみることには、幻覚の「不在の対象の実在性の確信」（la croyance à la réalité d'un objet inexistant）が欠落しており、不在の対象の実在ということに「幻覚者は驚かないという事実」（le fait de ne pas s'en étonner）、つまりは幻覚問題の本質とは「誤った信念の諸条件」（les conditions de cette croyance erronée）、つまりは現実性システム、現実性（＝実在性）の変化〈影山注：つまりは後述するように、私の言う「デリールの陰性面」、エーのいう原基的事象である〉である。「不在の対象を現実的なものとして知覚するのは夢見る時の体験である」（p.14）。

「幻覚事象の本質とは、幻覚者が幻想（fantômes）を事物（choses）とみなすことである。彼は存在しない対象を知覚するという心底からの確信を抱いている（il a la conviction intime de percevoir un objet qui n'existe pas）」（pp.14-15）。そして、エーの主張では、幻覚問題は、形而上学的だとの批判を受けようとも、「対象」、「現実」、「知覚」（objet, réalité, perception）の問題から逃れられない。

「知覚すること、それは感覚的印象を一つの対象に所属させることであり、そしてこの対象を客観的現実のなかに位置づけることである。現実とはわれわれから独立した諸対象の秩序であって、それはその法則を有し、われわれを〈主観として〉限界づけているものである。対象のない知覚とはしたがって現実から由来しないなんらかの対象を現実の中に統合することである。とすればこの何物とはどこから由来するものなのか？ **われわれから**である。つまり、それは主観的なものが客体化された構成体（une construction subjective objectivitée）なのである。このような現象が可能であるのは、偽対象（faux objets）を現実（＝実在）に、幻想を事物に置き換えることをわれわれに可能とさせるような心的刻印（une mémoire）をわれわれが有しているからに他ならない。ならば、幻覚を生み出すこの置き換えをわれわれはどのように考えればよいのだろうか？」（p.15）。

エーは幻覚問題のいわば、感覚説と妄想説、知覚しているのか、知覚していると信じているのか、という問いかけそのもの問題点、さらにはケルシーの幻覚論の不十分な点を指摘し、次のように、幻覚現象の異種性と分類を提案しながら、結論を下している。

幻覚の臨床的研究の基盤は「精密な徴候学」（séméiologie précise）と「臨床観察」（l'observation clinique）であることをエーは強調しつつ、幻覚現象の多様性を無視した幻覚論を批判し、幻覚現象を以下のように分類することを提案している。

幻覚の分類

1　感覚錯誤、妄想解釈、精神性幻覚群（仮性幻覚）
2　幻覚症（仮性幻覚）
3　錯覚（仮性幻覚）
4　幻覚群

真性幻覚（「不在の対象を知覚するという心底からの確信:la conviction intime de percevoir un objet absent」（p.35）、[存在しない対象が実在することの信念：des croyances dans la réalité d'objets qui n'existent pas]（p.37））

つまり、エーは仮性幻覚群と真性幻覚群（精神感覚性幻覚群）とに幻覚現象を二分しており、晩年の『幻覚群概論』（一九七三）における幻覚症性エイドリー群とデリール性幻覚群の二大分類の萌芽が既に認められるように思う。

幻覚の真の問題は偽りの対象、対象を欠いたまぎれもない知覚という信念が確立される条件とはなにか、と問うことである。感官性（幻覚の純粋な機械論において本質的で十分条件とみなされている）は幻覚現象である誤った客体化（l'objectivitation fausse）を生み出す必要条件でも十分条件でもない。誤った客体化とはそれ自体結果であって、原因ではない」（pp.36-37）。

真性幻覚は妄想的思考（pensée délirante）の極端な型（ファルレ、マニャン、セグラ）と真性幻覚を意識の重大な障害を基盤にするとしたモロー・ド・ツールに二分され、幻覚の知覚的信念の諸条件とは、これら二つの真性幻覚の信念の様態（intentionelle, assertive）に求められるべきである（p.37）。

ここでは、後年の『幻覚群概論』(一九七三)におけるデリール性幻覚群の二様態、つまりは慢性精神病の妄想性幻覚群と急性精神病のせん妄性幻覚群の区分の萌芽が認められるように思われる。ただし、後年のような急性、慢性の意識野と人格の病理という二大区分の構想はまだない。

さらに本論において、エーは前の論文「自動症」[15]において、自動症を陽性面(aspect positif)から把握する立場(これは幻覚を異物、新生物(créateur)として把握する立場)と陰性面(aspect négatif)から把握する立場(人間の思考と人格の下級段階〈le degré inférieur de la pensée et de la personnalité humaines〉)(p.37)があることを指摘した、と言及している。つまり一九三二年の時点で、エーには陽性、陰性の区分的概念が一応あったことが認められる。ただし前述したように、この時点での陰性と陽性の概念はジャクソン的概念と異なり、機械論的刺激論、興奮論を認め、これをも陽性面としている。また、後年のような弁証法的、力動的観点はここではいまだ明確ではない。そしてここでは、陽性説では真性幻覚の知覚的実在性の信念の説明は不可能で、陰性面が重要であることを間接的に示唆している(p.37)。つまり、陰性的下級段階」が、幻覚の「知覚的信念の諸条件」であり、「幻覚問題の本質」であることが間接的に主張されている。

また「思考と人格の下級段階」というだけで、発想は階層構造的だが、心的構造、階層も基本的にはジャネに依存したものとなっている。本論における末尾で、エーは幻覚問題の本質は夢を現実と混同するという原基的事象に眼を向けることを強調して本論を終えている。ここでは夢と精神病との関係を強調したモロー・ド・ツールの影響が如実に認められる。ジャネ、モロー・ド・ツール、ブロイラーさらにはフロイトがこの当時のエーにそれぞれ程度に差があるものの、比較的強い影響を及ぼしていたことが推測できる。

以上、後年の幻覚群概論や器質・力動論の萌芽的形態が部分的に認められるが、一九三二年のエーは既にブロイラーの統合失調症の概念に接しており、ジャネ的心的構造と心理的緊張と解体には触れているもののジャクソンの引用も、その思想的息吹はいまだ暗示的、示唆的段階にある。ジャクソンには新理論として期待を寄せているように思われる。まさしくこの時点のエーの幻覚論は器質・力動論への飛躍への孵卵期であり、彼のこの段階の幻覚を媒介とした精神医学的理論構想は神経学におけるジャクソンの原理とはパズルの片面どうしで、鍵と鍵穴の様に、過不足なく適合しあい――あるいはエーのいうように、苦労の末に、ジャクソンの原理を修正し、補正した末に——二枚が合致し、パズルが完成するような関係にあったように思われる。

4　「幻覚群問題の一般的諸側面」一九三三年（Hy, H.: Quelques aspects généraux du problème des hallucinations. Schweiz. Arch. Neurol. Psychiat. 31: 269-293, 1933）（再録：Annales médico-psychologiques 92（II）: 565-567, 1934）

スイス精神医学会（一九三三年一〇月七、八日、於Pringins〈スイス〉）での発表が「医学的心理年報」に再録されている。そしてこの学会は、ドイツ語圏とフランス語圏の精神医学の接点であり、同時発表者がチューリッヒ大学のM・W・マイアー（「幻覚群の問題」（pp.565-566）：ヤスパース、ムルグ、ハーゲン、バイヤルジェらに言及）、ジュネーヴ大学のM・H・フルールノワ（「精神分析学的視点から見た幻覚群の問題」（pp.567-569））らで、レールミット、ボス、さらにはクロード、ユングらも発言者に加わるなど、スイスらしい仏独語圏の精神医学的状況を醸し出している。エーのドイツ語圏精神医学好きは有名だが、若いときのスイスでの学会参加が、クロード学派やミンコフスキらとの交友や刺激とともに、これには影響しているのであろう。従って、この学会発表論文はドイツ語圏精神科医を意識したのか、フランス学派特有の錯綜した幻覚群分類、記載をドイツ語圏精神医学という当時の「国際水準」に合わせた面もあり、簡明かつわかりやすい。ちなみにこの学会報告の「医学心理学年報」における責任編集、執筆はエーである。彼はこの報告論文において、クロードとの共著論文も含め、彼の一連の幻覚論、自動症論を総括している。おそらくこれが、次に紹介する一九三四年の彼の実質上の処女出版『幻覚群とデリール』の土台となったのであろう。以下本論の要旨である。

幻覚は心像でしかないが、その特性は増強された昂揚によって増強されたものではなく、幻覚が依存している文脈によって現実性の係数が負荷された心像である（p.566）。「現実性の幻覚的変化が客体的現実に起こる場合（真性幻覚）と主体的現実に起こる場合（仮性幻覚）がある。身体的、とくに感覚的スクリーンに由来する印象の場合が幻覚症である。幻覚と仮性幻覚を読解するのはデリール性文脈によってであり、幻覚症は心的障害が欠如していることを特徴としている」(p.567)「精神科医にとって重要なのは幻覚状態と仮性幻覚状態である」、「固有の幻覚性デリールとは夢幻もしくは不安型(type onirique ou anxieux)である」「二つの幻覚症候群が夢幻型に属している。それは精神弛緩性幻覚(hallucinations psycholeptiques)(入眠時幻覚、てんかん性アウラ、英国学派の夢幻状態、脳脚幻覚)、不安状態に属するのが、ラゼーグ-ファルレ型の迫害妄想病幻覚型である」(p.567)。「仮性幻覚のデリールの本質的特徴とは自我の不法侵入(l'effraction du moi)であり、自動症性症候群、セグラの種々の影響症候群である。有効期限の切れた病態発生概念である慢性幻覚性精神病は拒絶されるべきである。なぜならそれは臨床がわれわれに示してくれている分類に混乱をもたらしているからである」(p.567)。

病態発生論的には幻覚症についてはムルグの見事な仮説が満足すべきもののように思える。残された真性幻覚と仮性幻覚の障害は「心的諸機能の解体の諸型」を示している。これらの型とは混乱(perturbation)と解体の『器質的諸因子』という二大原因によるものである可能性がある。なぜなら幻覚性障害を特徴づけている誤謬(l'erreur)は脳の活動と情動(affects)の作用との間の断裂に由来している」。つまり、この器質的因子と混乱という二大原因とは、「幻覚性障害は、極めて重要な器質性諸因子(アルコールやメスカリンなどの急性中毒、脳腫瘍など)によって産出される時、**器質・臨床的隔たり**(l'écart organo-clinique)の法則に従う」ので、「『幻覚群』の器質的条件は幻覚の相対的心因性(la psychogénèse relative)を排除しない」という事態を指している。この隔たりの一つの型が現れる例は、一定の器質的エピソードに続いてまもなくに幻覚性デリールが出現する場合である。こうして幻覚症は固有の神経学的一つの事象であり、一方幻覚群と仮性幻覚群とは固有の精神医学的状態において統合されている、と言えよう……しかも、幻覚症は幻覚状態や仮性幻覚状態の基盤ではないのである」(p.567)。

本論(一九三二年学会発表)では前述したように、「器質・臨床的隔たり」(l'écart organo-clinique)の用語が使用されていることが確認された。この概念、用語が器質・力動論考想誕生(一九三六)に先行していることが注目される。器質的原因と心因性の二次的反応と器質・力動論の病因・病態発生論が「器質・臨床的隔たり」として幻覚群論を論じる中で認められる点が注目される。また真性幻覚群のデリール性文脈を夢幻と不安の二型に、仮性幻覚群のデリール性文脈を自我〈人格〉障害とし、後年の急性と慢性精神病の区分、意識野と人格の病理学という精神疾患の二大区分に一脈通じる構想をこの時点でも示していることも注目される。いずれにせよ本論文ではジャクソン的影響、臭いがするが、既に前年

（一九三二）のクロードとの共著論文[10]で引用しているジャクソンの名前と業績がここでは明示的に引用されず、その諸原理が紹介されている訳ではない。

なおジャクソンの業績が選集としてまとめられ、英国で出版されたのが一九三一―一九三二年であり、この選集出版が、一九三二年からのエーのジャクソンへの言及、そして彼の学説への取り組みを本格化し、次に述べる一九三四年のエーの処女出版での引用、さらにこの二年後の一九三六年の新ジャクソン主義の構築へと結びついていったと想定しても大きな間違いはないだろう。

なおエーはクロードとの共著論文を除き、この当時から真性幻覚、幻覚症を含む幻覚現象全体をhallucinationsと複数形で一貫して表記していることが注目される。幻覚は単一の現象ではなく、幻覚群であることはエーの基本的立場であることに留意すべきである。

5　一九三四年の『幻覚群とデリール』[16]――ヒューリングス・ジャクソンと彼の陰性、陽性の原理への言及――（Hallucinations et Délire . Félix Alcan, Paris, 1934（L'Harmattan, 1999 : avec avant-propos de RM Palem）

本書は前述したように事実上のエーの処女出版本であり（一九九九年に復刻再刊されている）、それまでの自動症と幻覚に関する発表や論文を土台に、彼の理論をまさに誕生させようとする時期の意欲作で、彼の母親へ捧げられ、セグラの「序文」が本書には寄せられている。本書の基本骨格は、セグラの幻覚論を中心に本書副題にあるように「言語性自動症の幻覚型」をエーの当時の幻覚論から批判的に再検討したものである。理論的骨格はこれまでの自動症論、幻覚論と基本的に同じなので、割愛する。しかし、本書において、注目されるのは、簡単にではあるが、直接にジャクソンへの言及が行われているだけでなく、これもごく簡単ながら明示的にジャクソンの陰性と陽性の概念に言及していることである。それは以下の二カ所である。

①本書序論「精神病理学における自動症の概念」は一九三二年の自動症論（「精神医学における自動症の概念」）の改訂版であり、この序論冒頭扉を飾る文として、以下のようなジャクソンからの引用が認められる。「私〈ジャクソン〉が強調したいのは、疾患は解体に応じた陰性的な精神症状しか作り出さないし、複雑な陽性的精神症状（錯覚、幻覚、妄想と奇矯な行動）は病的過程によって障害されてはいない神経的要因の活動の結果であるということである……。精神病者のもっとも馬鹿げた思考やもっとも奇矯な行動はもっとも適応したこれらの残存状態なのである……。（精神病者の）錯覚などは疾患が原因となっているのではなく、まだ患者に残されているもの全ての活動の成果なのである。彼の錯覚等々は患者の精神なのである」（Hulings Jackson. Croonian Lectures. 1884. A.Pariss訳[16]（p.1）エーはここで、パリス訳とはいえ、ジャクソンの「クローニアン講義」を引用し、陰性的解体と陽性的症状形成についてのジャクソンの言葉を明示的に示している。また本文中に次のようなジャクソンについての言及がある。

②「擁護可能なのは（心因論でも機械論的器質論でもなく）非機械論的『器質論的』理論（une théorie《organique》non mécha-nique）なのである……。事態は、有機的シェーマ（un schéma organique）に従って表象される。このシェーマとはブロイラーの著作同様に、ジャクソンの考想、ジャネの業績に由来するものである。精神医学的臨床像は病因的影響による心的活動の水準の落下の結果として考えられるべきである」（p.19-20）。

本書以前の論文には明示的には認められなかったジャクソンの原理の中核と思われる陰性、陽性の病因・病態発生論、弁証法、力動的テーゼが明示されている。つまり「器質・臨床的隔たり」である。エーの基本的発想が、これまでのブロイラー的考想からジャクソン的原理に連続的に移行していることが判る。ブロイラーの精神分裂病理論がジャクソン的な一般理論、精神病理学総論として把握され直していると言ってもよい。エーの器質・力動論とは、器質的機械論と精神力道論、心因論という二つの線型理論モデルの、これらの限界、矛盾を止揚した、エーなりの弁証法的な克服の仕方であり、終始これら二つの理論モデルの矛盾と問題点を衝き、幻覚群論などへの応用を通じて、器質・力動論の正当性をそのことによって主張し続けてきたのがエーの精神医学的生涯であったといっても過言ではない。しかも本書では「非機械論的器質論」（une théorie organique non méchanique の用語がエーによって使用され、この用語において、非機械論的、つまりは力動論的な器質論、即ち数年後の器質・力動論の萌芽が明確に読み取れる。
この点について以下のように多少なりとも触れている部分が一九七五年の『ジャクソン』[25]にはある。

「必然的にジャクソンは……疾患とは本質的に解体（組織解体）であり、精神疾患は意識の解体（陰性的原因）の結果であり、これがより自動症的な機能段階を解放する（陽性的効果）のである。自動症の概念に、より多くの意味を与えて無意識の欲望領域としてその概念が指し示されるためにはジャクソンにフロイトが加わるべきであり、それで十分であった。Ｈジャクソンがしなければならなかったこと、後世の人たちにのこされていたのがまさしくこのことであった（原注：こうして、私はといえば、一九三二年に自動症とデリールとの関連から幻覚群についての、そして夢幻様（hypo-onirique）状態という中心的現象に関して私の省察と観察を集中させることによって、睡眠と夢との諸関係を明確にしようとした）」（p.33）[25]。

とはいうものの前述したように、一九三四年のこの著書の結論内容は、既に紹介した、これまでの諸論文の結論と本質的な違いがなく、幻覚の心因論、器質因論の限界づけ、ジャネ的心的機能の諸段階など基本的枠組はそのまま保持され、従来のブロイラー的「第三の考想」がジャクソン的「第三の道」に置き換えられただけである。そしてこのジャクソン的原理の精神医学への応用、器質・力動論の祖型が「新ジャクソン主義」としてルアールとの共著によって、全面的に展開されたのが一九三六年の論文と一九三八年にこれらを一冊にまとめた著書である。既に分析したように、一九三二年から一九三六年まではエーは新ジャクソン主義への脱皮、器質・力動論の孵卵期であっただけに、これらの時期の論著には流動的な側面があったと言えよう。ともあれ、幻覚群論（そして自動症論）を媒介に、器質的機械論と心因論、後期のエーのいうこれら二つの「線型モデル」を批判し、器質・力動論を構築していったエーの軌跡が、そしてエーが折に触れて概述しているその具体的事実と内容が、以上の分析によって多少なりともより鮮明になったように思う。

なお最後に触れておきたいのはブロイラーとジャクソンとの関係である。ブロイラーの一次症状と二次症状の区別はジャクソンの陰性、陽性症状の概念と重なり合うが、ブロイラーにはこの点で（あるいはこの点も含めて）ジャクソン理論の影響があるのかどうか、という問題である。勿論ブロイラー自身がジャクソンの学説に触れ、この影響の下に彼の精神分裂病理論を構成した、と言及しているなら問題はない。しかしブロイラーがジャクソンに直接言及した形跡はなさそうである。ただしブロイラー（一九一一）[3]には次のような注目すべき記載がある。「より高級な機能がより単純なそれよりも幾分より強く冒されることは自明であるとしても、より複雑な情動（感情）が系統発生的により古いものよりも先に脱落するとう意味での規則的事実は存在しない」（ブロイラーの原著[3]、S.297）[3]ここではジャクソンの進化と解体の法則を強く意識したブロイラーの記載のように思われる。しかも解体の法則は感情、情動系では存在しないと、この法則の部分的な否定をブロイラーは行っている。一部の学者が論じているにせよ、ブロイラー学説とジャクソンとの関係についての検討は今後の重要課題の一つであろう。

文献

（1）Association pour la Fondation Henri Ey: BIBLIOGRAPHIE DES OEUVRES D'HENRI EY（Elaborée à partir des travaux de J Grignond.1977, 1994）
（2）Birnbaum, K. : Der Aufbau der Psychose-Grundzuge der psychiatrischen Strukturanalyse. Springer Berlin,1923.
（3）Bleuler, E. : Dementia praecox oder Gruppe der Schizophrenien, Traité d'Aschaffenburg, 1911, Traduction résumée par Henry Ey（1926, 1946, 1964, 1969）.
（4）Bleuler, E.（Alain Viallard 訳）: Dementia Praecox ou Groupe des schizophrenies suivi de La conception d'Eugen Bleuler par H Ey. EPEL, Paris, 1993.
（5）Bleuler, E. : La Schizophrénie. Rapport de psychiatrie au Congrès des médecins aliénistes et neurologistes de France et des pays de langue française, XXXe Session, Genève-Lausanne ; 2-7 août 1926, Masson, Paris, 1926. In Bleuler E, Claude H : La schizophénie en débat. pp.9-17, L'Harmattan, Paris, 2001, 2015.
（6）Charpantier R.:Analyses（Hallucinations et Délire par H Ey）. Ann. Méd-Psych.（II）: 680-683, 1934.
（7）Claude H, Borel, A., Robin, G. : Démence precoce, schizomanie et schizophrénie. l'Encéphale, 19, 145-151, 1924.）（萩生田晃代、浜田秀伯〈訳解説〉「早発痴呆と類分裂病、分裂病」松下正明、影山任佐編『現代精神医学の礎Ⅱ（影山任佐責任編集　統合失調症、妄想）二一五―二三一、二〇〇九）（「精神医学」一九九一年九号）

（8）Claude, H. : Rapport de psychiatrie au Congrès des médecins aliénistes et neurologistes de France et des pays de langue française, XXXe Session, Genève-Lausanne ; 2-7 août 1926, Masson, Paris, 1926. In Bleuler, E., Claude, H. : La schizophénie en débat. pp.9-17, L'Harmattan, Paris, 2001, 2015.

（9）Claude, H., Ey, H. : Évolution des idées sur l'hallucination, position actuelle du problème. L'encéphale, 27（5）; 361-377, 1932.

（10）Claude, H., Ey, H. : Hallucinose et Hallucination Les théories neurologiues des phénomènes psycho-sensoriels. L'encéphale, 27（7）; 576-621, 1932.

（11）Delay, J. : L'ouvre d'Henri Claude : L'encépahle（4）; 373-412, 1950.

（12）Ey, H. : Paraphrénie expansive et démence paranoïde（Contribution á l'e?tude des psychoses paranoïdes）", Ann. méd. — psychol, I : 266-281, 1930.

（13）Ey, H. : Les《études sur hallucination》de Pierre Quercy. L'encéphale, 27（5）; 436-445, 1932.

（14）Ey, H. : La croyance de l'Halluciné A propos des études de M.Quercy sur l'hallucination. Ann. Med.-Psych., 14e série, T.II (juin) 90（II）; 13-37, 1932.

（15）Ey, H. : La notion de l'automatisme en psychiatrie. L'Evolution psychiatrique 2 série no 3 ; 11-35, 1932.

（16）Ey, H. : Hallucinations et délire. Alcan, Paris, 1934（L'Harmattan, 1999, avant-propos de Robert M.Palem）

（17）Ey, H. : Position actuelle des problèmes de la démence précoce et des états schizophréniques, Evolut. Psychiat. VI ; 3-24, 1934.

（18）Ey, H. : La Discussion de 1855 à la société médico-psychologique sur l'hallucination et l' état actuel du problème et l'activité hallucinatoire. Ann. Méd.-Psych., 15e Série, T.I（avril）; 584-613, 1935.

（19）Ey, H. : La conception d'Eugen Bleuler.1940（In Eugen Bleuler（Alain Viallard 訳）: Dementia Praecox ou Groupe des schizophrénies suivi de La conception d'Eugen Bleuler par H Ey Broché. EPEL, 1993）（本書巻末に資料2として影山訳で収録）

（20）Ey, H. : La psychopathologie de Pierre JANET et la conception dynamique de la psychiatrie", pp.87-99, Mélanges offerts à Monsieur Pierre JANET. Editions d'Artrey, Paris, 1940.

（21）Ey, H. : Des principes de H. JACKSON à la psychopathologie d'Eugen BLEULER" Congrès des medécins aliénistes et neurologistes de France et des pays de langue française. pp. 175-185, Paris, Masson, 1946（Genève et Lausanne, XLVIe session, 23-27 juillet 1946）（再録 : Revue du littoral, 38 : 187-194, 1993）（本書巻末に資料3として影山訳で収録）

(22) Ey, H., Mignot, H. : La psychopathologie de J.Moreau (de Tours). Ann. méd-Psych. 105e Année T.II (3) ; 225-241, 1947.
(23) Ey, H. : Études psychiatriques (T.I), Desclée de Brouwer, Paris, 2me éd, 1952.
(24) Ey, H. : Esquisse d'une conception organo-dynamique de la structure, de la nosographie et l'étiopathogénie des maladies mentales. in Psychiatrie der Gegenwart (Bd.I), pp.720-762, Springer, Berlin, 1963.
(25) Ey, H. : Des idées de Jackson à un modèle organo-dynamique en psychiatrie, Privat, Toulouse, 1975.（大橋博司、三好暁光、浜中淑彦、大東祥孝『ジャクソンと精神医学』みすず書房、一九七九）(L'Harmattan, Paris, 2000 ; Préface de CJ Blanc)
(26) Ey, H. : Schizophrénie-Études cliniques et psychopathologiques (avec Introduction par Jean Garrabé). Synthelabo, Paris, 1996.
(27) Guiraud, P. et Ey, H. : Remaruques critiques sur la schizophrénie de Bleuler. Annales médico-psychologiques, 84 (I) ; 355-365, 1926.
(28) Guiraud, P. : Psychiatrie générale Le François, Paris, 1950.
(29) 影山任佐「Janet, Pierre――先駆者の光と影」松下正明編『続精神医学を築いた人々』（下巻）一九五―二一四、ワールドプランニング、一九九四.
(30) 影山任佐「ジャネ，ピエール」小林道夫ら編『フランス哲学・思想事典』三七一―三七四、弘文堂、一九九八.
(31) 影山任佐「二〇世紀フランス精神医学――「精神医学」への根源的問いかけ――」同右、三七四―三七六、弘文堂、一九九八.
(32) 影山任佐「器質力動論的幻覚論再考」臨床精神医学、二七巻、七七七―七八四、一九九八.
(33) Lantéri-Laura, G. G. : Essai sur les paradigmes de la psychiatrie moderne. Editons du Temps, Paris, 1998.
(34) Minkowski, E. : La genèse de la notion de schizophrénie et ses caractères essentiels .L'évolution psychiatrique, 1 ; 193-236, 1925.
(35) Palem, R. M. : L'organo-dynamisme en Psychiatrie. La modernité d'Henri Ey (La modernité d'Henri Ey, 1997の増補改訂版), L'Harmattan, Paris, 2012.
(36) Porot, A. : Manuel alphabétique de psychiatrie.P.U.F., Paris, 1956, 1996.
(37) Postel, J., Quétel, C. (eds.) ; Nouvelle histoire de la psychiatrie. Privat, 1983.

第三節　器質・力動論の誕生――新ジャクソン主義――

はじめに

エー（一九〇〇―一九七七）の器質・力動論は初期（プレ・ジャクソン時代：一九二六―一九三五）、前期（一九三六―一九四〇年代）、中期（一九五〇年代）、後期（一九六〇―一九七七）に大別できるように私には思われる。[9](注) 前期で誕生した器質・力動論が中期でほぼ形が整った。そして後期を特徴づけるのは『意識』（初版一九六三、第二版一九六八）以降の展開であり、大著『幻覚（幻覚群概論）』（一九七三）[6]の登場である。私と同様の見解は、たとえば、ブランら[2]によって次のように述べられている。両書は「理論書であり、認識論の問題を扱っており」、「幻覚と妄想体験は哲学的思考と認識論的形而上学を必要とし」、「エーの理論は進化している。一九三八年ルアールとの共著の器質・力動論と意識、幻覚群概論の出版された一九六八、一九七三年との隔絶は無視できない」。

前期から後期へのエーの過程を特徴づけるものは、より医学的なものから次第に哲学的傾向が強くなってきている点である。端的に言えば、記述現象学から現象学、実存主義、形而上学（存在論）への重点の移行である。これは器質・力動論が精神医学の枠内での病態発生論から、その前提となる精神と脳の進化と個体発生、階層構造という生理学的問題、発展と進化、人間の存在論と個体発生論、心的存在、心的身体の問題へと展開するものであることから、必然的考想であったと言える。後期の「心的身体」には、意識野の横断面、横軸（共時軸）に人格の軌跡という縦断的、縦軸（通時軸）という従来の両軸の上に、「自由への道」という実存的な方向への階層構造、垂直軸、存在論的組織化（l'organisation ontologique）[1]が後期には加わったと言えよう。後述するように前期の器質・力動論は心的機能のみの一軸的解体で、急性、慢性精神病の区別がなされていなかった。中期においては急性と慢性、意識存在が意識野と人格の二軸あるいは二面によって、構成されていることが特徴的で、後期はこれに実存的、存在論的垂直軸が付加されたことが特徴的である。

〈注〉パレム（2012, p.118）[11]は、エーの研究史の展開を三期〈ブロイラー主義期〈période bleulérienne〉、ジャクソン主義期〈p. jack-sonienne〉、そして存在論、哲学的色彩が濃厚となった人間学的現象学期もしくは現存在分析期〈p. anthropo-phénoménologique ou daseinsanalytique〉〉に分けている。そして第三期への萌芽は一九五七年チューリッヒでの世界精神医学総会への準備のための、一九五五年のマドリードでのシンポジウムでの発表に認められるという。

ところで、エーの精神医学研究を通覧すると、基本的には幻覚問題（と自動症）に始まり、幻覚問題において終わり、幻覚群論を通じて、器質・力動論は臨床的検証を経て発展してきたという感じを受ける。彼は幻覚という不思議な現象に幻惑され、この解明を目指して、器質的機械論と心因論という線型モデルのそれぞれの限界を批判し、幻覚問題や臨床によって検証しながら、精神医学理論モデル、そして人間学的モデルとしての器質・力動論を生み出し、発展させた、といっても過言ではない。エーは『幻覚群概論』「序言」[6]において次のように語っている。

「筆者が精神医学に接し始めた当初から、知覚の奇跡を顕すあの神秘的なもの、すなわち幻覚に魅了されてしまった。精神病理学の要となっているのがこの幻覚である」（p.VII）、「初学者の頃の志に立ち戻り、晩年にいたって生涯を本書『幻覚（群）概論』で飾るにあたって、まさしく願うことは、精神医学の科学性を根拠づけることである」（p.VII）、「〈幻覚に〉依拠しながら、臨床的観察と理論的定言とを首尾一貫させることによって、精神病理学的事象の確固たる構成要件全体が示されなければならない」（p.VII）、「本書においては、四つの指導的観念が展開されており、これらが幾度も反復されている。これらの観念は幻覚現象を精神医学の一般理論〈器質・力動論〉の観点から眺めることによって、この現象を認識することをめざしている」（p.VIII）。

第一項　前期（一九三六―一九四〇年代）

1 『神経・精神医学の力動論的考想へのジャクソンの諸原理の適用試論』[3]（一九三六、一九三八）

一九三四年の『幻覚群とデリール』において、プレ・ジャクソン時代の幻覚群論の一応の総仕上げを終えて、エーはジャクソン理論の本格的研究と応用に着手した。結局これは、膨大なジャクソンの業績を批判的に検討、分析し、とくに心身平行論を抜け出せなかったジャクソンの限界を乗り越えて、彼の諸原理として、テーゼ風にまとめ、そしてこの「ジャクソン的諸原理（principes Jacksoniens）から精神病学総論に関するわれわれ固有の考想を引き出す」（一九四〇、「ブロイラーの考想」）作業であった。これは同僚ジュリアン・ルアールとの共同作業として開始され（ルアールはその後まもなく精神分析の方向へ進む）、一九三六年に連載の共著論文として掲載され、二年後にはアンリ・クロードの序文を掲げて、単行本として出版され[3]、一九七五年には他の論著とともに一冊の本として復刻再刊されている[7]。クロードのこの「序文」はクロードとジャクソン学説、エーらの器質・力動論誕生との関係を探る資料となりうるものであるが、ここでのクロードは自身とジャクソン学説との関わりには一切触れていない。またクロードの眼からは、本論は彼が「長年擁護してきた力動論的活動性（activités dynamiques）の観念」など「私の関与してきた理念のいくつかを積極的に紹介してくれる弟子を見いだす」（クロードの「序文」[3]）ものでしかなかった。

エーはさまざまな箇所で器質・力動論とジャクソンの諸原理について言及し、彼がジャクソンの諸原理をどのように把握し、精神医学へどのように適用しようとしたのか、これは十分に可視化可能な実証的論述が幾度もなされている。エー及びその同志たちが、新ジャクソン主義を構築するにあたって、ジャクソンのどの原典にあたり、どのような読解をし、この結論として、精神医学へ適用可能なジャクソンの諸原理を導きだしのか、という点について、エーは一九七五年の著書（pp.37-74）[7]において比較的詳細に述べているので、ここではその結論のみを要約する。留意したいのは、エーらがかなりジャクソンの論著の厳密なテキスト読解を仏訳版のみならず英語の原典に当たって行っていることである。この点はブロイラーのドイツ語原典の時と同じ学問的姿勢が窺われる。ちなみに精神医学の観点からとくに重要なジャクソンの論文としてエーが挙げているのは「てんかん性状態について――精神病との比較研究への一寄与」（On epileptic states. A contribution to the comparative study of insanities)（J. of Mental Sc., 1888, 1889)、「精神病の諸要因」（The Factors of Insanities)(Medical Press and Circular, 1894, 2, 615/ジャクソン選集、II, 411-420）とHack Tukeとの「命令的観念」(imperative ideas）に関するジャクソンの討論（一八九五）である。一九三六（一九三八）年のこの論著においてエーがフランス人読者のために論文冒頭でエーらによって仏訳され紹介しているジャクソンの論著は、「精神病の諸要因」（一八九四）と一八八八年の彼の論文の中の「錯覚」(Illusions）の断章である。なおジャクソンの理論の神髄は一八八四年に王立医学院で彼が行った講義（Croonian Lectures）に見いだされ（p.83）[7]、そしてこの講義録[8]はパリスによって仏訳されていた（Archives Suisses de Neurologie et de Psychiatrie, 1921-1922）。エーらはこのパリスの仏訳を一九三六（一九三八）年の論著の注において数多く引用している（p.83）[27]。この記述からは、エーらはまずはこのパリスによるジャクソンの「クローニアン講義」に触れ、新ジャクソン主義的考想の可能性を予感し、ジャクソンのその他の論著を精読するようになったのかもしれない（ちなみにジャクソンの論文は三〇〇を超えるが、著書はない（一九七五）（p.39）[7]。前述したようにエーのジャクソンへの関心が明確になった頃、一九三一―一九三二年に英国でジャクソン選集が出版されている。そして、エーらの目的は「ジャクソンの理論をただたんに紹介するのではなく、**字義通り**にそれに従うのでもなく、逆にその真の精神、実り豊かな諸原理をそこから引き出すという批判的研究を行うことである」（1975, p.84）[7]。

なお本書（一九三八）[3]の第一部「ジャクソンの考想」においてエーらは文献の詳細な批判的な読解を行っている。ジャクソンの「精神病の諸要因」では、ジャクソンは夢と精神病の比較をしながら、精神病の発生に関する四要因（①最高次中枢の解体深度の差異、②解体をこうむる人格の差異、③解体の生じる速度の差異、④解体をこうむる人間の、身体的局所状態および外部状況の差異による影響）を挙げ、最高次中枢（意識、精神）を仮に四段階（A、B、C、D）に分け、この解体によって精神病を四段階にわけ、解体の第一段階（第一度の精神病）はA層の欠落、残りの残存つまり、―A＋B＋C＋Dと模式化される。陰性的損傷を被った疾患の症状は、疾患そのものによって生じた陰性症状（Aの欠落）と健全なまま存続している諸段階の諸機能の解放、陽性的症状（再統合、再進化）である。以下B、C、Dと順次喪失し、精神病は四段階に区分される（後述するようにエーの器質・力動論における四ないし八段階（急性、慢性））の精神病の区別は臨床的観察に基づくものであるとしても、基本的にはジャクソンのこの模式の継承以外のなにものでもない。

（1）本書（一九三八）における ジャクソンの諸原理とは何か

こうした批判的分析を経て、一八三六（一八三八）年の論著においてエーらは以下のようなジャクソンの諸原理を掲げている。なお本論の本書（一九三八）の分析資料は復刻版[7]に基づいている。示したページ数はこの一九七五年の著書[7]のページを示している。

ジャクソンの諸原理「精神障害の力動論に適用可能なジャクソンの諸原理」

①「ジャクソンの第一の原理は機能進化の原理である」（Le premier principe jaksonien est celui de l'évolution des fonctions）「ここから引き出される必然的帰結は諸機能の階層性の予備的研究なしには神経学も精神医学も可能ではないということである」。

②「ジャクソンの第二の原理は陰性症状と陽性症状を区別するという原理である」（Le deuxième principe jacksonien est celui de la distinction des signes négatifs et positifs）。「ここから引き出される必然的帰結は精神病理学の領域を支配する、おそらくはもっとも一般的な原理である**器質・臨床的隔たり**であり、これは次のように言い表せる。つまり、器質的損傷と精神障害の症候学的側面との間には、隔たりがあって、これを埋めているのが人格の諸反応である」。損傷によって直接生み出されたもの（陰性障害）と、残されている人格の変化がそこに付加される部分（陽性症状）とは対置されるべき理由があり、前記の「隔たり」とは（ブロイラーが述べているように）**「構造的」でもありえるが、また「時間的」でもあり**、損傷的過程の作用の後に人格のなんらかの組織化が起こりうるのである。

以上の二つの原理に補足的説明が二つ追加される（p.136）。

③「心的活動の均一性解体（la dissolution uniforme de l'activité psychique）は能力性解体（陰性症状）であると同時に人格の退行（陽性症状）でもある」。

④「神経学の領域と精神医学の領域の間の相違は局所性解体（dissolutions locales）の機序と均一性解体の機序とが異なっていることと同じものである」。そして「精神医学は神経科学（une science neurologique）であると同時に生物科学（une science biologique）でもある」（p.139）。

結論を言おう、エーがジャクソンの諸論から引き出したジャクソンの原理とは、「心的諸機能」の進化と層構造という個体発生論と、それらの解体と陰性症状（能力性解体）と陽性症状（人格の退行）という病態発生論であり、さらには神経学と精神医学を分かつものは局所性解体と均一性解体であるという神経系の解体の様式、機序の違いである、という点である。そして、デカルト的絶対的二元論とジャクソン的相対的二元論を克服するのは、「ジャクソン自身の思想とブロイラーの思想によって、心的活動全体に二重の側面を復権させるときに、一方では純粋に神経学的な精神医学（ウェルニッケ、ドゥ・クレランボー）ないし形式的精神医学（ジャネ）の困難を、他方では純粋に心因論的精神医学（フロイト）の困難を人は回避できるのである」（p.137）とエーが言うとき、彼の理論の中核にあるのは統合失調症におけるブロイラー的モデルと（モデルと神経）、神経学を中心としたジャクソン的モデルに共通する原理である。中核的思想、つまりは陰性症状と陽性症状の弁証法的力動、「器質・臨床的隔たり」という病態発生論である。これが機械論と心因論という、エーが後にいうところの線型モデルとジャネ的形式論を乗り越える、つまりは心身二元論を乗り越える新しい理論モデルであるというエーらの主張は、当時の既成の精神医学理論モデル全てを批判的に乗り越える新しい統合的モデルであり、彼が述べるごとくまさしく野心的なものである。とはいえ、私が既に指摘したようにフランスには、忘れさられていたとはいえ、ファルレの「古器質・力動論」が厳然として存在していた。

（2）本書「ジャクソン原理に基づく精神医学の力動論」（新ジャクソン主義）とは何か？

エーらは本書（一九三八）において彼らの理論モデルを「器質・力動論」と称していない。しかし、「ジャクソン原理に基づく精神医学の力動論」（une conception dynamique de la psychiatrie reposant su les principes jacksoniens）（p.144）と述べている。また二カ所だけだが、末尾近くと末尾において、次のような記載がある。「新ジャクソン主義的力動論的研究」（une étude dynamique néo-jacksonienne）（p.193）、「神経・精神医学の新ジャクソン主義的考想」（la conception néo-jacksonienne de la neuro-psychiatrie）（p.197）、以上二つの記載が認められる。では本書における「新ジャクソン主義的考想」とは何か？　以下がエーらの回答、抜粋である。

純粋に能力的な要素的精神機能の上位にある心的活動は、それらの機能を統御し、適応させ、利用する全体的機能であり、これがジャネの現実機能の全体に他ならない（p.141）。病的解体には諸水準（divers niveaux de dissolution）があり、この解体水準に固有のものは陰性、陽性の**障害の全体**であり、各水準は比較的安定した定型的**構造**を表しており、この固有の構造が精神病の構造分析（l'analyse structural）の対象であって、「常に全体としてその深層まで考察する」ことが重要である（p.143）。症状と構造的水準全体及びその背後にある人格との結びつきを考慮すべきなのである（p.146）。このような構造分析の偉大な臨床家、先達者がドゥラジオーブ、ファルレ、コタール、マニャン、セグラであった（p.143）。

ここでのファルレとは言うまでもなくJ・P・ファルレで、この時点で、エーは既にファルレを評価していたことがわかる。しかし、ファルレについては以上の記載のみで、詳しいことは一切何も語っていない。しかもフランスのクレペリンとも称されるマニャンらと一緒にファルレをこのように評価してしまうのは、ファルレの古器質・力動論の存在を曖昧にしてしまうものだと言えよう。ブロイラーやジャクソン以前にエーは自国のジャネのもならず、ここでの引用と評価からして、精神医学史家で文献マニアのエーは実際にファルレの生涯でたった一冊の著名な論文著作集、そしてその「序論」の古器質・力動論にこの時までに触れていたことは間違いないだろう。

心的諸機能の均一性解体の構造的諸水準（p.146）

エーは暫定的で、将来変更される可能性を認めながら（p.146）、以下のような精神疾患の八つの解体水準を提示している。

1　神経症性構造（Structures névropathiques）
2　パラノイア性構造（S.paranoïaques）
3　夢幻様構造（S.oniroïdes）
4　異常感覚構造（S.dysthésiques）
5　躁・うつ病性構造（S. maniaques-mélancoliques）
6　錯乱・混迷性構造（S.confusio-stuporeuses）
7　統合失調性構造（S. schizophréniques）
8　認知症性構造（S.démentielles）

注目すべきは、「心的諸機能」の解体水準が単一領域的、単一軸的で、後年のように「意識野」と「人格」の病理学の二つの領域に分けられていないことである。後年には、前述の表の3、4、5、6が解体水準の順位を変えながらであるが、急性精神病、意識野の病理学として、残りが慢性精神病、人格の病理学として、二領域、二系列の解体水準を示すこととなる。最晩年のエーは意識（野）と人格の病理学とを厳格に区別しない考想を抱いていたようである。[11] この点を考慮すると、この初期の器質・力動論モデルの一系列的解体水準モデルはなかなか興味深いものであるように思う。私自身はアルコール性精神障害、異常酩酊の研究（『アルコール犯罪研究』金剛出版、一九九二）から器質・力動論に興味を引かれたのであるが、アルコール性精神障害こそ、酩酊やせん妄などの急性精神障害、妄想や認知症に至る慢性精神障害に至る広範囲な精神障害を呈し、器質・力動論をどう見るのか、格好の研究素材を提供してくれていると、若いときに確信した。エーのこの前期の、あるいは最晩年の器質・力動論にとくに私が魅力を感じるのは、異常酩酊の複雑酩酊を意識存在の解体における、主として人格の解体と興奮に、病的酩酊を主として意識野の解体が前景に立った状態と考える理論的根拠が生まれてくる可能性が開けてくるからである。

本書（一九三八）においては「心的活動」（l'activité psychique）なり「心的諸機能」（les fonctions psychique）の用語が採用されている点に留意しておきたい。この概念は器質・力動論の展開とともに別の用語に置き換えられていく、器質・力動論にとっての鍵語の一つである、と私が注目しているものである。[9]

（3）反疾病単位論、精神病理的構造論

以上述べてきたもっとも特徴的な解体水準、よく見られる解体段階は時間及び患者に固有の人格の関数として絶えず変動することをもっとも基本的公準とするような精神障害の力動論は精神障害の静的分類とこれに基づく精神医学論を挫折させる。事象の運動と連続性を認めるべきである、原子論的症状学（séméiologie atomique）と病因論が未知のままの精神諸疾患や疾病単位の概念を精神医学は放棄しなくてはならない。それは、症状とは疾患が直接つくり出したばらばらの徴候で、疾患とはこれらの症状の総和以外のなにものもないという静的考え方を断念することである。こうして、個別の症状の概念を病理的構造の概念に置き換えねばならない。そして疾患は症状が間接的に依存している「過程」にのみ認められるべきであって、症状が疾患を表すのではなく、症状は解体の多少の差はあれ恒常的な一つの水準しか示し得ないのである（p.159）。

こうして、エーは病因が明確な既知の過程と結びついた「精神疾患群」（maladies mentales）と特定の病因論的過程に結びついていない、おそらく結びつけ得ない精神病理的形態（forms psychopathiques）をさす「精神病群」（psychoses）に区分している（p.162）。つまり、エーは心的諸機能の解体水準に応じた単一精神病論的「疾患形態論者」[10]と見なすことも可能である。さらに言えば、エーは機械論と心因論を、心脳問題の対立、矛盾を器質・力動論によって止揚しようとしただけでなく、一九世紀中期以降の精神医学の第二期パラダイム（Lantéri-Laura, 1998）、「精神諸疾患」というパラダイム、基本的枠組を否定し（器質・力動論的枠内ではあるが、単一精神病パラダイムの回復、ピネル、エスキロールへの回帰という側面があることもまた見逃せない）、フランス精神医学の伝統、基盤に激震を当時もたらした。

要するに、エーにあっては反疾病単位論という点で、反クレペリン主義的である（ただし、私が論述したように[10]、クレペリンは疾患単位を理念としていたとはいえ、疾患形態論者であったのだが）。この点で、批判にさらされている現在の精神医学のパラダイム、症状群的「ＤＳＭパラダイム」と器質・力動論は同じ立場ではあるように見えるが、ＤＳＭの名目論、操作主義的立場に対して、器質・力動論はこれまで述べてきたように、この誕生の時期から一貫して精神障害実在論、病理学的構造論的分析の立場に立っており、これらの点が器質・力動論の本質を形成しているのであるから、器質・力動論とＤＳＭとは本質的に異なった発想、方法、理論的基盤の上に立っていると私は考える。従って、器質・力動論をＤＳＭの先駆的意義を認めるということで、エーの功績を評価する研究者もいるが[11]、私はこのような評価には批判的で、これはエーの理論モデルの意義を否定してしまいかねないものである。両者はむしろ対極的でさえあるのだから。

そして一九三六（一九三八）年の本論著は次の言葉で結ばれている。この「神経・精神医学の新ジャクソン主義的考想とは抽象的構成ではなく、事象に漸次接近し、その発生、機序、発展においてそれを追求し、陰性障害の解剖生理学的器質的条件と精神病理的症状を構成する陽性的な精神反応とを研究しようとする一つの運動なのである」（p.197）。本論著は「新ジャクソン主義」の名の下にエーらの理論モデルが提唱された記念塔である。

（4）「器質・力動」の用語はいつ採用されたのか

エーの理論モデルに関する戦前のもう一つの重要な論文は一九四三年の「医学的心理学年報」に掲載された「精神医学の器質・力動主義（論）的考想」（une conception organo-dynamiste de la psychiatrie）[4]である（ちなみにconception organo-dynamque の表記は戦後になってからの表記法で、エーの中期以降のことである。これも通常「器質・力動論的考想」と訳されることが多いが、一九四三年のこの表記法を「主義的」でなく「論的」と訳する場合にはこれと区別して「器質・力動的考想」とより字義通りに訳した方がよいだろう。本論では『主義的』と訳し、後年のものを「論的」と訳し、従来の表記法との整合性を図った）。本論はコンラートとシュミットによって独訳され、一九五二年にドイツ語圏精神医学雑誌に転載されている[4]。要するに、ここでは、「器質・力動主義的考想」（une conception organo-dynamiste）の用語で、器質・力動論の用語が出てきている。エーの業績目録（前出：H・エー協会編集）を見ると、前述した一九三六（一九三八）の論著以降、エーの理論モデルに関する内容を伺わせる表題の付された著書、論文は一九四三年のこの論文が初めてである。従って、「器質・力動」の用語が少なくとも主題として、理論モデルを扱った論著としてエーにおいて初めて採用されたのは一九四三年のこの論文をもって嚆矢としてよいだろう。また前述したように、「器質力動主義的諸理論」の用語は一九四〇年の「オイゲン・ブロイラーの考想」に出てくる。但し、「器質・力動論」（l'organo-dynamisme）の用語は前述したように、一九四〇年の「ブロイラーの考想」において「ブロイラー的器質・力動論」として記載されている。しかし、後述するように私の手元にある一九四〇年のこの論文は一九六四年の再販で、この時点で一部手が加えられた可能性があり、この（ブロイラー的器質・力動論）等の用語が一九四〇年の原文のままの表記かどうかはさらなる調査が必要である。後述するように、遅くとも一九四八年の『エチュード』第一巻（初版）にはこの用語は出ている。次に一九三六（一九三八）年の論著と並んで、前期に属するもう一つの主要論文として一九四三年のこの論文を紹介する。

文　献

（1）Blanc, C. J. : L'epistémologie de Karl Popper et les theories psychiatriques（Langage,troisième monde et psychosociogenèse）L'Evolution Psychiatrique, 49（4）; 1971-1092, 1984.
（2）Blanc, C. J., Birenbaum, J. : L'épistémologie de la psychiatrie selon la philosophie organodynamique. AMP.157 ; 110-114, 1999.
（3）Ey, H., Rouart, J. : Essai d'application des principes de Jackson a conception dynamique de la neuro-psychiatrie[7]（L'encéphale, 1936, 31e année, t.1,n°5, pp.313-356 ; t.2, n°1, pp.30-60, n°2, pp.96-123n（Monographie,Doin,Paris,1938）（Des idee に復刻収録、Privat,1975 ; Harmattan, 2000）
（4）Ey, H. : Une conception organo-dynamiste de la psychatrie.Annales médico-psychologiques t.I, janv.-mars ; 259-278, 1943（Ey, H. : Grundlagen einer organo-dynamischen Auffassung der Psychiatrie, Fortschritte der Neurologie･Psychiatrie und ihrer Grenzgebiete, 20（5）; 195-209, 1952.）
（5）Ey, H. : Etude psychiatrique. Desclée de Brouwer, Paris. I（1948, 1952）, II（1950, 1957）, III（1954, 1960）

（6）Ey, H. : Traité des hallucinations, 1973.（影山任佐・古川冬彦（訳）『幻覚Ⅰ（幻覚総論）』金剛出版、一九九五）
（7）Ey, H. : Des idées de Jackson à un modèle organo-dynamique en psychiatrie, Privat, Toulouse, 1975.（大橋博司、三好暁光、浜中淑彦、大東祥孝『ジャクソンと精神医学』みすず書房、一九七九）（L'Harmattan, Paris, 2000 : Préface de CJ Blanc）
（8）Jackson, H. : Evolution and Dissolution of the Nervous System. Croonian Lectures, 1884.（越賀一雄、船津登ら訳・解説「神経系の進化と解体」松下正明、影山任佐編『現代精神医学の礎Ⅰ』（影山任佐責任編集　精神医学総論）四二―一一一、二〇一〇）（「精神医学」一九七六年九、一〇、一一号）
（9）影山任佐「器質力動論的幻覚論再考」臨床精神医学、二七巻、七七七―七八四、一九九八.
（10）影山任佐「クレペリン疾病論の構造分析――「疾患形態」説の現代的意義――」坂口正道・岡崎祐士・池田和彦ほか編『精神医学の方位』二三―三〇、中山書店、二〇〇七.
（11）Palem, R. M. : L'organo-dynamisme en psychiatrie. La modernité d'Henri Ey（La modernité d'Henri Ey, 1997の増補改訂版）, L'Harmattan, Paris, 2012.

2　一九四三年の論文「精神医学の器質・力動主義的考想」(1)

序論において、精神医学の理論的反省の必要性をエーは主張し、次の各論を論じている。

（1）古典的機械論的ドグマの再検討の必要性

偉大な臨床家たち（エスキロール、ファルレ、モロー・ド・ツール、モレル）がこれに対立していたとはいえ、一八五〇年以降今日までの機械論の支配の隆盛という歴史に触れ、機械論の特徴を次の三点であるとしている。つまり機械論のテーゼとは、①原子論（Atomisme）:「病理的状態は個々の症状、要素の寄せ集めによって構成される」、心理学的原子論、部分が全体を生み出す（幻覚がデリールを生み出す）。②非心理学主義（apsychologisme）:「症状の発生は純粋に機械的である」。解剖的過程が物理的に全ての部分、基本的症状を生み出す。中枢の興奮過程が型どおりの説明を構成している。③疾病論主義（nosographisme）: 進行麻痺をモデルとした解剖・臨床的単位の構築を考想している。

続いてエーはこれまでも紹介したような幻覚問題などにおける機械論の矛盾と問題点を要約的に指摘し、これに取って代わるべき「ジャクソンの器質・力動主義的考想」の原理的テーゼを以下の項目に纏めている。これは既に紹介した一九三六（一九三八）の論著のジャクソンの四つの原理の第三と第四を合体させ、反疾病論の説明を新たに第四のテーゼとして包括したものとなっている（pp.264-266）。

「ジャクソンの最初のテーゼは心的諸機能の階層というテーゼである」。神経組織と有機体の発達、統合化、上位層への下位層の従属である。

「ジャクソンの第二のテーゼは、病理的状態は既存の諸機能の解体運動を示しているということである」。疾患には陰性ないし欠損障害（発生的過程と直接関係している）と陽性障害（残存している機能段階の反応性の作業）とがある。

「この理論の第三の側面は、われわれにとっては基本的なものだが、ジャクソンによって素描されただけに過ぎないもので、全体性解体（ジャクソンでは均一性解体とも呼ばれる）と部分性解体（同様に局所性とも呼ばれる）との区別である。

「ジャクソンの第四の原理だが、本当のことを言えば、これはジャクソンが殆ど触れてもいないことなのだが、前の原理からの必然的帰結であって、反疾病論的原理（un principe anti-nosographique）〈訳注〉である」。種々の病因が生み出す解体の諸水準、精神病群の「症候群的」特徴は特異的な解剖・臨床的単位とは対立している。

エーは本論（一九四三）において、次に、器質・力動主義的考想の二つの側面、即ち器質論（l'organicisme）（pp.266-271）と力動論（le dynamism）（pp.272-275）について、項を設けて言及している（「われわれの精神医学の考想は器質論的（organiciste）で、力動論的（dynamiste）である」（p.272））。

〈訳注〉エーはnosographie（疾病記述学）をnosologie（疾病論）、taxinomie（分類学）ととくに区別しないで、疾患単位的疾病分類学の意味で採用している。

（2）器質論（L'organicisme）について

「われわれの器質論的テーゼの本質」と述べ、機械論のみが器質論を独占できるものではない、と言及している。つまりこの時期の器質・力動論的考想の器質とは間違いなく器質因を念頭に、少なくとも主眼に置いていると断言してよいだろう。しかし、次のような記載もまた注目すべきである。即ち、「有機体（l'organisme）と心（le psychisme）とは二つの異なった実体ではなく、異なる水準の二つの構造的次元（plan）なのである」（p.267）。つまり諸構造は階層的であり、上位構造が下位構造を包み込み、これを超えている。後者は前者の必要条件ではあっても、前者を十分に説明するものではない。「心は単純に有機体には還元できない」。「心的諸機能は組織化（organisation）の力（l'effort）に支えられた一つの実在（une réalité）なのである」（p.267）。

即ち前期の器質・力動論において、organoの多義性（器質論、有機体、組織化）が既にして存在しており、むしろエーの器質・力動論とはorganoのこの多義性の上に成り立っており、この多義的統一として、器質・力動論は成立していると言ってよいだろう。つまり有機体の進化と心身の階層構造的組織化、身体的な器質因的解体（と後述する陽性的力動論）である。

エーはこの「器質論」の項の最後に「われわれの器質論の最後の側面として、心因論とは反対の立場を示すものである」「**器質・臨床的隔たり**」について次のように言及している（p.271）。

これは身体的過程の直接的、欠損的過程とその臨床的表現との間に介在する非決定性（indétermination）と順応性（élasticité）を示すところの余白（marge）（＝隔たり）であり」、これが「われわれの立場を機械論的説明の対極に置き、われわれの器質論が本質的に力動論的である基盤を形成している。その意味していることは、それは解体の機序によって確かに条件づけられてはいるが、残存している心的機能の諸段階の「力動」（le dynamique）をも巻き込んでいる諸反応、前進的（évolutifs）諸運動全体を想定しているということである」（p.271）。

つまり、前述したことの再確認であるが、「器質・臨床的隔たり」の概念こそ、器質・力動論の本質を構成し、機械論や心因論と器質・力動論とを分ける要となっている。陰性と陽性症状の出現様態を述べているものである。

（3）力動論（Le dynamism）

『力動論』は医科学においては機械論に対する反対命題的立場によって定義される。即ち、精神の全体論と統合、障害の病態発生において精神が示す力のシステムの統合、そして反疾病論が精神医学において力動論の特徴を構成している」これまでの医学と精神医学の歴史は機械論（分析の精神、空間的、静的、原子論的概念への嗜好性）と力動論（エネルギー論的、生気論的）との対立のリズム的運動であった。

①力動論の第一の側面は、仮説ではあるが、精神神経症と精神病とは**エネルギー的欠損**（un déficit énergétique）である。このエネルギーとは例えばジャネのいう「心理的緊張」である。精神生活とは一つの実在であり、実在する力のこのシステムが心的機能の下位水準への退行を引き起こす。②この第二の側面は「残存する部分の解放である」。③この第三の側面は精神病の前進的作業（travail évolutif）である。これは人格意識においてなされるもので加工（transformation）と呼びたい。患者のこの人格意識はエネルギー的欠損と残存する心的機能の諸段階の活発な諸反応の二重の影響下にある。精神病群と神経症群は解体の諸水準（退行）の典型的な前進的諸型である。暫定的だが、これらの段階は以下の四段階に分類される。（イ）社会面での人格（行為、信念、世界の概念、生命的プログラム等）の統合を保証している高次の諸機能の解体：臨床的には行動障害、強迫、妄想的信念の諸型、（ロ）気分的平衡、つまりは現実への適応において現れる本能的、情動的諸力の統合を保証している諸機能の解体：躁型、メランコリー型の状態。（ハ）外界、内界の知覚的組織化、主体と客体の区別を保証している諸機能の解体：夢幻様、幻覚性、影響妄想、離人症の諸状態、（ニ）要素的な知的諸機能の解体：錯乱、健忘性無意識などの諸状態。これらの解体水準から精神病群は構成されており、それはあるときには諸水準における急速な解体の作業しか示さなかったり（発作性精神病群（p.paroxitiques）、躁やメランコリーの急性期（crise）、突発性妄想病、錯乱、てんかん、等）、あるときには精神病はこれらの解体水準を統合し、持続的組織化がおこって多少なりとも

高い水準を保持している。これは慢性精神病群（慢性妄想病、統合失調症、認知症）である。

（4）われわれの考想の理論的帰結と実践的帰結

ジャクソン的一般的諸原理の理論的帰結として示したわれわれの見解の一部は結論というよりも方向付け（orientation）である。

①ジャクソン的第一の原理に関して言えば、これは心的諸機能の階層の原理で、全体的側面であり、**全体論**（le totalisme）（訳注：機械論的原子論とは反対の）である。種々の精神病は人格と意識の構造の全体的変化を示している〈中期器質・力動論への展開を考慮する時、ここでエーは人格と意識の構造としている点に留意する必要がある〉。

②第二の原理とは、精神病の陰性と陽性との二重の病態発生の原理である。あらゆる研究は、各水準を生み出し、これを特異化している陰性的条件（機能的欠損）に向けられるべきである。偉大な往年の臨床家たちが見逃さなかったあらゆる精神病の自然な傾向、痴呆（認知症）への傾向は陰性障害が実在していることの一つの強い証拠である。これらの精神病群の組織化における陽性的部分、再構成的加工はとりわけ慢性型の理解にとって重要である。解体の水準が人格において統合され、諸水準が各段階で安定しているのが精神病の慢性型である。人格の「体質的」要因が重要な役割をここでは演じている。

③第三のテーゼは部分的と全体的解体に応じた、神経学と精神医学の区別である。

④第四のテーゼは反疾病論（l'antinosographisme）である。精神病群に疾患単位を認めることを拒否している。疾患単位とは一つの症状全体を極めて特徴的な一つの原因に結びつけることを意味している。進行麻痺は梅毒性脳髄膜炎として規定されたときに、一つの疾患単位となった。しかし「麻痺性痴呆」は症候群で、その原因は進行麻痺に限られない。「周期性精神病」、「精神分裂病（統合失調症）」、「早発性痴呆」、「てんかん」などのような疾患単位は神話（mythos）である。精神病が遺伝的単位、遺伝子の産物のように考えられているが、仮説上、疾患単位を認め

ないわれわれの立場からは精神医学における遺伝に過度の重要性を認める考えは「遺伝性変質」の古い概念として解釈した方が判りやすく、自然である。

「ショック療法」の非特異的性格は機械論的疾病論の考えとは一致しない。「精神医学の領域は自由性の領域とは対置的であって、この対置なしには精神医学は存在しない」。そして本論は次の言葉で結ばれている。われわれの立場は、「生気論とヒポクラテス的伝統に回帰することで、このことこそが器質・力動主義的精神医学に固有の目的と極めて自然に合致している」〈強調は訳者による〉。

最後の言葉には、南仏出身（南仏の学都モンペリエは生気論者の牙城であった）で、自然史、生物学を重視するエーの全体論者、生気論者、ヒポクラテス主義者の一面がよく現れている。

（1）Hy, H.: Une conception organo-dynamiste de la psychatrie. Annales médico-psychologiques t .I, janv.-mars ; 259-278, 1943（Hy, H.: Grundlagen einer orugano-dynamischen Auffassung der Psychiatrie, Fortschritte der Neurologie・Psychiatrie und ihrer Grenzgebiete, 20（5）; 195-209, 1952）

第二項　中期（一九五〇年代）

前述したように、また資料として紹介したように、エーは一九三六年に新ジャクソン主義としての器質・力動論を確立して以降、この中期までの間に、彼の理論モデルの成立に重要と思われる、ジャネ、ブロイラー、モロー・ド・ツール、ジャクソンについてこの理論モデルとの関係において、回顧的批判的分析を行い、自己の理論モデルの精神医学理論史的位置づけを行っている。このように理論的基盤を確保し、この上で、エーは中期の理論的完成をめざしていった、と言えるだろう。ジャクソンは当然として、「正当に解釈された」フロイトを加えたこれらの「器質・力動論運動の大いなる系統」（la grande lignée movement organo-dynamique）（1975, p.119）[2]に属する人たちについて、晩年のエーは次のように述べている。「モロー・ド・ツールは急性精神病、意識野の病理において、ブロイラーは統合失調症、慢性精神病、人格の病理、症状の一次性と二次性の区別において、ジャネは心的機能の層構造と解体において、フロイトは無意識の力動において、それぞれ重要な位置を占めている」（1975, p.285）[2]。

既に紹介したように前期においては単一的な解体として八段階の精神症候群が記載されていた。中期においてはよく知られているような器質・力動論の臨床は急性精神病（意識の病理）と慢性精神病（人格〈自我〉の病理）として叙述されるに至った。この時期の器質・力動論の最大の特徴は、臨床的分類が初期とは大きく異なったことにある。初期器質・力動論の誕生から、この中期にかけて、精神障害の解体水準と臨床的分類にエーは心血を注いだものと想像される。初期において、新ジャクソン主義の諸原理をジャクソンの原典から批判的に摂取し、導き出したエーにとって、この総論的原理、理論モデルの成否はこの臨床的分類という臨床的応用の適否いかんによって、その理論的価値が精神科医たちにとって決定されるとの思いがあったことは想像に難くない。しかし、私が思うに、彼のこの臨床分類と段階づけが全精神障害の器質因説とともにエーの器質・力動論が一般精神科医から不満と不評をかっているところである。

この時期の器質・力動論に関するエーの代表的著作は『精神医学研究（エチュード）』（一九四八―一九六〇）[1]である。本書は三巻までが既刊で、四巻以降、「発生因的身体的過程」「慢性精神病」等は未完のままである。本書第一巻『歴史、方法論、精神病理学総論』は一九四八年に初版が、若干の改訂増補がなされた第二版が一九五二年に公刊されている。第二巻「症状論」は初版が一九五〇年に、第二版が一九五七年に、第三巻「急性精神病群の構造と意識の構造解体」は初版が一九五四年に、第二版が一九六〇年にそれぞれ発刊されている。私の手元にあるのは、第一巻第二版（一九五二）〈初版（一九四八）をその後入手〉、第二巻初版（一九五〇）、第三版初版（一九五四）で、いずれも一九五〇年代前半の刊行である。以下これらに基づいた分析を行うが、器質・力動論に関しては第一巻「エチュード　第七章　精神医学の器質・力動主義的考想の諸原理」（pp.157-186）と第三巻「エチュード　第二〇章　精神諸疾患の分類と急性精神病群の問題」がこの著書における中心となっている。

1　『精神医学研究（エチュード）』第一巻（一九五二）と第三巻（一九五四）

（1）第一巻（一九五二）「エチュード第七章　精神医学の器質・力動主義的考想の諸原理」

この章のタイトルから明らかなように、これは、前出の一九四三年論文「精神医学の器質・力動主義的考想」と記載内容の骨格は同じで、記載文章もそのまま引用している箇所が大半である。従って器質・力動論の名称も「器質・力動主義的考想」（conception organo-dynamiste）となっていて、後年のような「器質・力動論的考想」（c.organo-dynamique）とはなっていない。ただし名称で注目すべきは、**「器質・力動論」（l. organo-dynamisme）の用語が本文（p.159）において出現している**点である。また初版（一九四八年）（p.139）でも同様である。なお一九四〇年の「オイゲン・ブロイラーの考想」においても、「ブロイラー的器質・力動論」としてこの用語が採用されていたことは前述したとおりである。精神についても基本的には「心的諸機能」の用語がこれまで同様に採用されている。ジャクソン的諸原理についても一九四三年の記載がそのまま踏襲されている。またこれも一九四三年の論文と全く同様に、「種々の精神病は人格と意識の構造の全体的変化を示している」と言及され、精神諸機能を人格と意識との二つの側面に分けるという構想の萌芽がここでも認められるものの、これは前期器質・力動論の段階にとどまっている。

（2）第三巻「エチュード第二〇章　精神諸疾患の分類と急性精神病群の問題」（一九五四、一九六〇）

前述したように、本書が中期器質・力動論の代表であって、前期とは大きく異なっているのが、この章の記載である。まず注目されるのが、既に紹介したように、一九三六年[38]の論著において、「精神諸疾患」と「精神病群」と区別し、一九四三年の論文では「精神諸疾患の」用語を採用していなかったエーが本章タイトルにおいて、「精神諸疾患の分類」（la classification des maladies mentales）と銘打って、堂々と復活、採用している点である。これはどういうことなのであろうか？この章でのエーの「弁明」（pp.11-12）によれば、リンネ的疾病種は人為的な実在でしかなく、「反疾病論的態度」には正しいものがあるが、私はこれに全面的に組みすることはできない。というのも科学は諸現象の自然な分類の上にしか実際構築することができず、この諸現象こそがこの科学の対象となっているもので、それは『精神諸疾患』である（注：エチュード第四章を参照のこと）」。そして、この第四章では次のように述べられている。

「神経症群（névroses）と精神病群（les psychoses）とは『諸疾患』（maldeies）であって、その意味するところは、通常の病理学を基盤とする器質的**病的過程**によって規定されているということであり、そしてそれらが「心的」（mentales）であるのは、**精神生活の退行型**を示しているということを指している」（p.76）。**『精神〈心的〉疾患はその病因論（étiologie）において常に器質性であるとしても、その病態発生（pathogénie）においては常に精神的である。それは『有機的自然の心的変化』**（《ALTÉLATION MENTALE DE NATURE ORGANIQUE》）なのである。このような理由から、精神医学が医学の一分科ではあるとしても、それは特殊な分科であって、『精神〈心的〉疾患』という固有の対象をもっていることになる。病理的過程の結果としての『疾患』と下位水準における精神生活での組織化〈再組織化〉の結果としての『精神的』（mentale）なのである』（p.77）。

つまり精神疾患とは医学的枠内での精神医学の対象であり、疾患において一般的な病因的過程を、精神において特殊的な対象と病態発生的な契機をもち、精神疾患とはこの二重性、心身の「二重性」の弁証法的運動の枠内で、陰性と陽性の病理・病態発生的機序をもつ、器質・力動論的本質を表す用語、概念としてエーによって、むしろ積極的な意義を与えられている。そして「精神病群（精神発達制止をも含む）と神経症群は精神諸疾患の諸水準の違いにすぎないと私は見なしている」（p.76）。

以上からここで新しく確定された点を定式化すると、次のようになる。前期からの中期のこの変化は論理的には精神病群を身体因が明確な精神諸疾患に限定せずに、器質因性を精神障害全体の病因に拡張し、ジャクソン的原理を徹底させたことを意味すると言うほかない。これは次のように定式化される。

精神諸疾患（maladies menales）＝精神病群（psychoses）・神経症群（névroses）

そしてエーにあっては精神病群と神経症群とは解体水準の違いであって、原理上は連続的に移行しているものであることに留意する必要がある。

以下本書における重要と思われる項目について言及する。

①精神諸疾患の分類の問題

ここでエーはルネッサンス以降一九世紀まで、さらにはエスキロールからクレペリンに至る疾患分類の歴史を概述し、フランスや米国の当時の分類などに触れ、エスキロール、グリージンガー、ファルレらの純粋に臨床種としての「精神諸疾患」の分類から、病因論的で臨床的な段階に至り新たな混乱が起こり、モレル、クレペリンの特異的な解剖・臨床的諸単位の思想が始まった（『エチュード』第三巻、p.14）。結局この歴史は症状学と病因論の混在という混乱のうちに経過してきていると批判的に総括をしている（同、p.21）。

エーはここでは数カ所でファルレの名を挙げているが、私が紹介しているファルレの古器質・力動論的考想については一切触れていない。同様に多少問題なのが、クレペリンの教科書の引用で、「一八九五年のクレペリンの分類」の下で紹介されている、仏語による分類紹介は、内容からして一八九三年発刊のクレペリンの教科書第Ⅳ版で、「精神的変質過程」に収められている「早発痴呆」（破瓜病）、「緊張病」、「妄想型痴呆」が仏語版では「精神的変質」の下に、「緊張病」と「妄想型痴呆」しか収められておらず「早発痴呆」が抜けていることである。一八九三年のクレペリンの教科書第Ⅳ版の仏語版が一八九五年に出版されたものをエーはそのまま引用しているのであろうが、クレペリンの原典通りでないことは、早発性痴呆の成立過程に関わる基本的事柄の誤謬であるだけに、問題である。エーが次に依拠している「一九〇六年のクレペリンの分類」（p.20）は内容からしてクレペリンの教科書第Ⅶ版（一九〇四）の仏語版の引用と思われるが、こちらの分類は独語版の原書通りとなっている。

エーはクレペリン的分類やその影響を受けた分類を古典的とし、病因論と症状論の折衷や混乱、単純化が目立ち、たんなる目録（énumération）にすぎないものへと陥っていると批判的総括をし、以下のような新しい観点からの分類を提案している。

②精神諸疾患の定義と分類に関する新しい諸観点（pp.27-34）

エーによれば、過去半世紀において、精神疾患分類は、二つの有力な学説、一つは「症候群」なり「反応型」説、もう一つは心因論説という、二つの潮流によって激変がもたらされた。これらはクレペリンに代表される身体因論、器質論、疾患単位論に対抗する諸学説で、その一つは、ツェラーやノイマン、グリージンガーらの「単一精神病」（Monopsychose）的方向を示すもので、フランスではルグラン（一八九一）、レジスの教科書、クロードの講義（一九二九―一九三九）、そして著者のエーらが、外国ではホック（一九一二）の「症状複合」（Symptomenkomplexe）の意義についての論文、ボンフェッファー（一九一七）の「外因反応型」、Bostroem（一九二八）の「内因反応型」、アドルフ・マイヤー（一九〇六）の「反応型」等の諸潮流で、病因論としては多次元論、多因子説（マイヤー、ビルンバウム、クレッチマー）が含まれる。エーがここで注目しているのはヤスパースの『精神病理学総論』（一九一三―一九四六）（仏訳版、一九二八）で、とりわけ、ヤスパースの「相期」、「過程」、「人格の発展」、さらには急性精神病と慢性精神病の発展経過の構造分析に注目し、これがヤスパースの業績のもっとも独創的な点であると高く評価し、エーの、中期の、これまでとは異なった新しい精神疾患分類にヤスパースのこの「異論のない」見解を取り入れたと言明している（pp.30-31）。つまりエーの中期器質・力動論の本質である、従来とは異なった精神疾患の分類にはヤスパースの『精神病理学総論』（一九二八）の影響が極めて重要であることをエー自身が認めていることが注目される。さらに付言すれば、中期の特徴である、心的諸機能の意識と人格の病理の区別にはブロイラーの影響もあったのではないか、と私は考えている。というのも、エーは一九四〇年の「オイゲン・ブロイラーの考想」（p.656）（本論巻末資料2）においてブロイラーの後期の論文について、ブロイラーの精神の進化・発達論、生気論について触れながら、精神の発達を人格と意識として述べている箇所（p.656）があるからである。このことが、エーの発想のヒントくらいにはなっていたのではないかと思う。

もう一つの潮流、心因論的傾向は神経症の無限とも言える拡大である。心因は不注意な者には精神障害の結果を原因と取り違えている誤謬に他ならない。精神医学を「心理学化」、「社会学化」すればするほど、結局はあらゆる行動が「精神医学化」されてしまうことになる。

③精神諸疾患の分類の方法論的諸原理の適用（pp.32-34）

「J・ファルレとパルシャプが確立した幾つかの規定を列挙する必要がある」〈以下この節は一九六三年のエーの論著[1]にそのまま引用されているが、息子のファルレ云々というこの文章はカットされ、またこのエチュード第二〇章について触れ、「そこでは自分の臨床的研究が証明しようとしている学説の計画が述べられているが、それは自分の能力を超えた難事業である」（1963 p.745）とも述べている〉

a　「分類」というものは無限に開放された、たんなる名簿でもなければ、目録でもない。それは体系的でなければならない。つまり「精神疾患」の一般的概念の中にこの概念の内包と外延に属する全ての種類を含むものでなければならない。したがって、それはその深さとともに明瞭かつ簡明でなければならない。

b　「精神疾患」は拙著のエチュード4章で述べたように、**臨床的相貌学**（physionomie clinique）としてしか規定できないものである。つまり、これは精神生活障害の展開の典型的型であって、発育停止であれ、精神的建造体の解体であれ、身体的過程によって条件づけられた特定の構造を有している。

c　精神疾患の自然史には従って二重の視点が存在している。一つは精神病群（と神経症群）を規定している「定型的反応」ないし臨床的型、**精神諸疾患の分類**の対象となるものについての視点である。もう一つはこれらの臨床的型を生み出す**病態発生的過程**の分類の対象についての視点である。

d　精神諸疾患の分類は精神生活全体と同じように二つの側面に自然に分画される。つまり**意識野の病理学**（la pathologie du champ de la conscience）と**人格の病理学**（la pathologie de la personnalité）である〈訳注：以下のエーの論述を考慮すると、ここでのエーは「意識」と「意識野」をあまり区別しないで使用しているようである）〉。意識野は現在の体験の現実態（actualité）を組織化する心的活動によって定義されるもので、一方人格は個人の実存的、論理的、永続的価値（信念、理性的、道徳的原理、自我の理想、その他）の軌跡によって定義され、人格（la Personne）の歴史的発展と構築のシステムとしての自我（le Moi）である。

e　意識の病理学はその活動を分解する解体なり構造解体する水準によって構成される。急性精神病群の「諸種」に対応しているのがその崩壊のこれらの各諸水準である。実際躁鬱や、急性デリール性と幻覚性精神病、そして錯乱・夢幻性状態などのクリーゼのような急性精神病のすべてが意識の分解のスペクトル、つまり意識のこの構造解体の定型的構造水準の系列を構成している。

f　人格の病理学は慢性精神疾患群を規定している。この疾患群は意識障害の現実態を人格の視座に拡大しながら、意識障害をも含んでいたり、持続的実存のモードにおいて意識障害を組織化したりしている。病理的人格のこれらの諸型は反応閾値を低下させるために急性クリーゼないし精神病群の持続的出現ないし組織化をもたらす。

「われわれの分類の極めて簡明な考え方を示すとすれば、次のような図表となる。本巻の以下の内容はこのささやかな図表の説明となっている」。

意識の病理（急性精神病群）	人格の病理（慢性精神病群と慢性神経症群）
躁・うつ病性クリーゼ	心的不均衡　神経症
急性デリール性及び幻覚性精神病（Bouffées délirantes et hallucinatoire） 夢幻様状態	慢性妄想病群と統合失調症
錯乱・夢幻性精神病群	痴呆（認知症）

「実践的にも理論的にも、『急性精神病群』は全てが急性デリール（せん妄）性精神病群（psychoses délirantes aiguës）である。間違いなく、混迷や衝動性、緊張病などの諸状態はこのグループに入るが、これらは意識のデリール（せん妄）性の側面からは切り離せない。……これらの患者の変容した意識のデリール（せん妄）性様態から免れてはいない」（p.32, 原注2）

そして、慢性精神病に急性精神病が出現するなどの臨床的事実があり歴史的にも記載されてきたことを無視することはできず、**「急性精神疾患群と慢性精神疾患群とを根本的に分離したり、逆にまったく単純にこれらを混同してしまうことは不可能である。**これら二つのジャンルのこの相対的区別（relative distinction）の自然な分節的繋がりを発見できるようにするためには、意識の構造解体の人格の異常という概念に依拠すべきなのである」（p.37）〈訳注：強調は訳者による。急性と慢性の分離は絶対的なものではないとするエーのこの言及には注目すべきである。中期において急性と慢性とを初めて明確に分離したときから、エーにはこのような考えにあったことに留意すべきである〉。

要約すると、一九四八－一九五四年の『精神医学研究（エチュード）』において一九四三年論文では否定した、精神疾患の用語を復活させ、①「器質・力動主義」的考想」の用語を一九四三年同様にここでも採用し、前期同様に②「心的諸機能」の用語を採用し、③ジャクソンの諸原理を四つのテーゼにまとめ（一九四三年の論文と同じ）、④これまでと異なり、精神疾患の分類を、「意識の病理学」（本文では「意識野」の用語も採用している）と「人格の病理学」に分け、前者を急性精神病、後者を慢性精神病とし、三段階の解体水準に図式化している。

ここで確認しておきたいのは器質・力動論の臨床的分類はエーにおいては極めて困難な事業であって、完成途上にある未完の仮説という意識が一貫して保持されていることで、これが最晩年にいたるまでの作業仮説としての理論モデルという器質・力動論の揺るぎのない位置づけに繋がっていることである。

（1）Ey, H. : Étude psychiatrique. Desclée de Brouwer, Paris. I（1948, 1952）, II（1950, 1957）, III（1954, 1960）.
（2）Ey, H. : Des idées de Jackson à un modèle organo-dynamique en psychiatrie. Privat, Toulouse, 1975.（大橋博司、三好暁光、

浜中淑彦、大東祥孝『ジャクソンと精神医学』みすず書房、一九七九）（L'Harmattan, Paris, 2000 ; Préface de CJ Blanc）

2　一九六三年の論著（「器質・力動論試論」[1]）の分析

一九六三年の論著、「精神諸疾患の構造、疾病記述、病因病態発生についての器質・力動論的考想試論」は、エーの器質・力動論の代表として、次章において器質・力動論の分析の対象にとりあげ、詳述するのでここでは要約的に触れておくにとどめたい。

本論文では、**従来の「器質・力動主義的考想」**（une conception organo-dynamiste）**に代えて、①「器質・力動論的考想」**（une conception organo-dynamique）**を採用し、②これまでの「心的諸機能」**（fonctions psychiques）**（あるいは「心的活動」**（activité psychiaue）**に代えて「心的存在」**（être psychique）**の用語を採用している。**③ジャクソンの原理を四つのテーゼに分類しているが、第三と第四のテーゼはこれまでと異なっている（これまでの第三のテーゼ（「全体性解体」と「局所性解体」による精神医学と神経学との区別）は四大テーゼからは姿を消し、従来の第四テーゼの反疾病論のテーゼは、新しい第三のテーゼ「臨床的テーゼ」と名称を代え（p.742）、新たに設けられた第四のテーゼは「病因病態発生論的テーゼ」で、「精神諸疾患は器質的諸過程に基づく」と主張され（p.749）、これまで以上に、精神疾患器質過程説が強く、全面的に主張されるようになった。また、④精神疾患の分類は前に紹介したばかりの『エチュード』の分類とまったく同じである。ジャクソンの諸原理の第三テーゼがここで器質・力動論から姿を消したのは、器質・力動論が精神障害という全体性解体を対象にしている以上、神経障害の局所性解体に触れる必要がなくなったことと、器質・力動論の病因としての器質因をエーは前期以上に中期においてさらに重視することになっていることの反映であろう。

本論において器質・力動論の基本骨格が定まった、と言える。本論はまたエチュードと後期器質・力動論との橋渡し、後期器質・力動論の端緒的位置を占めている。「心的存在」の用語は身体と精神の連続的スペクトラム性をより明確にするためのものであると考えられる。

〈なお次節の「後期器質・力動論」は哲学的すぎると思われる読者はこれを読み飛ばし、次章「器質・力動論とは何か」

以下に読み進み、最後にもし関心があるのなら、この節に戻られたらよいだろう〉

文　献
(1) Hy, H. : Esquisse d'une conception organo-dynamique de la structure, de la nosographie et l'étiopathogénie des maladies mentales. in Psychiatrie der Gegenwart (Bd.I), pp.720-762, Springer, Berlin, 1963.（石田卓訳編『精神疾患の器質力動論――ネオ・ジャクソニズムとその批判――』金剛出版、一九七六）

第三項　後期器質・力動論（一九六三―一九七七）

はじめに

エーは『意識』(La Conscience)（一九六三、一九六八）[1]から哲学的、とりわけ現象学への傾斜を強め、その内容、表現も難渋さが従来より増している。意識、あるいは意識存在という問題の本質からして、科学的であると同時に哲学的にならざるを得ないという面も確かにあることは否定できない。エーは、常に心身問題と精神についての最新、最先端の学問的成果を貪欲に吸収し、器質・力動論の完成を目指していた、二〇世紀最後のまさしく「知の巨人」といってよいだろう。エーの器質・力動論は『意識』の科学・哲学的思索を経て、後期へと、つまりは「意識存在」、「心的身体」の器質・力動論へと変貌していく。エーの後期思想は「意識存在」、そして最終的にエーが到達した「心的身体」の用語と概念において明確となるように思われる。ジャクソン的原理から「精神哲学的次元」(dimension psychophilosophique)への移行であり(Palem, 1997, p.74)[6]、エー自身の言葉（一九六九）[3]によれば、「個体発生論(ontogenèse)から存在論(ontologie)への」、主体の「考古学から目的論への」移行である。そして前期の精神医学理論、病態発生論としての器質・力動論、その中心は「器質・臨床的隔たり」であることを既に私は指摘した。しかし、後期においてエーは「それゆえ組織化(organisation)の概念こそ……精神医学の器質・力動論的モデルの真の中心を構成する」(1975, p.211)[4]と述べ、「心的身体」としての人間存在、いわば「器質・力動論的人間学」（影山）を、心的身体としての人間の生きる意味、目的を、つまりは「自然史的存在論」を展開しようとしていた。

では、後期への通路となった『意識』とはどのような著書であるのか、われわれはここでは、まず、このことからはじめよう。私の手元にあるのは『意識』の第二版／増補改訂版（一九六八）の原書と邦訳書、原書第二版の復刻版（二〇一四）及び英訳版（一九七八）である。以下の論述はこの第二版に基づいている。なお本書第二版の目次立ては以下の通りである。①第一部「意識存在」、②第二部「意識野または体験の現実態」、③第三部「自我または自己の意識存在」、④第四部「無意識」、⑤第五部「意識的になること」（心的存在の組織化と人間的諸価値の問題）。

本書、とくにこの第三部は、未完のままに終わった『エチュード』第Ⅳ巻の慢性精神病を補完するものである。また第四部「無意識」は一九六〇年に開催されたボンヌヴァル会議「無意識」（一九六六年公刊）[2]でのエーの報告を下敷きにしたものであり、本書『意識』第二版で書き加えられた第Ⅴ部はそのときの討論を通して明らかになったエーへの批判への応答、矛盾、不完全な点を補正した論述である（Garrabe, 1997, p.98）[5]。

（1）Hy, H. : La conscience. Desclée de Brouwer, Paris, 1963, 1968. (2e éd.)（大橋博司訳『意識（Ⅰ・Ⅱ）』みすず書房、一九六九／一九七一）(translated by John H Flodstrom : Consciousness A Phenomenological study of Being Conscious and Becoming Conscious (with Preface to the English H Ey). Indiana University Press, Bloomington, 1978)；La conscience Une étude phénoménologique sur l' Être et le Devenir conscient (avec avant-propos par Michel de Boucaud, CREHY, Perpignan, 2014)

（2）Ey, H. (ed.) : L'inconsceint. Desclée de Brouwer, Paris, 1966（大橋博司、大東祥孝、富永茂樹、他訳『無意識』（Ⅰ—Ⅴ）金剛出版、一九八六—一九八七）

（3）Ey, H. : Article sur la "Conscience", Encyclopedia Universalis, pp. 922-927, mai 1969.

（4）Ey, H.: Des idées de Jackson à un modèle organo-dynamique en psychiatrie, Privat, Toulouse, 1975.（大橋博司、三好暁光、浜中淑彦、大東祥孝：ジャクソンと精神医学、みすず書房、一九七九）; L'Harmattan, Paris (avec preface par CJ Blanc, 2000)

（5）Garrabé, J. : Ey et la pensée psychiatrique contemporaine. Institut Synthélabo, Le Presis-Robinson, 1997.

（6）Palem, R. M. : La modernité d'Henri Ey, L'organo-dynamisme. Desclée de Brouwer, Paris, 1997 ; L'Harmattan, Paris, 2012.

1　『意識』（一九六八）[1]

てなされていた。意識論の差異が、中期と後期の器質・力動論を分ける要石となっている。そして、この差異は、エーと「意識」をテーマとした論述は、既に『エチュード』第Ⅲ巻、第二七章「意識の構造と構造解体」においてエーによっ精神医学を取り巻く科学的、哲学的、思想的文脈の変化から基本的に理解される。とりわけ、エーは意識的にまた積極的に科学的、哲学的な最先端の理論、知識を己の理論に吸収し、器質・力動論の構築を推し進めてきた研究者、思想家であっただけに、なおさら、そのように言えると思う。それは器質・力動論の誕生が、一九三〇年代のフランスの精神医学的、科学的、哲学的状況、とりわけ、機械論的器質論（自動症論、幻覚論）と心因論（精神分析学）との根本的対立を乗り越え、「第三の道」を模索し、ブロイラー的、次いでジャクソン的「第三の道」を歩み始めた事態と相即的であるとも言える。『意識』、とりわけ、増補改訂（一九六八）に影響を与えた著作はメルロ゠ポンティの『知覚の現象学』（一九四五）や『シーニュ』（一九六〇）、P・リクールの『フロイトを読む』（一九六五）、ポンタリスの『フロイト以後』（一九六五）、M・フーコー、『言葉と物』（一九六六）、ラカン『エクリ』（一九六六）、ボンヌヴァル会議での『無意識』が挙げられる（Garrabé, 1997）[2]。

本書における「意識」（la conscience）とは本書でエーの言うところの「意識存在」（l'être conscient）である。これは意識野と人格をも含むもので、意識野のみの従来の「意識」がここでは大きく拡大されている。この点が中期と後期器質・力動論を分ける重要な鍵概念となっている。従来の「心的存在」とあらたな概念、用語である「意識存在」（l'être conscient）との関係が問題となる。「意識存在」とは「無意識であること」（être inconscient）を否定し、これから「意識的になる」（devenir conscient）ことを通じての「意識的である」（être conscient）ことである。無意識に対するという、生成と存在の弁証法的運動としてこの「意識存在」は構造的である。つまり本書の主題は、無意識の否定としての意識、現在と歴史、存在と生成としての、現在野を生きる世界の主人公としての人格、自我としての意識存在の解明である。従って、意識存在に無意識は含まれない、あるいは意識存在の潜在的下部構造としてある。本書は、『エチュード』において急性精神病を書き終えたエーが、計画していた慢性精神病を論じるためにどうしても通過しなくてはならない問題を扱っていると言える。しかし意識とは実体的なものではなく、「心的存在の運動そのもの」（本書「再版の序文」）、無意識と意識との弁証法的、力動的関係を通して存在している構造である。ちなみにこのことを明らかにしようとしている本書、エーの労作こそ世界的に最も知られたエーの著作である。とりわけ、英語圏ではエーはこの英訳版により精神科医と同時に哲学者としても知られるようになった（Garrabe, 1997）[2]。

つまり「意識存在」とは意識と無意識の力動的関係から見た「心的存在」の意識面、意識野と人格の力動論的存在構造に他ならない。これを定式化すると次のようになる。

「心的存在」＝「意識存在」・「無意識」（「・」は分節的連関、弁証法的力動的関連を示している）

前期から中期器質・力動論への過程は精神諸疾患の臨床的分類の完成に力が注がれ、後期器質・力動論においては、「心的存在」を「意識存在」から、さらには「心的身体」として再把握する作業にエーは心血を注いだ。そして晩年の大著『幻覚群概論』（一九七三）は、前期器質・力動論の有効性の試金石となった幻覚問題へのこの後期器質・力動論に立脚した、エーの器質・力動論の臨床的検証と吟味といってよいだろう。幻覚問題こそ精神科医エーの終生変わらぬ、彼を捉えて離さなかった最大の魅力的謎であった。

（1）本書の内容

本書は大橋のすぐれた訳書[1]があり、詳細な内容はこの訳書に譲り、本書の概要、基本的構想を主としてその序文（大橋訳に基本的に依拠：ページは原著のもの）から明確にしておきたい。

①意識存在の二様態

『エチュード』などエーが理論モデルを構築する過程で、その本質を構成する意識の問題について「全面的省察」の必要を感じ、このことが本書の対象となっている。急性精神病、つまり意識野の構造とその解体を研究した後、慢性精神病である人格の変容と疎外の構造に接近する前に、次のことを明確にする必要をエーは感じた。こうして、エーは次の三つの問いを立てている。①その体験の現実を生きる意識存在と、世界の主人公（la personne）となる意識存在との二重性は一体何に対応しているのだろうか？　②「意識的である」ということはつねに「意識的になる」ことなのだが、この二つの様態の分節的つながり、意識存在の統一性とはどのようなものなのであろうか？

自我の超越と脳という身体の間に導入した媒体、それが本書で扱う意識存在で、それは、主体が自己の身体から立ち現れて、歴史のうちに落ち込み、歴史の各瞬間に主体の生きられる現実野を構成する可能性なのである。本書は以上二つの問いに答えようとするものだが、次の第三の問いも重要な課題としている。つまり、③精神病理学的事実のうちに現れる意識存在と無意識との関係とは何か？ということである。精神医学の領域とは人間の実存のうちに無意識が現れる領域であり、意識とは無意識によって混乱させられる秩序であり、意識存在がその力動と構造の証明を受け取るのは、その裏返しである無意識によってだからである。したがってこの最後の問いかけの解答は最初の二つの問題への解答の手助けとなるはずのものである。そしてこの答えとは、次のようなものである。即ち、意識存在はエスを意識化する、つまり「意識存在は超越的主体のほかに内在的客体、すなわちエスを包蔵することによってはじめて構成される」（第二版の序文、p.X）。［そしてあらゆる心的生活の組織化とは意識存在とその無意識とが反発し合い妥協し合うところの生きた弁証法にほかならない」（同、p.X）〈注〉。「心的存在の組織はフロイトが『心的装置』とよんだものの階層的構造においてのみ現れる」（l'organisation de l' être psychique ne se manifeste que dans la structure hiérarchisée de ce que Freud appelait《l'appareil psychique》）、「心的存在の組織のうちに無意識を含ませながら……無意識を抑圧し、枠づけする意識存在の諸構造に無意識は従属している」（同、p.XI）。

（注）意識存在と心的存在の区別と関係、両者の分節的繋がりを理解してこそエーの次のような表現が正しく理解される。

あらためて定式化するが、

「心的存在」＝「意識存在」・「無意識」、である。

ただし、エーは常に「意識存在」と「心的存在」を区別しているとは限らず、「意識存在」を「心的存在」と同意義に用いているように思える場合が少なくない。そしてこの場合の「意識存在」は広義のもので、無意識をも含み、この広義の意識存在が無意識を否定して意識存在となる。無意識とは動的関係にあるのが本来の狭義の「意識存在」である。

そして前述した本書の目的、さきほどの三つの問いへの解答は、本書冒頭において次のようにエーによって明言されている。すなわち、「意識とは実名詞的なものではなく、心的存在の運動（mouvement de l' être psychique）そのものであって、この運動は意識的であることと意識的になることによって世界の個人的モデルをわがものとしながら自己自身を占有する運動なのである」（同、p.IX）、「意識存在が構造を形成していく」（同、p.X）。本書全体が、この冒頭の結論を導くための論証であって、本書末尾近くにおいて、この結論は後述するシェーマによって示されている。

そして「意識存在は」多元的であり、二つの様態、意識野と人格の二つのシステムから成り立ち、前者は意識存在の下部構造を、後者は上部構造を形成している（本文p.32-41）。

本書では、エーの人間観、人間科学観も次のように述べられている。

「人間科学（une science de l'homme）もたんに人間の文化の中でとか、人間自身の外でとらえられるものではなく、人間の身体において、また心的組織にその意味、可能性の限界、その形態の階層を与えるものの中で、またこれによって把握されるものでなくてはならない」（序文p.XI）

そして、本書の『意識』というタイトルの下での「意識存在」論は、意識存在の解体という陰性面を欠いた精神分析と、主体なき構造主義と神経生物学への批判によって、これらとエーの理論との異同が明らかにされている（同.p.XII）。そしてエーは意識存在を無視する精神分析と、「主体」を否定する脳の分子的構造主義（人間否定の時代遅れの唯物論的主張）と言語論の抽象的構造主義（人間否定の蘇った唯名論）を批判し、「人間の本質（réalité）とは自己の過去、現在、未来を自己の身体と言語によって結びつけながら、みずから構成するこの有機体の組織化そのものの中にこそ存在する」と結論づけている（同p.XII-XXIII）。

②意識野と自我との関係――「自我の構造としての意識存在の超越性」――

サルトルに依拠しながら、自由と自我の超越、対自存在の問題を論じている（本文p.335）。

エーにあっては、「自我」(le Moi) とは「自己」(Soi) の意識存在」(p.259) とされ、「自我とはその世界とともに自らを形成する人（personne）であり、つまりは『誰か』が存在しうるのは主体（le sujet）が『人』として自己を構成するときだけであり、同じことだが主体が自己決定可能な人格的システム（un système personnel）と一体化するときだけである」(p.337)。

私にとってこのようなエーの動的な人間観、人間学は「人間が人間を限りなく超える」（『パンセ』(434)）のパスカルの言葉を想起させる。エーの言葉を続けよう。

自我は「世界における主体の体系的組織化」(p.350) で、意識存在の共時的構造、意識野、体験の現実野に対する通時的次元、構造である。そして「意識は領野として現れ」、「意識の基底構造（structure basale）としての体験現実化」とは、意識が「生きられる時間の現実化のうちに表象の空間を導入する」ことで、経験（expréience）が組織化される領野、体験（vécu）は現前野（c.de présence）の構成の過程を経なければならない。この現在とは意識が時の「空間」(espace) として過去の保持と未来の予測との間に構成するものであり、意識が意識の内的構造としての時間性は時間の観念とかではなく、経験であり〈意識の〉運動を支配するものである。ここでの意識の構造は体験の立法として、一種の形式的構造として現れる。体験の現実性（actualité）は体験の現在（présent）と同じではなく、現在化（=現示）(présentation) のみがその同義語なのである。意識野の顕在的構造に対して、自我の潜在的構造が対応し、自我は固有の価値体系と歴史的発展のうちで構成されながら人格（personne）となっていく。意識存在は体験をもち、人格として存在する。これらは「所有」と「存在」との弁証法的関係のうちに意識存在のこれら二様態が現れる。自我は主体の分化として、混沌とした主観性から主体性へと、経験野から生じる。自我構造としての意識存在が現実性を超越する（p.39本文と原注）。とはいえ、フッサールとハイデガーとを根底的に対立させえないのと同様に、意識野と人格の道程とを、意識の内在と超越とを、現実化の様態と潜在性の様態とを、徹底的に分離することはできない。両者は相互的で、意識野は人格に従属している。自己意識にあらゆる体験が従属し、統合される。人格は意識野に対して上位にあり、また超越的でもある（本文p.40）。精神病理的事象は、通常では露呈されない、この意識の統合（意識野と人格との分節的繋がり）と、また意識と無意識との関係を現してくれる（同、p.41）。

以上、主体（le sujet）、自我（le Moi）、エゴ（l’Ego）、人格（personne）（あるいはこれまでのpersonnalitéとの表記）はエーにあっては、共時的構造の意識野を通時的、歴史的に生き抜く、意識の所有者、存在者で、主体が自我となり、世界をわがものとしつつ自我が固有の価値システムを構築して人格となっていく力動的構造形成として把握されている。これらはその形成過程段階やエーが摂取し、論じている時々のその立脚する観点の違い〈注〉による違いはあるものの、意識野を超越するところの歴史的主体として基本的には同じものと考えてよい。これは「意識野」（champ de la conscience）、「現前野」（c.de présence）、「体験野」（c.de l’actuellement vécu）、「経験野」（c.de l’expérience）、「現実野」（c. d’actualité）、そして以前に触れた「（表象された）現在野」（c.du présent〈représenté〉）についても同様のことが言える。対象の複雑さや必要があって、また思想や観点の変化があってのこととは思うが、他の基本的概念や用語のこのような変化と多様性はエーの理論の理解を混乱させる大きな要因となっているように感じる。

〈注〉エーの意識存在や自我の自己組織化、個体発生理論にはエーの引用からだけでも、生物学、発達心理学、精神分析学、社会学、構造主義、現象学、実存主義など多彩な影響が読み取れる。この点に関してはギャラベの著書[2]、とくにp.92-94に簡潔に要約されているのが参考になろう。

③『意識』の臨床的分類

意識野の構造解体（同、p.73-108）

『意識』（一九六八）において、エーは精神疾患分類を部分的に修正し、急性精神病群や慢性精神病群のいずれも三段階分類であったものが、前者は五分類に、後者は四分類に分けて論じている。これは基本的変革というよりも、従来の上位二段階をより緻密に記載し、一段階に包括されていた状態を二分し、細分化したものと言える。即ち、

a．意識野の構造解体（解体の深い順から）（同、p.80-108）意識野の病理学　急性精神疾患群

1　錯乱・夢幻状態（les états confusio-oniriques）（主体の不在）

2　朦朧・夢幻様状態（les états créspusculaires et oniroides）（客体と主観の混合）

3　幻覚性・妄想性体験（les expériences délirantes de dédoublement hallucinatoire）

4　離人体験（les expériences de dépersonnalisation）（空間性の病理）

5　躁うつ状態（les états maniac-depressifs）（時間性の病理）

b．自我の変容から疎外へ（p.259-286）人格の精神病理学　慢性精神疾患

自我の自己への無意識、自我と他者との関係の混同と逆転、自己の所有権の喪失

1　「性格異常的」自我（le Moi《caractéropathique》）（性格特徴の肥大、偏倚した性格という自我の変容、性格異常の構造に凍りついた自由のない歴史）

2　神経症的自我（le Moi névrotique）（自己の同一性、統一性の障害、「神経症者の意識には他者が住まっている」）

3　疎外された（精神病的）自我（le Moi aliéné）（自我構造の混乱：体系的妄想病群：「自我が他者になる」、統合失調症：「他者が自我になる」）

4　痴呆的（認知症的）自我（le Moi démentiel）

以上が、『意識』の概要であるが、本書は精神病理学的事象分析を媒介としたこれを裏付けとした人間学、つまりは人間の本質についての精神医学的、科学的・哲学的省察で、自由、理性、存在、倫理についてのエーの独自の思想が展開されている。本書は「器質・力動論的人間学」(l'anthropologie organo-dynamique)(影山)とでも称すべきと私は考えているのだが、エーの思想の一つの到達点である。このことは以上紹介してきたことにも散見されるが、以下のエーの本書の言葉がそれを如実に示している。

「この変容され、疎外された自我の病理学を構成している構築学的障害を最後に一瞥すると、そこから容易に引き出される共通分母は理性の喪失以外のなにものでもない。理性とは人間形成の法則であって、これによって人間の歴史と世界が、個人的人格と統合されると同時に、文化的共同存在の世界において思惟されもする個人的価値体系を超越することによって、構成されるのである。なぜなら人間とはその理性的あり方に自らを合致させることによってしか、本源的に己を構成できないからである。言い換えれば、人間が己の自律性を構築するには、人間性の規則に己を一致させ続けるしかない。その人格が自分の歴史を構成しながら、人間性の規則に埋没しないためには、共同体の歴史に再度落ち込むことによって、その個人的立場から共同の歴史の建設に参加するほかないのである。世界のうちにおける人格とその業績とはまさしく**実践**(praxis)において不可分のものである。この実践こそが自己の誕生とその発見から理論的理性と実践的理性の弁証法を生み出すものであり、これによって人間は自身を自ら構成するのである」(pp.285-287)、「この人格の発達は……最後に自己の性格を支配しうる主体、すなわち彼が現にある状態、ありうる状態、ありたい状態、あるべき状態の均衡をとることが可能な主体となる」(同、p.286)。

理性の主題はフランス啓蒙主義の伝統に根ざしており、心的存在の自己組織化を通しての人間的自由性の獲得、「自由への道」を解明しようとしたエーは生物学的実存主義者と言ってもよいだろう。生物学的基盤と組織、その上に立った理性、自由、開放性を主張する器質・力動論は生物学的実存主義の一面を有している。言い換えれば、エーの器質・力動論とは

「歴史的身体」(corps de L'Hitoire)(同、p.356)に根を張った主体論、自我構成論である。

④意識存在の二様態の解体と無意識の出現

「無意識は意識〈意識野〉の構造解体においては実在性を欠いた心像(images dépourvues de réalité)の形をとって現れるが、自我の解体ないし疎外においては他者の言語活動(langage de l'Autre)の形をとって現れる」(p.376)、つまり病理的状態において「無意識は意識野に対しては反・実在(une contre-réalité)(想像的なもの;une imanginaire)として、人格の構成においては反・自我(un contre-Moi)(疎外〈=精神病〉;aliénation)として現れる」(同、p.376)。

しかも無意識はひそやかにしか、あるいは客観的な他者のまなざし(=解釈)によってしか、病理的形(意識と無意識の構造の逆転)においてしかあらわにならない。しかも病理的状態、意識存在の解体においては、それが意識野の解体であれば、無意識が出現する想像的なものは実在(réalité)として現れ、人格の解体においては、疎外の中で、主体に対する他者となって現れる。意識野の病理において無意識は実在として意識野に導入されるが、一方人格の病理ではこれとは逆に無意識は他者として人格の所有するものから排除される。前者では無意識は事物の象徴的世界として現れ、後者では無意識は言語となる(同、p.377)。しかし、両者は必ずしも明確に区分される訳ではなく、むしろ無意識的存在(l'être inconscient)こそが精神生活の共通幹、根幹なのである(同、p.378)。

そして、「心的存在」は「意識」と「無意識」との双方を含み、「意識存在」と「無意識の実在(l'existence)」は一体となっており、この「二つの存在様態」(ces deux modalitiés)の弁証法的分節(l'articulation dialectique)が問われるべき問題である(同、p.387)。言うまでもなく、ここでの「意識存在」は狭義のもので、「無意識的存在(実在)」と弁証法的分節の関係にありながら、「二つの存在様態」として概念的に区別されている。つまりこれを私なりに定式化すると、再確認となるが、

「心的存在」=「意識存在」・「無意識的存在」で、「・」は弁証法的分節を示している。

エーの主張によれば、フロイトの抑圧と無意識の理説は変遷と矛盾に満ちたものとなり（同、pp.388-406）、汎無意識論、無意識万能論に陥ってしまったが、最初の考想に戻るべきである。つまり「無意識」は、フロイトの初期の考想のように、抑圧の結果として定義されるのが最も妥当であり、「無意識であることの本性は隠蔽（occultation）と否定（dénégation〈Verneigung〉）の機能にある」（同、p.406）、隠蔽された無意識は、心像と言語の象徴、言表された願望の世界、劇的カリカチュアとして現れる。

ラカンの無意識についての見事な論述の問題とは、（同、原注、pp.410-412）「意識の構造なくして、無意識はありえない」(pas d'Inconscient sans structure de la conscience) という観点である。そして前述した意識存在と無意識の「弁証法的分節」とはなにか、といえば「無意識は意識存在の一様体としてしか、つまり含むものと含まれるものとの関係の様態としてしか把握できない」もので、それは「意識存在の構造そのものにおける包含作用の力動的関係（une relation dynamique d'implication dans la structure meme de l'être consscient）である」（同、p.414）。

そして、ここでは広義の「意識存在」が言及され、先ほどは「意識存在」と「無意識存在」の「二つの存在様態」として区別されていたものが、弁証法的繋がりのなかで、「無意識は意識存在の一様態」として、包含関係の力動的展開のうちに両者はあるとされている。ここでの「意識存在」はほとんど「心的存在」と同義の広義のものと考えざるを得ない。とはいえ、全く両者が同じものか、といえば、次のエーの論述は問題をはらみ、このように簡単には言えない面も含んでいるように思われるからである。

「この無意識の問題はその本性上、心的存在の組織化そのものに記録されている。この組織化は関係的生活の形式として意識存在を無意識と絶えず対峙させている。意識—無意識の関係とは要するに従属ないし統合の秩序の有機的関係である」（同、p.414）。

ここでは包含関係にある「意識存在」と「無意識」を対峙させ、統合するのが「心的存在」であるとされ、「心的存在」

が「意識存在」の上位階層、機能の位置づけになっているとしかこの場合理解できないであろう。ここでの「心的存在」を定式化すれば、前述したことだが、以下のようになる。

心的存在＝意識存在・無意識（・は心的存在による対峙と統合の弁証法的分節を示す）

しかし、「「意識存在」と「無意識」なり「無意識的実在」の弁証法的分節での理解では、意識存在と無意識は区別と統一という、対立、相互浸透、統一という弁証法的な立場から理解され、両者を悟性的にカテゴリー的に理解し、区別するというだけでは、真の理解を得られないというのがエーの考想の真実であろう。とはいえ、エーの「意識存在」と「無意識的実在」の対立、そしてその統一した姿を「心的存在」とし、考えた方が論理的には明確になるように思われる。

以下のエーの論述も、以上のような考察、観点から理解されるべきであろう。

「無意識は意識存在の一部をなし、意識存在の体（le corps）である。意識存在は第一の運動（un premier mouvement）において無意識に対抗して構成され、無意識は第二の運動において意識存在に対抗して組織される」（同、p.415）。

そして、無意識を包含する「広義の意識存在」と「心的存在」が同じ概念、用語であるという私の主張を端的に示しているのが、エーの次の論述である。

「われわれが示そうとしているのは、心的存在の全体的構造、つまりは無意識を所有し、無意識をもっているところの意識存在の全体構造である」（同、pp.415-416）。

この論述は誤解の余地がないほど明確に、無意識を含む（所有する）「広義の意識存在」＝「心的存在」であることを示してくれている。つまりエーの「意識存在」は広狭二義を表している用語、概念であることをわれわれは意識存在と無意識の弁証法的分節において、区別と連関のうちに把握する必要がある。

つまり、心的存在の自己運動、自己組成により、意識と無意識が未分化な渾然一体の状態、段階から意識存在が無意識に抗して生み出され、組織化され（第一の運動）、無意識はこの意識存在に対抗して組織化される（第二の運動）。そして、広義の意識存在において、この無意識的存在は包含され、心的存在として統一されている（第三の運動）。以上が、私の読み取りである。

「そして意識存在と無意識とは後者が前者に従属するという支配関係にあり、前者が後者を「もつ」というところの意味は、意識存在は無意識に課す形式で、無意識はその内容であるという意味である」（同、p.416）

エーにあっては無意識は意識構造の中で無意識となり、意識構造は無意識に抗して、無意識を無意識と構成することで、これを従える意識存在となっていく。無意識は一次過程で快感原則に従い、意識存在は二次過程で現実原則に従い、実在の立法に無意識を服従させ、その限りで人間存在は自由への道を歩む。

「自由の、異議申し立ての人間的諸権利は心的存在の存在論と不可分である」（同、p.416）[原注]。

こうしてエーはフロイトの心的装置を心的有機体、心的存在として把握しなおし、次のように、フロイト理論と心的装置を再定式化している（同書、p.456）。なお「心的有機体」と「心的存在」については後に詳述したい。①自我理想としての超自我（上位自我）（Sur-Moi）は自我とともに意識存在に属し、無意識はエス（Ça）であるが、これは生の本能（Libido）と、超自我とも言われるが本当は下位自我（Sous-Moi）と言うべきである反エス（Contre-Ça）（無意識の超自我）である死の本能（Desrtrudo）との力によって矛盾的に構成されている。②そして意識存在の構造は無意識を枠にはめ込み、衝動の象徴的代表であるコンプレックスの諸形態をエスに刻印することによって、これに抑圧の力を行使する。

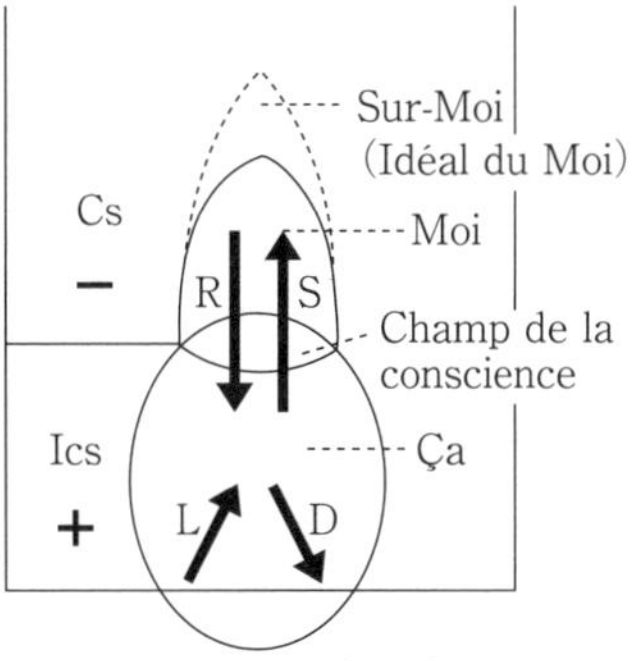

R：Refoulement（抑圧）
S：Sublimation（昇華）
L：Libido（リビドー）
D：Destrudo
（デストルードー，死の本能）

図　『意識』における
「心的有機体」の図式[1]
（原著　図7、p.456）
（みすず書房『意識』から引用）

この心的有機体は次のように図式化される。そしてこの図式に『意識』全体のエーの結論が込められている。

⑤器質・力動論の統合主義と折衷主義の排除

『意識』の末尾においてエーは次のように述べ、心身の折衷主義を排し、統合論的立場を明確にしている。

「ある人々はわれわれをあまりにも合理主義者過ぎると批判するに違いないし、他の人々は素朴な**自然主義者**だとか、あるいは**精神主義者**だと批判するだろう。しかし人間の意識とはその実存の**自由性**に向かって自ら開かれるためにその**大脳**にとりこまれたまさしく**理性**にほかならないのだから、これらの視座の交錯する観点にしっかりと立たずに、どうして人間の意識を把握できるのだろうか。これらの視座を慎重ではあっても厭うべき折衷主義（éclectisme）のうちに並列するのではなく、心的存在の組織化自身にこれらが統合されている通りにこれらを分節的に結合させるのでなければならない」。

エーは心身の（あるいは身体、無意識、意識）の平行二元（三元）論を否定し、個体発生的組織化の階層的構造における統合として、後述する心的身体の主体の実存的自由と、人間的存在論を位置づけている。

しかし社会的視座、側面はここにはふくまれてはいないが、人間の個体発生論として、社会的次元がまったく考慮されていないのかと言えば、そうではない。たとえばエーは次のように語る。

「自我の真の創造であり、その完成であることのものは……真に個人の人格的歴史（histoire personnelle de quelqu'un）なのであり、この歴史が自我の構造に取り込まれる」（p.350）。

「自我は自己自身に価値システムを賦与することによって存在する……。人間の価値の階段は個人のレベルを超えており、そこに記録される掟は外的ないし超越的な合法性から借り受けたものであることは言うまでもない。文化、宗教、価値一般がこの〈自我の〉固有のシステムに合体し、この人格の軸となる価値論の情報、論理、道徳、文法的構文、あるいは社会的諸規則を形成するのでなくてはならない」(p.352)。

後述するように、エーは個体発生論としては身体、神経組織の成熟を基盤とした意識存在の組織化、という、折衷論を排した統合主義的bio-psycho-sociologistではあるが精神疾患論としては、病理学においては徹底した非社会因論者で、その本質は心身の統合解体を対象とするbio-psychologistであって、bio-psycho-sociologistではない、と言える。エーにおける個体発生論と病理学におけるこの視点、方法論の差異は問題的である。これはわれわれに残された重要な課題でもあるが、ここでは、この様な問題が存在するということをまずは明確にした、ということにとどめておこう。

(1) Ey, H.: La conscience. Desclée de Brouwer, Paris, 1963, 1968 (2e éd.)(大橋博司訳『意識(I・II)』みすず書房、一九六八／一九七一)(translated byJohn H Flodstrom:Consciousness A Phenomenological Study of Being Conscious and Becoming Conscious (with Preface to the English H Ey). Indiana University Press, Bloomington, 1978)(なお第二版の復刻版がMichel de Boucaudの序文付きで最近出版されている。CRH Ey, Perpignan, 2014)

(2) Garrabé, J.: Ey et la pensée psychiatrique contemporaine. Institut Synthélabo, Le Presis-Robinson, 1997.

2　『ジャクソンと精神医学』[4](一九七五)

『意識』[1]の到達点の延長にあるのが、『幻覚群概論』(一九七三)[3]と『ジャクソンの諸思想から精神医学における器質・力動的モデルへ』[4](一九七五：以下『ジャクソン』と略記する)である。前者はエーの生涯の精神医学的テーマであった幻覚問題についての後期器質・力動モデルに則った幻覚群概論で、これまでの「心的存在」(l'^être psychique)に代わって「心的身体」(le corps psychique)の用語と概念が初めてここで登場してくる。この詳細は本翻訳書で記述されているとおりであるが、本論でも後述することにしたい。

一方『ジャクソン』は同様に後期器質・力動論の立場からの器質・力動的モデルの総括的展望である。この第一部は序論で器質・力動論誕生当時、二〇世紀初頭の精神医学理論の対立と矛盾が概述され、第二部はジャクソンの人物と業績、その諸原理について述べ、二〇世紀初頭の精神医学理論の隘路を克服するためのルアールとの共著である前期器質・力動論（一九三六、一九三八）を再録している。そして第三部は書き下ろしの「器質・力動論的モデル」で、「心的身体」の用語とともに後期器質・力動論が本格的にここで論じられている。エー最晩年の器質・力動論に関する体系的論述として、注目される。そしてこの後期の表記の特徴が従来の「器質・力動論的考想（conception）」に代わっての「器質・力動論的モデル」（le modèle organo-dynamique）である。これはおそらくは後期において鮮明となったポパーらの科学論の影響を受けての、理論モデルとしての器質・力動論を強調するためのものであろう。

私が既に歴史的に分析し、強調したように、エーの理論モデルとは幻覚論や自動症論に代表される機械論的器質因論と心因論を止揚する「第三の道」を一九二〇年代後半に模索し、ついには一九三〇年代前半にジャクソンの諸原理に出会い、器質・力動論、新ジャクソン主義的精神医学理論を一九三〇年代後半にはその基本骨格を構築するに至ったものである。一九七三年の『幻覚群概論』と一九七五年の本書『ジャクソン』は、後期に至っての器質・力動論誕生時の過程の新たな再試行であり、エーの研究の出発点、初心を最晩年にいたって、つまりは器質・力動論のエーにおける一つの到達点（これはあくまでもエーの限りある人生の中での最終点という意味で、器質・力動論の完成という意味ではない。この理論は、エーの志向性と理論改変の終生の努力の跡を考慮すると、現代科学理論、哲学理論に大きく開かれ、これらの精髄を飲み込み、器質・力動論の中に取り込むという、統合的精神医学理論で、完成ということはなく、永遠の進化、進展の可能性を秘めた理論であろう）からの、幻覚論と器質・力動論の体系的論述を試みたもので、特殊理論（幻覚問題）を通じての一般理論（器質・力動論）の構築、一般理論を基盤にしての特殊理論の構築という、理論構成の相互補完的、弁証法的力動を形成しており、特殊理論として幻覚問題を選んだことは、初期のエーの理論構築過程の再現でもある。従って両書は時期的にも構想的にも重なっており、『意識』を経たエーの後期の理論モデルを示した最晩年の彼の著作と見なしてよいだろう。エーは精神医学における初志を終生貫き通した。このパトスに推進されたロゴスへの思い、体系化の持続的努力がなければ、エーといえども、あの器質・力動論の体系を、しかも時代の最先端の科学理論と哲学を絶えず吸収しながら、刷新を続けるという驚異的に強靱な理論モデル、これに基づく人間学的思想を、彼一人の生涯のうちで打ち立てることは不可能であったに違いない。以下後期の器質・力動論における中期からの主な変化を挙げる。

（1）Ey, H.: Des idées de Jackson à un modèle organo-dynamique en psychiatrie, Privat, Toulouse, 1975.（大橋博司、三好暁光、浜中淑彦、大東祥孝『ジャクソンと精神医学』みすず書房、一九七九）; L'Harmattan, Paris（avec préface par CJ Blanc, 2000.）

3　後期器質・力動論の特徴

（1）「心的身体」

後期器質・力動論の最大の特徴は、「心的身体」というまったく新しい用語をエーが採用したことである。この用語は『幻覚群概論』（一九七三）[4]において最初に現れ、一九七五年の『ジャクソン』[5]においても採用されている。そしてエー最後の著書、一九七七年の『精神分裂病の概念』[6]でも同様である。本書と同時期（一九七四年）執筆と推定される『心理学事典』[7]におけるエーの「器質・力動論」の項目解説においても同様に「心的身体」が採用されている。そしてエーが従来の「心的存在」等に代えて「心的身体」の用語を採用したのは、ポパー[11]の刺激があるという[10]。つまりポパーの世界の三分類（第一〈物質とエネルギーの世界：physis+bios〉、第二〈精神〉、第三（〈精神の産物〉：世界1と世界2、世界2と世界3は相互に交流しあう）に刺激を受けての造語であるという（なおブラン〈1984〉[1]によれば、ポパーのこの理論は世界2と世界3の相互交流、自我や精神の心理社会因をも可能にするものである）。そして前述したことだが、ブランら[2]は「心的身体」において、従来の意識野の共時軸、人格の軌跡の通時軸に加えての、垂直軸（axe vertical）という存在論的組織化（l'organisation ontologique）、つまりは階層構造の三軸構造を指摘している。そしてエーの「心的身体」とはポパーの「世界2」に「形と一貫性を与えようとするものである」（Palem, 1997）[10]。

①『幻覚群概論』（一九七三）[4]における「心的身体」の定義、説明

それではまず、この用語の初出である『幻覚群概論』（一九七三）におけるこの用語の定義、説明について紹介する。エーはこの大著末尾に、「鍵的対立概論一覧表」（pp.1435-1438）（「主体」と「客体」など7組の対立概念の解説）と「用語解説」（pp.1439-1449）を付録として付け加えている。ここでは前者から「心的身体の組織化とその解体という弁証法的解決」と「精神医学的問題のための推論」を引用しておく。

a　**心的身体の組織化とその解体という弁証法的解決（p.1437）**

精神病理学的組成解体を対象とする精神医学は一つの自然科学である。精神疾患は実際その自然（エス〈本能〉）の中に**心的身体（自我）**を保持する、あるいは落下させる。心的身体という観念がここにおいてその十分な意義を見いだすのは、この観念が心的存在に存在論的秩序を与えるというだけでなく、心的身体は心的存在にその生命性を要求し、さらにその自由性において心的存在を確立するからである。

つまり「心的存在」以上に「心的身体」においては下部的生命性と上部的自由性と実存的存在が、とりわけ後者が重視されていることに留意すべきであろう。心的身体とは心的存在に「存在論的秩序を与え」、これよりも階層的に上下に広い概念と言ってもよいだろう。エーは次のように続けている。

心的身体は生の弁証法において馬に乗った騎士のように生体にまたがっているのではない。心的身体は生体から生まれ、そこから栄養分を得ており、その形態に必要な力――これは形態からその実効性を保証されている――を「下部」から絶えずくみ出しながらその下部を超え、これを「昇華」する。心的身体のプランとは組織化されたその力動が自然界や文化環境によって条件付けられるだけでなく、その自由性によって条件付けられている。**心的身体**は一つのモノではなく、一つの言葉でもない。むしろこういった方がよい。その固有のディスクールによってその固有の身体の産出を分節化するのは話すことによってである。心的身体は自我がその世界、自我自身と他者とともに共在していることの自我の言語的変化なのである。言語学の対象であるこの

コミュニケーションの諸水準はアルゴリズムの形式化という抽象化ではなく、考え、話す実存的存在の存在論に位置づけられる。言語活動（その記号、コード、シニフィアン、象徴、参照系）は心的身体の組織化によってのみ可能となる。この組織化のみが具体的現実にディスクールを挿入するというその働きを種々の水準において可能にする。というのも何も語らないために話すということは想像界の場以外では耳にすることがなく、そこでは唯一の可能な言葉は独語的反響でしかないのだが、しかし何かを語ることは世界の実在と誰かの存在を必要としているからである。「心的身体」の組織化によって言葉とモノとの主体の関係システムを分節しながら、孤独と沈黙に抗する主体が保証される」。

b　精神医学的問題のための推論（pp.1437-1438）

「もし人が多少とも明らかに二元論〈を前提とする〉視座を採用するなら、精神医学は存在しないことになるし、存在不可能となることは極めて明確である。唯心論的な超越論的観念論の立場にとっては、精神とは悪や罪による以外に腐敗することはないので論じるまでもない。一方経験論的決定論の視座にとって精神医学はたんに脳内分子の乱調とのみ同一視されたり、あるいはそれは人間全てにおける抑圧された欲望の力を寸分違わず表現するものである。これらの決定論の視座に立つ精神医学は次の二種類の反・精神医学という矛盾している立場に必然的に陥る。つまり、精神疾患に対して、一方（神経学的）は**精神**の特性を拒否し、他方（心理・社会的）は**疾患**の特性を拒否している。これら双方において精神医学の居場所はない。逆に全く自然な一つの精神医学が存在しているが、それは**心的身体の構築学的モデル**においてである。というのも正常では「存在」の自律性を保証するために構成されているが、その組織解体は精神病理学的諸現象を生み出すからである。

このことは本書の最後の説明にふさわしいものである。われわれが提示している**「器質・力動論モデル」**（そして精神病理学的現象は身体的**自然**と、実存と共同存在とが合わさった**歴史性**に刻み込まれている限りにおいて、精神病理現象の**「自然史」**にこのモデルは対応している）は明示的にせよ暗示的にせよ種々の形の二元論を拒絶している。二元論は心的身体の組織化における実在性と自由性との分節を、そして組織解体という現実を危うくするものである。逆に「心的身体」の存在論的構築学は自我に、現実〈原則〉守護者の役割を与えることによって、その実在的地位を与えている。このため、睡眠が夢を解放するように、精神病理学的組織解体は各人固有の制作的作品〈である心的身体の組織化〉の運動の退行をひきおこす。**矛盾の論理を内包している****このような心的有機体という概念**は本質的に精神・生物学的なものであって、形而上学的でもイデオロギー的でもない。この概念はあらゆるイデオロギー的立場から離れて、皆に受容されて、すべてを満足することができることはわれわれにとってはあまりにも確かなことのように思われる。
本書において決して見失うことのなかった鍵概念の表を要約した後に、われわれが理解できることになるのは**心的身体（意識存在）**の組織解体と、その道具の一つ（知覚システム）の統合解体とから幻覚は精神病理学的実在性を引き出しているということである」。

ここでのエーの論述（とくにゴシック体で私が強調した部分）の論理構造を分析すると以下のようになる。「心的身体」は「自我」と「自我の言語的変化」とされつつ「意識存在」と「道具的機能」をも含む概念として記述されているように思われる。さらにはそれは「心的存在」を上部（自由性）と下部（生命性）から存在論的秩序を与えるという、「生体から生まれる」「構築学的モデル」としての「心的有機体」（l'organisme psychique）でもあるような記述となっている。

端的に言えば、「心的身体」とは言語学、現象学、実存主義、システム理論等の当時の最先端の現代科学、哲学の思想的洗礼を受けた『意識』以降の器質・力動論の観点を支える「心的有機体」に関するエー自身の再把握の試論的概念で、心的存在や意識存在とほぼ同義語であるが、これらを包み込んだ、身体性と自由性・実存的存在が強調され、心的存在が上部と下部により拡大された、より広い概念であると言えよう。心的存在や意識存在が意識野（共時的構造）と人格（通時的構造）から成立しており、一方心的身体は身体的次元とともに実存的次元をも含んでいる。後期のこの心的存在の実存的次元としての心的身体を強調し、空間的、共時的構造と時間的、通時的構造に対して、存在論的組織化（l'organisation ontologique）、とくに身体的次元から実存的次元の階層的構造化を垂直的（vertical）な第三軸として把握して、所産的自然（natura naturata）であると同時に能産的自然（natura narurans）としての人間主体でもあり、自由性の器官としての脳が中心の「心的身体」の概念を従来の「心的存在」概念からとくに区別することを主張する者もいる（Blanc, C. J., Birenbaum, J., 1996）[2]。

エーにあっては、上位中枢／心的諸機能／心的活動（前期）、心的存在（中期）、意識存在／心的有機体／心的身体（後期）はほぼ同義語であるようにみえるが、エーがその時点で抱く問題設定や立脚する科学論、哲学によって、これらが再把握される（しかもあまり明確な定義や定式化、用語の差異を明確にしないままなのだが）と同時に、微妙にズレがあり、この差異が無視できない意味をもつ文脈と、無視しても大差ない文脈があるように思える。

とはいえ、心的身体が心的存在よりも広い概念であり、ここでは上層は実存的、存在論的次元をも含み、さらには下層は神経学的次元をも含んでいることに留意する必要があると私は考えている。とくに筆者が「心的身体」が下層の神経学的次元を含むと考えるのは、次の論理からの帰結である。つまり「心的身体」の用語、概念が初めて登場したのは、「幻覚群概論」（一九七三）においてである。そしてそこでは、心的身体の解体として、精神疾患におけるデリール性幻覚群と神経障害における幻覚症性エイドリー群（従来のエーの幻覚症）とが記載されている。つまり心的身体解体には精神疾患（心的存在の解体）と神経障害が含まれている以上、心的身体には心的存在と神経系が包含されていることになる。つまり「心的身体」は神経障害も含めた幻覚現象全体を説明する鍵概念として生まれたものであろうと考えられる。「心的身体」と「心的存在」のこのような違いは次のようなエーの言葉からも明らかである。「（神経障害と異なる）精神諸疾患は心的存在の組織解体として示される」（Esquisse. 1963〈前出〉p.725）。つまり「心的存在」には局所性に解体される下位神経系が含まれない。これを含ませる幻覚現象全体を論じるには、心的存在と局所性に解体される下位神経系を同時に含む、概念、用語が必要であり、これが幻覚群概論に必当然的に現れた「心的身体」であり（「心的有機体」〈l'organisme psychique〉もこの限りでは同じ概念である）このような事情に後期思想である自由論、存在論がこの概念に付加され、上下に広い概念となったものと思量する（この私の論理的帰結と推論が正しいことが、次の『ジャクソン』（一九七五）の分析によって、エー自身の口から語られていることに気づいた）。エーは端的にこのように説明すればよいものを、背景などについて直接的説明をせずに、端的に結果だけを、しかももってまわった難解な用語をちりばめるので、一般読者は困惑させせられるだけである。

「心的存在」に関連する諸用語についての変遷と関係の私の結論を定式化すると以下のようにまとめられる。

「心的存在」＝「意識存在」・「無意識存在」

「心的有機体」＝「心的存在」・「道具的諸機能」
「心的身体」＝「心的有機体」・「実存的存在」
「・」は分節的連関、弁証法的力動を示す

次に『ジャクソン』（一九七五）における心的身体を紹介する。

②『ジャクソン』(5)における「心的身体」の定義、説明——心的身体の重層的発展——

「心的身体とは自己〈の〉組織化（self -organizing）である……この複合化（complexication）ないしこの自己構成（auto-construction）は遺伝型構成によって決定された特定のプログラムに付加されたものである。こうして——このような発展そのものによってなのだが——心的身体はその固有の発達によって、自然科学の対象のみにとどまることを断固拒絶する」（p.212）。

エーはここでは、心的身体の重層的進化、発達について述べている。一方は遺伝的に決定された、生物学的、身体的な、大脳の発達で、自然科学の対象であり、他方はこれに加重された自己〈の〉組織化で、自然科学の対象とならないものである。これは「組織化、階層的秩序、物と心、自然と文化」の重層的構造で、「心的身体」の用語そのものがこの重層性を示していることは明瞭である。

「この有機体の組織化に固有な関係的システムが統合され、合体される。人間の組織化にあってその自然に一致するために、またその自然を超越するために生じるのが『心的身体』なのだ」（p.215）。

この最初の組織化は遺伝的に規定された、「自然との一致」、階層的組織化の基底（身体：corps）である身体的な「種としての個体発生」（ontogenèse spécifique〈原文ではontogenèneであるが、ontogenèseの誤植と理解した〉）であり、これに重層化されるのが、頂点に立つ「個の個体発生」（ontogenèse individuelle）（心的身体；corps psychique）である」（p.217）。この後者が本来の意味での「心的身体」とここではされている。

この自然の一致と自然の超越こそが人間の自然（本性＝nature）であり、「人間の自然史」に他ならない。精神疾患とはこの組織解体、人間の自然史の逆行的落下である限りにおいて、「狂気の自然史」（p.217）が成立する。

そしてこの、階層構造をもった組織化、進化と個体発生こそが、「あらゆる人間学的存在論の基盤（fondement de toute ontologie anthropologique）」（p.218）なのである。つまり、「人間存在となることはそのこころの発生〈心理発生〉（psychogenèse）なのである……。こころの発生〈心理発生〉、意識的となること、無意識の意識への統合、世界に自己を開示すること、その自律性を確保すること、これらは全て同義語なのである」（p.218）。そしてこのことはフロイトの有名な天才的言葉、「エスのあったところに自我が成らねばならない」の意味であり、「心的身体」を構成する心理発生ないし正常な（あるいは標準的な）進化の意味なのである（p.219）。

エーのここでのPsychogenèse（こころの発生、心理発生、心因）の意味は多義的な様に思える。身体的自然、つまりは「関係的生活」を支える脳からのこころの発生、心的身体の発生という一番問題的な、理解と説明がもっとも困難な事態についての叙述であるだけに、問題的な論述、用語の使い方となっている。身体的基盤の上に重なる「心的身体」、「意識存在」、「自我」の発生は、正常な発達、Psychogenèseであるというのだが、「こころの発生」という、事態のたんなる記述をしているのか、「心因」的発生という、原因論に言及しているのか、それともこれら両者を含めて多義的に使用しているのか、が問題となる。そしてこの付加的重層化は前述した「自然科学の対象とならない」ものでもある。このことは非物的対象であると同時に、自然科学的因果関係にない、つまり心因的力動による組織化、心的身体の発生とも理解することも不可能ではない、エーの記載のように思われる。器質・力動論とはその名の通り、生理学においても病理学においても、説明と了解・解釈が接合した理論モデルと言える。まさしく「心的身体」とは「統合単位」（intégron）（p.211）[5]にほかならない。

とはいえ、エーは心的身体、意識存在の心因的過程を認めるような含みある論述をしていても、「社会因」（la

sociogenèse）論主義については次のように否定的である。

「社会因という観念は文化的、歴史的なその固有の実在する水準においてしか意味をもたない。この文化的な固有の現実を構成する諸個人の水準における社会因という観念は『心的身体』の根である生命を欠いてしまった『心的身体』以上の意味をもたない」（p.219）。

エーが『意識』で述べたように（とりわけ同書『意識的となること――心的存在のミリューとしての言語』pp.457-468）、自我、意識存在が言語的なものであるとすれば、そして言語が社会制度、文化的なものとすれば、自我そして意識存在に支えられた人間的実存は言語的、社会的な要因を欠いては存在不可能である。**「個体発生論としの器質・力動論には身体因を基盤に、これとの絡み合いの中で心因論、社会因論が肯定され、考慮されている。しかしエーの病理学においては事情が異なる。さらに心的身体が身体に支えられた心因的な発生、了解的なものであるとすれば、心的身体の解体、病理学が心因的に発生する可能性も存在することは自明であろう。**心理力動論への異議としての器質・力動論にこそ意義がある故に、このようなことを認めると、器質・力動論の基本的土台が崩れ落ちる危機をエーは感じている、あるいは論理的矛盾に陥ることを洞察しているからであろうが、**精神疾患の病因論としては断固器質因論に拘り、心因論、社会因論を否定している。**つまり心因論（精神分析学）、社会因論的（反精神医学）精神疾患は個人的精神疾患（maladie）ではなく、防衛機構による、あるいは社会的悪条件による抑圧という「病い（苦痛・不幸）」（le Mal）でしかなくなる（p.218）。

こうしてエーは次のように、器質・力動論における器質因論に断固こだわる。

「『心的身体』の病理学はまさしく器質的組織解体（une déorganisation organique）の結果であるが、しかしこれは『心的身体』の『解体』（dissolution）（統合の進化運動の逆転）なのである。したがって二つの〈力動論的と機械論的〉器質因論（organicisme）があることは容易に理解される」（p.217）。

つまり、器質的、身体的過程による「心的身体」の身体的、脳的組織解体が、「心的身体」なり「意識存在」の「解体」という事象を同時に引き起こし、これが精神疾患陰性条件の実態である、というわけである。大脳の器質因的組織解体なしの、器質的病因のない精神疾患は、「疾患」である以上、ありえない、というのがエーの大原則となっている。とすると、心因的に組織化された「心的身体」、「意識存在」の心因的解体と心因的再組織化という心理力動論はありえない事態なのであろうか。理論上エーにあってもその事態を認めないことは不可能である、と考える。事実、エーは次のように語っていた。

「神経系組織は心的存在の組織そのものではない。神経組織は心的存在の相対的自律性を実現させるための必要条件ではあるが、その活動性そのものはかなりのゆとりと自由を残しているのである。私の学説が一元的機械論と異なっているのはこの点である。なぜなら、脳と人間行動との間には、人格を構成するところの価値体系という非局所的組織が介在しており、このため私は一元的機械論を支持しないのである」(Esuquiss. 1963〈前出〉p.756)。

エーはここでは、器質・力動論的病理学についてを述べているのだが、「心的存在の相対的自律性」、その「ゆとり」、「自由」とは個体発生論についても同様に言えることは言うまでもないことであろう。なぜならこの力動そのものはこのような生理学、正常な個体発生論での基本的原理を前提とした病理学的力動であるからである。陰性条件下で、病理的条件で可能なのは生理的条件下(正常)で可能であったからこそである。それは、換言すれば、前述した、「人間の自然史」の身体的、有機体的過程に付加されたもの、つまりは個体発生上の自然科学の対象とならない、人格が主体、世界内存在となる実存を貫く「人間の歴史」(『意識』p.286)[3]に他ならない。つまり、エーは当然のことながら、事実、心的存在、心的身体、意識存在の歴史的形成、社会的、心理的形成の過程を認めている。しかしながら、先に引用した文章につづいて、病理学においては次のように主張する。すなわち、

「こうして心的存在の構造解体は陰性形式から観れば脳の組織解体によるものだが、同時かつ必然的に心的活動の働き、

すなわりその固有の力動に基づいている」（同）。

つまり心的存在、意識存在、人格については、生理学、個体発生論的には心因的、社会因的、歴史的、文化的構成を認めているのに、病理学、解体論では脳の器質因のみを認め、一次的病因としての心因論等の入る余地がない、対称性を欠いた極めて不合理な病理学、病因論、病態発生論をエーは展開している。しかし、これは論理上ありえない。形成する原因と同じ次元で、破壊する原因を派生させないなどと考えることは、原理上不可能かつ不合理なことである。

エーもこのことは当然のことながら、十分承知している。

ではエーは心因論的心的身体の統合解体をどのように観ているのであろうか？　エーはこのような事象についてはどの様に捉えているのであろうか？『ジャクソン』[5]の第一部第一章「『精神疾患』概念の曖昧さ」（pp.15-23）はまさしく、エーの精神疾患概念の体系的論述となっている。

エーのこの論述からは、社会因、心因そのような事態は認めるもののそれは、「疾患」ではなく、「害悪」（抑圧〈意識検閲と社会制度〉を伴う）にもとづく非病理学的、非精神医学的現象であるということになる。とはいえ、これを「精神疾患」のうちに含めるか、含めないのか、というのは個人的立場の違いによるほかない。精神力動論に〈そして器質的機械論に、もだが〉対置してこそ意義のある「第三の道」としてその位置と本質が明確になる器質・力動論の提唱者であるエーにとって、精神力動論的精神疾患は原理上認められないものであることは明白である。これは精神疾患をどのように捉えるかという概念、定義上の問題の基本に関わっている。エーの身体病理以外の病因論を精神「疾患」として認めないという、理論的原理に拘束された精神疾患についてのエーの概念、定義に関して言えば、統合失調症など主要なそして多くの精神疾患においての脳の器質因、「過程」そのものが未だ自然科学的に実証されておらず、理論上の仮説的要請にすぎないのである。エーの精神疾患身体因説、器質因説には、当然厳しい批判、反対意見がありえようし、後述するように、事実歴史的にもそうであった。

エーのこの器質因的立場は次のように、後期においてもヤスパースの「過程」概念と密接に結びついている。エーの病因・病態発生論は器質・力動論誕生以来、説明的「過程」、了解不可能な意識存在の解体という陰性条件と心理力動的再構成という陽性面からの弁証法的把握である。

「精神医学の器質・力動論のこの考想の基本的な二つの理念〈器質論〉(organicisme)と力動論〉は『過程』(processus)の概念に収斂している。ヤスパース以降精神医学の習性として、そしてこれには理由がないわけではないが、精神障害の『病因的過程』について語ってきたが、これこそがジャクソン的意味での解体、『心的身体』の組織解体を言わんとしていることなのである」(p.223)[5]。「心的過程」も含めたヤスパースの「過程」の概念こそ、「私見によれば、『心的身体の組織解体』の考えそのものに対応している」(同)。「精神医学の器質・力動論的考想が認めていることは、あらゆる精神疾患は過程的であって、『心因的』でも、『社会因的』でも、『反応的』でもなく」、「あらゆる精神病同様あらゆる神経症もまた種々の水準における意識存在の組織解体の結果である」(同)。

「器質・力動論的なしい新ジャクソン主義的考想(狂気の自然史)は……精神医学の厳密で新しい力動的考想であり、一九世紀の機械論と二〇世紀の精神力動論に対する第三の道(une torisieme voie)なのである。精神病理学の領域はこの器質因的(organogénique)で力動的な視座において『心的身体』の組織化の逆転したイメージとして出現することになる」(p.225)[5]。

(2)「組織化」——後期・器質・力動論の中心的概念——

『ジャクソン』[5]においてエーは器質・力動論の基本的テーゼの中心を「組織化」(organisation)に置いている。つまりは、前述したことだが、病理学(器質因論と力動論)以上に個体発生論、人間存在の基盤へと器質・力動論の力点が後期においては移ってきていると考えられる。

「人間の自然〈本性〉とその脆弱性を示すが故に、**組織化**こそが精神医学の器質・力動論的モデルの真の中心となっている」(p.211)。

「なぜなら、「われわれの考えでは、基本的人間観とは、人間はなににもまして一つの組織化である。そしてこの組織化とは人間の存在に関する、とりわけその大脳の統合的システムに関する自然科学の対象だということである。人間の**自然史**とは無意識に巻き込まれながらその実存において展開する出来事の総体であり、その規範とはその自己構成(自己組織化システム〈self organizing System〉の意識的な自由運動である。こうしてわれわれがより明瞭に理解できるようになっていることとは、人間の本性〈自然〉とはその構成のうちに心的身体を含んでいるということである。これこそがその人格と自由性の器官、その最大限の能力に至ったその個体性であって——カール・マルクスが一八四四年の有名な手稿において『種的人間』(l'homme générique)について述べたことや、エンゲルスが『自然弁証法』をどのように考えたのかを忘れてしまって——、一部の現代の新ないし偽マルクス主義者たちが主張していることとは逆に、人間疎外の外的諸条件によって条件付けられているだけではないのである」(pp.211-217)。そしてこの組織化、心的身体においてこそ物的と心的の、生物学的と心理学的との、自然と文化との対立が和解され、解消されるのである。エネルギー論的には組織化とはネゲントロピー的でエントロピーに逆行するもので、組織解体とはその逆の働きに他ならない(同)。

(3) 器質・力動論の基本テーゼ

『ジャクソン』[5]において、エーは次のように器質・力動論のテーゼを要約している。器質・力動論の「本質的な三つのテーゼ」(p.224)は次の通りである。即ち、①心的身体の組織化、②意識存在の組織解体としての陰性的、陽性的過程の現象学、③神経学と精神医学の区別である心的身体の局所性と全体性の解体。

ここでは従来あった器質因的テーゼがテーゼからは抜けていて、後期においては器質因の重要性が一歩後退しているとの見解[10]も必ずしも全面的な否定はできないようにも思える構成となっている。そして、注目すべきことは、「心的身体」が局所性解体としての道具的機能(fonctions instrumentales)も含まれ、「神経学的諸現象は『心的身体』の道具的諸機能の統合解体の結果である(ジャクソンの局所性解体)」(p.260)と述べられている。またここのテーゼ第三では明確に、心的身体の局所性と全体性の解体と述べられている。つまり「意識存在」は、意識野と人格から構成され、これらの病理学が精神諸疾患(急性と慢性精神疾患)を構成しており、神経学的な道具的諸機能の部分的解体は「意識存在」には初めから含まれていない(この点は心的身体の『幻覚群概論』での初登場の理由として前述した私の論理的推論の正しさが、エー自身の口から裏付けられている)。ここでのテーゼにおいては、「意識存在」と「心的身体」がテーゼによって使い分けられているのはこのような理由からであると考えられる(この点はやはり本書巻末で資料4として紹介している、一九七四年に書かれたと思量される『心理学事典』の「器質力動論」、エーの最晩年の器質・力動論の解説においても同様である)。これは次のようなエーの言葉からも明らかである。精神病理学の諸現象における解体されるものとは「心的身体」の「統合の構造的水準」であり、「心的身体の組織化であり、その道具的部分ないし道具的部分ないし機能ではなく、無意識を意識へと統合するシステムそのものである」、つまり「心的身体の組織化の上層の極、無意識の諸力の全てを含む限りでのその形式」、つまりは「意識存在」に他ならない(p.269)。そして、神経学的疾患ではなく、「精神疾患において解体するものとは、意識存在の組織化である」(p.245)。

つまりこれを定式化すると、次のようになる。

「心的身体」=「意識存在」(上層、統合的全体)(・「無意識」)・「神経学的な道具的諸機能」(下層、統合される部分)

とはいえ、「意識存在」や「心的存在」が、その全体性のうちに部分として、その基盤として神経学的道具的機能をその基盤として有していることは一貫してエーの諸著作で述べられている。したがってここでの論述は「心的身体」と「意識存在」の区別に重点を置いた場合の相対的違いでしかなく、スペクトル的な連続的移行の中での、神経学的道具的諸機能の濃淡の違いでしかない。しかし、「心的身体」の用語、概念が、幻覚症性エイドリー群という神経学的部分性解体とデリール性幻覚群をも含む『幻覚群概論』において少なくとも本格的には初めて登場したということは、この定式化を念頭においた上でのエーの考想によるものと理解できよう。

(4)後期器質・力動論における疾病分類

これは中期の器質・力動論のものと基本的な相違はない。病因論的分類は不可能で、器質・力動論では内因、外因のいかなる身体的病因にせよ、「心的身体」の種々の水準の組織解体の結果として、精神疾患の様態と種類が生じる。目新しいものでは、意識野と人格を二つの様態(modalités)という従来の表現とともに、「属」(genres)(p.278)と表現している。

さまざまな病種も、「特異的、静的で不可逆的な病理的『単位』(entités pathologiques) ではない」(p.278)。

(5) ポパーへの言及

エーは『ジャクソン』「結論」の末尾 (pp.287-289) においてスレイター (一九七三) に依拠しながら、批判的合理主義者、科学認識論者のポパー (一九六八、一九六九) の主張する、科学理論の価値を決定づける基準の「反証可能性」(la possibilité de sa réfutation〈capable of refutation〉) に言及し、器質・力動論的モデルの諸テーゼが反証可能な言明であることを強調し、以下のような反証可能性、検証を提示している。

①精神病理学的「過程」に関する仮説の妥当性は以下の三つの検証に委ねられる。

(a) 種々の文化を貫いて、共通の精神病理的型が実際に存在しているのか? あるとすれば、それらは何か? (b) 脳の、より一般的には身体的 (遺伝学を含む) 病理学と精神諸疾患の間には有意な相関があるのか? (c) 意識野の病理学と人格の病理学との類似性と同一性を示すような事象とはどのようなものか?

②心的身体の組織解体の諸現象の分類に関する固有な臨床的仮説の妥当性は二つの現実の検証に委ねられる。(a) 精神障害 (意識存在全体の組織解体) を伴わない、道具的諸機能を統合解体する局所的解体の特徴に対応する神経学的症候群が現実に存在しているか? (b) 心的身体の全体的組織解体の構造的諸水準 (定型的精神諸疾患) によってその進行 (予後) が予測可能となり、採られるべき処置 (治療的、医学・社会的) が基礎づけられるか?

治療的問題に適用される病態発生的そして臨床的諸仮説の妥当性は当然の帰結として精神医学における治療方法の経験的証明がなされなければならない。器質・力動論的治療法は生物学的方法と精神療法的方法の相補性を主張するのだが、より重要なのは心的身体の組織解体過程の陰性条件にのみ作用する生物学的治療であるという仮説の証明がなされなければならない。

「この器質・力動論モデルを提示することはまずこのモデルをその反駁に晒すことである」（p.290）。

『ジャクソン』の末尾は次の言葉で締めくくられている。

「器質・力動論的パラダイムは精神医学的活動と知の進歩にとって有益であり、ますます利用可能なものになるように思われる」。

以上、私は器質・力動論の誕生を、初期、前期、中期、後期に分けて、その展開を分析し、幾つかの重要な鍵概念を掘り下げ、エーの論述を歴史的、論理的に分析し、私のエーの読み取りの結論を幾つかの定式として示してきた。これらと重複するところもあるが、次に、エーの主として中期器質・力動論を中心に、器質・力動論とは何か、という基本的テーマについて、より掘り下げて、論究することにする。

（1）Blanc, C. J. : L'epistémologie de Karl Popper et les theories psychiatriques（Langage, troisième monde et psychosociogenèse）L'Évolution Psychiatrique, 49（4）; 1971-1092, 1984.

（2）Blanc, C. J., Birenbaum, J. : Henri Ey, Théoricien de la conscience Actualité d'une oeuvre historique. Psy.-Fr. 1（janvier）; 33-46, 1996.

（3）Ey, H. : La conscience. Desclée de Brouwer, Paris, 1963, 1968.（2e éd.）（大橋博司訳『意識（I・II）』みすず書房、一九六八／一九七一）(translated byJohn H Flodstrom : Consciousness A Phenomenological Study of Being Conscious and Becoming Conscious（with Preface to the English H Ey）. Indiana University Press, Bloomington, 1978）; La conscience Une étude phénoménologique surl' Être et le Devenir conscient（avec avant-propos par Michel de Boucaud, CREHY, Perpignan, 2014）

（4）Ey, H. : Traité des hallucinations.1973.（宮本忠雄、小見山実監訳：影山任佐、古川冬彦等訳『幻覚I―IV』金剛出版、一九九五―二〇〇一）CREH Ey, Perpignan（avec péface par CJ Blanc）, 2012.

（5）Ey, H. : Des idées de Jackson à un modèle organo-dynamique en psychiatrie, Privat, Toulouse, 1975.（大橋博司、三好暁光、浜中淑彦、大東祥孝『ジャクソンと精神医学』みすず書房、一九七九）; L'Harmattan, Paris（avec préface par CJ Blanc,

2000)
（6）Ey, H. : La notion de schizophrénie. Desclée de Brouwer, Paris, 1977.（武正建一監訳『精神分裂病の概念』創造出版、一九九〇）
（7）Ey, H. : Organodynamisme（1974）（inN. Sillamy, Dictionnaire de psychologie, Bardas, pp.483-485, 1980 et 1983.
（8）Ey, H. : Naisssance de la médecin（éd : posthume par H. Maurel）. Masson, Paris , 1981.
（9）Garrabé, J. : Ey et la pensée psychiatrique contemporaine. Institut Synthélabo, Le Plessis-Robinson, 1997.
（10）Palem, R. M. : La modernité d'Henri Ey L'organo-dynamisme. DESCLÉE DE BROUWER, Paris, 1997 ; L'Harmattan, Paris, 2012.
（11）Popper, K. : In Search of a Better World-Lectures and Essays from thirty Years-Routledge, London, 1994, 1998, 2000.

第二章　器質・力動論とは何か

はじめに

「エーは間違いなく二〇世紀精神医学の臨床、理論に大きな足跡を残した。一九三四年の『幻覚とデリール』から一九七三年の『幻覚概論群』までの四〇年間、彼の構想の本質は一九七五年の著書『ジャクソン』に記されている」[2]。また彼の代表的著書は『教科書マニュエル』、『意識』、『幻覚群概論』とも言われている[1]。

しかし、エーの器質・力動論という「理論モデル」に限定して言えば、前述したように、初期、前期、中期、後期において少なからぬ変化をしており、とくに後期に属する『意識』（第二版、一九六八）においては「ジャクソンへの言及はさておき、むしろフッサール、ハイデッガー、メルロ-ポンティ等への言及、引用が次第に多くなり、彼の器質・力動論の形成にはジャクソニズムと共に現象学的思想が色濃く反映されていく」（大橋博司「訳者あとがき」一九七九[6]）と述べられているように、後期は初期の臨床的色彩よりも哲学的陰影を強く帯びたものとなっている。そして、『意識』の英訳版も最近の仏語復刻版も副題として「現象学的研究」が付されている。(5) 一方私が哲学色がそれほど強くない、器質・力動論の完成体として重視するのが、中期、一九六三年の論文(4)である。ピショー(10)も「エーの理論のもっとも体系的記述、グルーレの『現代の精神医学』(Psychiatrie der Gegenwart)へのエーの寄稿(一九六三)」と述べている。

幻覚、妄想の精神病理学の本質からして、認識論的、実存的、つまりは科学的、哲学的、形而上学的問題が必然的に関わってくるとしても、精神医学理論モデル、仮説であるかぎり、畢竟、器質・力動論とは、エーの初志である、器質因的機械論と心因的力動論の対立の乗り越えを目指す「第三の道」に他ならない。つまりその本質は「心的存在」の身体(脳)を基盤とした階層構造と進化の概念を媒介とした脳の器質因的障害と精神力動論の弁証法的統合なのである。前述したように、エーの器質・力動論も後期になると心的存在の組織化、実存的存在が重視され、認識論的、形而上学的側面がクローズアップされ、ややもすれば、この精神医学的理論モデルという初期の基本的枠組が背景に退き、「哲学者」(Palem. 1979)(8)としてのエーが前景に出てくる。精神医学者にして哲学者、科学論、認識論、人間学等の知のトータルを探究したのがエーであり、器質・力動論は、精神医学的理論モデルとしてあるのみならず、エーの科学観、思想、人生そのものが多重的、多層的構成を成している。この錯綜した思想を晩期の器質・力動論から入ると道を間違いかねない。初期、前期**の構想、器質・力動論の誕生前後から発生史的に辿って、その本質と展開を分析し、その歴史的限界と今後の発展の可能性を探ろうとするのが、私の本論執筆の主要な動機となっている。**

ところで、私は精神科医研修医時代に、精神医学理論の展望、名著である、内村祐之著『精神医学の基本問題』(11)でのエーの紹介が刺激となり、エーの器質・力動論に魅力を感じ、是非原文で読んでみたい、さらに深くエーと器質・力動論を学んでみたいと思った。幸い母校の近くにあるアテネ・フランセに、精神科研修医時代に一日の業務を終え、夜八時から一時間ばかりのその日の最終授業に週三回、そして一カ月ばかりの夏期講習に二年間通い、初歩からフランス語を習得しながら、『エチュード』、『教科書』に接し、エーの理論と思想に触れつつ、最初に本格的に器質・力動論のモノグラフィーに取り組んだのがこの一九六三年の「試論」(4)であった。一方後期の器質・力動論に関連する文献としては、大著

『幻覚群概論』（一九七三）、とりわけ『ジャクソン』（一九七五）[6]（エーの序文の日付は一九七三年一二月五日）がその集大成と一般には見なされている。確かにこれには異論はないのだが、大著であり、私はエーの没後出版された『心理学事典』（一九八〇、一九八三）の「器質・力動論」（organodynamisme）の項目（本論末尾資料4）がエーの後期器質・力動論に立脚した簡明な集大成であるように感じる（この辞典の原稿脱稿は一九七四年である）[9]。『ジャクソン』も一九七三年、遅くとも一九七四執筆と思われるので（『ジャクソン』、p.287脚注[6]）、もしかしたら、この事典執筆が器質・力動論に関するエーの生前の最終版——少なくとも体系的論述においては——であると言えるのかもしれない。従って以下器質・力動論に関する私の分析、論述は主として一九六三年の論文[4]に依拠し、必要に応じて、他の文献を引用することにしたい。さらにはエーの器質・力動論の最終版とも言える『心理学事典』の「器質力動論」は未だ邦訳紹介されていないので、重要なものなので、本論末尾に、「資料4」として、参考までに訳出しておいたので、参照して頂ければ、幸いである。

エーは奇妙にも器質・力動論に明確な定義を与えていない（Garrabé, 1997）[7]。しかし、後述するようにテーゼとして器質・力動論を時期に応じて、定式化してはいる。以下器質・力動論の重要概念、用語について、私がエーから学び、理解したことを、最近の知見を交えながら、述べていきたい。

（1）Abernhe Th et Roux J : Pensée de Henri Ey. 1990（Garrabé（1997）[7]からの引用）.

（2）Blanc, C. J., Birenbaum, J. : Henri Ey, Théoricien de la conscience Actualité d'une oeuvre historique. Psy.-Fr. 1（janvier）: 33-46, 1996.

（3）Ey, H. : manuel.

（4）Ey, H. : Esquisse d'une conception organo-dynamique de la structure, de la nosographie et l'étiopathogénie des maladies mentales. in Psychiatrie der Gegenwart（Bd.I）, pp.720-762, Springer, Berlin, 1963.（石田卓訳編『精神疾患の器質力動論——ネオ・ジャクソニズムとその批判——』金剛出版、一九七六）

（5）Ey, H. : La conscience. Desclée de Brouwer, Paris, 1963, 1968.（2e éd.）（大橋博司訳『意識（Ⅰ・Ⅱ）』みすず書房、一九六九／一九七一（translated byJohn H Flodstrom:Consciousness A Phenomenological Study of Being Conscious and Becoming

Conscious (with Preface to the English H Ey). Indiana University Press, Bloomington, 1978) ; La conscience Une étude phénoménologique surl' Être et le Devenir conscient (avec avant-propos par Michel de Boucaud, CREHY, Perpignan, 2014)

（6）Ey, H. : Des idées de Jackson à un modèle organo-dynamique en psychiatrie, Privat, Toulouse, 1975.（大橋博司、三好暁光、浜中淑彦、大東祥孝『ジャクソンと精神医学』みすず書房、一九七九）; L'Harmattan, Paris (avec préface par CJ Blanc, 2000)

（7）Garrabé, J. : Ey et la pensée psychiatrique contemporaine. Institut Synthélabo, Le Plessis-Robinson, 1997.

（8）Palem, R. M. : Henri Ey (1900-1977), psychiatre et philosophe. Éditions Rive droite, Paris, 1997 ; L'Harmattan, Paeis, 2013.

（9）Palem, R. M. : L'organo-dynamisme en Psychiatrie. La modernité d'Henri Ey (La modernité d'Henri Ey, 1997の増補改訂版), L'Harmattan, Paris, 2012.

（10）Pichot, P. : Un siècle de psychiatrie (2e éd.) .Synthélabo. ; Le Plessis-Robinson, 1996.

（11）内村祐之『精神医学の基本問題――精神病と神経症の構造論の展望――』医学書院、一九七二／創造出版、二〇〇九.

第一節　Organo-dynamismeの用語、概念について

はじめに

まずこの用語の前半のorganoの用語の概念について本国フランスの精神科医や専門家の間でさえ、意味、解釈が分かれている。わが国でも器質、有機の二つの訳語が当てられている（たとえば大橋博司訳『意識』では有機―力動論とされ、同じ大橋ら訳『ジャクソンと精神医学』では器質―力動論とされている）。その他の用語や概念についても、エーによって必ずしも明確な定義がなされず、両義的、多義的であり、一義的に決定されていないという事態をどのように理解したらよいのか、まずこのことに困惑させられる。さらには注釈者たちの考察、解釈、議論に、エー自身が、明快に説明をし、決定的解答を与えてこなかったことも、この紛糾に拍車を掛けている。あるいはエーはこの多義性、両義性を十分意識し

た上で、この両義性を肯定的、統一的に捉えていると言った方が正確なようにも思える。

ところで私自身は、この用語organoが多義的なものをそれ自身必然的に含んでおり、その多義性こそがエーの考想の本質的分節構造を示しているように感じている。そしてこの多義性は器質・力動論の生理・心理学的テーゼと病理学的テーゼの分節的接合から理解されるべきであると考えてきたが、本論執筆の過程で、エーの論述を分析し、論考を重ねるに従って、この点について確信を抱くようにもなった。以上の点について、以下詳述したい。私の主張は、エーの器質・力動論のテーゼを生理学（個体発生論と組織化）と病理学（解体と「器質・臨床的隔たり」〈陰性、陽性症状〉）の二つの観点から捉えることによって、エーの用語、概念の両義性が明確になるということである。以下私のこの観点からの理解が主眼となっている。

第一項《organo-dynamique》をめぐって

1　《organo》の意味・概念について

この用語に関して、大別して四種の理解の仕方に分けられるように思われる。すなわち、①有機体〈人体〉（的）（organ-isme、organismique）、②器質因（的）（organogénique, organogenèse）、③組織化〈組織〉（organisation）、④以上のものを含む多義説、である。私はこれに③の派生として、⑤組織解体（déorganisation）を加えてもよいと思っている。そして後期には器質因よりもこの組織解体がより強調されてきている。

『幻覚群概論』[4]で強調されているように、organogenèseはpsychogenèseに対置されており、organoは器質因とするのが正しいようにも思える。一方、ランテリ-ローラ（一九九二）[6]は、有機体説も器質因説も退け、組織化説を採っている（一九九八年[7]にはこれに加え組織解体説も併置させている）。即ち「organo-dynamismeの最初の言葉〈organo〉はorganisme（有機体）もorganicisme（器質論）も意味しない。それは「生成における存在の組織化」（organisation de l'être dans devenir）を意味している」[6]。ランテリ-ローラ（一九九二）[6]はまた次のようにも述べている。「器質・力動論において、馬鹿げた解釈とは逆に、最初の部分の言葉は、器質論（organicisme）ではなく、存在の組織化（意識野と人格の構造化）に個体発生を帰着させる」。それは、ランテリ-ローラは病因論、病態発生論ではなく、とくに後期器質・力動論の、人間学、個体発生的組織化を重視しているからだと思われる。確かにエーは『意識』[3]の「再版の序」において、「この固有の人間的モデルは必然的に構築学的である。まさしく組織化されるもの（organisé）であるので、ごく簡単にorganiqueと称しよう」と述べている。しかしこれが述べられているのは同序文の「**心的有機体**（l'organisme psychique）の構築学的構造化」の章において、なのである。つまりこれは心的存在の有機体としての個体発生的組織化＝構造化という、後述する、器質・力動論の**生理学**、**心理学的個体発生論**、**人間存在論的テーゼの範囲内で**、有機体と組織化の意味をorganoは担っている、と考えられる。さらにエーは前述したように『ジャクソン』[5]では器質・力動論の中心は「組織化」にあるとも述べて、後期器質・力動論の重点が存在論、人間学に移行していることは間違いない。また前述したように、晩年には器質・力動論のテーゼから「器質因」のテーゼを除去してしまっている。しかし、前述したように、器質・力動論の本質的な器質因論はその誕生時からほぼ一貫していることは、明白である。従って優れた精神医学史家であるランテリ-ローラのこの一面的とも思える後期器質・力動論に偏った主張には思惑があってのこととしか考えられない。ランテリ-ローラは器質・力動論をとかく批判にさらされ、不評の最大原因の一つであるエーの原理主義的器質因論の狭小さから救い出し、将来進むべき方向を指し示すための、後期器質・力動論を念頭においての意図的な独自の解釈、説明を行っているように私には思われる。

ところで私自身は、前述したエーの器質・力動論の誕生以降の歴史的分析からは、④の多義説が正鵠を射た理解、把握の仕方であると考えている。しかも、器質・力動論の**生理**（**心理**）**学的テーゼ**（**心的有機体の組織化**）**と病理学的二つのテーゼ**（**器質因、病態発生論**）**との分節において、両義的な統一がなされている**と考える。例えば、エー（一九六二）[2]は次のような表現の仕方をしている。

「この理論的傾向を《organo-dynamique》（器質〈有機〉・力動的）」と形容するのは次のことを強調するためである。①精神疾患は存在の**組織解体**の一つの型であって、力動的下部水準においてこの存在が**組織化**されるのである。このことは次のことを公準として要請している。つまり、精神疾患の基盤を形成するのが、「**退行という器質的過程**（**processus organique**）と称したいのなら、それでもよいが、これは**組織解体**であり、その陰性面であり、分析の最終において、これが精神疾患を規定しており、これのみが唯一この疾患を規定し、説明可能なものにしている。②精神疾患はいつでも必然的に力動的構造、つまりは下部水準において組織化され、生きる意識ないし実存の一つの型である」（「試論」p.728）[2]。

以上のエー自身の論述から器質・力動論とは精神疾患の病因、病態発生、症状群構成の理論モデルとして規定されており、organiqueとはなによりも器質的過程、さらには組織解体という陰性面を示すものである。つまり器質・力動論は病理学的テーゼにおいては、「organo」は器質因と、そして組織解体とを担っていると断じてよいだろう。つまり病理学テーゼの病因論としては器質因を、病態発生論としては組織解体を担っていると私自身は考えている。前述したように、器質因を括弧にくくり、組織解体に重点をおいた後期の器質・力動論において、前期・中期のように「病因病態発生論」(etiopathogénie) ではなく、「病態発生論」(pathogénie) の用語をエーが一貫して採用しているのは、このような背景があったからだと断じてよい。私は器質・力動論の誕生の背景、意義、目的からして、この理論モデルはなによりも精神疾患理論であり、病理論が中核テーゼと考えている。前述したように、このことこそが、器質・力動論の誕生以前と誕生当時からのエーの基本的考想であったと思われる。「器質・臨床的隔たり」こそ器質・力動論を他の理論から分ける基準、要と考えている。これが後に、『意識』[3]の著述からも明らかなように、人間学、存在論的に再規定され、生理学的（存在論的、個体発生論的）テーゼが重視され、注目され、エーの後期のこの立場を重視するランテリ-ローラのようなorganoについての生理学的、個体発生論的立場に立った一義的な解釈が生まれている、と理解できる。さらに付言すれば、エーが後期器質・力動論に属する『幻覚群概論』（一九七三）[4]の「Organo-dynamique（Modèle）（器質〈有機〉・力動論的〈モデル〉）」の「用語解説」において、「精神疾患の器質論的（organiciste）もしくは有機体論的（organismique）な一つの考想の様態」と両義的説明をしているのも私の両義説、多義説を支持する根拠ともなっている。

結論的には、organo-dynamismeの「organo」〈organique〉とはエーの理論では両義的、多義的であって、この理論モデルにおいて、生理学的には有機体の組織化を、病理学的には器質的過程と組織解体を意味し、理論モデルの生理学的、病理学的二つのテーゼにおいて、概念を両義的（多義的）に分有しながら、統合されているという分節的構造のうちに理解されるべきである。従って訳としては、器質(=有機)・力動論、略して器質・力動論とするのが妥当であると私は考えている。そして生理学的な有機体的個体発生と組織化をこの理論が示す場合には、心的有機体が力動的進化をするのであるから、有機体と力動の間に裂け目は存在しないが、心的組織化との間に裂け目が生じている。前述したようにこれが私が指摘した「有機・精神力動論的隔たり」に他ならない。

ただし、以上の結論には以下の二つの重要な留保をつける必要がある。

①organique, organismを器質性、有機体ではなく、身体的と身体と、これらが普通一般にもっている意味で使用すれば、組織化の意味はともかく、有機、器質の両義性は両義的でなくなる。これは両義的というよりも概念的には基本的には同一で、生物学的用語と医学的用語の表記上の違いでしかないことになる。

事実、エーは『幻覚群概論』(4)の「用語解説」(Organicisme ou conception organique)(p.1445)において以下のように述べている。

「精神医学において、精神疾患に関する一般的諸理論で、身体的過程(p. somatique)にこの疾患が基づいているとするものである。これらの諸理論には二つの異なったモデルが含まれる。一つは機械論的モデルで症状産出は損傷の直接的作用とその産物であるとするもので、もう一つは器質・力動論的モデルで、これは、心的陽性及び反応性の構成要因を症状形成の統合的部分であると見なすものである」。

この説明では、**器質的過程とは身体的過程、器質論は身体論と同一**であるということが明言されている。

②前述したように、エーは戦前の、前期の器質・力動論(一九三六、一九四三)においては機械論に批判を加え、ジャクソンの原理を援用し、L'organicisme(器質論)の項目を設け、「われわれの器質論的テーゼ」(notre thèse organiciste）（1943, p.266）[1]について、言及していたことに留意すべきである。

以上から私の読み取りと結論であるが、organo-dynamismeは生理学（組織化）と病理学（解体）の理論モデルであり、作業仮説である。生理学的には「有機・力動論」、病理学的には「器質・力動論」、そしてこの理論モデルは元来精神病理学的理論モデル、病因病態発生論として、「器質・臨床的隔たり」を中核概念として誕生した経緯があり、病理学を重視する立場からは『器質・力動論』と称するのが妥当であろう。哲学者的の立場からは、後期器質・力動論を重視し、あるいは器質・力動論の器質因絶対説の隘路からこれを救い出そうとするなら、そしてそこにこの理論モデルの将来的発展性を認めようとする立場なら、「有機・力動論」と称する方がよいと思われる。Organo-dyanmismeのハイフンの意味については既に言及したとおりだが、私のエー読解の眼目の一つなので再度後述する。

２　《dynamique》の意味・概念について

これは、説明するまでもなく、陰性的形式下での心的身体の下級水準での「組織化」つまりは『幻覚群概論』[4]（p.1445）でも触れられているように、「再組織化」（réorganisation）、「心的陽性及び反応性の構成要因」で「症状形成」という力動を指すことはエー自身のさきほどの説明からも明らかである。つまりorganoについての病理学的テーゼと相応した説明、意義づけがなされている。しかし病理学的テーゼ（解体）における組織化（＝再組織化）が力動論として把握されるなら、論理的には、生理学的テーゼ（組織化）に即して、l'orgqno-dynamismesを器質ではなく有機・力動論とした場合のこの「力動」とは心的有機体の個体発生的組織化であり、この運動もまた論理上からは力動的というべきである。この意味での力動論との解釈も可能である、と思う（事実、ランテリ-ローラ〈1998, pp.186-187〉[7]もこの「力動」を彼特有の有機・力動論の個体発生的、存在論的解釈から、「あらゆる人間的実存は生成において存在している」（toute l'existence humaine est en devenir）の意味に限定的に解釈している）。もしそうであれば、これもorgano同様に生理学、病理学のテーゼに対応した形で、両義的であると言える。論理上の要求として、私はこのように断定したのだが、興味深いことに、エー（一九六三）[2]は次のような表現で、このことを事実、言及し、認め、またここでは「力動的」を「弁証法的」（dialectique）とも言い換えている。

「したがって〈従来の二元論、一元論の難点を指摘した後に〉、ここでは『弁証法的』ないし『力動論的』と呼ばれる道が残されている。そう呼ばれるのも、**有機体（l'organisme）の発達において、有機的（organique）下部構造から心的上部構造への移行を生み出す運動**を強調するためである」（p.723）[2]。

「一つは発生的（génétique）（もしくは「発達」）観点と、もう一つは**心的組織の階層**という観点を必要とするこれら二つの事象が双方共にわれわれに示唆してくれているのが、心的存在の構造は本質的に**力動的**なものであるということである」（p.724）[2]。

「これに関してわれわれが言えることは、精神構造は運動によって構成されるもので、このことによって身体的組織の層から意識と人格的実存の組織の層へと精神構造は移行する。この構成は精神的極点へと進展すればするほど、身体的極点からますます離れる」（p.724）[2]。

そして、この心的存在の階層的組織化というエーの理論モデルの「生理学的テーゼ」が対象にしているのは問題を孕む「系統発生論」ではなく、専ら階層的組織化の「個体発生論」（ontogenèse）であり（p.724）[2]、それは、「われわれの理論的第一の立脚点〈後述するテーゼ〉を構成しているもので心理学的、人間学的（anthropologique）なものである」（p.733）[2]。つまり有機〈組織〉・力動論としての「生理学的」第一テーゼは、個体発生論であり、心理学的であると同時に人間学的なものである。

そして、エーの見果てぬ夢は「人間学であると同時に自然の科学である『狂気の自然史』を書き上げることである」（p.720）[2]。「この理論が目指しているのは、『狂気の自然史』となることである。歴史性をもつ人間が価値において剥奪される人間学的科学としての歴史（＝物語）であり、有機体と、ここから派生する心的存在とを組織解体する退行の過程がその目的である自然科学としての『自然史』である」（p.759）[2]（注：この一九六三年の「試論」は後期に属するとした『意識』初版と同年の出版であり、中期と後期の移行を示し、中期に属する『エチュード』と後期著作群との中間的性格を帯びている）。この点についてエーは『幻覚群概論』（一九七三）[4]において次のように述べている。

「われわれが提示している『器質・力動論モデル』（そして精神病理学的現象は身体的自然と、実存と共同存在とが合わさった歴史性に刻み込まれている限りにおいて、精神病理現象の「自然史」にこのモデルは対応している）は明示的にせよ暗示的にせよ種々の形の二元論を拒絶している」（p.1438）[4]。

エーにおいては「狂気の自然史」とは、個体発生論と存在論における身体的自然と実存的、共同存在的歴史性としての自然史（histoire naturelle）、自然（nature）と歴史性（historicité）の、あるいは自然と実存の歴史の弁証法的運動と統一であることに注目する必要がある。

筆者の考えでは、器質・力動論の「力動」は大きく三種類に分けられ、一つは生理学的・心理学的側面で、心的有機体の心的存在の階層構造構築に向けての運動であり、これをエーは弁証法的（dialectique）（p.46）[2]とも言っている（内容と言葉から自然弁証法を想起させる表現である）。もう一つは病理学的側面における「力動」で、心的有機体の解体である。さらにもう一つは陰性形式下における心的陽性反応の力動、つまりは退行的精神反応である。しかし私は弁証法を力動というなら、陰性と陽性、器質因的組織解体と症状形成の力動的関係こそ弁証法的であり、真の意味での力動と言ってよいと考えている。つまり「器質・臨床的隔たり」こそ真の力動、弁証法的動的関係にあると思う。つまり「第三の力動」である。

3　《organo-dynamique》のハイフンの意味について

本論冒頭で触れたように、器質・力動論（organo-dynamisme）のハイフンを私は重要視している。「器質・力動論」は「器質力動論」であってはならないと考えている。この点は向こうの名だたる研究者たちとのメールの交換でも確認したことで、フランス本国でも指摘されていないことだが、エーの理論の根幹に関わる表記法ではないか、と私は考えている。このことは既に言及したことではあるが、大事なことなので、ここで再度主張しておきたい。強調しておきたいのはこの表記法はpsychodynamisme（精神力動論）の表記法とは対照的である。〈注〉エーは「器質・力動論」の用語を採用して以降

（前述したように、われわれは、これを一九四〇年と条件付きながら同定した）終始一貫、ハイフン付きの器質・力動論である。そして「資料4」で紹介したように「器質力動論」（organodynamisme）の表記はエー後期、晩年の心理学事典のみでの採用であり、これは没後出版でもあり、事典の性格上、短縮的表記がなされたもので、エーがあずかり知らないのではなかったかと思量している。エーに何か思想的な変化があって、ハイフン抜きの「有機力動論」の思想を全面にエーは押し出している、もしかしたら後期器質・力動論的思想に立って、生理学、人間学、個体発生的組織化を重視したために「有機力動論」の概念が前面に出ているために、ハイフンなしにした可能性も否定できない。つまりこの表記法はエーの意図、意志があってのことという可能性も考えられる（しかし、これは拙論を敷衍しすぎての深読みであろう。というのもほぼ同じ時期に執筆されている『ジャクソン』[5]では器質・力動論の表記が一貫して採用されており、私自身は前の説（事典の都合、没後出版）の可能性が高いと考えている。さらに補足すれば、エー生前最後の器質・力動論の用語の使用と思われるのは一九七五年に二月—六月に開講された、チュイールセミナー〈Ey H : La notion de schizophrenie. Desclée de Brouwer, Paris, 1977 : 武正建一監訳、創造出版、東京、一九九〇〉でのエーの最終回講義第七講：「統合失調症過程」の最終から二番目のパラグラフ末尾にある「器質・力動論的仮説」〈l'hypothèse organo-dynamique〉であろう。この初校はエー没後直後にできあがったものである。さきほどの心理学事典の原稿（一九七四）以降の一九七五年のセミナー開催であり、この原稿は一九七五年以降のものと断じて良い。ここでハイフン付きの「器質・力動論的」の表記をエーは採用しており、エーの表記方法は結局は終生変化しなかったと言えるだろう）。逆に言えば、このようなハイフン抜きの表記もフランス語では可能なのに、エーは一貫してハイフン付きの表記にこだわってきていた。「精神力動」のハイフン抜き表記とはこの点対照的である。これは、器質・力動論はエーの造語であって、精神力動論は精神医学一般の用語であるということからではないと思う。分離と結合の双方を意味するこのハイフンは、器質・力動論の中心概念である「器質・臨床的隔たり」さらには「有機・（精神）力動的隔たり」を示すための記号であると私は考えている。より広くは、心身の分離と接合、分節的連関を示す記号であり、まさしく器質・力動論の根幹に関わる鍵的記号、表記法であると、私は考えている。単なるハイフンの一記号が、器質・力動論という広大な理論の根幹的原理を示していることにあらためて驚きを感じる。

〈注〉ハイフン抜きのpsyhodynamisme（psychodynamique）をエーはほぼ終始一貫採用してきているが、例外的にpsycho-dynamiqueの表記を採用していることが極めて稀にある。たとえば、『ジャクソン』(5)（p.213）の章のタイトル（「器質的過程の概念〈精神病理学の器質・力動論か、精神・力動論か？〉」がそうである）。しかしこの章の中の本文ではpsychodynamique（p.217）の表記がなされている（訳では「心理―力動論」〈訳本p.217〉とはなっているが）。エーは基本的にはorgano-dynamismeとpsychodynamismeの表記を堅持していたと判断できる（ただし、とくに後期のいくつかの著書ではハイフン付きの精神・力動とハイフン抜きの精神力動とが同一著書に混在している。器質・力動論については晩年の『事典』を除き、終始一貫してハイフン付きである）。端的に言えば、従来一貫して採用してきた「精神力動論」（psychodynamique）の表記をエーは一貫すべきであった、と私は考える。ハイフン付きのpsycho-dynamismeの表記は、エーの誤記と私は考えている。この私の考えは、『幻覚群概論』において確認された。というのも一九七三年版の巻末「用語解説」の「精神力動論的モデル」は〈Psycho-dynamique（Modèle）〉とハイフン付きであったが、復刻版（2012, CREH Hy, Perpignan）では〈Psychodynamique（Modèle）〉(4)（p.1447）と訂正されているからである。従来のエーの表記法を一貫させようと復刻版編集者が考えたものであろう（もっとも他の箇所で訂正しきれてないところも散見される）。ちなみに〈Organo-dynamique（Modèle）〉は一九七三年初版と二〇一二年復刻版においても同じで、変更はない。なお復刻版には著書全体を電子化したＤＶＤが付録についていて、用語検索には便利である）。

第二項　器質・力動論の本質――器質・力動論と新・ジャクソン主義――

最後に指摘しておきたいのは、以上縷々述べてきたが、器質・力動論そのものはエーがいくつもの著書で同工異曲的表現で述べているように、単線的線型モデルである機械論的器質論モデルと精神力動論モデルの矛盾の統合であり、エーは前者においては力動論の欠如を、後者においては器質因の欠如を批判しており、両者の乗り越えを目指したモデルであるという器質・力動論の本来的意義からしても、器質・力動論の名称と概念のめざす中核は器質因と残存する心的能力の反応、心的力動にあるというほかない、と私は考えている。つまりは「ブロイラー的器質・力動論」、陰性と陽性の「器質・臨床的隔たり」こそがエーの器質・力動論の中核とエーとともに（と私は信じているのだが）私は考えている。ファルレ（これとともにモロー・ド・ツール）に代表されるのだが、既に指摘したように、エー以前にも器質・力動論は存在していたとも言えるし、パレム（一九九七）[8]のようにエーの同時代人も含めて、ドレイなど器質・力動論的考想やモデル、その方向性をもった幾人もの精神科医が挙げられることになる。本論冒頭で既に論じたように、器質・力動論は複数存在している。その限りでは器質・力動論はエーの専売特許ではなく、「新ジャクソン主義」（néo-Jacksonisme）ともエーが自らの理論モデルを称しているように、エーの器質・力動論は新ジャクソン主義であり、これ以外の器質・力動論も存在すると言えよう。つまり、

いくつかある器質・力動論の一つがエーのネオ・ジャクソニスムである。

なおエーも触れているが（1963, p.726）[2]、ジャクソン的原理に近い精神医学理論的構想を同時代の人々が抱いており、ジャクソンのように定式化されていないにせよ、有機体、神経系の進化と解体の考想もまたジャクソンが独占権を有すものではなかった（さらには精神機能の層構造論、構造主義も同様である）（『幻覚群概論』（pp.1238-1252）[4]〈邦訳『幻覚　第Ⅴ巻（器質・力動論Ⅱ）』に所収）。

（1）Ey, H.: Une conception organo-dynamiste de la psychiatrie.Annales médico-psychologiques t.I, janv.-mars ; 259-278, 1943.（Ey, H.: Grundlagen einer orugano-dynamischen Auffassung der Psychiatrie, Fortschritte der Neurologie・Psychiatrie und ihrer Grenzgebiete 20（5）; 195-209, 1952）

（2）Ey, H.: Esquisse d'une conception organo-dynamique de la structure, de la nosographie et l'étiopathogénie des maladies mentales. in Psychiatrie der Gegenwart（Bd.I), pp.720-762, Springer, Berlin, 1963.（石田卓訳編『精神疾患の器質力動論――ネオ・ジャクソニズムとその批判――』金剛出版、一九七六）

（3）Ey, H.: La conscience. Desclée de Brouwer, Paris, 1963, 1968.（2e éd.）（大橋博司訳『意識（Ⅰ・Ⅱ）』みすず書房、一九六九／一九七一）(translated byJohn H Flodstrom: Consciousness A Phenomenological Study of Being Conscious and Becoming Conscious（with Preface to the English H Ey）Indiana University Press, Bloomington, 1978）; La conscience Une étude phénoménologique surl' Être et le Devenir conscient（avec avant-propos par Michel de Boucaud, CREHY, Perpignan, 2014）

（4）Ey, H.: Traité des hallucinations. 1973.（宮本忠雄、小見山実監訳：影山任佐、古川冬彦等訳『幻覚Ⅰ—Ⅴ』金剛出版、一九九五—二〇一六）; CREH Ey, Perpignan（avec péface par CJ Blanc）, 2012.

（5）Ey, H.: Dés idees de Jackson à un modèle organo-dynamique en psychiatrie, Privat, Toulouse, 1975.（大橋博司、三好暁光、浜中淑彦、大東祥孝『ジャクソンと精神医学』みすず書房、一九七九）; L'Harmattan, Paris（avec préface par CJ Blanc, 2000）

（6）Lantéri-Laura, G.: psychiatrie et connaissance-Essai sur les fondements de la pathologie mentale, Sciences en situation, Paris, 1991.

（7）Lantéri-Laura, G.: Essai sur les paradigmes de la psychiatrie moderne. Editions du Temps, Paris, 1998.

（8）Palem, R. M.: L'organo-dynamisme en Psychiatrie. La modernité d'Henri Ey（La modernité d'HenriEy, 1997の増補改訂版）L'Harmattan, Paris, 2012.

第二節　「考想」、「モデル」、「理論」、「作業仮説」について

器質・力動論についてエー自身さまざまな表現をしている。これは大きく六種に大別できる。まず、①Conception（考想）の表記があるもの、conception organo-dynamiste（1943）[2]、conception organo-dynamique（一九六三）[4]、②Modèleの表記のあるもの、『幻覚群概論』（一九七三）[5]のModèle organo-dynamique、また「理論」では、③théorie organo-dynamique（一九六三）[2]、そして「理論的モデル」では④modèle théorique orgqno-dynamique（一九七三、「序言」）[6]がある。さらには「新ジャクソン主義」⑤néo-Jacksonisme（一九三六[1]、一九七五[6]）、や「器質・力動主義／論」⑥orgao-dynamisme（一九四〇〈本書巻末資料2〉、一九五二[3]）、organo-dynamiste（一九四八[3]）や「器質・力動論」⑦organodyanamisme（一九八〇—

一九八三)[7]がある。意外なのは、organo-dynamismeを論文や著書のタイトルにエー自身は採用せず、いくつかの著作の本文に散見できる程度なことである。他方では、器質・力動論誕生以降エー没年まで四〇年余り経過しているが、一つの理論の呼称がこれほどまでの多種類であることにあらためて驚きを覚える。提唱者自らがこれほど多くの名称を一つの理論に与えてきたのは余り例がないのではないかと思われる。しかし基本の名称は変化はない。新ジャクソン主義を除けば、あとは器質・力動論のバリエーションである。理論モデルを時代に合わせて、名称も変化させてきたが、基本骨格は変化はない。理論を常に斬新なものにしようとするエーの持続的努力の現れと解釈したい。

ところで「理論」とは検証、反証可能な因果的説明の仮説で、一般的法則としての普遍的命題である。しかし経験科学としての精神医学の理論は、精神現象の多元性等から、絶対確実な普遍的命題としての理論として、異論なく、広く認められているものは少なくとも現在までは存在しない。一方、「モデル」は理論とは異なり、現実の一部、諸断面を選択し、単純化して再構成したもので、現実の関連、経過を模写したものである。理論のように一般的仮定から演繹された論理構造をもたない。さらには両者の区別をあまり意識しないで、理論(的)モデルという言い方もある。[7]エーの「モデル」とはこの「理論モデル」に近いように感じる。事実、エーは『幻覚群概論』(一九七三)[5]「序言」において「理論的モデル」(la modèle théorique)の用語をも使用している。一方、「考想」とは概念の関係、体系を示すものであろう。エー自身これについて説明していると思われるのが、次のような論述である。

「精神医学が科学として基礎づけられるためには、精神医学は『かなり明確で、極めて首尾一貫した一つの概念的体系』が必要である」(Ey, 1963, p.721)[4]

エー自身は前期には「考想」[2]、後には「理論的考想」(1963, p.721)[4]との表現もあるが、中期、とくに後期には「モデル」を愛用していた節がある。彼自身はポパーの科学理論としての検証、反証可能性を意識していたようで、モデルと称していても、反証可能性、因果関係、病因論、病態発生論等を含んだ科学理論、精神医学理論との自負があったのかもしれない。しかも『幻覚群概論』でもそうだが、器質・力動論は「作業仮説」(hypothèse de travail)という言い方を次のようにしている(『試論』一九六三)[4]。

「この方が理論的考想(conception théorique)よりもより正確である」と述べ、さらには「憶測や抽象、人為的構成であって、有効的でない作業である学説(doctrine)」よりも、作業仮説である理論」、「理論的研究と実践的応用にとって有効な作業仮説」とも述べている(pp.720-721)。彼はそこで、真に有効な科学的作業仮説の三条件を、次のように明示している(p.722)[4]。①事実〈臨床的〉観察ないし経験からの)の検証可能な体系(une codification vérifiable):「経験的」(empirique)特徴で、作業仮説は臨床に深く根ざしていることを求めている)、②理解可能で伝達可能な首尾一貫した考想(une conception coherent):理論的考想の「論理的」(logique)特徴で、これは、その各部分〈概念〉が「首尾一貫した一つの体系」(un syseme coherent)に従って分節化されていることを求める)、③「実践的利点」(un intérêt pratique):理論の「有効性」(heuristique)という特徴で、その実践的有効性の程度は無益な憶測だけでないことを求める。

しかしエー自身が、前期の「考想」、中期の「作業仮説としての理論」、後期を中心とした「モデル」に表記を代えた理由については明確にしているようには思えない。想像するに、これはエーらしく、その時代の科学理論の進歩に合わせたものなのであろう。さらには、この方が線型モデル(機械論モデル、精神力動論モデル)との理論モデルとしての、競争、対比、対立がより印象的で、わかりやすいことも確かである。ここで付言しておきたいことは、器質・力動論は仮説であることをエーは次のように力説している点である。つまり科学的検証によって創造的に訂正、変化、進歩していく将来的可能性を認めている、と言えよう。

「**器質・力動論的**理論としてのこの考想は、組織解体の器質的構造(器質的過程)の結果が精神諸疾患であるという**一つの仮説的解釈**(une interprétation hypothétique)である」(p.759)[4]。

(1) Ey, H. et Rouart, J. : Essai d'application des principes de Jackson à conception dynamique de la neuro-psychiatrie (L'Encéphale, 1936, 31e année, t.1, nº5, pp.313-356 ; t.2, nº1, pp.30-60, nº2, pp.96-123n (Monographie, Doin, Paris, 1938 (Des idee に復刻収録、Privat, 1975 ; Harmattan, 2000).

(2) Ey, H. : Une conception organo-dynamiste de la psychiatrie.Annales médico-psychologiques t .I, janv.-mars ; 259-278, 1943. (Ey H : Grundlagen einer organo-dynamischen Auffassung der Psychiatrie, Fortschritte der Neurologie·Psychiatrie und ihrer Grenzgebiete 20 (5) ; 195-209, 1952).

(3) Ey, H. : Étude psychiatrique. Desclée de Brouwer, Paris. I (1948, 1952).

(4) Ey, H. : Esquisse d'une conception organo-dynamique de la structure, de la nosographie ét l'etiopathogénie des maladies mentales. in Psychiatrie der Gegenwart (Bd.I), p.720-762, Springer, Berlin, 1963.(石田卓訳編『精神疾患の器質力動論——ネオ・ジャクソニズムとその批判——』金剛出版、一九七六)

(5) Ey, H. : Traité des hallucinations 1973.(宮本忠雄、小見山実監訳：影山任佐、古川冬彦等訳『幻覚I—IV』金剛出版、一九九五—二〇〇一); CREHEY, Perpignan (avec péface par CJ Blanc), 2012.

(6) Ey, H. : Des idées de Jackson à un modèle organo-dynamique en psychiatrie, Privat, Toulouse, 1975.(大橋博司、三好暁光、浜中淑彦、大東祥孝『ジャクソンと精神医学』みすず書房、一九七九); L'Harmattan, Paris (avec préface par CJ Blanc. 2000).

(7) Ey, H. : Organodynamisme (1974) (inN. Sillamy, Dictionnaire de psychologie, Bardas, pp.483-485, 1980 et 1983.

(8) 富永建一『日本の近代化と社会変動——テュービンゲン講義——』講談社学術文庫、一九九〇.

第三節　器質・力動論のテーゼ(定言)

エーはいくつかの著作において、器質・力動論(新ジャクソン主義)の定式化を行い、いくつかのテーゼにまとめている。[2-8] これらのテーゼの内容は前述したように前期、中期、後期において多少なりとも変化してきている。器質・力動論がほぼ形を整え、ある程度安定した中期において、エー（一九六三）[4]は次のように定式化している（p.720）。

Ⅰ　第一のテーゼ（心理学的）：精神諸疾患は心的存在の組織の中に含まれている。
　1　幼児のこころの発達についての発生心理学的研究、
　2　心的存在の構造的階層化についての研究
Ⅱ　第二のテーゼ（現象学的）：精神諸疾患の構造は本質的に陰性的ないし退行的である。
Ⅲ　第三のテーゼ（臨床的）：精神諸疾患（精神病と神経症）はその力動的構造とその展開に特徴づけられた定型的形態（forms typiques）を示しており、心的組織化の形成不全ないし解体の諸水準に合致している。
Ⅳ　第四のテーゼ（病因・病態発生論的）：精神諸疾患は器質的過程に依存している。
　前述したことと関連づければ、第一のテーゼが「生理学的（心理学的）テーゼ」であり、第二～第四が「病理学的テーゼ」に該当する。
　後期に属する一九七四年に執筆した『事典』（一九八〇、一九八三）[8]の「器質力動論」の項目の中でエーは次のようなテーゼを提示している（p.484）。
　器質力動的モデルを構成する基本的テーゼ（これらが規定するものは、発展するものと解体するものである）。①心的身体の発展、②心的身体の解体、③器質力動的過程における陰性と陽性の弁証法、④心的身体の組織解体の様態と精神諸疾患の分類。

　ここでは「心的存在」が「心的身体」となっていると同時に、前出の中期[4]の第四のテーゼ（器質的過程）は退き、この第四のテーゼの中に含められていた陰性と陽性の弁証法が『事典』[7]では前面に出てきて第三テーゼとなり、中期[4]の第三の臨床的テーゼが『事典』[8]では第四のテーゼとなっている。『事典』では、従来から批判の的となっていた[15]「器質的過程」との表記は姿を消し、「仮説的」要請としての「組織解体の過程」（processus de désorganisation）と表記し直されている。

エーのこの「過程」では、ヤスパースの「過程」との直接的関係については従来のようには言及はされていない。前述したように、前期（一九四三）[3]、中期（一九六三）[4]と後期『幻覚群概論』（一九七三）[6]や「『ジャクソン』（一九七五）[7]」以降の器質・力動論ではそれぞれで少なくない変更が認められる。

以下、一九六三年のテーゼ[4]を中心に、テーゼの順序に従って、基本的概念、用語について説明と分析、私の理解、把握の仕方を述べてみたい。

第一項　第一のテーゼ（精神諸疾患は心的存在の組織の中に含まれている）

個体発生論：有機体（＝身体）、組織化、心的存在、階層構造、意識と人格の病理。

第一テーゼは個体発生論、心理発達論である。その発展的運動は、解体がエントロピー的であるのに対して、反エントロピー的、ネゲントロピー（négentropique）である（『事典』p.484）[7]。個体の発達と心的存在の層構造が問題となる。

1　心的存在と組織化

「心的存在」（l'être psychique）は前述したように、前期では、「心的諸機能」、後期では「意識存在」なり「心的身体」がそれに相当する用語となっている。エーは心身を混同しすぎている観念論的と唯物論的（エーは器質・力動論と区別して機械論とも称しているのだが）一元論と、心身を全くの別物とするデカルト的二元論とを批判し、弁証法的発展、力動的組織化として把握し、心身を二つの極点（le pôle）とする連続的スペクトラムとして捉え、「多少とも身体的とか、精神的という」（1963, p.724）[4]ほかないものである。そして「心的構造（la structure psychique）は運動によって構成され、身体的組織化の層（la couche de l'organisation corporelle）から個人の意識と実存（une conscience et une existence personnelles）の組織化の層へと移行する」（p.724）[4]。「心的構造」とは「心的存在」のことである。というのも、「退行の過程は有機体を、この結果、**この有機体から派生している心的存在**をも組織解体する」（p.759）[4]とエーは主張している。

2　「心的存在」の意味

エーは、「心的諸機能」(fonctions psychiques)(1938, p.65[2]: 1943, p.271[3])という前期の一般的な用語に替えて、「心的存在」などというエー本人の造語と思われる新奇な用語をなぜ採用したのであろうか?「心的存在」は『幻覚群概論』[6]末尾の「用語解説」の項目にもなく、彼の主として中期以降のいくつかの著作において、このような用語にエーはなぜ変更し、これを採用したのか、という直接的説明は見当たらない。彼の文章、文脈から論理的に推量する他ない。読み手の分析と解釈が必要である。「存在」(l'être)をなぜエーは使用したのだろうか?　一つは心的諸機能は有機体の自己組織化の上位機能であり、心身のスペクトル的連続性を示すものであるからであることは間違いないものと私は思う。そして、「存在」とは精神の身体に根ざした、精神の客体的根拠、実在性・現実性を示している、と思われる。たとえば、一九四三年の論文(p.267[3])では「精神諸機能は上級形態を組織化する力が基盤にある一つの現実(=実在)(realité)を有している」と述べられている。この実在こそが「存在」であり、後年、「心的諸機能」が「心的存在」へと表記を替えた理由であり、後期の「意識存在」、「心的身体」においても同じことがいえよう(既に分析し詳述したように、「心的身体」の場合には前者以上に身体と精神との連続性、系統発生的・個体発生的進化的組織化が強調されていると同時に、前者には基本的には含まれない実存の高みと本能や道具的神経機能の下層までもその射程に入っている)。「心的存在」とは心身の両極的スペクトラムという器質・力動論の本質にかかわるエーの心身問題の把握の仕方に関係しているものと思量している。有機体の進化の延長、下部という実在に支えられた上部構造としての心的「存在」である(それはまた組織化され、階層構造という「存在」をも示すものでもあろう)。しかし有機体(=生体)(l'organism)と「心的存在」のスペクトル的連続性をより明確にするには、後年の「心的身体」(le corps psychique)との表記の方が、つまりは「存在」よりも「身体」の方がより直接的で、明快であることは間違いない。しかも前述したように、これはポパーの世界三分類の影響が指摘されており、「世界1」(W1)との関係からは存在ではなく、身体、生体との表現になったのでもあろう。逆にここからは心的存在の「存在」と「身体」が密接な関係にあることが分かる。エーの「心的身体」についての説明は前述したことだが、彼自身の説明は極めて分かりにくい。また「心的存在」との違いも必ずしも明確ではない。前述した私のような理解の下でこそ「心的存在」(「意識存在」）と「心的身体」の概念、変化の理由が多少なりとも明確になるのではないか、と思われる。なお一九六三年の論文『試論』[4]では「心的存在」とともにごく稀に心身の発達、層形成を強調する際などに、心身、とりわけ心脳の連続体を示すために「心的有機体〈」（l'organisme psychique）（p.730）という用語を採用している。心的存在、意識存在、心的身体はいずれも心脳のスペクトル的連続性を表現するエー特有の用語、概念であり、この点において、これらの用語、概念に本質的差異はない、と私は考えている（ただし前述したように、心的存在＝意識存在・無意識、であり、狭義の意識存在は、無意識を含まないため、これを含む心的存在よりも概念的には狭い。ただし意識存在は無意識に抗して形成、構造化されるが、無意識を意識存在に絶えず組み込む、適応させるので、無意識を完全に排除するものではない。前述したように広義の「意識存在」は無意識をも含み、心的存在と殆ど同義的である。それゆえ「無意識の心迫（pousée）」の要求がライトモチーフとなっていると解釈される、意識存在の存在論は問題をはらみ（problématique）、両義的（ambiguë）、両価的（ambivalente）、両面的（bilatérale）であり、葛藤にみちたもの（conflictuelle））となる」（『意識』p.368）[5]。このようにエーの「意識存在」には広狭二義があることを念頭におき文脈によってそのどちらか区別して読み解かないと混乱がおきる、と私は考えている。

エーにあっては究極的には理論上の論理的価値としては、身体（器官）＝神経諸機能＝脳＝有機体であることは次のようなエーの論述からして間違いないことと思われる。

「意識野は組織化の秩序に、すなわち有機体ないし結局のところは脳に、結びついている。意識存在のこの様態〈意識野〉が神経諸機能に、すなわち体験と現実野を組織するところの身体器官に、根を下ろしていないとは考えられない」（『意識』pp.366-367）[5]。

心的有機体は「心的存在」より広い概念で、後の心的身体に繋がるもので、道具的諸機能も含むものであることは前述した通りである。

前述したように「心的有機体」の「有機体」には「心的存在」の［存在］同様に「層的構造」と「個体発生」が含意されている。そしてフロイトの「心的装置」（l'appareil psychique）はこの「心的有機体」として把握しなおした方がよいとエーは提唱している〈『意識』p.415〉[5]。一方、心的有機体という場合には、「生命的有機体（l'organisme vital）の上に重ねあわされた心的有機体」（『意識』p.415）とも言われ、生命的有機体との連続性が意識された概念、用語であるとも言える。前期の「心的諸機能」が前記のような用語、概念に置き換えられ、変遷しているのはこの心身のスペクトル性、組織的層的構造（上部と下部構造）を表現するためのエーの苦心であり、エーの器質・力動論の基本思想における変化の軌跡でもある。

要するに、**「意識的精神」（espris conscient）と「無意識的身体」（corps inconscient）（『意識』p.368）[5]とは一つの存在（心的存在、心的身体）の連続体、スペクトル的移行を示しているものであろう。〈広義の〉「意識存在は意識と無意識の相互作用の場、媒体」（milieu）（同 p.368）という理解こそが、心身二元論も観念論や実在論の二元論も克服する真実への唯一の道、「第三の道」というのがエーの終生変わることのなかった主張であった、と考える。**

3　「心的存在」の構造 意識（意識野）と人格、上部構造と下部構造

そしてこの「心的存在」の組織構造は「意識」と「実存」（人格）から成り立っている、とエーは主張している。ここでの「意識」とは『意識』[5]（一九六八）で詳述されるように、「意識野」（champ de la conscience）、狭義の「意識存在」（＝意識的であること）（l'être conscient）と同義である。そしてこの「意識」とは、

「われわれの体験（Erebnis）の現在性（actualité）の共時的構造（s.synchronique）としての心的存在」、「われわれの瞬時（le moment）を構成するものとしての意識野の組織化」、「生きられるもの（Erlebnis）を表象された空間において組織化する精神生活の形式」[5]（p.731）である。「身体が空間において、われわれの感覚的体験の基体（substratum）であるように、意識は時間においてその基体である」、「その現象学的諸特徴（意識野の時・空間的構造、その範囲、その奥行き、さらには実在と非実在、現実

界と想像界、表象と知覚、などの確固たる区別）によって意識野は本質的に力動的な組織化の一つの形態、『ゲシュタルト』となる」（『試論』p.731）[4]。

この意識、ないし意識野の解体がエーにおいては「急性精神病」（psychoses aiguës）（てんかん、もうろう状態、夢幻ないし夢幻様状態、急性妄想性〈せん妄性〉精神病）であり、「これらはラテン語の種々の段階のせん妄（Delirium）に相当している」（p.731）[4]

「デリール」の用語、概念は器質・力動論、器質・力動論的幻覚群概論の理解にとって鍵概念になると私は考えており、また私独自の考え方もあるので、後述したい。

一方「実存」（l'existence）であるが、これは「人格」（la personne humane）（p.731）[4]、（la personalité）（p.746）[5]、「人格システム」（système de la personnalité）とも表記されているが、これは、意識が共時的構造であるのに対して、「通時的構造」（sturucture diachronique）をもち、エーは次のように説明している。

「世界の主体である実存者」（l'existent qui est le sujet de son monde）で、「他我（Autre-Moi）との交流を通じて自分自身であることによって私が確立するこの「自我」であると言うことができる限りにおいてひと自身は人格であるというのはまぎれもない真実である」、「人格は自我の確立として、世界の主体としてあらわれ、なりたっている」、「ひとが彼の実存の『自己・私』（Selbst-Ich）であるのはこの創造性、この自由性の個人的特異性においてである」（p.731）[4]、「前述したすべての人たち（ジャネ、フロイト、スターン、ピアジェ、ムニエら）が周知の観察や分析を行ったように自我の構成を実際に研究してみれば、主体の存在の統合的組織化が、意識の能力の発達と構造化の各段階に、対応していることが容易に理解される。通時的構造をもち、本質的に歴史であることが、この主体、この『自我』の本質なのである」（p.732）[5]、「自我の『発生的』組織化はその構成において現れる段階ないし水準の働きを前提としている。まず最初に自我は『世界の彼の認識の主体』として現れる……共通の現実、理性の立法についてその存在を個性化する情動的、論理的諸価値の体系として主体は構成される……この端的例が第一人称の代名詞の使用である」（p.733）[5]、「自我の第二の発達は彼の世界の構成に対応している……対自的に世界観を構築しながら発達する」、「次に、自我は『人格』（Personne）としてその同一化において基盤が築かれ、発達する」、「最後に自我はその性格の主人となる」、「人格のこの構築は文化的環境と個人史において果たされる」（p.733）[4]。とはいえ、人格の発達は過去の歴史と身体的基盤に依拠している。というのも「意識野が無意識の力に抗して組織化されるように、自我は自我自体において他者（autre）であるものに抗して組織化されるし、他方では、意識野がその身体的諸条件に依存しているのと全く同じように、自我の確立はこれに必要な生命的エネルギー全体に依存しているからである」、「以上がジャクソンに依拠したわれわれの理論の心理学的、人間学的な第一の主張である」（p.733）[4]。

このように、「意識」と「人格」の二側面をもつ心的存在は、層的構造をもっており〈「諸層」（coushes）ないし「諸水準」（niveaux）（p.730）[4]、「上部構造」と「下部構造」（「＝深層」（profondeur））を持つ。地層のように、通常は深層は上層に隠れていて、「潜在的」で、地下に潜っている。精神疾患とは下部構造を統合する上部構造の解体（陰性）による下部構造の解放（陽性）である（「疾患は新しく創り出すのではなく、解き放つ」（maladie ne crée pas, masi libère）（p.729）[4]）つまり、睡眠と夢がそのモデルとなるような病因・病態発生で、精神諸疾患は心的存在に潜在的に含まれている。睡眠夢を見る存在である限り、われわれは誰でもが自分自身の裡に「狂気」を抱えている。「心的存在の組織化は狂気を含んでいる」（p.731）[4]。

「身体は大人になると胎児でなくなるが、心的存在の胎児的発達はその組織の下部構造（infrastructure）に潜在的に残存している。この階層（srratification hiréarchiée）はおそらくは心的存在のもっとも特徴的なものである」（p.730）[4]、「世界と生き生きとした繋がりを『媒体』（medium）し、体験の現在性を私において私が生きることを可能にするこの連辞（nexus）、つまり意識の構造は一つの階層構造である。というのも実際に生きられる領野は無意識的な諸力と諸構造に抗して確立される永続的だが脆い平衡なのである……別の立場から見ればこの構造は身体ないしある一つの身体性に属している。これは、意識野の組織化の条件自体を構成している脳機能に異論なく結びついているという限りでの身体性である」（p.731-732）[5]。

一方人格の解体においては、「狂気（感覚体験の変化同様に自我の疎外（aliénation）である）は意識の力動的構造の場合同様に、人格の力動的構成に含まれる」（p.733）[4]。結局、「精神諸疾患とはこの発達の逆転した図以外のなにものでもない」、ジャクソンに依拠して言えば、「疾患はあたらしく作り出すのではなく、存在の下部構造をただ『解放する』だけである。確かにこの解放は自由性とは真逆であって、心的存在の統合解体とは、無意識界、想像界、太古的なものへの落下である（これは物理学研究でいう『物体の自由落下運動』の自由のような「自由」でしかない）。こうして、この第一のテーゼの確立によって、そして精神疾患の確立と対比させることによって人間の自由性の領域が確定される。正常な人間の自由性はその存在の深層から、本能的で自動症的な要求から離れることでなりたっている。もしあらゆる人間が狂人であると言えるとすれば、それは、すべての者が彼らの存在の構造に内包された潜在的圧力として、非現実性と想像的なものの要求をもっているからであり、そしてこの要求に抵抗しうるのは意識と人格の組織でしかないからである」（p.734）[4]、こうして、精神医学とは「人間性の、自由性の、そして実存の病理学」（une pathologie de humanité, de la liberté et de l'existence）である」（p.759）[4]。

第二項　第二のテーゼ（精神諸疾患の構造は本質的に陰性的ないし退行的である）

1　「陰性」の二義性

私の分析の結果の結論であるが、エーの器質・力動論の「陰性」（le négatif）は二重の意味で使用されているので、この点留意しないと混乱が起きやすい。つまり、

①下位水準の陰性的形式、構造としての陰性：「本質的に、精神疾患とは意識や人格の組織の退行ないし下位の形式である」（p.750）[4]。正常から、下位水準に落下している欠如態が陰性である。これは具体的には、「現実性の病理」（pathologie de la realité）（p.740）[6]として現れ、「体験の現実性や自我とその世界との関係を全面的に変化させる」（p.750）[4]もので、「病的心的存在は現実性システム全体を混乱させる（perturber）」（p.738）[4]。「この基本的陰性構造」、

「精神の病態のあらゆる側面において常に存在するこの欠損的構造」は「体験及び共同存在の規範的諸立法から**外れている**（se soustrait）」もので、「いかなる精神医学もこの構造の把握なしには不可能である」（p.750）[4]。この精神疾患に常に存在する「基本的陰性構造」（structure négative fondamentale）、「現実系システムの全体的混乱」、「現実性の病理」として現れる「規範的諸法（lois normatives）から外れている」ものこそ、後述するように、フランス精神医学の伝統的、古典的意味でのラテン語由来の「轍（lira）（合理性、現実性、共同存在）からの外れ（dé）」（dé-lira）（エスキロール[1]、影山[13]）、「悟性の混乱」であるdélire（「デリール〈妄狂〉」）そのものである。このようなデリールのフランス精神医学の伝統的概念をしっかり踏まえることによってのみ、デリールが一次性、つまりは陰性（「陰性・一次性・過程的構造」）というエーの主張（『幻覚群概論』[6] p.1444）、精神疾患の幻覚を「デリール性幻覚群」として、病識のある幻覚症（幻覚症性エイドリー群）からエーが区別していることが、はじめて理解できる。つまり、エーおよびその理論モデルにおいては、「基本的陰性構造としてのデリール」をしっかりと把握しておく必要がある。これを外してはわれわれはそれこそ、「デリール性器質・力動論」に陥ってしまう。そしてこのような観点に立ってこそ、精神疾患を症状の束としか捉えない立場から抜けだし、カールバウム、クレペリン的「疾患形態論」[14]から一歩踏み出し、精神病理学の本道を歩むことになるものと考える。なお人格の病理（学）、慢性精神病の「病的現存在」、「病的実存」、あるいは人格の基本的陰性構造とは、グリージンガー[9]のいう「本性変化」（eine Verändrung von dem früheren Wesen des Kranken）（S.117）とも一脈通じるものである、と思う。

なお『幻覚群概論』[6]において、陰性について、エーは次のように述べている。

陽性症状の「背景的基盤」（l'arrière-fond）、「陰性基盤」（le fond négatif）、「背景的文脈」（un context）（p.1249）、陽性反応の「内容」に対して「陰性的形式」（négativité formelle）（p.1225）、「了解可能なのは内容であり形式についてはそうではない様に思える」（p.1271）。（これはK・シュナイダー[17]の有名なSoseinとDaseinの区別を彷彿させるもので、これを十分意識したものであると考えて間違いない。シュナイダーのDasenはエーの陰性形式、そしてSoseinは陽性反応、症状形態と内容、主題に相当するものと思量する。ちなみにエーはしばしばシュナイダーを引用し、彼の生誕七五年記念論文集（Psychiatrie heute, 1962）の巻頭でシュナイダーに賞賛を贈っている。

②過程としての陰性

「陰性性（négativité）とは過程（proessus）の観念と同一である。このことは、ヤスパースの有名な諸理論を考慮してみれば、一目瞭然である」（1963, p.750）[4]。

そして過程とは退行であり、「退行の過程は有機体を、この結果、この有機体から派生している心的存在をも組織解体する」（p.759）[4]。

従って、陰性とは退行であり、その過程（有機体の解体）と、その結果である「心的存在」の組織解体の二つを意味している、と考えられる。

ちなみに有機体の解体が心的存在を解体するということはポパーの世界Ⅰが世界Ⅱに、つまりは物的世界が精神世界に作用することを原理としていると言える。

第三項　第三のテーゼ〈精神諸疾患〈精神病と神経症〉はその力動的構造とその展開に特徴づけられた定型的〈病型的〉形態（forms typiques）を示しており、心的組織化の形成不全ないし解体の諸水準に合致している〉。

1　陰性と陽性

陰性＝了解不能性と器質因性、陽性＝解放・再組織化、了解可能性と心因、陽性反応、志向性

精神疾患である精神病と神経症とは、陰性的条件という説明によって、陽性反応として心因的に了解される。

「精神疾患とは一つの疾患、心因性（これは正常人の思考や活動の心的因果性と言っても良いが）を制限する身体的因果律によって決定されるものと見なされる」(p.752)[4]。医学の教育を受けた時代の極端な器質因説に反発し、他の同世代と同様に、心因論と社会因論に、精神分析学と社会学の力動論に、ある時期傾倒した末に、精神医学と精神疾患の真実とは心因論を受け入れないことにエーは気がついた(p.752)[4]。そして「心因論は精神病と神経症のまさしく病理的構造の本質である、『陰性構造』(structure negative)を無視して、病理的特徴をそこから引きはがしてしまうことしかできないのである。この陰性構造こそこれらの疾患を全面的にせよ部分的にせよ志向、動機、動因……から引き離すのである」(p.752)[4]、「精神疾患の活動、進行、性質、病態発生(la pathogénie)と病像形成(la pathoplastie)(Birnbaum)をどのように考えればよいのだろうか？」(p.752)〈注：前述したビルンバウムの構造論がここで明確に引用されている〉。「ここで再びジャクソン原理の陰性と陽性の分節連関が浮かび上がってくる。ジャクソンにとって疾患は新しく創り出すのではなく、『解放』するのである。つまり疾患とは統合されたシステムを組織解体し、下位水準における組織化〈＝再組織化〉を引き起こすのである」、「精神疾患を奇形や〈身体的〉組織解体の過程(un processus de désorganisation)に関連づけるとしても、このことは、『〈器質的〉損傷』(lésions)に症状を直接基づかせることを意味しない。それは組織化されたものが解体によってその組織化の下位の諸段階へと落下することを認めているだけにすぎない。それがまた認めるのは、〈再組織化による〉.臨床像はなんの意味ももたない症状の偶然の寄せ集めではなく、志向的で意味関連のある構造を(une structure intentionnlle et significative)示していることである」(p.753)[4]、「意識と人格のこの病理学においては、つまり統合それ自体の次元においては、いかなる破壊的過程も諸症状を直接産出することはなく、それは実存ないし現存在の一つの形式(une forme)〈＝陰性構造〉を生み出すだけで、これから諸症状が二次的に派生している」(p.753)[4]、「ヤスパースの諸理論では『了解』(Verstehen)と『説明』(Erkläen)とが区別されているが、……心理的動機関連による了解を受け付けない、この「陰性性」はしたがって、その体験、その構造的力動そしてその進行が過程に依存している限りにおいて、必然的に説明の領域に入っていく」(p.750)[4]。

晩年のエー（一九七二）[6]による陰性、陽性の定義は次のようである。

「Négatif et positif（陰性面と陽性面）

「関係的生活の組織解体の二つの基本的で相補的な側面（H・ジャクソンに依れば神経学におけるもので、一方われわれの器質・力動論的概念に依れば精神医学におけるものである）。精神疾患の過程が現れるのはこうして、同時かつ必然的に（tout à la fois et nécessairement）、心的身体の構造解体の結果として（陰性面）、そしてその志向性による諸症状の心因性形成の原因として（陽性面）である。このことによって器質・力動論概念は機械論的・心因論的二元論のもつ矛盾を乗り越える」（『幻覚群概論』、「用語解説」p.1444）[6]。

なお**陽性症状には二つの意義がある**。つまり**陽性面＝解放現象（libération）・再組織化（réorganisation）**と定式化できる。解放現象と再組織化とは分かちがたく結びついている。とはいえ、下位機能の単なる解放と陰性形式下での人格的志向性による再組織化、再適応の努力とでは様相が異なる、と私（影山）は思う。陽性症状を私が二つに分けている理由である。病的形式下での人格による適応、ここに前進的運動、実存的生の営みを積極的に認めることは、病者の生き方の積極性を認めることである。**エーは器質的陰性構造とともに、病者の実存的生の営みの創造性をも積極的に認めていると私**には思える。

2　器質・力動論における《forme》の二義性

陰性的条件としての「形式」と疾患形態としての「形態」

器質・力動論におけるformeは主に重要な二つの概念を表していると私は考えている。

一つは陰性構造としての「形式」（forme）で、この条件下なしに精神疾患は現れない。そして陽性症状としての症候群、あるいは陰性と陽性構造の双方を含めた、臨床種としての、つまりはカールバウム、ヘッカー由来の「疾患形態」（Krankheitsform）[14]としての「形態」（forme）である。

3　器質・力動論における「過程」の両義性

エーは過程に関して、①器質的過程（processus organique）（p.749）[4]、②「組織解体の過程」（processus de désorganisation）（p.753）[4]と表記している。

前述したように、エーにあっては、過程とは脳と心的諸機能の組織解体である。器質的過程＝心的存在（脳・心的諸機能）の組織解体＝陰性構造である。従って、過程は陰性構造出現までの過程とその結果現れる陰性構造の二つを意味している。さらにはこの陰性構造は脳の機能欠損、退行と心的諸機能の陰性構造の二階層の退行を同時に示している。器質・力動論の「過程」にはこのように二重の両義性が秘められている。一方、前述したように、心的諸機能、心的存在の陰性構造とは精神疾患における「基本的陰性構造」＝「現実系システムの全体的混乱」＝「現実性の病理」であり、私のエーの読み取りでは、「基本的陰性構造」とは「陰性のデリール」であり、『幻覚群概論』[6]における「デリール性幻覚群」のデリールとは後述するような多義的なデリールの中でこの「陰性のデリール」を指している、というのが私の一つの結論である。

前述したように、「心的存在」は有機体の組織化の上部諸構造で、心身は「心的身体」としての連続的スペクトラムの両極である。従って、破壊的器質的脳過程と心的組織の解体過程とは（そして陽性症状出現も）「同時的かつ必然的」（『幻覚群概論』[6]、用語「陰性と陽性」p.1444）である。エーが「組織解体の過程」（processus de désorganisation）と言う場合、前述したように脳と心的組織解体の二つの側面を表していることが底意には常に存在していることに留意するべきである。エーの一次性は、ブロイラーの一次症状と脳の器質的過程とが含まれ、しかも後者には、脳の統合解体が含まれている。

ちなみに、「陰性・一次性・過程的構造」という表現に留意する必要がある、「一次性」とは「陰性構造」を指していることを覚えておいて頂きたい。これはデリールをどう捉えるか、で重要な事項であるからである。参考までに『幻覚群概論』の「過程」の用語解説では次のように説明がなされ、器質的過程と精神的過程がこれには含まれ、過程は病因・病態発生過程全体を示す概念となっている。

「精神疾患の素因、条件と進展の基盤となっている病因・病態発生全体について言われている用語。ヤスパースによる「精神的過程」の観念自身もまた複雑な組織解体の「異形成」（フロイト）的特徴を指しており、精神疾患の症状はいわばその「表現型」として出現する」（p.1446）[6]。

ちなみにこの後に触れる中期器質・力動論の器質因への言及とは異なり、後期器質・力動論にあっては前述したように表立っての器質因のテーゼがなく、器質因よりもこの〈組織解体〉、さらには「精神的過程」がより前面に出ているように思われる論述となっている。

なおパレム（一九九七）[16]によれば、エーの損傷性（lésionnel）と機能性（fonctionnel）（＝un trouble dynamique）とは同じく器質的過程（un processus organique）に属している（一九七七年のエーの最後の定式化）。

第四項　第四のテーゼ（精神諸疾患は器質的過程に依存している）

1　神経系と心的存在の区別、「臨床的方法」の重視

神経系と心的存在とは異なっていて、混同されてはならない〈前述し、定式化したように、両者を統合した概念が「心的有機体」であり、これに実存的垂直方向が付加されたのが、「心的身体」である、というのがエーからの私の読み取りである〉。

「精神障害は脳病理に全面的に依存していることは明白としても、これら精神障害の『決定因子』（déterminant）ないし条件だけに精神障害を単純に同一としてしまうことはできない。神経系の組織化は心的存在の組織化ではなく、この必要条件に過ぎず、心的存在の活動に対しかなりのゆとり、あるいはこう言ってもよいが、かなりの自由度を与えており、相対的独立性をもたらしている」（p.756）[4]、「精神疾患の本質、つまりその定義はその生物学的な条件のなかにあるのではない」（p.738）[4]、「病理的な意識と実存〈統合失調症などの病種〉の諸形態はこれを基礎付け、条件付けている病因・病態発生的諸因子をいわば脇に除いて〈あるいはこれらを括弧にくくって〉はじめてありのままに把握可能となる。いいかえれば精神疾患とそのさまざまな種類を規定す

るために赴くべきところ、そしてそれで十分なのが、精神諸疾患の本質の現象学的分析まで拡大、深化された**臨床的**方法（une methode clinique）なのである」（pp.738-739）[4]。

この「臨床的」方法とはピネル、エスキロール、ファルレ以来の、より直接的にはカールバウムの臨床的観察法[14]を十分意識したものと考えてもよいだろう。

2　「器質・臨床的隔たり」の二義性

エーの定義する「器質・臨床的隔たり」（l'écart organo-clinique）とは以下の通りである。

「精神諸疾患と身体的決定因子との間には、組織の下位諸水準の活動、つまり想像的なものと本能という無意識的審級の活動に代表される心因的活動〈＝陽性反応〉が介在する。病因的器質的過程と臨床像との乖離を私は**器質・臨床的隔たり**と名づけることを提案した」（1963, p.754）[4]。

「長い間われわれが使用している用語で、器質論的機械論とわれわれの立場とを分離するものを明確にするためのものである。器質的陰性条件（過程的組織解体）と臨床像の陽性的産出（妄想、幻覚、異常行動）――この産出とは意識存在によって正常では抑制されている無意識的審級の力動を指すものである――との間に出現する隔たりと分節的連関を示している」（『幻覚群概論』、「用語解説」（p.1445）[6]。

つまり器質・力動論において、「器質・臨床的隔たり」とは、

①**器質的過程と陽性症状の出現の間**には人格などの介在によって個人によって変動し、一様ではなく、陰性的形式の下での陽性症状の様相の多様性を指している。

身体的過程（空間的；器質因―〉脳の組織解体）－（器質・臨床的隔たりⅡ〈時間的〉）→心的存在の組織解体（＝陰性構造＝デリールの陰性面）－（器質・臨床の隔たり〈時間的〉）→再組織化・陽性反応（陽性症状）（幻覚、妄想観念〈＝デリールの陽性面〉）

図　器質・力動論の病因・病態発生モデル

しかし、私は明示されてはいないが、エーの「器質・臨床的隔たり」は、②**器質的過程と心的存在の陰性構造（陰性的デリール）との間の隔たり**についても該当するものであると思う。これは器質的過程と反応性、心因性、志向性が関与する陽性症状ほどの隔たりではないものの、有機体（身体）の器質過程と**心的存在の陰性構造**の間にある隔たりである。というのもエーは次のようなことをさりげなく述べているからである。

「心的存在の構造解体は脳の組織解体の陰性的形式に依りながらも、心的活動の固有の力動、作業にもまた必然的に依存している」（p.756）[4]。

ここでいう心的存在の構造解体とは心的存在の、そして精神疾患の陰性構造そのものである。なぜなら、「この基本的陰性構造（structure negative fondamentale）を『組織解体』、『構造解体』……と人が呼ぶことができる」（p.750）[4]とエーは述べているからである。脳の組織解体とは一応は別個のもので、これを基盤にしてこの上に重なるものである。前述したように、いわば生理学上、神経系、脳組織と心的存在とは依存関係にあるが、別個のものであるとすれば、病理上でも、つまり脳の解体と心的存在の解体、陰性構造とは完全に同一でないことは論理上必然の帰結である。そしてこの乖離こそが解体過程における「器質・（精神）力動的隔たり」である。これをここでは「器質・臨床的隔たりⅡ」と名づけ、前出の器質・力動論本来のエーの主張するものを「器質・臨床的隔たりⅠ」とここでは名付けたい。

後述する論点をも先取りすれば、器質・力動論の病態発生過程を模式化すれば、私の考えでは基本的には図のようになる。しかしこれらの「過程」は実際には相互に「同時的かつ必然的」(『幻覚群概論』用語解説、p.1444)[6]に連動しているもので、時間的関係よりも理論上区別され、記載されるだけの理念的にのみ存在しうる病因・病態発生モデルと言った方がよいだろう。なおエーは器質因と器質的過程という脳内過程に空間的な隔たりをも考慮しており、前述したように「器質・臨床的隔たりの時間的、空間的隔たり」を提唱していた。しかし、後期器質・力動論においてのエーは器質因を重視しなくなり、従来のような「病因病態発生モデル」ではなく、「病態発生モデル」として自己の理論モデルを捉え、脳的、心的組織解体と心的陽性反応という本来の陰性、陽性の弁証法がより重視されてきている。

以上のようにデリールを基本陰性的構造と陽性面の陰陽二面で、二重に捉えないと、以下のようなエーの言及に含まれる論理構造を見失ってしまうことになろう。

「大方の臨床像においてはデリールと幻覚群とは分けがたく錯綜しており、デリールを幻覚から「演繹する」などということは不可能であり、幻覚とはデリールの続発的側面(結果)にすぎないことが示されている」(『幻覚群概論』p.1256)[6]。

「われわれにとって当然のことながら、デリール(妄狂)に基づかない精神病性(デリール性)幻覚群はありえないし、デリール(妄狂)のほうも、臨床形態や経過にかかわらず、組織解体の過程、つまりはもっとも広義の意味での(「機械論的」意味内容だけでなくて)「器質的」過程によって惹起されないものはない」(『幻覚群概論』p.1256)[6]。

(1) Esquirol, E. : Délire. Dictionnaire des sciences médicales. T.VIII, p.1.1814.

(2) Ey, H. et Rouart, J. : Essai d'application des principes de Jackson à conception dynamique de la neuro-psychiatrie (L'Encéphale, 1936, 31^{e}année, t.1, n°5, pp.313-356 ; t.2, n°1, pp.30-60, n°2, pp.96-123n (Monographie, Doin, Paris, 1938 (Des idee に復刻収録, Privat, 1975 ; Harmattan, 2000.)

(3) Ey, H. : Une conception organo-dynamiste de la psychiatrie. Annales médico-psychologiques t. I, janv.-mars ; 259-278, 1943. (Ey, H. : Grundlagen einer organo-dynamischen Auffassung der Psychiatrie, Fortschritte der Neurologie・Psychiatrie und ihrer Grenzgebiete 20 (5) ; 195-209, 1952.)

(4) Ey, H. : Esquisse d'une conception organo-dynamique de la structure, de la nosographie et l'étiopathogénie des maladies

mentales. in Psychiatrie der Gegenwart（Bd.I）, p.720-762, Springer, Berlin, 1963.（石田卓訳編『精神疾患の器質力動論――ネオ・ジャクソニズムとその批判――』金剛出版、一九七六）
（5）Ey, H. : La conscience. Desclée de Brouwer, Paris, 1963, 1968.（2e éd.）（大橋博司訳『意識（Ⅰ・Ⅱ）』みすず書房、一九六九／一九七一）（translated byJohn H Flodstrom : Consciousness A Phenomenological Study of Being Conscious and Becoming Conscious（with Preface to the English H Ey）. Indiana University Press, Bloomington, 1978）; La conscience Une étude phénoménologique sur l' Être et le Devenir conscient（avec avant-propos par Michel de Boucaud, CREHY, Perpignan, 2014.）
（6）Ey, H. : Traité des hallucinations. 1973.（宮本忠雄・小見山実監訳、影山任佐、古川冬彦等訳『幻覚Ⅰ―Ⅳ』金剛出版、一九九五―二〇〇一）; CREH Ey, Perpignan（avec péface par CJ Blanc）, 2012.
（7）Ey, H. : Des idées de Jackson à un modèle organo-dynamique en psychiatrie, Privat, Toulouse, 1975.（大橋博司、三好暁光、浜中淑彦、大東祥孝『ジャクソンと精神医学』みすず書房、一九七九）; L' Harmattan, Paris（avec préface par CJ Blanc, 2000.）
（8）Ey, H. : Organodynamisme（inN. Sillamy, Dictionnaire de psychologie, Bardas, pp.483-485, 1980 et 1983.
（9）Griesinger, W. : Die Pathologie und Therapie der psychischen krankheiten für Aerzte : und Studierende（Dritte Verlage, Verlag von Friedlich Werden, 1971.）
第二版の英訳版（(1867) Mental Pathology and Therapeutics translated by Robertson, C.L. and Rutherford（William woood, New York, 1882）（1989復刻版Gryphon edition）（第三版は同じ内容）.
（10）Jaspers, K. : Allgemeine Psychopathologie.Springer, Berlin, 1948.（内村祐之、西丸四方、島崎敏樹、岡田敬蔵訳『精神病理学総論上・中・下巻』岩波書店、一九五三―一九五六）
（11）影山任佐「フランス司法精神医学の源流――モノマニー学説――」犯罪誌、四七巻、四五―六五、一九八一.
（12）Kageyama, J. : Sur l'histoire de la monomania. L'évolution psychiatrique 49 ; 155-162, 1984.
（13）影山任佐『フランス慢性妄想病論の成立と展開』中央洋書出版部、一九八七.
（14）影山任佐「クレペリン疾病論の構造分析――「疾患形態」説の現代的意義――」坂口正道・岡崎祐士・池田和彦ほか編『精神医学の方位』二三―三〇、中山書店、二〇〇七.
（15）Lantéri-Laura, G. : Essai sur les paradigmes de la psychiatrie moderne. Editons du Temps, Paris, 1998.
（16）Palem, R.M. : La modernité d'Henri Ey, L'organo-dynamisme. Desclée de Brouwer, Paris, 1997; L'Harmattan, Paris, 2012.
（17）Schneider, K. : klinische Psychopathologie. Thieme.

第四節　器質・力動論の疾病論的、歴史的位置づけ
——弁証法、多元論、反疾病単位論、疾患形態論、階層構造論——

はじめに

私が母校の大学研究所の助手になりたての時代のことである。月曜日は当時の中田修教授（現在名誉教授）や福島章助教授（後に上智大学教授）を筆頭に、助手や研究員が参加して、また時折旧研究室員、とりわけ小田晋獨協医大助教授（後に筑波大学教授）なども参加され、毎週の昼食会に引き続き、隔週で抄読会が開催されていた。英独仏の専門文献の紹介や各人の研究テーマについての発表と議論が行われていた。私が担当の時に、当時読み進めていたエーの一九六三年の論文「試論」(2)の紹介を行った。手元の手稿によると、それは昭和五〇年一〇月六日で、まだ翻訳本（石田卓訳『精神疾患の器質力動論』金剛出版、一九七六）が出ていなかった時である。手元のパソコンの日付で、この日の曜日を調べると、確かに月曜日で、私が二七歳の秋であった。「丸善」本店でその三年前に大学卒業記念に購入したモンブランのあの太い万年筆で書かれた、汚い字の手稿ではあるが、精神病理学を本格的に学び始めた時代からの時の流れを感じさせる黄色に変色した紙と青い字色に懐かしさを覚える。以下その時の思い出話を交えての論述である。

第一項　弁証法、自然弁証法

翻訳紹介を終え、議論に入る時に、冒頭に、「器質・力動論の本質は自然弁証法である」と私が口火を切ると、たまたま参加されていた小田先生から、「全共闘世代はすぐそんなことをいう」などと揶揄された。今は故人となられた小田先生との楽しくも懐かしい思い出の一つである。自然弁証法（Naturdialektik）とは、広くは人間的自然や社会、思想をも含むが狭義では自然現象に対する弁証法的見方の意味で用いられ、一般にはエンゲルス(1)の未完の草稿によって、体系化されたものと見なされている（わが国では武谷三男の科学理論としての弁証法研究〈『弁証法の諸問題』（一九四五—五〇）〉が有名

である)。その骨子は自然や、生命など「自然界が物質の弁証法的、段階的な発展を通して歴史的に形成されてきたものであり、そこでは各種の、質的に異なった運動形態における物質が、相互に連関し合いながら、全体として一つの統一的世界を形作っている。機械論的自然観を否定した。」(平凡社『哲学事典』一九七一)とある。

小田先生の揶揄はともかく、「器質・力動論の本質は自然弁証法」との当時抱いた考えは、今も変わらない私のこの理論モデルに対する評価の一つである。しかし無機物、有機物、生命体、人間の身体と精神という発展、対立するものの弁証法的運動と統一という点で、器質・力動論(この場合は前述した自説に従って「有機力動論」と称した方がよいが)の基本的考想なりテーゼと一致する点がある。しかし、マルクスというよりもエンゲルス的と言った方がよいのであろうが、彼の物質一元論、物質への還元論という唯物論をエーは断固拒否しているのであるから、エーは完全なエンゲルス的自然弁証法とは言えず、基本的なところで両者は対立している、とも言える。しかし、身体的病因論者、器質因論者、有機体論者としてのエーが、本質的に自然弁証法論ではない、と言えるものなのかどうか、これはさらに一考を要する問題であろう。ともあれ身体と精神を有機体の組織化の階層化、発展、自然と歴史性との弁証法として理論モデルを捉えるエーの発想は、まさしく自然弁証法そのものである、と私は思う。エーは、同僚らにこのことを指摘され、類似性を認め、早く知っていれば、自然弁証法的という表現を用いてもよかったようなことをどこかで述べていたように、記憶している。また『ジャクソン』(一九七五)[4]ではエンゲルスに言及していることは前述したとおりである。ともあれ、エーの有機体の運動と組織化、身体と精神の運動過程における組成と統一を前述したように、「弁証法的」と言えるだけではなく、エー(一九六三)は、心的存在を意識(野)と人格に分けて、「構造分析」(analyse sturucturale)を行い、心的存在の共時性と通時性の「弁証法的図式」(le schéma dialectique)に言及している(p.731)[2]。このように、心的存在の運動組成において、つまりその理論モデルの、いわば生理学的テーゼにおいて(自然)弁証法的と言えるだけでなく、その病理学的と言えるテーゼにおいても、つまりは病因・病態発生論、症状群構成論においてもエーは弁証法的である。この端的例が、陰性と陽性の力動、弁証法的運動、展開である(本論巻末資料4、『事典』[4]の論考の第四テーゼ「器質力動的過程における陰性と陽性の弁証法」)。さらには、器質・力動論の中でも本質的な弁証法的展開は、心的存在の組織化と組織解体、層的組織化と解体、進化と退行という運動であろう。このように二つの対立するものの運動、力動とその統一としての精神及び精神疾患の発生と構造を捉え、その基盤に身体的組織化を据えているというエーの理論モデル、考想全体はまさしく自然弁証法的性格、少なくとも弁証法的性格を色濃く示していると言える。エーはおそらくは哲学の学生時代に弁証法的思考法、分析法を自家薬籠のものとしたに違いない、と私は睨んでいる。彼は骨の髄まで弁証法的精神に満ちている。ファルレの古器質・力動論とエンゲルスの自然弁証法（あるいはヘーゲルの弁証法かもしれない）が若きエーの精神の血肉になっていたのではないか、と私はエーを理解している。

第二項　多元論、多次元的研究

またエーの理論モデルには生物・心理・社会、とりわけ生物・心理の多元性、多次元性が認められることは説明するまでもない。事実、エー自身も、これらの用語を使用しながら、次のように述べている。「一元論とか二元論とか呼ばれている、相互に対立し、相殺しあっている伝統的な形而上学的問題を再検討することが絶対に必要である。重要なのは、これらを、心身関係の多元的で階層的な考想（une conception pluraliste et hirearchisée）に代えることである」（1963, p.723）[2]。「精神病理学的現象の根底にまで到達するには……骨の折れる多次元的研究（une ètude laborieuse et multidimensionnelle）を余儀なくされる」（『幻覚群概論』「序言」、p.VIII）[3]。そしてエーにあっては、多元論、多次元論とは多要因のたんなる並置、並列ではなく、心身の階層構造であり、その基底には身体（corps）、その頂点に心的身体（corps psychique）があるという階層構造的組織化で（『ジャクソン』p.217）[4]、心的身体の進展と解体という動的弁証法的運動に他ならない。

第三項　反・疾病単位論、単一精神病論、疾患形態論、階層構造論

さらに器質・力動論の疾病論的特徴を言えば、それはエー自身も明言しているように、「反疾病単位論」であり、疾病単位（Krankheitseinheit）否定論者であり、その限りで、単一精神病的である。しかし、ピネル、グリージンガー時代の単一精神病とは異なり、これは心的存在、意識存在、心的身体の解体水準に見合うforme（型、形態）であるという表現

の仕方をしている（前述した第三のテーゼ：一九六三）[2]。同じ病因でも、解体水準、急性、慢性によってはこの形態が変化、移行し、さらには違った病因でも解体水準が同じであれば、同一形態を臨床像として呈するのであるから、疾患特異的症状というものは基本的にはないわけで、病因、症状、経過を一組とする疾病単位説とはエーは対極的である。事実エー（一九六三）[2]は以下のような疾病単位批判と疾病論を展開している。

「こうして、解剖・臨床的単位（entités anatomo-cliniques）という大きな錯誤の根源そのものにまでわれわれが遡るならば、ある一つの疾患の疾患特異的相貌を特異的な一つの病因的過程に結びつけるという考えが支持しがたいことは容易に認められる」（p.742）[2]、「この『クレペリン的』疾病論（nosographie《kraepelienne》）がクレペリン自身の内面において、またその後継者たちの内面においても維持されがたくなったことは今や十分に確定できる」（同）、「なぜなら精神病や神経症の『移行型』を無視したり、同一疾患がその進行においてこれらの『疾患諸単位』のいくつかを飛び移っていく様を見ないふりをすることは実際、不可能なことである」（同）、「疾病論的『神話』（le《mythe》nosographique）に魅せられた精神科医」（同）、「われわれの臨床経験の現状においては、精神科医たちの観念以外にはこれらの『疾患諸単位』を認めることができない」（同）、「精神諸疾患は、特異的な病因病態発生論的諸単位に対応しないからといって、それらが存在しないということは実際不可能なことである。第二テーゼを検討することによって私は確定できたと考えてもよいことは、精神諸疾患は実在するのであって、臨床的事実によって必然的に導かれる考えは、これらの現象学的現実において**臨床種**（espèces cliniques）を構成するほどに十分に定型的〈病型的〉な病理的意識なり病理的実存の諸形態（formes）を把握するということであり、そしてカールバウムが述べたように、この「臨床種」とはなによりも臨床に基づく精神の病理学の対象となる通常型《Habitualformen》であると、私は考えている」（p.743）[2]、「このように考えると、全ての精神諸疾患は『症候群』のように見えるかもしれない」（同）、しかし、「結局のところ症候群の概念に含まれる思想が『精神諸疾患』に適用可能となるのは、われわれの第二のテーゼで定式化し、展開して確立したように、この精神疾患の構造自体についての明確な考えを抱く場合だけである」（同）。「精神疾患はある一つの『心的存在の組織』を表しているという意味で『症候群的』側面を実際にもっている。しかしこの症候群的側面の独自性とは……心的組織（意識と人格）に固有の構造的力動と発展とを含む心的組織の下部水準をまさしく示していることなのである。精神疾患とは一つの症候群であるが、しかしそれはある一つの「体験の形態」（Erlebnis）、一つの事象（Geschehen）、または現存在（Dasein）の一つの病理的様態である限りにおいて、症候群となる」(p.744)[2]、「組織と発展の構造的水準という考えが力動的観点にわれわれを導き、この観点こそが病的諸種の多様性において存在する一定の秩序と統一性とを保証してくれているのである。このことはツェラーやノイマン以降は葬り去られたと思われていた旧い概念〈単一精神病論〉を再認識させてくれるものである〈中略〉。しかし、さまざまな臨床精神医学がこの単一精神病（Einheitspsychose）を目指すというのは真実ではない。しかしこの概念、この指導理念（Leitidee）（ヤンツァーリック）はここにおいてわれわれが建立する理論モデルにとっては極めて現実的で重要な価値を有している。この**理論**モデルが結局言わんとしていることは、心的存在の組織解体にはある一定の統一性があり、そのさまざまな病理的種類はこの組織解体の観念に従ってこそはじめて整理されるのである。精神病理学総論というものが病種の多様性を通して、これらの近親性や移行型そして解体（Abbau）運動を統一している法則を把握することを目指している以上は、精神病理学総論にふさわしいのがこの組織解体の観念なのである」(p.745)[2]。

ところで、私が分析、指摘したように[7]、グリージンガー[6]では、疾患分類は経過を含まない「形態」（Form）、症状群の分類で、彼は「形態」を疾患過程から区別された「疾患形態」（Krankheitsformen）とも言っている。グリージンガーの「疾患形態」は「経過」を含まない純粋の症候群である点で、カールバウム、ヘッカーらの「疾患形態」とは異なっている。エーの場合の疾患形態的概念は、グリージンガーとカールバウムのこの違いを念頭においての発言かどうか、ここでは明確ではないように思われる。しかし、後述する精神諸疾患の分類においてエーは「身体的諸過程（p. somatiques）によって規定された、独自の構造をもつ精神生活の障害の進行という定型的形態（f.typique）」(1963, p.746)[2]とも言っており、エーは「疾患形態」には進行経過も含めている、カールバウム型の疾患形態論に立っていると言えるのではないだろうか。

現代精神医学においてクレペリンはカールバウム、ヘッカー的「疾患形態」（Krankheitsform）に立脚し、「疾病単位」（Krankheitseinheit）〈同一病因、病象、経過〉を理念として（ヤスパース）目指した。一方エーは同じ「疾患形態」論に立ちながら、目指す方向は逆で、疾病単位解体論者で、反疾病単位論者であった。

第四項　器質・力動論における精神諸疾患の分類（1963, p.746）[2]

精神諸疾患の分類は「疾病単位」の分類ではなく、「病種」（espèces morbides）の分類、「臨床諸型」（types cliniques）の分類である。精神諸疾患の臨床的分類は、病因的諸過程（p. pathogènes）の分類である身体的諸過程の分類とは異なる。精神諸疾患の分類は二つの領域、『意識野〈意識〉の病理』と「人格の病理」であり、前者は急性精神病に、後者は慢性精神諸疾患（神経症と精神病）に相当し、各病種は、意識（野）と人格の解体水準に相当している。さらに慢性精神疾患にも意識障害が生じたり、これを持続化させたりする。

以上から精神諸疾患の分類は意識と人格の解体水準にしたがって、以下のように図式化される。

意識の病理（急性精神病）	人格の病理（慢性精神病と神経症）
躁うつ発作	心的不均衡、神経症
急性デリール性・幻覚性精神病	慢性妄想病群と統合失調症
錯乱・夢幻性精神病	痴呆（認知症）

第五項　器質・力動論の疾病論史的位置づけと精神医学のパラダイム・シフト

ところで、ランテリ－ローラ[8]は、近代欧州精神医学のパラダイムが、一九世紀初頭以降ピネルらの単一精神病的なaliénation mentale（精神病〈＝疎外〉）（一八〇〇―一八五三）、そして、一九世紀半ばのファルレら以降のmaladies mentales（精神諸疾患）（一八五四―一九二六）、そして二〇世紀に入ってからのエーらのles grandes sructures psychopathologique（精神病理学的大構造）（一九二七―一九七七）へと重なり合いながら、パラダイムシフトが起きていると指摘している。エーの器質・力動論こそミンコフスキの統合失調論と並び、この「構造論パラダイム」への本格的幕開けを告げるものであったし、この構造論パラダイムは一九七七年のエーの死をもって終焉したと彼は結論している。なお「疾患形態論」についてはたとえば、私の論著(7)が、構造論についてのより詳細な内容に関してはランテリ-ローラ（1998, pp.147-202）(8)が参考になるであろう。

（1）Engels, F.: Dialektik der Natur, 1873-1882.（MEGA, Erste Abteilung, Band26, Dieetz Verlag, Berlin, 1985.）（秋間稔、渋谷一夫訳『自然の弁証法』新日本出版社、一九九九）
（2）Ey, H.: Esquisse d'une conception organo-dynamique de la structure, de la nosographie et l'étiopathogénie des maladies mentales. in Psychiatrie der Gegenwart（Bd.1）, pp.720-762, Springer, Berlin, 1963.（石田卓訳編『精神疾患の器質力動論――ネオ・ジャクソニズムとその批判――』金剛出版、一九七六）
（3）Ey, H.: Traité des hallucinations. 1973.（宮本忠雄・小見山実監訳：影山任佐、古川冬彦等訳『幻覚Ⅰ―Ⅳ』金剛出版、一九九五―二〇〇一）: CREH Ey, Perpignan（avec péface par CJ Blanc）, 2012.
（4）Ey, H.: Des idées de Jackson à un modèle organo-dynamique en psychiatrie, Privat, Toulouse, 1975.（大橋博司、三好暁光、浜中淑彦、大東祥孝『ジャクソンと精神医学』みすず書房、一九七九）; L'Harmattan, Paris（avec préface par CJ Blanc, 2000）
（5）Ey, H.: Organodynamisme（1974）（inN. Sillamy, Dictionnaire de psychologie, Bardas, pp.483-485, 1980 et 1983.
（6）Griesinger, W.: Die Pathologie und Therapie der psychischen Krankheiten für Aerzte und Studierende（Dritte Verlage, Verlag von Friedlich Werden, 1971.）
第二版の英訳版（1867）Mental Pathology and Therapeutics translated by Robertson CL and Rutherford（William woood, New York, 1882）（1989復刻版 Gryphon edition）（第三版と同じ内容）
（7）影山任佐「クレペリン疾病論の構造分析――「疾患形態」説の現代的意義――」坂口正道、岡崎祐士、池田和彦ほか編『精神医学の方位』二三一―三〇、中山書店、二〇〇七（影山任佐『犯罪学と精神医学史研究』一九九―二一〇、金剛出版、二〇一五）
（8）Lantéri-Laura, G.: Essai sur les paradigmes de la psychiatrie moderne. Editons du Temps, Paris, 1998.

第六項　器質・力動論への理論的影響——ブロイラー、フロイト、ジャネ、ジャクソン——

器質・力動論の基本的なところでは、先行理論、母体となる理論からの系譜、分節、繋がりがある程度明確である。それはエーがこの理論モデルの、いわば系統発生と個体発生をいくつかの論著で、多少なりとも明確に論じているからである。それはこれが、既存の精神医学理論の「共通根、共通分母」(radical, dénominateur commun)(1963, p.721)[5]を求め、臨床によって裏付けられた経験的実証性や論理的整合性と有効性とを求める理論モデルであるからであるとも言える。前述したように、私自身は器質・力動論の祖型は、ファルレの「古器質・力動論」ともいうべきものであると考えている。これまで分析、紹介してきたように、ブロイラーの精神分裂病論、モロー・ド・ツールの急性精神病、夢と狂気との関係も無視できない。さらには、新ジャクソン主義、ネオ・ジャクソニスムとしてのエーの器質・力動論にはジャクソンとともにフロイトとジャネの理論がその骨格を形成していると考えられる。この三者の器質・力動論への影響について、エー自身は次のような明快な論旨を展開している(一九六三)[5]。

「ジャネの研究は一九世紀末のフランス学派の催眠についての経験と、心理学における発生論的考想と原始的行動に関する社会心理学的知見に関するアングロサクソン系の行動主義ないし実用主義的理論(とくにウィリアム・ジェームスの)との交差点(心的機能の進化と解体の観念)に位置づけられる。それは無意識的自動症や『心的力や心的衰弱』について当時バラバラであった考えを、意識と人格の、現実機能の階層や心的緊張の段階の広大な理論の中に統合するものであった」(p.726)[5]、「一方、フロイトは無意識の**諸力**を、その力動論、それが抑圧されたり、派生するための諸条件を発見した。しかし彼の発見が神経症や妄想病や統合失調症の精神医学理論となるためには、これら無意識の諸力がこれら疾患の症状として**出現する**ことを可能とする**心的衰弱**(la faibless psychologique)の理論を導入する以外に道はない」(p.726)[5]、「こうして、ピエール・ジャネの業績が、さらにはジャネとフロイトの**両者の業績の相補性**(la complémentarité)が精神医学的考想の基盤となるのである。この考想とは、神経学におけるジャクソンの考想を延長したもので、心的存在の構造的進展、無意識と自動症の、意識の種々の水準における心的存在の階層的組織化と精神疾患におけるこれら水準への退行という基本的考えを主張するものである」(p.726-728)[5]。

ここでの結論を言おう。フロイトは心的存在の解体的陰性構造よりも、陽性面に視点を置き、一方ジャネは陽性面よりも、陰性構造を重視している。エーの眼から見れば、両者は相補的関係にあって、この陰性、陽性の相補的、弁証法的関係を正しく見極めた、ジャクソンの神経学の原理を精神医学に応用する視点、フロイトとジャネの理論を媒介、弁証法的に統合するジャクソンの理論を精神医学に導入することが若きエーにとって進むべき道、つまりは器質・力動論への道であった。

付言すれば、エーも時に挙げているヤスパースの影響も無視できない。エーはヤスパースの考えについて、「過程」説に重点を置いて、器質・力動論に取り入れていることにはたびたび言及し、器質・力動論モデルの器質因を支える重要な概念となっている。さらにはヤスパースの因果関連と了解関連との区別も器質・力動論への影響を見逃せない。さらにはビルンバウムのPathogenese（病態発生）とPathoplastik（病像形成）の概念も器質・力動論の形成の指導概念の一つとなった可能性を私は指摘してきた。さらには自然弁証法的方法論が根底にあることも指摘してきた。

器質・力動論誕生時や前期だけでなく、中期、後期の器質・力動論への影響は構造主義、実存主義、現象学、言語論、システム理論、生物学理論、脳科学、認知科学、科学論など、エー生存時代の科学、哲学理論が幅広くエーとその理論モデルに影響を与えている。パレム[8]はジャクソン以外に、フォン・ベータランフィ（システム理論）、フランソワ・ヤコブ（Logique de vivant）、エドガー・モリン（La nature humaine）の影響を指摘している。この点については次の節においても触れるが、その理論的、思想的影響の分析は成書[1-4、6-8]に譲りたい。

（1）Blanc, C.J. : Le sujet, l'être et le devenir conscient A propos de la seconde édition de la "La conscience" de Henri Ey. Évol. Psychiat. 33 (3) : 641-658, 1968.
（2）Blanc, C. J. : L'épistémologie de Karl Popper et les théories psychiatriques (langages, troisième monde et psychosociogenèse). Évol. Psychiat. 49 (4) : 1071-1092, 1984.
（3）Blanc, C. J., Birenbaum, J. : Henri Ey, Théoricien de la conscience Actualité d'une oeuvre historique. Psy.-Fr. 1 (janvier) : 33-46, 1996.

(4) Blanc, C. J., Birenbaum, J. : L'épistémologie de la psychiatrie selon la philosophie organodynamique. AMP.157 ; 110-114, 1999.
(5) Ey, H. : Esquisse d'une conception organo-dynamique de la structure, de la nosographie et l'étiopathogénie des maladies mentales. in Psychiatrie der Gegenwart (Bd.1), pp.720-762, Springer, Berlin, 1963.（石田卓訳編『精神疾患の器質力動論——ネオ・ジャクソニズムとその批判——』金剛出版、一九七六）
(6) Palem, R. M. : Organodynamisme et neurocognitivisme. L'Harmattan, Paris, 2006.
(7) Palem, R. M. : L'organo-dynamisme en Psychiatrie. La modernité d'Henri Ey (La modernité d'Henri Ey, 1997の増補改訂版). L'Harmattan, Paris, 2012.
(8) Palem, R. M. : Henri Ey, et la philosophie. Les racine et référents philosophiques et anthlopologiques d'Henri Ey. L'Harmattan, Paris, 2013.

第三章　器質・力動論への批判

はじめに

器質・力動論への批判はその誕生当時から存在し、今日まで続いている。器質・力動論が器質因論的機械論と心因論的力動論の批判的乗り越え、弁証法的止揚をめざしたもの、「第三の道」を辿ろうとするものである以上、批判の対象とされた両陣営からの反論、批判が起こることは必至である。検察と弁護人側双方から中立的精神鑑定人が責められやすい裁判の場のような状況を彷彿させる。これらは器質・力動論と対立する陣営からの外在的批判と言える。

また器質・力動論を認めつつも、新ジャクソン主義も含めて、これはエーの独占的産物ではなく、類似の思想、考想はエーの先行者、同時代人にも認めるというエーの独創性、独自性、独占性、優先性に対する疑問、科学史的批判もありうるし、実際あったし、この点は私も本論において指摘してきた。

さらには器質・力動論に理解を示す立場からの擁護論からもその創造的発展を意識した批判も当然のことながら起こりうる。内在的批判である。これはエーの晩年からエー没後の「エー・ルネッサンス」（影山）と称すべき時代、「DSMパラダイム」の反DSMというよりもこれを乗り越えるための理論的一つの根拠とする動きである。私自身もこの立場を採っている。エーの理論モデルを創造的に発展させ、現代的課題に答え、将来への展望を切り開くものとするためにもわれわれは器質・力動論批判の問題を避けて通ることはできない。ここでは主要な批判とエーとの論争等について、その概要をできるだけ簡明に触れておきたい。

第一節　古典的、伝統的批判

器質因的機械論からの批判、精神力動論からの批判、内在的批判を総括し、これらの主要な批判を項目別に概括してみる。

1　器質因的機械論者からの批判

この立場からの種々の批判がなされているが、ギロー[1]をはじめ、その主要な論点の一つは病因論としての刺激興奮説、陰性作用ではない、脳の器質因の直接的な陽性作用を認めるべきであるという主張である。これに対してエーは厳しい批判をし、機械的器質因論、線型モデル、原因と結果が直接結びつく、単純なモデルで、精神疾患の実態にそぐわないとして、排除している。

2　心因論者、精神分析学からの批判

この代表はいうまでもなくラカンであり、さらにはかつての共同研究者であったルアールである。ラカンとエーの公的な場での直接の論争は、一九四六年に「神経症と精神病の心因性」をテーマとした有名なボンヌヴァル会議で行われた。これは後に公刊[2]されている。

精神分析の陣営にとってエーはフロイト主義に対するもっとも手強い批判者で、彼らからは「熱心な敵対者」、「巨人」（titan）との賞賛さえ受けていた。[4] この点からエーは「古典的精神医学の代表的擁護者で、中でももっとも峻厳を極めている」（J. Chazaud, 1975, L'information psychiatrique）とも評価されている。[4]
エーの精神分析学、心因的力動論、精神力動論に対する批判は、既に紹介した通りであり、これも機械論同様に、心因と症状を直線的に結びつけている線型モデルで、心的存在の解体、陰性形式、無意識出現の条件を無視している点がエーの批判の要点である。ラカンをはじめとするフロイトの後継者たちは、フロイトより先に行きすぎてしまい、その方向が誤っている、つまり無意識の深みに入り込み、洞窟探検家になり下がってしまった、というのがエーの批判の主旨である。
一方、ラカンの器質・力動論批判というよりも立場の違いと言った方がよいのかもしれないが、その一つは、ラカンはエーのようには、「弁証的階層構造」というピラミッド構造、意識の法王的支配を認めていない。言うまでもなくラカンにとって、無意識の力と構造のみが存在し、絶対的権力は無意識であり、無意識こそが問題的なのである。[3] ボンヌヴァル会議[2]における両者の溝は深く、実りある対話は不可能であった。エーの対話はラカンとではなく、会議に参加していたリクールらに向けられていた。[3]
器質因にこだわるエーに対しては心因や社会因を認めない偏狭さに対する批判は当然なされてきた。
エーの長年の良き友人でもあった精神分析家のグリーンはエーへの私信（一九七二年二月一二日付：Archives H. Ey à Perpignan））の中で次のように述べている。[4]

「幻覚は身体と思考、情動と言語活動の間に存在している。貴方が言うように、幻覚は意識存在の組織解体を前提としていることを一体否定する術があるのだろうか？　しかしこの組織解体が生物的ないし器質的なものであると前提してしまうのはなぜなのか？　このような前提は夢幻様状態では真実であり、確かなことではあっても、しかしデリールにおいて常にそうだというのはどうしてなのか？　精神がこの固有の水準に於いて組織解体してしまう能力をどうしてもっていないなどというのだろうか？」

私自身も、精神固有の発展を認めるなら、論理上は、その固有の水準での解体もまた当然ありえることで、単純に言い切れない面があるにせよ、心的外傷体験などはその代表であるといってよいだろう。しかしエーの精神疾患の定義は生物学的、身体的基盤の障害を必然的に伴うもので、心因性、社会因性の精神障害は精神疾患（maladies）の範疇に入らない、maladiesから区別されるべきmal（病い、苦痛、不幸）であるというのが彼の基本姿勢であることは既に確認した。このような問題設定の仕方は定義、概念、用語をめぐる不毛の論争になりかねない。

エーと時代の流れとの齟齬という問題もある。これは人が時代の中で生まれ、歴史を生きる以上、誰も避けられないことではあるが、生きる時代を歴史的にどう捉え、未来に向けて自己をどのように投企するのか、よりよく生きるのかどうかは、この一点にかかっていると言ってよい。エーは一九三〇年代には神経精神科医たちにとって、過度に精神力動論的で、一九七〇年代には精神分析家たちにとって過度に器質・力動論的でありすぎた、と言われている[4]。

（1）Guiraud, P. : Psychiatrie generale. Le François, Paris, 1950, 19.
（2）Ey, H. : Colloque: Le problème de la psychogenèse des névroses et des psychoses（Colloque de Bonneval, 1946, avec L. BONNAFE, S. FOLLIN, J. LACAN, J. ROUART）. Desclée de Brouwer, Paris, 1950.
（3）Charles, M. : Ey/Lacan Du dialogue au débat ou L'homme en question. L'Harmattan, aris, 2004.
（4）Palem, M. : La modernité d'Henri Ey, L'organo-dynamisme. Desclée de Brouwer, Paris, 1997 ; L'Harmattan, Paris, 2012.

第二節　臨床的批判

またこれは特定の立場からの批判というのではないが、いわば、エー理論への臨床的批判というべきものがある。たとえば、急性精神病と慢性精神病の器質・力動論的区別に関しても、混合例や図式的であるとの批判がありうるし、実際になされてきた（たとえばJ. Roux, La pensée de Henri Ey, 1990）[1]。これに対し、エーは後年になるほど意識野の病理と人格の病理の分節的連関を強調し、両者の併存の理論的可能性と臨床的実在を認めるようになってきた。

私もこの問題には関心がある。とくに異常酩酊をビンダーは複雑酩酊と病的酩酊に分け、前者は人格異質性を特徴とし、後者はせん妄状態や朦朧状態という意識障害の特殊形態が重要とされている。(5) 急性精神病の一種である異常酩酊において人格と意識障害が問題とされている。しかもエーはビンダーのこの酩酊分類を高く評価しているのである。エーの後年のこの学説的変化はある程度私の疑問を解いてくれるものではある。この問題もエーの一応の解答はあるものの、完全に満足すべきものではなく、まだまだ問題が残る。私にとって異常酩酊はこの問題に関してエー理論を吟味する格好の臨床的素材であると思っている。

さらには現代の統合失調症、とくにクロウ（一九八〇）やN・アンドリーセンらの陰性・陽性統合失調症の考え方の下では（付言すれば、彼らを一部の者たちは不当にも「新器質・力動論的」（neo-organodynamique）と称しさえしている。彼らには器質・力動論の本質（ランテリ-ローラ）を構成している「組織化」の概念が欠けている）(6) 統合失調症の概念構成にジャクソンモデルを応用することはできないように思えるというＪギャラベ（Histoire de la schizophrenie. Sehghers, 1992）の批判がある。(6)

これらの批判に対するエーの最終となった回答（1975, Séminaire de Thuir sur la schizophrenie）(4) がある。これによると、統合失調症の陰性と陽性症状の区別は必要であるが、これらの弁証法的統一と乗り越えが不可欠であり、この障害の病態発生に対する首尾一貫性が必要である。統合失調症の概念化に当たって重要なことは、記述現象学的に可能な限り優れた記述と構造的精神病理学である。まず、診断は二つの水準（症候論的水準とこの基盤である意識存在の解体段階）でなされ、次いで病態発生的探究が成される。問題となるのは「存在の存在論的組織解体」（désorganisation ontlogique de l'être）なのである。結局エーにとって陰性、陽性症状は脳に局在するものでも、神経伝達物質やこれらの受容体の異常に還元されるものでもなく、大脳全体の組織化における「弁証法的分節的連関」つまりは、共時と通時の連関であり、人間学的問題である。エーにとってエーデルマン的神経的人間ではなく、ニューロンとシナプスの複合体ではなく、精神病という悲劇にある人間が問題なのである。このようなエーの人間観、精神病観はベリオス（一九九五）(3) によって「新ロマン主義」（neo-romantique）と表されてもいる。

エーの臨床的分類、疾病論についても批判がある。既に触れたように、エーの器質・力動論的臨床分類は初期からは大きく変化している。エーが己の臨床分類、疾病論に確信をもち、最終的、決定的分類を提示できたのかどうかは大いに疑わしい。臨床的にはエーの臨床分類が必要不可欠で、とくに有用性において極立ってすぐれているとは言えない。とはいえ、器質・力動論のみならず疾病論、疾病分類そのものが現在でも確固たる科学的基盤を有している訳ではない。疾病分類論は今後に残された大きな課題の一つである。

（1）Albernhe, T. H., Roux, J. : La pensée de Henri Ey. Ed. Médicales, Spécia, 1990.（Garrabé, J.〈1997〉[2]より引用）
（2）Garrabé, J. : Ey et la pensée psychiatrique contemporaine. Institut Synthélabo, Le Presis-Robinson, 1997.
（3）Berrios, G., Porter, R. : A History of Clinical Psychiatry.Athlone, London, 1995.
（4）Ey, H. : La notion de schizophrénie : Séminaire de Thuir, Février-Juin, 1975. Desclée de Brouwer, Paris, 1977.（武正健一監訳『精神分裂病の概念——チュイール・セミナーより——』金剛出版、一九九七）
（5）影山任佐『アルコール犯罪研究』金剛出版、一九九二
（6）Palem, R. M. : La modernité d'Henri Ey, L'organo-dynamisme. Desclée de Brouwer, Paris, 1997 ; L'Harmattan, Paris, 2012.

第三節　最近の内在的批判

ここでいう内在的批判とは基本的には器質・力動論陣営に属しながら、これを批判的に発展、展開しようとする立場である。これは次章の器質・力動論のエー以降の展開とも関わってくるので、これとの重複を極力避け、ここでは、**要点のみに絞って触れておきたい**。私が重要と考えるのはエーの科学的及び哲学的思想、さらには器質・力動論の批判的擁護者四人である。最初の二人は、フランス・ポッパー協会に所属する科学的認識論に造詣の深い精神科医ブランとビランボム

の科学論、認識論からの器質・力動論の内在的批判である[1-5]。他の二人はエー協会の事務局長と前会長を勤めた最も活動的な器質・力動論の批判的擁護者の一人である精神科医パレム[10-12]、そして同協会の初代で、元会長であるギャラベ[8・9]である（なお現在の同会長は事務局長であったＰ・ベルゾー博士である）。

第一項　ブランとビランボムの器質・力動論の内在的批判

一九七〇年代に晩年のエー[6]がポパーの批判的合理主義的科学認識論、方法論を十分に意識し、これを受け止め、器質・力動論をポパーの科学としての成立要件である「反証可能性」に十分答えうるものとして、反証可能的命題を定式化したことは既に触れた。エーによるこの命題の定式化は必ずしも十分なものではないし、成功したようには私には思えない。しかもその器質因や構造的階層化、臨床分類は決定的に反証されたとはいえないものの、全面的賛同を未だ得られたものではなく、異論の余地を残したものであるというのが現実であろう。精神や脳科学という複雑な現象を扱うだけに、物理学や基礎科学のように単純明快な反証、真理の確定という作業には相当な困難がつきまとうことは避けられない。

ところで、ポパー主義者と言ってもよいと思われるブランは自ら紹介しているように批判的分離主義的な「エーの弟子」との異名をとっていた哲学的志向性をもった精神科医で、単独で*そして最近ではビランボムとの共著で、精神医学的な理論、認識論、科学的方法論やエーの著書に関する重要な論文を幾つか発表している。

このブランら（一九九六）[3]によるとエーの業績は「二世代早い先駆者の業績」（un ouvrage de《précurseur》en avance de deux générations sur son temps）とその先駆性を高く評価している。彼らによるとエーの理論は、神経科学（l'homme neuronal）や精神分析学（l'homme pulsionnel）、そして社会学とは対立する準拠枠であり、エーの基本的思想は、①心身相関（la relation bios-psyché）、②心的身体の組織化（l'organisation du corps psychique）、③器質・力動論的認識論（l'épistémologie organo-dynamique）から成立すると、指摘している。

そして、器質・力動論とは、心理学、精神医学、生物学、哲学の領域にまたがる広大な理論で、「全体論的（holistique）、有機体論的（organismique）、新生気論的（néo-vitaliste）、そして目的論的（téléologique）特徴をもった観点主義的な

（perspectivist）学際的モデル」（Blanc）で、とまどいや嫉妬、論争を巻き起こすことは必然であった[11]。

このブランは一九八四年の論文で[2]、ポパーの概念やカテゴリーの精神医学への導入は予期せぬ認識論的進展を生み出す可能性を指摘し、数十年来の精神医学的知見の拡散的事態に統合をもたらすことを主張している。さらに彼はポパーとエクルズの共著（The self and its brain, 1977）：邦題『自我と脳』）は精神医学の理論史上画期的出来事であると高い評価を下し、そしてポパーの有名な世界三分類論（①世界Ⅰ〈物質とエネルギー〉＝physis＋bios〈人の脳を含む〉＋technologi〈技術的産物、工芸品〉：②世界Ⅱ〈psyché＝意識状態、主観的体験、意識的、無意識的内容、過程、産物を含み、これはエーの心的身体（corps psychique）と同じであるとブランはしている〉：③世界Ⅲ〈精神の産物＝社会文化的、文明的産物：理論、芸術〉）の相互作用を紹介し、方法論的唯名論（nominalisme méthodologique）、つまり理論とは破棄されるべき仮説であるとのポパーの主張にブランは同調している。

ブランらはポパー主義的観点から、エーの業績を判断し、その理論的評価を下し、今後の展開の可能性と必要性を指摘している、と言える。こうして、彼らは別の論文（一九九六）[3]で、次のような主張をしている。

エーは間違いなく二〇世紀精神医学の臨床、理論に大きな足跡を残した。エーは幻覚、妄想、精神医学的体験のプリズムを通して見た人間像（全体像、統一像）を与えてくれる精神医学の偉大な最後の思想家の一人であった。またエーは一元論者（moniste）だが多元的一元論（monism pluriel）（unitas multiplex）、創発主義者（emergentiste）、新目的論者（néofinaliste）であった。器質・力動論はその内的矛盾と吸収しきれない知の増大によって崩壊したと言われた。しかし、エーの理論モデルは、次のような基本的問題の対立や矛盾を解消する可能性のあるパラダイムを提供してくれている。つまり神経科学の認識論者と分析学派との対話が困難な理由は心脳関係にあるが、この矛盾の解消はエーの「心的身体のパラダイム」である。エーの晩年の著作、反精神医学への反論で、彼の思想を強調しすぎ、思いもしない誤解と背理とを招いてしまった。その結果超克されたエーの旧思想への滞留が生じた。しかし時代は変わった。知の増大、精神分析革命の氾濫、認知行動的技法の勃興、神経科学の知見が基本的認識論の問題を再活性化し、そしてこの認識論こそエーの過酷な一生の立場、推量と反駁の対象となったものである。エーの遺産、野心的だが未完である（Blanc et al. 1996）[3]。

そして、やはりこのブラン（Specificité de la psychiatre. pp.101-137, Masson, 1980）はグリーン同様にエーの理論における「外因、関係、事件の病因的潜在能力の過小評価」の問題を指摘している。この問題は最近の神経科学的、遺伝学的知見を考慮すると、心因、器質因の絶対的区別が困難となるなど、問題がより錯綜してきている。たとえば、児童虐待による被害児童の脳の発達障害という画像診断的結果が報告されているし、経験的、実証的データが蓄積され、ストレスや環境要因の遺伝学的影響、エピジェネティクス[注]の問題が最近盛んに論じられてきている。ブラン（Specificité de la psychiatre. pp120-121, Masson, 1980）はエーの晩年の理論の再定式化を試み、脳科学的知見や理論、仮説に基づき、社会・文化の影響による生物学的過程、生物因の発生可能性や、心的身体に対する構造形成や抑止などの外因可能性、後成的な自我の自己構築の変化や生物因による現実系の構造解体の可能性を論じている（Palem, 2012）[1]。

〈注〉ＤＮＡの配列変化によらない遺伝子発現を制御・伝達するシステムおよびその学術分野のことである。すなわち、細胞分裂を通して娘細胞に受け継がれるという遺伝的な特徴を持ちながらも、ＤＮＡ塩基配列の変化（突然変異）とは独立した機構である。このような制御は、化学的に安定した修飾である一方、食事、大気汚染、喫煙、酸化ストレスへの暴露などの環境要因によって動的に変化する。言い換えると、エピジェネティクスは、遺伝子と環境要因の架け橋となる機構であると言える。主なメカニズムとして、ＤＮＡメチル化とヒストン修飾がある（Wilkipedia）。

（1）Blanc, C. J. : Le sujet, l'être et le devenir conscient A propos de la seconde édition de la "La conscience" de Henri Ey. Évol. Psychiat. 33（3）: 641-658, 1968.
（2）Blanc, C. J. : L'épistémologie de Karl Popper et les théories psychiatriques（langages, troisième monde et psychosociogenèse）. Évol. Psychiat.49（4）: 1071-1092, 1984.
（3）Blanc, C. J., Birenbaum, J. : Henri Ey, Théoricien de la conscience Actualité d'une oeuvre historique. Psy.-Fr. 1（janvier）: 33-46, 1996.
（4）Blanc, C. J., Birenbaum, J. : L'épistémologie de la psychiatrie selon la philosophie organodynamique. AMP.157 : 110-114, 1999.
（5）Blanc, C. J. : Histoire des théories et des pratiques théorapeutiques dans la psychiatrie contempraine（1950-2004）. Progres-

sion des connaissances et exigence d'interdisiplinarité. AMP 163 ; 230-239, 2005.
（6）Ey, H. : Des idées de Jackson à un modèle organo-dynamique en psychiatrie, Privat, Toulouse, 1975.（大橋博司、三好暁光、浜中淑彦、大東祥孝『ジャクソンと精神医学』みすず書房、一九七九）; L'Harmattan, Paris（avec préface par CJ Blanc, 2000）
（7）Ey, H. : La notion de schizophrénie : Séminaire de Thuir, Février-Juin 1975. Desclée de Brouwer, Paris, 1977.（武正健一監訳『精神分裂病の概念――チュイール・セミナーより』創造出版、一九九七）
（8）Garrabé, J. : intoroduction In Ey H : Schizophrénie-E*tudes cliniques et psychopathologiques. Synthélabo, Plessis-Robinson, 1996.
（9）Garrabé, J. : Ey et la pensée psychiatrique contemporaine. Institut Synthélabo, Le Plessis-Robinson, 1997.
（10）Palem, R. M. : Henri Ey et la philosophie. Éditons Rive Droite, Paris, 1997.（2e éd.; Henri Ey et la philosophie. Les raciness et référents philosophiques et anthropologiques d'Henri Ey. L'Harmattan, Paris, 2013.）
（11）Palem, R. M. : La modernité d'Henri Ey, L'organo-dynamisme. Desclée de Brouwer, Paris, 1997 ; L'Harmattan, Paris, 2012.
（12）Palem, R. M. : Organodynamisme et neurocognitivisme. L'Harmattan, Paris, 2006.

第二項　G・ベリオスのエー批判

ペルー生まれで現在英国で活躍しているもっとも活動的な精神医学史家の一人であるG・E・ベリオスは一九七七年の『精神医学の進歩』誌のエー特集号[1]に寄稿しているが、彼はエー没後二〇年の記念国際大会（注）の報告書中の論文[2]において、統合失調症の陰性・陽性症状の問題を取り上げ、この概念の歴史的分析を行った。彼によると、この概念は英国の医学者ジョン・ラッセル・レイノルズ（一八二六―一八九六）の一八五七年の講演での発表をもって嚆矢とされ、陽性は興奮、陰性は欠損ないし抑制的現象として把握された。この概念はジャクソン（一八三五―一九一一）によって全面的に論じられ、スペンサーの影響を受けた脳の進化論的階層構造の枠組の中に位置づけされた。彼の諸原理の精神医学への応用はソルボンヌ大学心理学教授T・A・リボー（一八三九―一九一六）の著名な『記憶の諸疾患』（一八八二）において記憶の病理に応用されるに至った。さらにはドゥ・クレランボー（一八七一―一九三四）の自動症理論（le Syndrome "S"）

において「陽性、陰性、混合」現象の記載に採用された。しかし彼はその原典を明らかにせず、ジャクソンへの言及もなかった。第三番目の精神神経医学への応用者はロシアからスイスに移住したフォン・モナコフ（一八五三―一九三〇）とムルグで彼らの共著（一九二八）はゴールドシュタインやシルダーらに幅広い影響を与えた。彼らはジャクソンの諸原理の批判を行った（運動・感覚の下位機能障害の分析結果を精神的上位機能に無批判的に適用、器質因偏重、機械論的な解体概念など）。そして二〇世紀における陽性・陰性概念の第四の記述者がH・エーである。そしてベリオス[2]はエーについて次のような評価、批判を行っている。

〈注〉Colloque International de Perpignan：一九九七年十月三一―十一月一日：この会議の報告書は「アンリ・エー協会」によって翌年の一九九八年に『アンリ エー：二一世紀の精神科医』として公刊されている。

クロードの弟子であったエーが三七歳でボンヌヴァル精神病院の改革を行い、またこの病院をフランス精神医学の殿堂にまで高めたこと、彼の臨床的業績が多産な執筆活動やその概念的、理論的研究の影に幾分隠れてしまっている。ベリオスはエーの代表的著作として、三巻から成る『精神医学研究』（一九四八―一九五四）、『意識』（一九六三）、『幻覚群概論』（一九七三）とを挙げている。エーはフランスの伝統的精神医学の諸概念をジャクソン的パラダイムと精神分析学によって読み換えを試みたが、成功とは言いがたかった。エーの英語での著作はごく少数（Ey, 1962；Ebans, 1972；これらについては本文で既に言及した通りである）でしかない。そしてエーが科学理論、モデルとしての必要条件の一つとしてあげている実証性、そして後年になってのポパーの影響での反証可能性については、ベリオスもまた疑問に思い、次のように批判している。「器質・力動論モデルの根本的難点は検証可能な諸仮説（hypotheses vérifiable）を数多くは生み出さなかったことである。そしてエーはフォン・モナコフらのジャクソン批判の諸テーゼを検討し、ジャクソンの批判的吟味の末に、解剖学的解体は心理的解体を必然的に引き起こすとの結論に至った。エーは陰性と陽性症状を弁証法的相互作用として、そして陰性症状を共時的と通時的な枠組で把握した。エーは器質・力動論誕生時の共著者で精神分析医のルアール（一九五〇年にジャネとジャクソンに関する著作を公にしている）に影響を受けている。エーは陰性症状に重点を置くジャクソン的概念から次第に離れ、「無意識の志向性」に重点を置き、陽性症状との関連をより一層重視するようになった。とはいえ、エーにとって結局、陽性症状は本質的に精神力動的なもので、ジャクソン的モデルとフロイト的モデルとの収斂となっており、終生彼はジャクソニアンにとどまり、陰性症状は器質性で、疾患の実在を示すもので、一方陽性症状は補足的なもので、心的構造の健常な反応で、疾患そのものの現れというものではなかった。そしてこの論文(2)におけるベリオスの重要な結論の一つは、脳機能の階層的構造というジャクソンモデルは旧モデルとなり、心的機能の現代的概念やモジュール・モデルに代替えされてしまった、という。

しかし、ベリオスのこの発表論文(2)をJ・シャゾーとともに仏訳したパレム(3)はベリオスのこの断定的結論に対して、次のようなエーの擁護を行っている。すなわち、脳の機能のジャクソン的階層構造と最近の脳科学的考え方である脳のモジュール仮説（脳の機能局在と各機能の独立的単位を認める仮説）とは対立するものではなく、これらは両立し、双方を組み合わせることがもっとも理に適っている。

（1）Berrios, G. E.: Henri Ey, Jackson, et les idées obsédantes. L'évolution psychiatrique, 42 ; 685-700, 1977.
（2）Berrios, G. E.: La schizophrénie et ses polalités: une histoire des concepts. In association pour la foundation Henri Ey : Henri Ey psychiatre du XXIe siècle. pp.133-158, L'Harmattan, Paris, 1998.
（3）Palem, R. M.: La modernité d'Henri Ey, L'organo-dynamisme. Desclée de Brouwer, Paris, 1997 ; L'Harmattan, Paris, 2012.

第三項　パレムの器質・力動論の内在的批判

エー最後の弟子の一人と目されているパレムはエー協会を支える代表的一人で、エーに関する著作(1-4)を近年次々に発表しており、その一冊は邦訳もされている。

パレム(1)によれば、エー理論の限界はシステム工学、認知論、神経生物学などの最近の知見の取り入れが不十分で、障害発生における文化、人間関係などの環境因子の考慮のかなりの不足である。これがパレムの器質・力動論批判の要諦である。

　私もこれまで述べてきたように、同様の意見であり、エーの批判的継承発展を志向する他の研究者たちもこの点は共通している。器質・力動論は閉ざされた理論モデル、完成された精神医学理論というのではなく、現代科学と哲学に開かれた理論モデルであり、エーの基本的発想の骨組み（通時的、共時的軸の構造分析と心的身体の進化と組織化という第三軸である垂直的軸）を保持しながらも、絶えず進化、発展する永続的な弁証法的発展を遂げていくものである以上、固定したドグマに陥り、エーの片言一句を墨守するなどということは、エーの思想と理論モデルの否定以外のなにものでもない。この点でパレムがエーの理論の継承発展には、エーの理論を一つの指針（l'orientation）として捉え、ドグマ的に変更を許さないという態度に批判的であることは頷ける。なによりも前述したような、晩年のエー自身が、従来、科学理論としての基準（経験的実証性、論理的合理性、実践的有効性）としてきた主張とは別に、半生を傾けてきた己の理論モデルの科学理論としての生き残りを賭け、当時の新しい科学哲学であるポパーの反証可能性による器質・力動論の検証を試みている。パレム自身はエーの理論的パラダイムはポパーの科学理論の基準のための勧告に従った「確かに反駁可能（réfutable）なものである」（p.29）[一]、とは述べている。しかし、脳科学と精神という対象であるだけに物理学のようにはいかず、現時点では検証するには曖昧さが残るもので、エーといえども異論のない形で器質・力動論の反証可能な定式化に完全に成功したものとは私には思われない[注]。エーの器質・力動論は現代科学、精神医学という実証的学問的成果に根拠を置いたものではあるが、特に後期のその理論モデルの重要な概念が哲学的、形而上学的なもので、極めて抽象的で、エーの理論モデルは、言語、言葉というとっかかりがなければ、雲散霧消しかねない印象を受ける。エー自身は己の理論を既成理論の共通分母を通約した、総合理論と考えているが、その鍵概念はエーの造語によるものが極めて多い。操作主義的手法には馴染まないだけに、科学的に反証可能なものに器質・力動論をどのように定式化するのかは、器質・力動論の今後の重要な課題の一つとなるであろう。

　ところで、器質・力動論はエーのみではなく、エー以前にファルレが「古器質・力動論」ともいうべき、理論モデルを主張していたことに私は注目し、本書末尾に彼の著作の古典紹介と解説を付して置いた。器質・力動論とは器質因的枠組での心因的力動という病因・病態発生論が眼目である。エーの器質・力動論の発展は、ジャネとフロイトのジャクソン的統合化、弁証法的止揚という点にあり、まさしく新ジャクソン主義とエーが自ら名乗っている通りである。それはエー流の器質・力動論でもある。

（注）**エー理論モデルの反証可能性の不成立**

ここではこの例として　エーの基本的テーゼの一つを、単純化した形でとりあげよう。

エーのテーゼ

A：あらゆる精神疾患は器質性である（厳密普遍言明）

これの否定

否A：あらゆる精神疾患は器質性というわけではない。

これは次のよう等値の言明に置き換えられる

否A＝B：器質性でない精神疾患が存在する（純粋存在言明）

これは観察言明とも言われ、たったひとつの観察事例があれば肯定されることになる。

言明Bが肯定されることは言明Aが否定されることになる。これが言明Aの反証可能性、つまりはポパーのいう非科学的なものから区別される基準が存在し、科学的理論としての資格を言明Aは満たしていることになる。

言明Bが肯定されることは言明Aが否定されることとなることとは、ここでは、器質性でない精神疾患が観察されることである。

このことをさらに否定することとは

1．「器質性でない」という確認が誤っている。

2．器質性でないものは精神疾患とは言わないとして、精神疾患のカテゴリーから排除してしまう。

1．は常に主張されうることで、現在の科学的水準では確認されていないことにしてしまうことである。このためか、エーは後期には病因病態発生論とはいわず、病態発生論と述べ、組織化と組織解体を重視する方向にシフトしてしまっている。

2．これも常に可能であって、事実エーは器質性でないものは精神疾患ではなく、「不幸」（mal）としている。

以上から言明Aには論理上矛盾する基礎言明（反証言明）は不可能となっている。つまり器質・力動論の基本テーゼの一つである、器質性、器質因性という主張は反証可能なものではないことになる。エーはポパーの反証可能性を基準とした科学理論としての器質・力動論を構想したようだが、この道を追究すると同時に、この基準を満たさない、ポパーのいう形而上学的理論としての存在意義を求める道もあろう。というのはポパーはその著『果てしなき探求』（1976）において、ダーウィンの自然淘汰理論は反証不能な形而上学的理論であるが、きわめて具体的で実際的な諸研究に多くの光明を与える理論」、『形而上学的な研究プログラムでテスト可能な科学理論のための可能な枠組』であるとその有効性を認めている。器質・力動論をこのような具体的研究の指針、枠組として捉え、具体的研究による吟味検証によって錬成していくことは可能であろう。また、最新の脳科学理論、例えばポパー、エックルス（The self and Its Brain. 1977）の主張する心脳の相互作用説を器質・力動論は考慮する必要があると私は考えている。私（影山）は以上の考察と二つの方向性は器質・力動論の今世紀における展開にとって重要な指針ではないか、と思っている。

このように、器質・力動論については既に「古器質・力動論」のファルレが存在し、またモロー・ド・ツール（一八〇四―一八八四）についてはエー自身が己の先行者として高く評価している。しかし器質・力動論者の中でも、新ジャクソン主義者はエーをもって嚆矢とし、エー以外にはいないと思われがちだが、パレム[1]はリボーやエーの恩師の一人であるクロードやエーのライバル的存在であったドレイやアジュリアゲラを新・ジャクソン主義者として挙げている。さらにはベリオスを引用しながら精神分析家のエスナール、ラカン、そして当然のことながらルアールをもベリオスはこの系列に加えている（Palem, 1997, p.29（欄外原注））[1]。パレムはエーと同時代のこれら新ジャクソン主義者たちとエーとの交流、相互の思想的影響についてはそこでは全く触れていない。とくにルアールとの共著になっている器質・力動論草創期におけるルアールが果たした役割については今後の研究課題でもあろう。

またエーが採用した用語の源泉だが、「解体」（dissolution）はモロー・ド・ツール、ジャクソンに、「野〈領野〉」（champ）はケーラー、コフカに、「意識」（conscience）は、ジャネ、ギュルヴィッチに由来するものであるという（パレム）[1]。もっともエーの真価はこのような個々の概念の創出というよりもその配置にあると言われている（Abernhe Th et Roux J: Pensée de Henri Ey. 1990)（パレム[1]の引用）。

（1）Palem, R. M.: Henri Ey et la philosophie. Éditons Rive Droite, Paris, 1997.（2e éd.; Henri Ey et la philosophie. Les raciness et référents philosophiques et anthorpologiques d'Henri Ey. L'Harmattan, Paris, 2013)（藤元登志郎『アンリ・エーと器質力動論』そうろん社、二〇〇四）
（2）Palem, R. M.: La modernité d'Henri Ey, L'organo-dynamisme. Desclée de Brouwer, Paris, 1997; L'Harmattan, Paris, 2012.
（3）Palem, R. M.: Une carrière bien remplie...In: Association pour Fondation Henri Ey（ed.）: Henri Ey（1900-1977）-une humaniste catalan dans le siècle et dans l'Histoire-. pp.53-104, Editorial Perpignan, Canet, 1997.
（4）Palem, R. M.: Organodynamisme et neurocognitivisme. L'Harmattan, Paris, 2006.

第四節　その他

ギロー[1]は古くからの手厳しい器質・力動論批判者として知られている。彼のジャクソン批判、エー批判は現代においてもその基本に於いて通用する、いわば古典的批判であろう。ギローは、ジャクソンについては、進化の段階と抑制解除の症状の存在を示すという点で、大きな貢献をしたことを認めつつ、脱落症状、抑制解除以外に、下位機能の病的刺激性興奮など、病因には多くの様式があり、ジャクソンの病因・病態発生論はあまりに単純化しすぎており、神経障害はともかく精神疾患についてジャクソンは概略を述べたにすぎないと、している。

ギローによるとエーはジャクソン的原理と精神の全体論とにより、独自の理論を実現し、精神医学に新風を巻き起こしたと評価する一方で、次のような器質・力動論批判を行っている。エーの述べるように機械論の対極は力動論ではなく、生気論、生物学主義である。純粋のジャクソン的諸原理、上位機能の破壊と下位機能の解放という機序はまさしく機械論であり、エーは興奮説を唱える神経学と同じように機械論者である、とエーを批判している。一方パレム[2]はギローのこの批判はジャクソンの諸原理の厳密な適用を貫徹しようとした誕生期の器質・力動論（一九三六―一九三八）にしか妥当しない批判であるとエーを擁護している。一方エーは生気論者、目的論者として批判の対象にもなっている。現代生物学は機械論の勝利と主張する向きもあるが、ネゲル（一九六一）やヘンペル（一九六五）によれば、目的論的表現も内容を変えずに、目的論的でない表記法に書き換え可能であり、この論争は未決着である。そしてエーの『エチュード』I巻の医学と精神医学の歴史に関する記述に即して言えば、生気論と機械論、力動論と機械論の矛盾と対立は理性的歴史の永遠の振り子運動を展開している。[2] さらにエーの器質・力動論は精神分析家たちからは大脳皮質を現実性の判断機能をもつ「現実の器官」（organ du réel）としてしまっているという批判（メルマン）がなされている。しかし、ブランのエー擁護論では認識のカテゴリーや構造は大脳の組織化の中に書き込まれているという考え方（von Uexküll et Bertaulnffy, Dennett）はいまや古典とさえなっている。[2]

（1）Guiraud, P. : Psychiatrie générale Le François, Paris, 1950.
（2）Palem, R. M. : La modernité d'Henri Ey, L'organo-dynamisme. Desclée de Brouwer, Paris, 1997 ; L'Harmattan, Paris, 2012.

第四章　器質・力動論がもたらしたもの

本章の論題については、諸家の諸説があり、本章の以下の論述は私のエー読解というよりも主としてパレム[1]の最近の論述に私見を交えて紹介するものである。

1　器質・力動論と精神分析学

精神医学を志して以降、エーはフロイトの熱心な読者で、ラカンとも親交を結び、生涯の好敵手でもあった。器質・力動論と精神分析学、精神力動論の論争は前述した通りであるので、繰り返さない。器質・力動論の精神分析学にもたらしたもの、将来も貢献できるものは、精神分析学にとって本質的に重要な構造的問題であり、エーはフロイトの第二局所論には欠けていた、現実機能と人格を支える人間学的頂点を付加する第三の局所論を精神分析学にもたらした（ブラン（Palem からの引用）[1]）。

エーの意識の探究は現在の意識研究、脳科学においても無視できない重要な業績であることに異論はないが、ラカンをはじめ、主として精神分析学派のみならず、その他の学派からも、意識や主体を頂点としたエーの意識存在のピラミッド構造に対して、「過度にピラミッド的」（trop pyramidal）との批判がなされている[1]。

2　器質・力動論と生物学的精神医学

人間主体、苦悩する患者を否定する還元主義的原理に則った、精神を生物学の単純な諸法則に従って組織化されたものと見なす、独断的な生物学主義的原理主義が存在する。しかし他方では、開かれた学識豊かな生物学的精神医学も存在しており、器質・力動論が実りある対話と協力を期待するのはこの後者に対してである。

システム論、認知行動論と器質・力動論的治療論

これらの比較的新しい理論に影響を受けた精神科医の新世代にとってエーは重要な意義をもっている。現在の器質・力動論者がその魂を失わずにこれらの新しい知を統合することは、器質・力動論に新しい命を吹き込む可能性がある[1]。

先に言及したが、ランテリ-ローラ（一九九八）[2]は西欧精神医学史のパラダイムを第一期単一精神病期、第二期精神諸疾患期、第三期大構造論期に区分し、第三期はエーの死去をもって終わった、としている（ただし留意すべきは、ランテリ-ローラは物理学のように精神医学にけるパラダイムシフトは前のパラダイムを理論的に克服してこれまでのパラダイムが完全に駆逐されることはなく、主流の交代で、底流、傍流として、従前のパラダイムは存続し続けていることを強調している）。そして二〇世紀末に第四のパラダイムというべきものが到来することになるはずであるが、DSMなど北米の非理論的立場を標榜する新しい流れが、第四期パラダイムを形成するのかどうかは、批判を込めながら、未定であると、ランテリ-ローラは結論を下していなかった（ベルゾ博士の私への書信によれば、一九七七年のエーの死去とDSMの世界制覇的猖獗について、深い悲しみと将来への不安をランテリ-ローラはエーの通夜の晩に口にしていたという）。これに対してパリ大学ベルサイユ校精神科教授C・アルディ・ベイルは「この待ち望まれていた第四パラダイム、これこそ認知神経科学のパラダイムである」（l' Information Psychiatrique sept. 03, n°7, p.572）と高らかに宣言した（Palem, 2012）[1]。アルディ・ベイルによると、認知神経科学の斬新さは「行動」と「脳」、そしてこれらの間の「認知」という三水準を設け、この「認知」に焦点を当てる一方で、心脳問題（le brain-mind problem）を括弧に入れ、これを哲学者サークルないし、コレージュ・ドゥ・フランスの高尚な講義に委ねてしまった点にあった。彼女によると、認知神経心理学はこの三水準モデルにおいて、「器質的」決定論は前提とはされず、脳は行動の原因として、行動の中に含まれている。両者の関係は機能的連関であって、因果関連ではない。精神医学と神経学との乱用とも言える結合は精神医学的器質的損傷の論理に神経学のこの機能的論理を忍び込ませてしまうことで、これには警戒が必要である。そしてこれら三水準は生物、心理、環境の種々の影響を受けている。たとえば、エリック・カンデルを嚆矢とする「精神療法の効果ついての客観的な脳画像」（abstract psychiatrie n°6, avril, 2005）についての展望的論文が参考になるとしている。

一方、国際精神分析学会会長を務めたパリ大学精神科教授のヴィド・ロツェは、認知神経学に大きな関心を寄せるようになり、一九九〇年に生物学的モデルと精神分析学モデルとの間隙に、認知科学的モデルを導入し、神経生理学と臨床との架け橋になる、精神分析学的に新しいメタサイコロジーが構築される可能性を公にしていた（Actualité psychique, n°5,

1990, pp.5-6)（Palem, 2012）[1]。ヴィド・ロリエは次のような治療論を展開した。すなわち、思考システムは要因的で調節的な心理的機序の相互作用を受けており、この相互作用そのものは精神療法的働きかけでは直接的には接近できないもので、向精神薬の作用に感受性のある神経機構によって支えられている。

一方このような調節的機序は、エーの恩師の一人であったギローがその教科書において、J・カミュの一九一一年 の業績（(Régulation des function psychique. Paris médical, 1911, p.408)）に触れ、次のように記載していた。

「一般的には、〈脳〉機能というものは全て各自の神経的調節中枢をもっている。精神諸機能が例外的にこの一般的法則を免れているということはない。しかし、精神の調節的諸中枢がそれ自体精神的諸中枢というのではない」

このような背景もあってか、ヴィドロシェの先ほどの治療観は二〇〇七年六月一八―二〇日にペルピニャンで開催された医学心理学会例会において、「カミュ・ギロー・ヴィドロシェの法則」（Loi de Camus-Guiraud-Widlocher）と呼ぼうとの提案がなされた（Palem, 2012）[1]。

このヴィドロシェの定式は現在の器質・力動論的論理と完全に重なっているように思われるし、アルディ・ベイルの「第四のパラダイム」とも多くの点で類似している。そしてこのことはエーの願望、器質・力動論的治療論であるドグマや詮索的探究心に過度にこだわらない、相補性の弁証法に則った薬物治療、精神療法、生物身体的療法などのあらゆる治療的武器を最大限に活用すべきであるという臨床的実践を重んじることと完全に一致している。

さらには脳画像技術が発達した今日でも器質・力動論の眼目の一つである「器質・臨床的隔たり」というものは常に存在しており、器質的事象と臨床との間の溝は最後まで埋まることはない。

またエーの時代、とくに初期器質・力動論時代にあった器質・力動論的全体論と局在論の対置の枠組が、局在論の概念が今日変化し、崩れてきている。大脳の同じ領域がさまざまな機能を担っており、異なった機能的な幾つかのネットワークの一部を形成しているというのが、現在の定説となってきている（Marc Jeannerod : Neurosciences et psychiatrie. Attirane ou répulsion+ PSN Vol : & ; N°4, sept-oct. 2003）。現在では損傷的（器質的）と機能的という古い対立は次第に緩和されつつある。機能的な障害自体が微小な損傷や見込み違いの可能性として神経科学者から提出されてもいる。正常であれ病理的であれ、心的現象には身体が原因や中間項、結果として常に関与している。身体（脳）という人類の形態的常数は精神分析によってあまりにも長い間無視なり過小評価されてきてしまった[1]。

以上、器質性に関する問題がある一方で、力動論に関する問題も残っている。精神分析学と認知・行動論との間の現在の論争がそこにあるように見える。エーにとっての力動論の意義をあらためて再認識する必要がある。つまりエーにとって、力動論とはフロイトのように心因性に重点があるのではなく、また無意識の単なる心理学ではなく、あくまでも「意識活動の適応的力動」（Christien Poirel）であるし、「器質・臨床的隔たり」の神秘性を埋めるものに他ならない[1]。

器質・力動論的意識、エーの意識論は共時性、通時性、階層性など基本的なところで、前述したように、批判的吟味が必要と言われているものの、現代の神経科学的、科学哲学的意識論と重なり合うところが多く、互いに刺激しあうことが意識の解明に貢献することになるように思われる。

エーは認知神経学の操作的であるのみの方法論、意識問題に必然的に伴う形而上学的、存在論的問題がブラックボックスに入れられたままであることには同意できなかったようである（Palem, 2012）[1]。パレムの認知神経学と器質・力動論との統合的方向性に対しては勿論反対論、批判もある（たとえばJacques Chazaud:A Propos d'《Organodnamisme et Neurocognitivisme》de RM Palem. L'information psyhiatrique 82（6）; 515-518, 2006）[1]。パレムはこの問題の決着は将来に委ねている。

エーの心的身体は本質的に精神的有機体で、「心理生物学的」（psychobiologique）な、混合的単位であり生命的次元を超え、いわば広義の「器質・臨床的隔たり」を媒介にしつつ、人格的自律性をも有している。認知行動療法はあまりにも線型的すぎるモデルに基づいており、「器質・臨床的隔たり」の錯綜性を包括できていない、とパレム（二〇一二）[1]は批判している。

認知神経学といえども暗黙の形而上学が常に存在している。つまり少なくとも一種の人間観という形而上学である。現代を代表する米国の神経生理学者（エデルマン）と認知神経科学者（デネット）とは相互に見解を異にしているが、エーの『意識』第二版の米国での英訳版が出版されているのにもかかわらず、エーの業績を無視している点では一致している。[1]パレム（二〇一二）[1]の評価では、デネットは「精神・脳」とも呼ばれる新しい対象を研究しているが、これはエーの「心的身体」を幾分彷彿させるものである。デネットの方法は古い操作主義とアングロサクソン風のプラグマチズムで、エーが幻覚概論で批判した情報論的形式主義、還元主義に陥っている。一方、エデルマンはよりエーに近く、脳とコンピュータとの同一視には強く反対している。

エーは心身相関の問題は、意識と無意識、高次と低次機能以上に曖昧であるがより近い二つのカテゴリーの間の「相対的二元論」(dualité relative）の概念で満足しており、単純に両者を同一視することなく、「相互の統合」において「弁証法的運動」が分節的に関与している、と考えていた（Ey, Conscience, Encyclopedia universalis, 1969, p196 : réédition CDRom, 1995）（Palem, 2012）[1]。

3　ＤＳＭとＩＣＤ

ビオスとプシケとの螺旋的な無限の運動に関する認識論的混乱において、器質・力動論は究極的な拠点を提供する可能性を有している。現在この混乱は米国の反歴史主義、無理論的原理を標榜する米国精神医学会のＤＳＭやＩＣＤという原子論的臨床精神医学の跋扈によってもたらされたものである。

器質・力動論は現在批判にさらされはじめた「ＤＳＭパラダイム」を乗り越える一つの拠点を提供してくれる可能性があると私（影山）自身は考えている。

4　倫理行動基準、治療原理

パレム[1]によれば、器質・力動論はその人間論的観点から、医師の倫理的行動基準となりうるし、その多元的観点から、専門分化により夥しい技法に細分化されつつある治療方法の統合化、このための理論的基準を与えてくれる可能性を有している。

（1）Palem, R. M. : La modernité d'Henri Ey, L'organo-dynamisme. Desclée de Brouwer, Paris, 1997 ; L'Harmattan, Paris, 2012.
（2）Lantéri-Laura, G. : Essai sur les paradigmes de la psychiatrie moderne. Editons du Temps. Paris, 1998.

第五章　器質・力動論の展開

第一節　エーと精神医学史

既に詳述し、明らかにしたように、エーの器質・力動論は、欧州、とくにフランスの当時の精神医学的理論モデルの根本的対立、共に固有の限界をもっている、器質因的機械論と心因的力動論の根源的に非妥協的な不毛の対立を止揚しようとする「第三の道」、つまりは精神医学にふさわしい全体的で、統合的で、開かれた理論モデルを構築すべきであるという若きエーの精神医学における歴史的現状認識と分析、そして反省、批判を基盤として誕生した。そして古典から同時代までの論争史の詳細な分析から根本的問題を取り出し、整理し、批判の対象、乗り越えるべき理論を位置づけし、幻覚問題によって自己の理論を検証し、自己の理論の優位性を示し、何がどのように解決されたのかを明確にするというのがエーの常套手段的論法といってよい。理論の実証性、首尾一貫した論理性、実践的有効性というエーの理論に求めるものとエーの精神医学理論の歴史的分析とはエーにあっては密接に関係している。これはエーが若くして早期に身につけた学問的態度である。その端的例が、既に分析したように、幻覚問題へのエーのアプローチの仕方である。

　エーの理論モデル構築の方法論的特徴は、批判的歴史分析と弁証法的な全体的統合的理解や把握の仕方にある。歴史的分析は彼の理論モデルの方法論の根幹をなしている。彼の問題意識は歴史的現状把握から明らかにされた根源的矛盾を根本的に乗り越えようという姿勢に貫かれている。そして彼の理論モデル自体も歴史的時間軸抜きには成立しえない。歴史はエーの思想、方法論、理論モデルの血肉である。そして彼の精神医学史は精神医療史、医療制度史というよりも理論史、概念史、方法論史が中心となっていることは明白である。エーと彼の理論そして精神医学史研究は切っても切り離せない関係にある。そしてエーの理論的モデルという結果だけが注目されるが、その前提であるエーの精神医学の歴史的研究についてはもっと高く評価されてもよい。精神医学史家、精神医学の概念史、科学哲学史家としてのエー及びこの関連業績に関する研究がより広く、深く、進められるべきである、と思う。P・ベルゾー[1]は、私同様に、幻覚群の概念の歴史的研究家としてのエーに注目していることは興味深い（付言すればこの論文[1]掲載の雑誌のこの号〈Psychiatries 79（4）, 1987〉はエー没後一〇年の記念特集号である。そしてこの論文コピーは筆者自身から私の手許に送られてきたものである）。そしてベルゾーは歴史家エーの次の言葉を印象深く引用している。「歴史を追究するという私の目的は果敢に挑もうとする問題〈幻覚問題〉を正しく提起するためのものであった」（『幻覚群とデリール』〈1934, p.47〉）。ベルゾーのこの論文は彼の学位論文が土台となったものでエーの幻覚研究の歴史的分析を行っているので、この方面に関心ある読者には大いに参考になるであろう。

　ちなみに『精神医学的エチュード（研究）第Ⅰ巻』[2]のサブタイトルはhistorique, méthodologie, psychopathologie générale（歴史的、方法論、精神病理学総論）で、第一巻の第一章の歴史では、①機械論と力動論の医学史の振り子運動、②精神医学の機械論（デカルト的二元論の忌避）、③科学としての医学における「精神疾患」の概念、が論じられている。エーの精神疾患概念の変遷の分析は最近の研究（Mirko D. Grmek編：Histoire de la pensée médicale en Occident（仏訳版）. Le Seuil, Paris, 1995）における中世西洋医学の疾患の存在論的、力動論的概念の比較と一脈相通じるものがある。[4] なおエーの精神医学史に関する論述として重要なものは、エーが精神医学に関する編集・執筆を担当した、「内科・外科学百科事典」の「精神医学序説（Introduction à la psychiatrie）」（L'Encyclopédie Médico-Chirurgica. Psych. 37005A10, 2, 1955）の中の精神医学史がある（この事典ではエーの依頼で一四カ国の執筆者が、世界各国の精神医学、医療の歴史と現状について記述している）。

これも、私と同様、エーにおけるる歴史的方法の重要性をギャラベ（一九九七）[6]も次のように指摘している。エーにとって精神医学史はベルナール（L'histoire de la psychiatrie selon Ey. Rev. int. d'hist. dela psychiat., 1（1）: 59-77, 1983）の主張するような補助的なものではない。またエーにとって、精神医学史は症状論、記述的現象学、精神病理学への道、王道（via regia）でもあって、彼の師、ギロー（一八八二―一九七四）（Psychiatrie Générale〈1950〉の序文）の言葉「疾病記述学的個々の名称の価値を正確に確定するには歴史的方法のみが有効である」と相通じるものがある。従ってエーにあっては歴史的方法は主要な方法論の一つなのである。[6]

エー自身は念願の「狂気の自然史」を完成させる意向はあったが、これは未完に終わっている。既に言及したように、精神疾患の自然史の基本的発想、構想についてはエーはこれまで幾度となく触れてきているので、未完成であるのは大変残念であるが、その基本的内容についてはおおよそ見当がつくように感じる。とはいえ、エーの没後出版のHenri Maurel編エー著『医学の誕生』（1981, Masson）[5]の分担執筆第一部「医学史における精神医学史」は彼の、「狂気の自然史」から「医学史における精神医学史」への晩年の移行を示しており、これはエーの『エチュード』第Ⅰ巻[2]の歴史的記述の補完的内容となっている。[5]

一九五五年の百科事典におけるエーの近代精神医学史観の要点だが、一九世紀に精神医学の対象は国家の問題、つまりは「社会防衛」の問題となり、フランスではこの結果が一八三八年の精神衛生法の誕生、隔離の対象となった。この原罪を受け継ぎ、一九世紀末には機械論的病理学が支配的となり、臨床解剖学的疾患単位が追究され、精神疾患の原子論的分析、還元主義が隆盛となった（「精神医学の第一次状態」）。次いで隔離と脳局在論のドグマへの反動として、心理・社会因的精神医学、構造と機能の組織化の概念が誕生した（「精神医学の第二次状態」）。つまりは現代流に言えば、「無意識の発見」であり、この源流は動物磁気群や催眠術、一九世紀中葉のスタールやハインロートに代表されるドイツ精神派精神医学にさかのぼるものである。二〇世紀半ばのエーはそれまでも続いていたこの両派の対立を止揚するという歴史的使命を自覚し、器質・力動論を生み出しており、前述したように、歴史的分析なしに、エーの器質・力動論への問題意識、方法論的意識は生じえないし、この理論を正当化しえなかった。

一方エーの「医学史における精神医学の歴史」の構想は、①医学の誕生、②ヒポクラテスから現代までの医学上の学説の展開、③精神医学の誕生、④科学としての精神医学の現代までの発展、以上から構成されていた。しかし[5]①と③（「精神医学の誕生」：La naissance de la psychiatrie. Actualités psychiatriques5；9-24, 1977）しか結局は公表されなかった。[5]

医学的知とその認識のための条件の分析に焦点を絞った、そしてヒポクラテスの医学を賞賛し、これを「身体の自然的秩序の組織解体」と「人間の本性の全体論的見方」、「観察による分類」として特徴づけた「医学の誕生」の記載の後で、「精神医学の誕生」（一九七七）においてエーが言及しているのは、ルネッサンス期以降、①魔女と人間の狂気、②人間の個人的価値の出現、③社会的個人の開放　封建制から現代への移行（自由、責任、個人の価値、規範）が述べられ、このような文脈で精神医学が誕生したことが力説されている。[6]

こうして、「自由性の病理学としての精神医学」という近代精神医学についての彼のテーゼはルネッサンス以降にしか誕生しえず、近代市民社会誕生下での啓蒙主義、理性主義そして人間主義、自由主義と言う近代主義と近代精神医学誕生との密接な関係の歴史的分析を背景とした主張であることが判る。しかもこの近代的人間とは非理性、無意識をも含む、理性、意識という全体性において初めてその真実、本質が把握される、矛盾を含んだ、統合された階層的構造、組織的構造への進化であり、そしてこの運動、垂直的運動は体験とその主体という意識存在の共時的、通時的次元をもつものなのであるというのが、器質・力動論的存在論、人間観にほかならない。

エーには他にも精神医学史的著作が幾つかある。コーレ編纂の『偉大な精神科医』第二巻[3]にはエスキロールについて書いている。さらには、これこそ絶筆ではないかと思われるのは一九七七年執筆したことが確実と思われるる（注）論文で[4]

ある。ここでエーはフランスとドイツの一九世紀初頭における「心的疾患」（maladie morale）と「心的療法」（traitement moral）についての歴史的、文明史的な注目すべきかなり詳しい論述がある。これについては機会があればまた別の書で論じたい。

〈注〉というのもこの論文[3]末尾の引用文献に一九七六年一二月に開催された会での「精神医学の誕生」の発表を引用している。しかしこの掲載紙〈Actualités psychiatriques5 : 9-24, 1977〉については雑誌名と年度のみの記載に終わっており、この雑誌の発刊を前にしてエーは本論の原稿を書いたのであろう)。

（1）Belzeaux, P. : Henri Ey, historien des idées sur le hallucinations.Psychiatries 79（4）: 13-31, 1987.

（2）Ey, H. : Étude psychiatrique. Desclée de Brouwer, Paris. I（1948, 1952）.

（3）Ey, H. : JED Esquirol（en allemnd）. In K Kolle（ed）: Grosse Nervenarzte II. pp.87-97. Thieme, Stuttgart, 1955.

（4）Ey, H. : La notion de《Maladie morale》et de《Traitement moral》dans la psychiatrie française et allemande au début du XIXᵉ siècle", Perspectives psychiatriques, 65（1）: 12-36, 1978.

（5）Ey, H. : Naisssance de la médecine（éd : posthume par H. Maurel）. Masson, Paris, 1981.

（6）Garrabé, J. : Ey et la pensée psychiatrique contemporaine. Institut Synthélabo, Le Presis-Robinson, 1997.

第二節　エーと犯罪精神医学、犯罪学

私の専門領域との関連からも興味深いのは、エーは犯罪学に関する著作を晩年には構想していたという。[1]『精神医学と犯罪学』の著書の下準備をエーはしていた。これは恐らくは犯罪精神医学、司法精神医学を中心とした著書であろうし、精神医学を「自由性の病理学」と規定し、責任能力と自由性を奪う病理学の対象として精神疾患が現れる、と主張するエー

は司法鑑定を重視し、彼の理論形成にはてんかんの鑑定事例等が少なからぬ役割を果たしていた。このようなエーだけに、彼の「犯罪学」がどのようなもので、公刊されればどのようなものになっていたのか、大いに興味を抱くが、残念である。器質・力動論の立場から犯罪学理論、刑事責任能力論をどのようにエーが本格的に展開しようとしたのか、大変興味深いものとなっていたと思うだけに、惜しまれる。後述するように、器質・力動論的司法精神医学はドイツにおいてウィッターらによって継承された。なおエーには刑事責任能力に関する幾つかの論文[2・3]があり、司法精神医学への彼の関心の強さが窺われる。

なお筆者（影山：以下同）にとって「器質（有機）・精神力動論」（L'organo-psychodynamisme）はさらに錬成すべき課題の多い考想であると考えている。とくに筆者の現在の構想は筆者が二〇一一年に国際犯罪学会（J. Kageyama : Criminal Psychopathology, Actual State and Future : from Comprehensive Criminology to Integrated Criminology. The Book of Abstracts. Plenary Sessions, pp.22-23, 16th World Congress, International Society for Criminology, 2011（Acta. Crim. Japon, 78 : 131-138, 2012）で用語、概念を造語し、定義して提唱し、拙著（『犯罪学と精神医学史研究』金剛出版、東京　二〇一五）でも論じ、犯罪学雑誌の日本犯罪学会理事長就任挨拶（日本犯罪学会理事長就任に当たって――総合犯罪学と統合犯罪学――．犯罪誌　78 : 91-92, 2012）等、国際的、国内的に主唱してきた**「総合犯罪学」**（Comprehensive Criminology ; C.C）と**「統合犯罪学」**（Integrative（Integrated）Criminology ; I.C）との関係における器質・力動論の展開である（「総合犯罪学」の構想は日本犯罪学会百年史を研究する過程で、現代における犯罪学の総合性とは何か？という課題を追究する中で、この現代的要請に応える「総合犯罪学」として①多面的、②多次元的、③多要因的なアプローチとして定義し、定式化した。また「統合犯罪学」の構想は筆者が監訳した犯罪学理論概論（犯罪学：理論的背景と帰結。金剛出版、東京、二〇一三〈R Lilly, FT Cullen & RA Ball : Criminological Theory- context and Consequences (5th edition). Dage, Thausand Oakes, London,2011〉）を翻訳する過程で犯罪原因論の「統合理論」の可能性を知ったことが契機となり、二〇一一年に国際犯罪学会世界大会招待講演のために「総合犯罪学」とともに新しく構想したものである。つまりこの時点で「部分的統合理論」はあっても「統一的統合理論」はいまだ存在せず、これからの重要課題であることを知った。このことを契機に筆者は「統合犯罪学」の構想を抱き主張してきた。つまり「総合犯罪学」も「統合犯罪学」も、他人からの借り物の用語、概念ではない。「総合犯罪学」はもちろんのこと、「統合犯罪学」の用語も概念も、国際的にもと思っている。もしかしたら見落としているかもしれないが、少なくとも我が国では用語も概念もまったくの不在であった、と思っている。つまり、筆者が造語し、定義を与えた「総合犯罪学」のその先に、やはり同様に新しく提唱してきた「統合犯罪学」を構想し、推進してきている。この「統合犯罪学」の主要二大構成要因は、**犯罪原因論の「統合理論」とその統一的視座としての人間学、つまりは「統合人間学」（L'anthropologie intégrative ; Integrative Anthropologie ; I.A）**である、と構想し、主張してきた（さらにその対策・処遇論として、先の拙著でも述べた臨床犯罪学的「トータルケア&サポートシステム」を構想している）。この**「統合人間学」の有力なモデルの一つとなりうるのがエーの主として後期理論における「有機・力動論的存在論」（l'ontologie organo-dynamique）を基礎とした筆者（影山）の提唱する「有機・精神力動論的人間学」（L'anthropologie organo-psychodynamique）**という考想ではないか、との構想を筆者は抱いている。そしてこれらの新しい二つの犯罪学の構想とこれを構成する諸考想とをフランスの研究者らやカナダの著名な犯罪学者、欧米の犯罪学者たちに披瀝し、世界に発信し、意見を筆者は交換してきた。これらの構想や考想は、同僚からは国際的反響もあると聞いている。言うまでもなく、これらの構想や考想は創造過程にあり、完成されたものではない。しかし、従来の我が国の科学、学問の一端をそれなりに担ってきた「輸入学問」だけではもはや対応できないものであり、またそういう時代に我が国の学問は入って久しい時間が過ぎているのではないだろうか。諸外国の先進的な優れた成果を知り、吸収することは無論大事で、学問の基本の一つである。エーの理論もまたその好例である（筆者は内外の精神医学史を己の研究領域の一つと若い時からしてきたので、このことの重要性は人一倍感じている）。とはいえ、二一世紀の我が国の科学は「輸入学問」だけでは従来のように、かろうじて、にすぎなかったのだが、とくに若い学徒たちのこれからの世代は、もはやこれだけでやっていけない、という危機意識を、筆者だけでないことだが、もっている。現代の心ある創造的で、高い志をもった優れた研究者たちと思いを共有したいと、己の非力と屹立する目標の困難さを顧みず、筆者は望んでいる。とくにこれからの若い世代にはそうあれ、と強く望んでいる。そして、「総合犯罪学」もそうであったが、「統合犯罪学」も同僚たち、とりわけ外国の同僚たちの理解と鼓舞を得て、どうにか独力でなんとかここまで構想し、定式化し、方向付けができたように思える。「統合犯罪学」の統一的視座である「統合人間学」も「有機・精神力動論的人間学」というが有力なモデルの一つが明確になってきた。犯罪学の統合理論と統合人間学の追究、つまりは「総合犯罪学」を土台とした「統合犯罪学」の推進、これは筆者のライフワークの一つとして楽しみながら、今後も考究していきたい。「統合人間学」と並び、「統合犯罪学」のもう一つの主柱である「統合理論」モデルについては脳神経学、臨床犯罪学（犯罪精神病理学や犯罪精神医学、犯罪心理学）、犯罪社会学等のとくに若い世代の共同研究が必要である。現在そのような働きかけを行っており、筆者自身具体的モデルも幾つかもっている。これも今後の展開が楽しみである。ここで触れた筆者の構想や考想は、続刊の拙著『犯罪学と精神医学史研究』第Ⅱ巻（金剛出版、近刊）において、より詳細に論じているので、参照していただければ幸いである。

（1）Alezrah, Ch., Belzeaux, P., Duran, R., Palem, R. et al.（Association pour la Fondation Henri Ey）: Henri Ey（1900-1977）-Un humaniste catalan dans le siècle et dans l'Histoire. Trabucaire, Canet, Catalunya, 1997.

（2）Ey, H. : Avantages du projet de loi portant refonte du Code Pénal dans les cas de responsabilité atténuée", avec Jean PICARD, Ann. méd. psychol. II, pp. 823-840, 1934

（3）Ey, H. : L'expertise psychiatrique et le problème de la responsabilité pénale.（L'impossible procès de l'article 64 du Code Pénal）", in Justice et Psychiatrie, Psychiatrie Française, n° 3, 8e année, pp. 239-248, 1977.

第三節　器質・力動論の影響、評価

はじめに

現行精神医学のパラダイムは精神医学の自然科学主義を志向する「ＤＳＭパラダイム」である。ＤＳＭはその方法論的理念として、無理論性、理論的中立を謳いながら、操作主義という唯名論的精神疾患概念の立場をとっている。bio-psycho-socialな多次元的アプローチを主張するが、その基本は平行論、折衷主義である。症候論的疾病論の点ではエーの器質・力動論と共通するが、階層的解体ではない点で異なるし、病因論を排しており、器質・力動論の病因・病態発生論とはこの点相容れない。器質・力動論は現行精神医学を支配する「ＤＳＭパラダイム」とはほとんどあらゆる点で鋭く対立しているといわざるを得ない。「エーらなどの精神医学思想が無理論を主張する精神医学の導入により根本的に変更された」という一九九六年の「フランス精神医学」五月号のギャラベの指摘はフランスにおけるＤＳＭの浸透とエーの思想、モデルの衰退を示している。このような背景からエーの復活、「エー・ルネッサンス」ともいうべき動きがフランス本国を中心に生じ、また「エー協会」設立が関係者の努力と協力でなされたものと考えてよいだろう。器質・力動論ないしエーの思想、方法論が現在批判的乗り越えの対象となっているＤＳＭパラダイム以降の未来を構築するものとして、あらたに再生されるのかどうか、これが私の言う「エー・ルネッサンス」の真の意味に他ならない。

ところで彼の思想及び器質・力動論についての評価は彼の没年、一九七七年末に発刊された『精神医学の進歩』誌のエー特集号[(2)]がフランス内外のエー擁護者、賛同者の当時の動向——雑誌の性格上エー賛歌の傾向が強いにせよ——を伝えてくれている。最近の動向では既に紹介したものも含め、「エー・ルネッサンス」の最近の流れを形成している重要な著作が一九九〇年代以降次々と発刊されてきている。さらには「エー協会」からは、テーマを定めた年次集会を中心とした定期刊行研究雑誌「カイエ」（Cahiers）が発刊され、エーの思想と理論に関する最新の研究が世界各地から寄稿され、掲載され、この分野の最新の動向を知る重要な文献となっている。さらに協会ではエーの著作の復刻版などを次々と編集し、発刊する事業を行い、若い世代へとエーの業績の継承を行っていることも注目される。彼らの事業方針を伝える次の言葉がある[1]。

「エーには後継者（successeurs）はなく、伝達者（transmetteurs）しかいない」

「占有者も委託専任者もおらず、われわれは渡し守（passeurs）でしかない」

（1）Alezrah, Ch., Belzeaux, P., Duran, R., Palem, R. et al（Association pour la Fondation Henri Ey）: Henri Ey（1900-1977）-Un humaniste catalan dans le siècle et dans l'Histoire. Trabucaire, Canet, Catalunya, 1997.

（2）L'évolution psychiatrique 42（Hommage à henri Ey）, Privat, Toulouse, 1977.

第一項　諸外国での器質・力動論の影響、評価

1　ドイツ

エーは既に紹介したように、ドイツ語文献を読みこなし、ドイツの精神医学専門雑誌に彼の器質・力動論を発表するなど、フランス精神医学界にあってはドイツ精神医学に造詣が深いと考えられている。一方彼はフランス精神医学の古典にも造詣が深い。しかしそれは相当に癖のある、エー的解釈が濃厚である。彼の著作にはこれら読み取りの痕跡がちりばめられている。私にはフランス精神医学の伝統に縛られない、彼のこのような自由な視点と発想、そしてあらゆる学説を吸収してしまう強い総合化傾向と力動的な弁証法は、彼の仏西国境に近い、中央政府やパリとは異なった独自の文化と伝統のある地で生育した辺境人的特性とカタロニア人的気質がかなり大きいように思われてならない。彼の個体発生的組織化論は心的身体の自己発展し、組織化しながら、世界と自己意識を深め、高めていく、つまり自己を絶えず超えていく、超越的運動、自由への道である。このような彼の思想、理論がドイツでどのようにうけとめられたてきたのか、興味深いものがある。

ところでドイツ精神医学でのエーの受容の端的例は司法精神医学において現れた。ハンブルク大学司法精神医学教授のウィッターはその著書で[6]、精神医学体系を「精神医学的疾患説」（Psychiatrische Krankheitslehre）と「精神病理学的症候群説」（Psychopathologische Syndromlehre）に分けている。さらに後者は、可逆的症候群（体験の病理学）と非可逆的症候群（人格の病理学）に彼は分けている。そして「体験の病理学」の可逆的症候群は、Ⅰ　神経衰弱、Ⅱ　情動性、Ⅲ　妄想性、Ⅳ　幻覚性、Ⅴ　せん妄性の症候群の諸段階（Stadien）に、「人格の病理学」の持続的な非可逆的症候群は、先天的な精神薄弱と精神病質、後天的終末状態である痴呆と欠陥とに分けられている。そして可逆的症候群の段階は軽度から重度への層（Stufe）をも形成している。それゆえ責任能力の判定はⅠ群では完全有責、Ⅱ群では限定責任が、Ⅲ―Ⅴ群では責任無能力が認定される、という大綱を彼は示している。人格の病理学においては「人格異質性」（Persönlichkeitfremdheit）が重視されている。

ウィッターのこの症候群学説にはエーの器質・力動論の臨床的テーゼ、意識と人格の病理学と症候群の層的段階の影響が明確に読み取れる。ウィッターの大学後継者のL・ルーテ[4・5]はその著書においてエーの主要な著書を挙げながら、人格と体験の精神病理学をさらに掘り下げ、構造的精神病理学論と責任能力論とを追究している。

このウィッターとルーテが一九七七年の「精神医学の進歩」誌のエー特集号に「西ドイツ司法精神医学における器質・力動的考想」[7]を執筆し、以下のように論述し、エーの器質・力動論が当時のドイツでの受容状況をあるていど窺わせてくれている。

普仏戦争、第一次世界大戦により一時離れていた仏独両国の精神医学界が第二次世界大戦後交流を深めてきたのはエーの周旋したいくつもの学術会議等の功績をウィッターらは挙げている。そして彼らによれば、エーの目指したものは、精神医学における多元論的混乱に、精神医学の真の一般理論を構築することにあった。そしてエーの理論体系は歴史的、哲学的、医学的、精神医学的次元を含んでいる。エーの一九六三年の「試論」[3]の中で展開している四つのテーゼは司法精神医学の基本的指針となりうる。「臨床的テーゼ」の意識野と人格の病理の分類はドイツ精神医学には馴染みがないものであるが、諸概念、とくに司法精神医学にとって有効なものとなりえる。そして陰性、陽性の病因病態発生論的テーゼはシュナイダーの精神病的内容So-seinと精神病的存在Da-seinやビルンバウムとの名前は挙げていないが、病像賦与的内容と病態発生的要因との区別というドイツ精神医学の成果について言及している。さらには器質因についてドイツでは自然科学の進歩の下で、とりわけ司法精神医学においては過大評価がなされ、身体的病因病態発生基盤のある精神障害しか刑事責任無能力が認められていない。しかし疾患が責任無能力かどうかは、その器質因性にあるのではなく、精神障害の精神病理学が決定するものであるとウィッターらは考えている。そしてエーの四つのテーゼのうち、心理学的、臨床的、病因病態発生論的テーゼでは器質因のみが認められており、社会因は排除されている。そして「現象学的テーゼ」（疾患構造は本質的に陰性障害、退行である）は責任能力の評価における精神病理学的基準を規定するものであるので、ウィッターらは司法精神医学において基本的重要性を有しているとみなしている。そして彼らは司法精神医学の実践において、精神疾患との判断はヤスパースに従って、了解不能で、心身の因果関連的説明がなされるほかない場合で、これもまた精神病理学的基準である。そしてこの了解不能性とは体験の内容（So-sein）だけでなく、体験の形式（Da-sein）についても言えることである。精神分析学的に宗教妄想などが了解可能であっても、妄想という形式、その存在は了解不可能である。そしてエーの主張、精神疾患の陰性構造、相互主体的、共在的交流の破綻（了解不能性）と現実性喪失とは精神疾患の現象学的特徴であるということは正当であることをウィッターらは認め、当時の反精神医学運動を念頭におきながら、精神疾患の問題とは精神病理学的問題であって、社会・政治的問題ではないことを結論としている。

ルーテの精神病理学双書[4・5]は恩師ウィッターとの共著のこのエー論で展開した現象学的精神疾患構造論のその後の展開とみなされる。

（1）Ey, H. : Grundlagen einer orugano-dynamischen Auffassung der Psychiatrie, Fortschritte der Neurologie・Psychiatrie und ihrer Grenzgebiete 20 (5) ; 195-209, 1952)

（2）Ey, H. : Grundlagen einer organo-dynamischen Auffassung der Psychiatrie In Zutt J., Strauss, E., Sattes H : Die Wahnwelten der endogene Psychosen. pp. 84-98, All, Frankfurt, 1963.

（3）Ey, H. : Esquisse d'une conception organo-dynamique de la structure, de la nosographie et l'étiopathogénie des maladies mentales. in Psychiatrie der Gegenwart (Bd.I), p.720-762, Springer, Berlin, 1963 Traduit en Ang in "Psychiatry and philos-

ophy", 1969)（石田卓訳編『精神疾患の器質力動論――ネオ・ジャクソニズムとその批判――』金剛出版、一九七六）
（4）Luthe, R. : Verantwortlichlekeit, Persönlichkeit und Erleben (Beitrage zur Psychopathologie Band 1). Springer, Berlin, 1981.
（5）Luthe, R. : Die strukturale Psychopathologie in der Praxis der Gerichtspychiatrie (Beitrage zur Psychopathologie Band 3). Springer, Berlin, 1985.
（6）Witter, H. : Grundriss der gerichtlichen Psychologie und Psychiatrie, Springer, Berlin, 1970.
（7）Witter, H., Luthe, R. : La conception organo-dynamique dans la psychiatrie légale en Allemagne occidentale. L'évolution psychiatrique 42 ; 701-708, 1977.

2　アングロサクソン諸国

興味深いことにジャクソンの母国である英国でのエーに関する本格的論述は一九七二年のエバンスの論文「意識の組織化とその組織解体のアンリ・エーの考想――ジャクソン理論の展開――」[2]にとどまっていた。

このエバンス[2]によれば、ジャクソンの影響はアングロサクソン諸国ではフランスほどではない。彼の諸原理の精神医学への応用は問題を孕んでいて、精神医学の神経学化とか、精神活動の進化と解体は非現実的な抽象との批判がある。しかしフランスのエーはジャクソンの諸原理を応用し、器質・力動的理論を構築し、現在のフランスを代表する学派の一つを形成しており、現象学を用い、精神障害発生の神経生物学と精神力動の全体論的総合（holistic synthesis）を行った。エーの理論は理論や概念そのものの難しさと同時に、エー特有の文体と衒学的ともいえる博識ぶりが、英語圏の研究者たちの接近を阻み、その理論、思想が余り広まっていない理由ともなっている。しかし、エーの理論はクレペリンの疾病論と古典的精神分析の諸概念を根底的に変革するものである、とエバンスはエーの業績を高く評価している。

一方、エーの『意識』第二版は一九七八年に英訳出版され（translated by John Foldstrom : Consciousness A Phenomenological Study of Being Conscious and Becoming Conscious）[5]、そこに寄せられたエーの序文は彼の絶筆とも考えられている。ペルー生まれで英国で活躍している精神医学史家ベリオスはエーの器質・力動論に強い関心を抱き、一九七七年の『精神医学の進歩』誌のエー特集号に寄稿[1]しているが、彼は英国リーズで、エーの器質・力動論について講義し、一九九六年には共著でスペイン語で、『デリール』（Berrios, G. E., Fuentenebro de Diego F : Deliro. Trotta, Madrid, 1996）を著し、エーの幻覚とデリールの関係について論述し、ヒスパニック系の精神科医にエーを紹介している。またベリオスの労作（The Hisgtory of Mental Symptoms. Descriptive Psychopathology since the Nineteenth Century. Cambridge University Press, Cambridg, 1996）においてエーはもっとも引用、参照回数の多い著者の一人となって、その業績が英語圏に広く紹介されている。それまでエーは英語圏においてはエーとその思想を主題とした論文はさきほどのエバンスの論文しかなかった。

また一九六三年の「試論」[4]は一九六九年に英訳[3]されている。

（1）Berrios, G. E. : Henri Ey, Jackson, et les idées obsédantes. L'évolution psychiatrique, 42 ; 685-700, 1977.

（2）Evans, H. : Henri Ey's Concepts of the Organizasion of Consciousness and Its Disorganization : An Extension of Jacksonian Theory. Brain 95 ; 413-440, 1972.

（3）Ey, H. : "Psychiatry and Philosophy", by Erwin W. STRAUS, Maurice NATANSON and Henry Ey（pp.111-161）, Edited by Maurice NATANSON, Springer-Verlag, Berlin, 1969（Réédition de Psy. der Gegenwart, 1963）

（4）Ey, H. : Esquisse d'une conception organo-dynamique de la structure, de la nosographie et l'étiopathogénie des maladies mentales. in Psychiatrie der Gegenwart（Bd.I）, pp.720-762, Springer, Berlin, 1963. Traduit en Ang. in "Psychiatry and philosophy", 1969）（石田卓訳編『精神疾患の器質力動論――ネオ・ジャクソニズムとその批判――』金剛出版、一九七六）

（5）Ey, H. : La conscience. Desclée de Brouwer, Paris, 1963, 1968（2e éd.）（大橋博司訳『意識（Ⅰ・Ⅱ）』みすず書房、一九六九／一九七一）（translated byJohn H Flodstrom : Consciousness A Phenomenological Study of Being Conscious and Becoming Conscious（with Preface to the English H Ey）. Indiana University Press, Bloomington, 1978）; La conscience Une étude phénoménologique sur l' Être et le Devenir conscient（avec avant-propos par Michel de Boucaud, CREHY, Perpignan, 2014）

3　その他　スペイン、ラテンアメリカ

イタリア、スペイン、南米やおそらくはアフリカなども含め、ラテン系諸国を中心にエーの影響は、深く広い。わが国

もその例外ではない。これらの事情は一九七七年のエー特集号[1]や、「エー協会」機関誌の「カイエ」の寄稿者やその研究内容からもその水準の高さが判る。とりわけスペインのエーや器質・力動論研究は無視できない。現在でももっともエーの影響が強いのはフランス本国以外ではスペイン系諸国かもしれない。エーの理論の発展的研究を志す人々にとって、目が離せないのは確かであるが、ここではこれ以上深く触れる余裕がなく、いずれ機会があれば、本格的に論究することにしたい。

（1）L'évolution psychiatrique 42（Hommage à henri Ey）, Privat, Toulouse, 1977.

第二項　脳科学とエーの思想と理論モデル

エーの思想、理論の将来の発展は最新の脳科学の成果をどのように取り入れ、器質・力動論を創造的に展開していくかということに一つはかかっている、と思う。とくに意識と無意識、心脳問題、器質因と社会・心理因の問題などエーの基本的モチーフは最新の脳科学的成果とも密接に関わってくる問題である。現在エーが生きていたなら、ポパー理論に強い関心を抱いたように、最新の脳科学の成果には強い関心を抱き、エーの理論モデルもまた大きく変貌している可能性は大いにある。とくに意識の問題はノーベル賞受賞者クリック、ペンローズ、エデルマン、エックルス、ポパーらによって、英語圏の現代の神経生物学者や哲学者によって新たなアプローチが試みられてきている。とりわけエックルズとポパーの共著[5]は今やこの分野の古典的名著となっている。そのエックルズの一九九四年の著書（How the Self Controls Its Brain. Springer）では脳をコントロールする意識の問題が主題となっており、エーの意識存在のテーマと重なっている。このような脳科学の最近の動向とエーの思想、理論との関係があらためて浮き彫りになり、エーの再評価の機運がフランスを中心に高まり、エー没後二〇年を迎える時期に、エー財団・協会設立が関係者によって意識されるようになったようである。[3]私の言う「エー・ルネッサンス」とは現代脳科学が促した事態であるとも言える。

このような方向性は前述したブラン[2]にも顕著に認められる。また先に触れたが、このような新しい動向を受けたパレム（二〇〇六）の著書[4]は脳科学と器質・力動論の実りある対話による双方の新しい発展を模索したものである。エーの晩年の「第二次世代の弟子たち」やエーを直接知らない、彼の没後にエーを恩師と慕う若い、いわば第三世代の弟子たちが米国を中心にした認知科学者や神経科学専門家、「心の哲学」と称せられる比較的新しい科学哲学的運動と器質・力動論との連携が模索されてきており、双方に新しい認識論的パラダイムと治療的観点がもたらされることが期待されてもいる。(4)

私自身は犯罪精神病理学を専門の一つとし、社会精神医学や精神病理学の研究領域に属する者で、神経科学と器質・力動論との連携の具体的可能性について、私自身の考えをこれ以上専門的に披瀝することはできない。しかし、器質・力動論が開かれた理論モデルで、現代科学と哲学、人間学を絶えず取り込みながら、永続的に発展、展開していくもので、完成ということのないものである以上、パレムの主張と期待は、私もまったく同じである。畏友京大・大東祥孝教授、東京女子医大・古川冬彦医学博士も同様の方向性を目指していたが、二人とも最近、志半ばで先立ってしまった。私は人間学として、精神医学にせよ犯罪学にせよ、己の学問の統合化を図ることが念頭にある。このためか、エーと出会った若い時分とは異なり、人間学の一つの理論体系として器質・力動論ないしエーの思想を最近では読み解いている自分に気づき始めている。本書読者の中からとくに若い世代の精神科医、神経科学研究者からわが国でも前述したような展開を推進することを期待したいし、本書執筆の目的の一つが、そのような研究者が一人でも育ってくれることを願ってのことでもある。

（1）Blanc, C. J., Birenbaum, J. : Henri Ey, Théoricien de la conscience Actualité d'une oeuvre historique. Psy.-Fr. 1（janvier）: 33-46, 1996.
（2）Blanc, C. J., Birenbaum, J. : L'épistémologie de la psychiatrie selon la philosophie organodynamique. AMP.157 ; 110-114, 1999.
（3）Garrabé, J. : Ey, et la pensée psychiatrique contemporaine. Institut Synthélabo, Le Presis-Robinson, 1997.
（4）Palem, R. M. : Organodynamisme et neurocognitivisme. L'Harmattan, Paris, 2006.
（5）Popper, K., Eccles, J. C. : The Self and Its Brain : An Argument for Interactionism. Springer, 1977, Routlegge, 1983（邦題『自我と脳』）.

第三部　エーの「デリール」と「デリール性幻覚群」をめぐって

はじめに

エーのデリール（délire）の概念はフランス精神医学の伝統を踏まえたもので、多義的で、文脈に応じてその意味、概念を確定しなければ思わぬ誤解、誤謬に陥ってしまうという厄介な用語、概念である。しかもエー自身デリールのこの多義性をむしろ積極的に利用し、彼の理論の広さ、奥行きを示すものと考えていて、この多義性を楽しんでいるようにも感じる。しかし、多義性の中に潜んでいるこの用語、概念の根幹部分は、ピネル、とくにエスキロール以降のフランス精神医学の伝統的、古典的用語法、概念に根ざしていると私は考えている[7–13]。そしてエーのこの概念はフランス精神医学の伝統的な多義性に加えて、器質・力動論的文脈でエー独自の意義を担っており、それもエーの器質・力動論考想の根幹に関わっていると、考えている。このため、ここで、デリールの用語、概念について、エーの論理とフランス精神医学の歴史的背景の分析から読み解いてみたい。そして読者の便宜のために、私の考えの概要を先に示し、事柄上多少なりとも錯綜した分析にならざるをえないが、以下の論述の水先案内としたい。なお以下の論述には拙論[7–10]、拙著[11・13]が参考になろう。私の以下の論述の骨子は次の通りである。

本論第三部の概要

フランスの伝統的用語法に従えば、デリールは、症状論的水準での①せん妄、②妄想、疾病論的病種的水準での、③妄想病、さらにはより広く、④急性、慢性の精神病一般をも示している。さらには、これらのデリールの概念を貫いて、その基盤にあるのが、ピネル、エスキロール以降のデリールの原義、本質である、⑤逸脱、「理性の混乱」、非理性、である。そしてエーにあって特徴的なことの一つであるが、「デリール性幻覚群」の「デリール性」とは、神経障害、「幻覚症性エイドリー群」と対比される概念、局所性解体群に対する全体性、均一性解体群に相当するもので、神経症も含めた精神障害一般という、精神病より広い概念を示すものである。つまり、⑥精神障害全体を指している。さらにはエーの器質・力動論的枠内でのデリールには、陽性、陰性を区別する必要があり、⑦陽性のデリールとは幻覚、妄想などの陽性反応全体の精神症状を示している。一方、⑧陰性のデリールとは、精神障害全体の基盤を形成しているもので、「陰性構造」、「組織解体」、「統合解体」、器質・力動論のいわば一次症状、欠損障害であって、「原基性事象」（Moreu de Tours）であって、より具体的には急性、慢性精神病及び神経症の共通基盤である「基本的陰性構造」としての「現実性の病理」、「現実性システムの変更」を指している。陰性デリールはまた心的存在の均一性、全体性解体そのものと同じである。

第一項　フランス精神医学の伝統における「デリール」

1　症状論的「デリール」――せん妄と妄想

エーが『エチュード』や『教科書』をはじめ数多くの著作で一貫して主張していることで、『幻覚群概論』(4)の「用語解説」でも、説明されているように、ラテン語のデリールは、ドイツ語や英語の「せん妄状態」(deliriöser Zustand, delirious state）や「妄想」（Wahn, delusion）の双方の意味をもっていて、両義的である。このためフランス精神医学のデリールは、「状態（夢の中のように自動的に体験される想像的なものの体験）であったり、根本的に間違った、しかし絶対的確信を生み出している混沌とした、あるいは体系だった『観念』全体であったりする」[4]。そしてエーは『教科書（Manue）』などで、この両義的混乱を避けるために、妄想を示すために大文字のデリール（Délire）を採用し、せん妄を小文字のデリール（délire）で表記することを提案していた。しかし、エーはその著作においてこの自分の提案に必ずしも忠実ではない。さらにはこの形容詞である妄想性、せん妄性は同じ表記（délirant）となり、形容される用語や文脈によって、せん妄性なのか、妄想性なのか、はたまた双方の意味を担う、精神病性に近い意味なのか、読解が必要となる。

2　疾病論的病種としてのデリールー妄想病と精神病

フランス精神医学においては、妄想病の意味で、「デリール」の用語が採用されてきた。拙著[11]で詳しく分析、紹介しているように、ラゼーグ（一八一六―一八八三）[12・14]やファルレらの提唱した「被害妄想病」（délire de persécution）がある。しかし、もっともよく知られているのは、フランスのクレペリンとも称されるマニャン（一八三五―一九一六）の「慢性妄想病」（délire chronique）である。詳細は拙著[11]に譲るが、マニャンおよびその弟子たちによって確立された「慢性妄想病」を軸に、フランス精神医学の精髄、種々の「慢性妄想病群」が展開し、二〇世紀初頭には、クレペリン、ブロイラー学派等のドイツ語圏精神医学と際だった対比をフランス精神医学、精神病理学は見せるようになる。フランス学派がクレペリンの早発性痴呆を主としてモレル、ヘッカー的早発痴呆、破瓜病に限定し、妄想型やパラノイア、パラフレニーなどの慢性妄想病群を温存する傾向を強く示していたのはフランス精神医学独自の慢性妄想病群の疾病論的伝統がその基盤にあったというほかない。

またデリールは古くは狂気（folie）と同義語に用いられ、一九世紀前半頃までピネル、エスキロール時代には「全体性デリール」（d.général）、「全体性狂気」（folie générale）や「部分性デリール」（d .partiel）、「部分性狂気」（f. partielle）などの概念、用語が一般的に使用されていた。詳細は拙著[11]を参照していただきたい。

3　「デリール」を貫くもの、その本義

拙著等でも紹介したように[7-11]、エスキロール[1]は一八一四年の『医科学事典』における「デリール」の項目に置いて、次のように述べている。

「デリール（délire）の語源はlira即ち畑の直線的畦溝を意味する言葉で、これから外れること（dé）の接頭語を付けて、古くは道理に外れた行動はdéliralと呼ばれていた」、「デリールの状態にある者とは、感覚が外界の対象との、観念が感覚との、判断と決断が観念との関係をそれぞれ欠いている時や、観念、判断、決断が彼の意志から独立してしまっているときににそう言われる」。

つまりデリールとは元来は道理に外れた混乱、非理性（déraison）を指す一般的言葉であり、エスキロールにおいては、具体的な心理状態、症状として、外界と感覚及び精神諸機能の連関の欠如、と意志の支配を離れた後年言われる自動症がデリールと言うわけである。幻覚の古典的定義（「対象を欠く知覚」）やブロイラーの精神分離、そして自動症をを彷彿させる エスキロールのこの説明は興味深い。

これも拙著で触れたことだが[11]、エスキロールの恩師のピネルは彼の精神病論第二版（一八〇九）において、デリールを悟性の障害とし、しかも痴呆や白痴のような悟性の量的低下や喪失とは異なる質的異常としての「混乱」（bouleversement）としている。つまりピネルにおいては「悟性の混乱」がデリールである。この「質的異常としての混乱」は後述するようにエーの「デリール」、「アノミー」の用語、概念と重なっていると、私は考えている。

エスキロールの愛弟子で夭折したジョルジュ（一七九五―一八二八）はその著書『狂気論』（一八二〇）[6・13]において、次のような論述を行っている。

狂気（精神病：folie）は特発性の大脳疾患である。その本質的特徴はデリールである。従って、「デリールのない狂気は決して存在しない」とし、このデリールを痴呆などの知的低下とは区別される「知的混乱」（désordres intellectuels）としている。

デリールの原義は道理からの逸脱、「非理性」（エーはこの用語を愛用し、著書でしばしば採用しているが、おそらくはデリールの原義を意識した使用と思われる）を意味し、ピネルらの時代には、これは精神病の本質とされ、悟性や知性の混乱と規定されていた。つまり、啓蒙主義時代に相応しく、悟性や知性に重点を置かれ、知情意を区分する正常心理学、機能心理学に支配されているとはいえ、彼らのデリールのとらえ方に共通することは、デリールを精神病の本質とし、精神病の諸症状の根底にあるものとしている点である。つまり古典的「デリール」の概念とは、精神病に共通する基本障害、原発性障害、エーの基本的陰性障害・症状であるという考えと通底するものであると言っても良い。以下の結論の先取りになるが、この古典的概念とデリールに関するエーの考え方との一致点に私は注目している。エーの「デリール性」幻覚群とは、精神病性幻覚群、しかも器質・力動論を踏まえれば、古典的概念のデリール、つまりは精神病（エーにあっては神経症も含む精神疾患）に共通の基本障害という「デリール」の概念の器質・力動論的捉え直しと私は考えている。そしてエーはこれを「現実性システムの変更」（厳密に言えば、人格の価値系変更とともにだが）として規定している、と考えられる。

第二項　エーの器質・力動論における「デリール」

デリール（Délire）について、その著書『幻覚群概論（幻覚）』（一九七三）[4]の用語解説「デリール」においてエー自身が説明している。そこではフランス精神医学のデリールがせん妄状態と妄想観念の双方の意味と概念を担っていることが述べられ、以下のように続けられている。

「デリール（妄想：Le Délire）はそのアノミー的な特徴によって規定され」、「集団に共通の思考や現実性システムの掟とは特異的に異質な認識モードを基盤として構成される」、「それは理性的論理に背くだけでなく、信念や観念の体験の存在論的組織解体」と、「自我がその人格的な（personnel）統合を行っている共同存在システムや現実性システム」の統制の障害であり、「デリールは精神病理学的意味でまさしく精神病（＝疎外）の形態を示している」

引用した後半部分の解説でのデリール（le Délir）はその表記の仕方と説明内容から、ここでは一応は妄想と解釈してもよいと思う。とはいえ、これは、「存在論的組織解体」で、「現実性システム」の統制障害であり、つまりは陰性的組織解体という基本障害をも示している。つまりデリールはせん妄体験・夢幻状態や妄想観念としての陽性症状と陰性的組織解体の双方を担っており、陰性、陽性的双方の側面をエーにあっては示す用語である、と私は考えている。そしてここでのアノミー（同じ「用語解説」ではデュルケムを踏まえての「異質的な脱組織化・組織解体」として説明されている）は前述したピネルなどによるデリール規定の「質的に異常な混乱」を十分意識したものであるように感じる。

ところで、デリールの用語解説後半の le Délir は妄想についての説明とも受け取れるのだが、「精神病」の用語解説(4)では、次のように述べられている。

「Psychose（精神病）は常にフロイトの意味での現実性の疾患である（現実性喪失）限りにおいて、デリール（le Délire）を特徴とする精神疾患である。精神病を本質的に特徴づけているものは現実性システムの変化であって、このシステムとは自我と意識存在〈ここでは意識野の意味〉の組織化の働きである。無意識を投影し、あるいは快感原則に従っている『世界』、想像界や象徴界へと退行している精神病全体は、結局は、意識存在の組織解体に依存している。デリール（le Délire）は精神病と同じ広がりをもつ観念である。というのも精神病は無意識の潜在的幻覚能力を現実化し、現存在〈世界に於ける存在〉様式を組織解体する〈想像界の平面においてこの存在様式を再組織化しながら、である〉」

前述したように、エーの頭文字が大文字表記の Délire は、彼自身の解説（Delusion の用語解説）でも、妄想を示す用語法だが、ここでは精神病全体であり、論理上は急性精神病をも含むものであることは当然で、この大文字表記のデリールにはせん妄も含むものになる。ここでは精神病とはデリールであり、デリールとは現実性システムの変化で、〈神経症も含む〉精神病と同じ広がりをもっている観念である。そしてつまり、これは次のように定式化できる。

精神病＝デリール＝現実性システム（意識存在〈自我・意識野〉の組織化の働き）の変化・陽性症状＝意識存在の組織解体（陰性障害）・症状＝陰性デリール・陽性デリール（陽性症状）

そしてこの「意識存在の組織解体」を支えているのが「心的身体の構造解体」というのがエーの理論である。さらに付言すれば、陰性デリールとは心的存在の均一性、全面的解体と同じであり、陽性デリールに対して陰性デリールはその条件であり、前者は二次性、後者は一次性である。またエーがモロー・ド・ツールにちなんでよく引用する「原基的状態」、「原基的事象」もエーにあっては陰性的デリールと同義語とみなしてよい。さらには、同じ用語解説[4]の「神経症」（Névrose）では、この本質は「現実否認」で、「現実性喪失」の精神病とは連続的移行を示し、両者は精神疾患（maladie mentale）として共通している本質が「現実性システムの変化」（l'altération du Système de la Réalité）である。デリールとは分節的関連をもった陰・陽に分けられ、陰性的デリールとはまさしく陰性障害である意識存在の組織解体そのものであることは明瞭である。以下のようなエーの言葉も以上のような私の考察を支えてくれている。

「大方の臨床像においてはデリール（le Délire）と幻覚群とは分けがたく錯綜しており、デリールを幻覚から「演繹する」などということは不可能であり、幻覚とはデリール（le délire）の続発的側面（結果）にすぎないことが示されている」（『幻覚群概論（幻覚）』p.1256）[4]。

「われわれにとって当然のことながら、デリール（le Délire）に基づかないデリール性幻覚群はありえないし、デリール（le Délire）のほうも、その臨床形態や経過にかかわらず、組織解体の過程、つまりはもっとも広義の意味での（「機械論的」意味内容だけでなくて）「器質的」過程によって惹起されないものはない」。（『幻覚群概論』p.1255）[4]。

そしてエーの、精神疾患の幻覚、神経障害の幻覚症性エイドリー群とは異なるデリール性幻覚群とは、神経症や急性、慢性精神病群におけるこの陰性デリール、つまりは現実性システムの変化という「一次性」を基盤とした知覚の病理で、二次性のものであり、妄想も同様の病態発生に基づく二次性である。これがエーのデリール性幻覚群に関する主張の骨子であるというのが、私の読み取りである。従って「デリール性幻覚群」というのは「妄想性幻覚群」としてしまうのは、以上のような私の読み取りを前提としてでのことでなければ、エーの主旨に誤解を招くものと言えよう。『幻覚』第一巻の訳者解説で、私がデリールのこの問題に拘ったのは、この用語がエーの器質・力動論的幻覚論の重要な鍵概念で、両義的、重層的、歴史的含みのある概念で、容易ならざる問題を孕んでいるという私の基本認識があったからこそである。デリール性幻覚群を、妄狂性幻覚群と訳したのも、エーのデリールの古典的意義を踏まえた用語にこだわったからであった。当時も述べたように、これは「精神病性（精神疾患性）幻覚群」と表記してもよいことは、前述した考察からも明らかである。そしてエーの場合、幻覚は幻覚群（Hallucinations）と複数で一貫して表記されており、発生様態、解体水準に応じて、種々異なっているものとして捉えられている。幻覚群論こそ器質・力動論の理論的力量が最大に発揮されているし、逆に器質・力動論は幻覚群問題を通じて鍛錬されてきたとも言える。

以上、デリールの概念の多義性とエーの理論モデルにおけるデリール概念の重要性、とくに精神疾患の本質を構成するデリールの陰性性がエー理論においては重要であることを指摘した。これは、幻覚や妄想観念が二次性、陰性的条件下での陽性反応であるという器質・力動論の一貫した主張と関連することである。つまり、幻覚原発性、デリール二次性とするフランスの伝統的疾病種である『慢性幻覚性精神病』（P.H.C.）〈注1〉のエーによる否定はこのようなエーの基本的考えからの当然の帰結でもある。

以上、エーの論理構造の分析から導き出した結論と定式化、ピネル、エスキロール、ジョルジュらのデリールの原義、それから歴史的に派生してきたデリールの多義性（せん妄、妄想、妄想病、精神病、精神病の本質）と意味と概念の変化、さらには主として論理的分析の結果エーに認められると結論づけた「デリールの陰性と陽性構造」の両義性という私の結論について、エー自身の論述に、これをさらに裏付けるような記載があるのだろうか。それがあれば、以上のデリールに関する私の歴史的、論理的分析の結論がエー自身によって確実に実証されるとみなしてよいだろう。

私のこの結論を裏付けるそのようなエーの記載を私が見いだしたのは、以上の一連の分析と論述を終えた後で、これに遭遇したときに、私の上記結論が誤っていなかったとの確信に至った。それは、一九五五年のエーの「医学・外科学事典」における論文「統合失調症性精神病と慢性妄想性精神病の群」(3)で、デリールについて主題的に論じている項目があり、それは以下のような内容である（pp.145-146）(3)(注2)。

エスキロール（一八一四）の定義（観念がその感覚興奮と関係していない時、その判断と決断がその思念と関係がない時、その観念、感情、そして決断がその意志から独立しているとき、人はデリールの状態にある）において、デリール（le délire）は現実との不一致、このことの基盤となっている精神生活の混乱（整合性の欠如と自動症）という「デリールの状態」（l' état de délire）として定義されていたことをエーは指摘し、デリールは二つの側面があることを主張する。つまり「もっとも表層的側面でのデリール（le délire）で、デリール（le délire）の結果であるもの（〈妄想的〉観念や確信、テーマ）」と「もっとも深い側面である、この表層的な結果を構成している諸条件そのもの（デリール性状態：état délirant）」（p.146）である。そして、慢性精神病群の歴史の中で、デリールの深部であり、条件である「状態としてのデリール」（délire-état）の概念から、その結果である表層的な「観念を示すデリール」（délire-idée）への視座の変化が起きてしまった。

そして、英独においてはせん妄状態と妄想は別の用語で示されるのに、ラテン系の国々ではデリールは「せん妄」と「慢性妄想〈病〉」の両義性を帯びたままである。「モロー・ド・ツールが正当にも指摘したように、妄想観念が「デリールの原基的状態」（état primordial de délire）に基づいていることが認められるならば、デリールの概念や妄想病の分類、統合失調症と慢性精神病との関係の諸問題がしっかりした基礎の上に、自然な枠内に置かれることになる」（p.146）。

「われわれにとって、デリール（le délire）とは病理的精神生活の全体と同じであり、それは複雑な構造を持っていて、**陰性的側面（意識と人格構造の組織解体）と陽性的側面（デリール性体験：le vécu délirant）を同時にそれは有している**〈強調は影山による〉。デリールが「一次性」（primaire）であると言うのは基盤的（fondamentale）であるという意味でしかなく、「原因的」（causal）という意味では決してない。デリール性体験はむしろ常に精神生活の破壊的作用と想像的なものの産出という体験の結果である限りにおいて、「二次性」である。デリール（le délire）は常にあらゆる面で「デリール性状態」〈影山注：人格と意識の組織解体：陰性面〉であり、デリール〈影山注：陽性のデリール、デリール性体験、妄想とせん妄等〉の種類はこの状態が反映している力動的構造の多様性に依存している）（p.147）。

以上から、再確認しておきたいことはデリールは、精神病そのものを意味している現実からの逸脱、理性の混乱という原義から生じながらも、陰性構造と陽性反応、後者はしかも妄想とせん妄を意味するという、極めて多義的な概念、意義を有していることが再度だがより確実に確認された。エーの場合、この多義性そのものを念頭において、論述しており、デリールの広狭のどのような意味と概念で使用しているのか、常に注意する必要がある。また**陰性条件的基盤である「デリール性状態」（état délirant）、つまり陰性デリールと、この結果である陽性的デリール「デリール体験」（le vécu délirant）**というエーの区別と表記、用語に留意する必要がある、というのもエーはこの用語を随所で、なんら説明もなく使用しているからである。さらにはこの区別に終始一貫エーが従っているのかどうかにも留意が必要である、と思う。

さらに、エーにおけるデリールの陰性と陽性の存在を例証しているのは、『幻覚』（p.123（4）1）である。ここでエーは、「デリール性幻覚の幻覚はより全体的な障害（ジャクソンの陰性因子）に続発するものである」と述べ、デリール性幻覚のデリールとは、精神の全体的障害で、これはジャクソンの「陰性因子」であるとエーは明言している。

幻覚群が神経学的な、すなわ局所性解体である「幻覚症性エイドリー群」と精神医学的な、つまり全体性解体である「デリール性幻覚群」の区別（『神経学には幻覚症性エイドリー群が、精神医学にはデリール性幻覚群が』割り当てられる〈『ジャクソン』、p.267[5]〉）からは、その論理的帰結として、エーにあっては、**デリール性幻覚群のデリールとは「心的有機体」の上部構造の「心的存在」の全体性解体そのものを指している**と言わざるを得ない。つまりは**デリール性幻覚群の「デリール」とは精神諸疾患の陰性的条件そのものである**という前述した私の結論は、このことからも裏付けられよう。

以上、デリールのフランス精神医学の起源と歴史的経過、さらにはエーの論述の論理構造からの論理的帰結からデリールの多義性とエーの器質・力動論的幻覚論における「デリール性幻覚群」のデリールの意義が多少なりとも明確になったものと、考える。事柄上、またエーの弁証法的力動論のため、範疇化をあえて避けた概念の錯綜したエーの記載と私の非才のために、かなり読者には負担をかける煩雑な記載になった――このため本項を含め、本論のいたるところで、必要に応じて、定式化を試みてきたのだが――ことをお許し頂きたい。

〈注1〉「デリールはドゥ・クレランボーにより心理自動症である幻覚現象によって作られている礎石の上に立てられた立像である」（『ジャクソン』p.29）[5]。エーによる慢性幻覚性精神病の否定は伝統的フランス精神医学派を驚愕させ、激しい批判を呼び起こした。当時自動症理論に基づく、クレランボー学派と精神分析理論に刺激された力動論的立場のクロード学派の対立があった（同、p.30）[5]。このような当時の状況からエーの自動症理論批判、幻覚群とデリールとの関係についての従来の説を逆転させたエーの主張（幻覚二次性説）の革新性が理解される。なお幻覚論をめぐってエーとドゥ・クレランボーは一九三四年の医学的心理学会例会において討論予定であったが時間が足らず、次回に持ち越していたが、その間にドゥ・クレランボーの突然の自殺によって、この歴史に刻まれるはずの討論は実現せずに終わった。エーは器質因をと自動症論めぐって、その代表格のドゥ・クレランボーと、その後は心因論をめぐって、その弟子のラカンと生涯の論敵になったということになる。

〈注2〉エーには一九五〇年の第一回世界精神医学会議における講演「デリール群の精神病理学」（Psychopathologie des délires）[2]があるが、ここでの考察はまだ途中段階であると最後にエーは断っており、伝統的用語法に対して器質・力動論からは不満足ではあるものの、エーのデリールの概念は浮動的で、後年のようにはいまださだめっておらず、全体として歯切れが良くない論述である。この段階でのエーのデリールの概念は基本的にはフランスの伝統の枠内のものである。

（1）Esquirol, E.: Délire. Dictionnaire des sciences médicales. T.VIII. p.1, Pankoucke, Paris, 1814.

（2）Ey, H.: Psychopathologie des délires. Discussion des rapports au Ier Congrés mondial de psychiatrie, 1950（In Ey, H.: Schizophrénie-Études cliniques et psychopathologiques. pp.119-124, Synthélabo, Presis-Robinson, 1996.

（3）Ey, H.: Groupe des psychoses schizophréniques et des psychoses délirantes chroniques（Les organisations vésaniques de la personnalité. Généralités. Encyclopédie médico-Chirurgicale, Psychiatrie（2）, 37282 A10, 2. 1955.（In Ey, H.: Schizophrénie-E*tudes cliniques et psychopathologiques. pp.145-152, Synthélabo, Plessis-Robinson, 1996.

（4）Ey, H.: Traité des hallucinations. 1973.（宮本忠雄、小見山実監訳：影山任佐、古川冬彦等訳『幻覚Ⅰ―Ⅳ』金剛出版、一九九五―二〇〇一）; CREH Ey, Perpignan（avec péface par CJ Blanc）, 2012.

（5）Ey, H. : Des idées de Jackson à un modèle organo-dynamique en psychiatrie, Privat, Toulouse, 1975.（大橋博司、三好暁光、浜中淑彦、大東祥孝『ジャクソンと精神医学』みすず書房、一九七九）; L'Harmattan, Paris（avec préface par CJ Blanc, 2000）
（6）Georget : De la folie. Crevat, Paris, 1920.
（7）影山任佐「フランス司法精神医学の源流——モノマニー学説——」犯罪誌、四七巻、四五—六五、一九八一.
（8）影山任佐「モノマニー学説とフランス慢性妄想病論の誕生（Ⅰ）」精神医学、二三巻、三一六—三三〇、一九八一.
（9）影山任佐「モノマニー学説とフランス慢性妄想病論の誕生（Ⅱ）」精神医学、二三巻、四二六—四三六、一九八一.
（10）Kageyama, J. : Sur l'histoire de la monomania. L'évolution psychiatrique 49 ; 155-162, 1984.
（11）影山任佐『フランス慢性妄想病論の成立と展開』中央洋書出版部、一九八七.
（12）影山任佐「「被害妄想病」（ラゼーグ）」松下正明・他編『精神医学文献辞典』五一〇、弘文堂、二〇〇三.
（13）影山任佐「GeorgetとGriesinger（影山任佐『犯罪学と精神医学史研究』金剛出版、一七五—一九八、二〇一五）
（14）高橋徹、影山任佐訳「Ch. Lasègue Du délire de persécution（被害妄想病）」精神医学、二〇巻、五七五—五八五、一九七八.

おわりに

「デリール性幻覚群」の起源は一九世紀初頭のエスキロールの次のような幻覚の定義に求められる。「感覚興奮を刺激するに足るいかなる外的対象も感覚器官に達していないのに、現実に感覚が知覚されているとの深い確信を抱く者は幻覚状態にある」。エーの問題意識は器質・力動論という新しい装いをまとっているが、その実は極めて伝統的なものに根ざしている。幻覚症状は意識存在の構造解体、デリールの結果、この陰性の陽性面として、主体の客体化として出現するというのが、エーの器質・力動論的幻覚論の骨子である。この構想の萌芽は一九三〇年代のエーの初期活動時代の幻覚問題の取り組みに示されており、幻覚者の確信を扱った論文（一九三二）にこれが端的に現れている。エーの後期器質・力動論の立場に立った「幻覚群概論」（一九七三）の著書は初志への回帰であり、器質・力動論の臨床的試金石的役割を担っている。エーの幻覚群概論の妥当性も限界も器質・力動論と完全に重なると言ってよい。器質・力動論の批判は既になされているので、ここでは繰り返さないが、その骨子は病因としての器質的過程の一般化、とくに神経症にまで拡大していることの妥当性である。さらには幻覚などの陽性症状をすべて高次精神機能の欠落による二次的産物、解放現象とすることへの批判である。このような批判の妥当性の試金石となるのが、臨床医にとってはエーの大著『幻覚群概論（邦題『幻覚』）』であろう。

器質・力動論が精神医学における類希な包括的な理論体系であることに異論はなかろう。私自身はエーの器質・力動論の原理は生気論的傾向を帯びた自然弁証法とでもいうべきもので、その精神医学的応用であると基本的には認識している。物体、生命的有機体、精神的有機体という発展と階層構造、意識と無意識の関係、陰性と陽性との弁証法的力動論、狂気の自然史の強調、全体論的、目的論的傾向が器質・力動論やエーの論述には濃厚に認められ、この特徴となっているからである。内在と超越、実存主義的存在論、自由論などの視座も後期には付加された。エーの器質・力動論は極めて広範囲なさまざまな観点や方法論をも射程に置いた開放的理論システムであり、現代の知、エピステーメを列柱とした荘厳なゴシック建築の感を抱かせる。ともあれ器質・力動論とは基本的にはエー自身も述べているように、精神医学における一般理論、普遍的学理へ向けての一道標、理論と応用的実践のための作業仮説にすぎない。器質・力動論は諸学の科学的成果を無視しないものである以上、将来的にはより緻密に錬成されたり、大胆に換骨奪胎される可能性をも秘めた知の開放系システムであり続けるに違いない。しかし、精神医学理論としての器質・力動論は常に臨床的事実と体験によって検証され、そこからしか理論は生み出されない。後年哲学的になりすぎたといわれるエーをどのように評価するのか、またそれぞれの臨床体験に基づきジャクソンの諸原理をどの範囲で取り込み可能なのか、精神科医として各人が真剣に向き合う問題をエーおよびその理論はつきつけている。そして新しい脳科学、認知科学と器質・力動論、あるいはより直接的にジャクソン学説と対決し、新しい器質・力動論が生まれる可能性があり、現にそのような動向も生まれつつあるようにも感じる。

結局エーと器質・力動論にとって、世界の現出はハイデガーの述べるように、「現存在」であるとしても、それは主体と客体とが交錯する第三の場「心的存在」（意識存在、心的身体）の組織化（あるいはこの組織解体）を介してなのである。そして私は器質・力動論をよりどころの一つとした人間学とこれに基づく精神医学、筆者が提唱している、「総合犯罪学」とりわけ「統合犯罪学」の構築とさらなる展開を夢見ている。

最後に「幻覚問題」はエー及び器質・力動論にとって礎石となっているだけでなく、われわれにとっても現実と実在、主体と客体をめぐっての幻惑的謎として、知の前に屹立している魅惑的だが奸計に長けた巨峰である。

謝辞

本論が成るに当たっては資料の一部は、郡山精神医療研究所齋藤光代さんの手助けを得た。参考資料の一部は、武正建一杏林大名誉教授に提供して頂いた。深くお礼を申し上げたい。「エー協会」関係の方々、現会長のパレム、ベルゾー両博士からはエー関係のいくつかの最近の著書の贈呈を受け、またいくつかの入手困難な文献資料を送付して頂くなど、格別の配慮を頂いた。また二人からは小生の疑問点、確認したい点の幾つかについて、貴重な回答を得、さらには小生のエーに関する鄙見《ひけん》を披露し、幾つか意見を交換した。この過程で、『幻覚』第一巻の共訳者で大学同級生でもあった畏友古川冬彦博士の突然の死去（二〇一五年五月）を両博士に知らせた結果、パレム博士が故人の留学中とその後の友誼に鑑み、故人との友情と深い哀しみとともに、思い出を込めた追悼文をしたため、フランスの雑誌に掲載することになったのは、故古川君へのなによりの供養となった。両博士には深く感謝したい。本書翻訳を私が思い立ったのはフランス在外研究員から帰国した時に原書を持ち帰った折で、もう三五年以上も前になる。『幻覚』最終刊第五巻発刊については、小生担当部分は一五年以上も前に出版社に手渡してあったものの、途中で共訳者交代など紆余曲折があって、原稿が揃うまで思わぬ長期になってしまい、出版が大分遅れたことを読者にお詫びしたい。なおエーやエーに関する著書の邦訳が最近出版されているが、筆者は既にこれらを原著で読み進め、本論原稿も大分書き上げてしまっていたので、ここではとくに引用はしなかった。比較的若い世代がエーについて関心を深め、論究を進めていることはよろこばしいことである。また邦訳で読めることは便利であり、興味ある読者は是非一読していただきたい。また、最終巻刊行原稿を忍耐強く待って頂いた金剛出版編集関係者、また「後書き・解題」を拙い素描にすぎないながらも小生の研究書のような形で発表することを快諾して頂いた立石正信社長にお礼を申し上げたい。

二〇一六年夏

影山任佐

資料1　J・P・ファルレ（Falret）の古器質・力動論

古典紹介
Falret, J. P. : Des maladies mentales et des asiles d'aliénés Leçon cliniques & considérations générales : Bailleére, Paris, 1864.

凡例　著者の注は原注として欄外にしめす。
訳者の注は〈訳注〉として本文に挿入
著者のルビによる強調は斜体
訳者強調は太字

精神諸疾患と精神病者保護院——臨床講義と一般的考察——

序論

翻訳・解説　影山任佐

序　論（Introduction）

遙か昔となったが、心気症と自殺に関する著書（原注）を出した時には、医学の道を歩み始めた時に望みを抱いていたように精神諸疾患（maladies mentales）〈以下とくに単数形との区別が必要な時以外は「精神疾患」と訳す〉に関する完全な一冊の本を出すなどという幸せを味わえなかったので、今になって、さまざまな書物に時を隔てて著してきた業績をここに一冊の本にまとめてみた。分散していたこれらの著作を再発刊することで、筆者には、ここに「序論」と言う形で精神疾患に関する卑見を披露するための自然な機会が巡ってきたように思われた。

（原注）De l'hypochondrie et suicide. Paris, 1822.

ここで総論的に論述するのは、これ〈本書に所収されること〉以外に相互に共通の絆をもたない種々の業績の間に真の統一性、学説的統一をもたらすための最良の方法と考えたことである。

以上がこの序論の目的である。

本序論第一部では私の研究開始から現在までの科学的発展の足跡を辿ることにした。第二部では精神の病理学（la pathologie mentale）のさまざまな分野についての私の基本的見解を学理的に述べている。

第一部

一八世紀末の精神の医学（la mèdecine mentale）において生まれた諸思想の流れは二重の特徴を有していた。即ち人道的であると同時に科学的でもあるという特徴である。その時以降われわれの学問分野で達成された成果を評価する場合には、この学問的発展のこれら二重の側面を切り離すことは不可能となっている。

ピネルがビセートルにおいて精神病者地区を受け持った時〈訳注：一七九三―一七九五年〉、それまで無視されてきたこれら患者に関する研究と療法に注目し、人道的側面がまっさきに彼の心を完全に捉え、これが彼の使命となった。精神病者が当時堪え忍ばざるをえなかった多くの悲惨な状態に彼の暖かく優しい心は激しく揺さぶられた。彼らを嫌悪し、恐れた社会から拒絶され、監獄の中の違法者の群れの中に押し込められ、あるいはわれわれの救済院（hospices）のもっとも顧みられない人々の中に遠ざけられ、この上もない劣悪な衛生状態に置かれ、監視もされないままに監督人たち（gardiens）の自分勝手な残忍さの犠牲となり、幾時間も公衆の野蛮で不躾な好奇心の眼に晒されたりしていた。地下の湿った独房へ閉じ込められ、新鮮な空気も光もなく、藁の上で横になり、鎖に繋がれ、衣類もなく、いかなる看護（soins）も受けずに、これら不幸な病人たちはまったくうち捨てられたままで生きており、このようなことのために彼らは興奮するとまぎれもない狂躁状態を呈した。この当時フランスだけではなく、全欧州の至る所で見られたこのような光景は一人の人道的医師の心を揺り動かすには十分であった。あの有名なピネルがビセートルの精神病者の不衛生で劣悪な病室に初めて入った時がそうで、彼はこれら不幸な人々の鎖を取り外し、この上もなく過酷な拘束制度から彼らの状態に応じて漸次比較的自由にする方向へと徐々に移し代えていった。

しかし全欧州の精神病者に与えられる看護を革新することになった彼の寛大な心の発展過程で、彼の個人的な感情の自然な発露にピネルは駆られたというだけではなく、彼はその世紀の思想と感性の代表者であった。彼は、一八世紀の哲学の産物であり、フランス革命によって社会の全階級においてかくも激しく現れた社会的改革の具現者の一人であった。人権は無視され、そして人間の尊厳はあらゆる社会階層において踏みにじられていた。これはピネルによって精神病者の人格において回復された。それまで精神病者は犯罪者と混同されていた。全人類の不幸の身代わりとなっている精神病者たちを彼は患者として尊厳ある存在にまで高めた。一七九二年にピネルが既に指摘していた大衆や医師の考え方や偏見に生じたこの変化は一朝一夕にして達成可能なものではなかった。この実現には時間の経過と幾つかの世代を経ることが必要であった。幸せなことに実際にわれわれが目撃しているかくも素晴らしい成果に達する以前には多くの論争の的となっていたこの途方もない事業の最終段階の作業に現在われわれは携わっているのである。こうして、われわれの高名な恩師たち、ピネルとエスキロールの努力、精神病者の運命を改善した彼らの強い力の成果である今日われわれが眼にしている進歩を達成するための彼らの努力をいくら高く評価しても、しすぎるということはありえない。彼らの名を高めるに充分なほど賞賛に値するこの業績に対して彼らはその活動の大半をさいていたが、その科学的使命を忘れていた訳ではなかった。二人は苦しむ人類の極めて重大な叫びに応えながら、科学の進歩にも貢献した。二人の先人たちの伝統の後継者、古人の学説の継承者として、二人は古代の医師たち（ヒポクラテス、ガレノス、ケルスス、アリストテレス、ケリウス・アウレリアヌス）からその科学的分類の基盤を受け継いだ。遙か古代から認められてきたマニーとメランコリー、部分性デリールと全体性デリール〈訳注：拙論(8)、拙著(9)を参照のこと〉は、ピネルとエスキロールにとっても自分たちの記載と分類と主要な基盤となっていた。

（原注）Ulysse Trélat（Recherches histriques sur la folie. Paris, 1839. を参照のこと。

以上のような古人の影響力の強さに加え、二人の学説を評価する際におそらくは十分な重要性を認められてこなかったもう一つ別の側面が存在している。それは、ピネルが初期のいくつかの著作を公刊した時に支配的であった哲学の影響である。ロックとコンディヤックの感覚主義的学説が当時は哲学の学派において殆ど絶対的とも言える力を振るっていた。これら哲学者の学説は医学史のあらゆる時期においても出現してきたものではあったが、ピネルによって精神の病理学へと導入された。この学説は彼の理論と実践に強く影響を及ぼした。それは彼の後継者たちでもそうだが、彼の著作においては心理学が支配的であるとの刻印が押されている。このことは、一九世紀初頭以降われわれの専門領域においては変化が生じているとはいえ、精神疾患に関する著作の多くにおいて今なお認められる事態である。エスキロール自身でさえ、その巧みな実践力や綿密な観察力にもかかわらず、ピネルの他の弟子たち同様に、この一般的傾向に染まっていて、彼のほとんどの著作、とくに一八〇五年に出版された彼の学位論文[原注1]においてこれが認められる。

フランスにおいてピネルによってかくも力強く開始され、エスキロールやその後継者たちに受け継がれた運動は欧州の主要な国々へと急速に影響を及ぼした。イタリアのキアルージ[原注2]、シャンベリィのダカン[原注3]、英国のサムエル・チューク[原注4]らがフランスにおけるピネルのこの仕事に類似の改革をそれぞれの国々において先駆的に行っていたし、ドイツではランゲルマン[原注5]、ライル[原注6]そしてハイナー[原注7]らが同様の科学的運動を開始していた。

ドイツではとくに、敵対する二つの学派がまもなく存在を示すようになった。心理学派（l'école psychologique）と身体学派（l'école somatique）である。一九世紀の初頭以降出版された数多くの著作ではこれら二つの学説の擁護者たちの論争と議論が展開され、長い間ドイツの医師たちの意見を二分させてきた。ランゲルマン、ライル、ハインロート[原注8]そしてイデラー[原注9]らが心理学派の主な代表であり、身体学派の主要人物として、ナッセ[原注10]、ヤコブ[原注11]と彼らの全ての弟子たちがいる。これらの数多くの弟子たちの中で主立った者として、ツェラー[原注12]、ローラー[原注13]、フレミング[原注14]、イェッセン[原注15]、グリージンガー[原注16]がおり、そして現在の医師の大半がそうである。というのも身体学派の意見が現在ドイツでは支配的となっているからである〈訳注：ファルレは心理学派に傾倒する過程で、ドイツとスコットランドの著書に親しみ、ドイツ語圏の著書の翻訳には彼の弟子クロード・ベルナールの紹介で弟子となったドイツ語に堪能なモレルの助力があった[19]〉。

（原注1）Esquirol : Des passions considérées comme cause, symptoms et moyens curatifs de l'aliénation mentale, thèse de Paris,

1805.

（原注2）Chiarugi : Della pazzia. Firenze, 1793.

（原注3）Daquin : La philosophie de la folie. 1792.

（原注4）Tucke : Practical Hints on the construction and economy of pauper lunatic asylums, York, 1815.〈Hintsの大文字は原文のまま〉

（原注5）Langerman : Diss. de methodo curandi cognoscendique animi morbos stabilienda. Iéna, 1792.

（原注6）Reil : Fieberlehre: Halle, 1802.

（原注7）Hayner, Aufforderung an Regierungen, etc., in der Behandlung der irren, Leipzig, 1717.

（原注8）Heinroth : Lehrbuch der Störungen des Seelenlebens, Leipyig, 1818.

（原注9）Ideler : Grundriss der Seelenheilkunde, Berlin, 1838.

（原注10）Nasse : Zeitschrift f. psychische Aerzte, Leipzig, 1816.

（原注11）Jacobi : Die Hauptformen, etc., Bonn, 1844.

（原注12）Zeller : Bericht uber die Wirksamkeit die Heilanstalt Winnenthal, Stutg., 1837-1840.〈訳注：原文ではwirksamkeitと小文字で始まっているが大文字に訂正。以下同様に原文のドイツ語名詞の頭の小文字を大文字に訂正してある〉

（原注13）Roller : Die Irrenanstalt nach allen ihren Beziehungen, Karlsruhe, 1831.

（原注14）Flemming : Pathologie und Therapie der Psychosen, Belrin, 1839.

（原注15）Jessen : Allgemeine Encyclopedie, Berlin, 1839.

（原注16）Griesinger : Die Pathologie und Therapie der Psychiatrischen Krankheiten, Stuttgart, 1845.

サルペトリエール救済院でピネルとエスキロールの弟子となり、私は二人の著名な恩師の下で、精神病（l'aliénation mentale）の研究に着手した。二人の講義を受講していた時期に、当時医学で支配的な一般的傾向があり、これが精神の病理学に当然のことながら影響を与えていた。精神疾患をこの当時研究していた若い医師たちは精神病者剖検によって脳や脳膜に見いだされた損傷にとりわけ注意を傾けていた。筆者の恩師たちの学説とは反対に、他の医師たち同様に筆者も科学のこの解剖学的方向に向かったが、これは当時にあっては医学の真の基盤と見なされていた。自殺、心気症、妄狂（デリール）を欠くマニーのようないくつかの特別な主題に私は観察を絞ったということは紛れもない。しかも一般的学説として病理解剖学のみが精神病者において観察される諸現象の一次的根拠を与えうるし、忍耐強く探求されるその研究においてこそ科学の進歩があるはずだということを間もなく確信するに至った。種々の著作に当時発表した私の全ての論文にはこの支配的考えが刻印されている。このことは拙著『心気症と自殺についての概論』にも示されている。この点に関して私の信念は更に推し進められ、次のような研究上の考えに至った。つまり精神病者の身体の解剖から、精神疾患の診断、予後そして治療についての帰納的推論を導き出すべきであるという考えである。

精神の医学（médicine mentale）において当時やはり支配的な一般的な別の傾向があった。それは狂気（folie）のあらゆる型（formes）とあらゆる亜型の座を大脳のみに定位し、この疾患の産出にはこれ以外の器官の影響を殆ど完全に否定しようという傾向であった。とくにガルによって病理学へと導入されたこの考えは数多くの味方をひきつけた。ロスタン、カルメイユ、ジョルジュ、フォヴィルなどの諸氏のように、脳病研究に当時従事していた大多数の医師はこの支配的思想を抱いていた。彼らは交感性（症候性）狂気（la folie sympathique）の存在を認めることはごく稀であるか、まったく認めていないか、であった。私自身もこの見解を有していたし、私の同僚で友人のF・ヴワザン博士はこの同じ一般的考えの影響が感じられる著書をも公表している。こうして私はこの時代には解剖学者であり、脳論者（cérébriste）でもあった。私が固く信じていたことは、狂気の知的そして情的（affectives）機能のかくも変化に富んだ障害を満足のいくように説明するに足る明瞭かつ恒常的で認知可能な損傷が、例外なく全例において、精神病者の脳や脳膜において、見いだされるということであった。

一八二八年と一八二九年に私は精神病者について自殺や急死などの数多くの統計に従事した。これは二年続けて学士院の統計の賞をわれわれにもたらしてくれた。(原注2)

（原注1）Des causes morales et physiques des maladies mentales et de quelques autres affections nerveuses, telles que l'hystérie, la nymphomanie et le satyriasis, par le docteur Félix Voisin, Paris, 1826.

（原注2）『科学アカデミー報告書』（一八二九、パリ）の、この業績に関するセレス氏の報告を参照のこと。

精神病者の脳変化に精神の病理学の基礎を長い間追い求めた後、次第に気づくようになったことは、精神病者の精神現象の非常な多彩さと極めて微妙な陰影とを科学的に説明するためには、重要であるとはいえ、これらの損傷では不十分であるということであった〈訳注：太字は訳者による。「古器質・力動論」との訳者の主張と根拠となることを強調するためのものである。ファルレの「精神の病理学」は広義の精神病理学で、身体病理学も含む、「精神医学の病理学」の意味であることが分かる。本「序論」後半で言及されるように、これには治療論は含まれていない。筆者の考えでは、「精神病理学」には最も広義の「精神医学」と殆ど同意義のものから、この治療論を除く、身体病理学をも含む、「広義の精神病理学」（＝精神医学の病理学：「精神現象を対象とした病理学」）と、より狭義の、身体病理学を除く固有の意味での精神病理学：「精神科学的方法論による病理学」と精神医学史的には大きく分類されるように思われる。「精神病理学の誕生と展開」は筆者の今後の精神医学史的研究課題の一つである〉。こうして病理解剖学の不全を補うための手段を心理学へと求めるようになった。心理学派の人々（psychologues）、とりわけスコットランド学派の人々の数多くの著作を私は辛抱強く研究した。彼らの一連の学説（doctorineset）〈doctrine set の誤植と思われる〉を理解するように努め、精神諸疾患の種々の型において確定される精神障害の認識に関して明らかにするために、心理学を自分用に作り上げた。ドイツ学派の心理学派の医師たちが既に邁進し、現在ではとりわけパルシャップ（原注1）、F・ヴワザン（原注2）、ルノーダン（原注3）、ドラジオーブ（原注4）、ビロー（原注5）などフランスでは優れた専門医たちが成功のうちに遂行しているこの作業は狂気の合理的な一つの理論に到達し、精神の医学の種々の部分を科学的に体系化するための最良の方法のように私には当時思われた。かくも好ましいと思われたこの成果を得るためにいかなる努力をも払い、記憶、観念連合、判断、抽象化、一語で言えば、正常状態において心理学派たちによって認知されているあらゆる諸機能（facultés）〈諸能力〉の――病的状態においてこれらの単一ないし複合的な障害を見いだすという――障害の精緻な探究を、病的状態において、精神病者において筆者は探究してきた。

（原注１）精神病者部門監察官長パルシャプの「狂気の症候論」Ann. médico-psych., 1831, p.l.
（原注２）ビセートル救済院医師ヴワザン博士の『人間の悟性の分析』Paris , 1857,『情操感情の分析』Paris, 1862.
（原注３）メレヴィル保護院医長ルノーダン『精神病の医学的心理学的研究』。
（原注４）Gaz : Des hôpit., 1849, Journ. dee médecine mentale, 1861, 62, 63.
（原注５）「意志の諸疾患」Ann. médico-psych., 1re série, t. X, 1847.「リペマニーの種々の亜型」Ann. médico-psych., 1856.「観念連合の障害」Ann. médico-psych., 1862.

おおよそ一五年の間、筆者は科学のこの路を歩んだ。通常の病理学においても、生理学が医学を明らかにしてくれるはずであれば、精神の医学を啓発するのは正常心理学である、と筆者は確信していた。しかし非常に合理的と見えるこの方向に研究を進めれば進めるほど、理論上のこの予見は科学の真の進歩をもたらすものではないことが実践によって判明した。心理学的方法に依って、精神病者の知性（intelligence）と感情（sentiments）のかくも複雑な症状を検討する際、人は一体何を行っているのであろうか？　精神疾患の症状論に不可欠な前提条件としての〈精神〉諸機能の分類や下位分類は心理学派に負っている。これらの諸機能の秩序だった分類をあらかじめ行い、次に、精神病者においてこれらの各分画や、あるいは同じ一つの現象のさまざまな時期に相応する変化が追求されている。

こうしてある一つの機能障害を発見し、これを正常状態でのこの機能の働きと対応させるというまったく人為的な作業に人は没頭している。一方これらの諸機能は三種の変化を被るだけである。変化を支配する法則に従って、高揚、低下、倒錯の変化を受けるだけであるので、こうした心理学的方法に従った精神現象のすべての分類において、精神病者全体であろうが、個別の精神病者個人であろうが、正常状態で認められる諸機能のこれら三種の障害の一つが発見されるだけとなる。知的ないし感情的なこの障害の程度とか特別な亜型とかはどのようなものであるのか？　これらの種々の障害の相互の関係とはどのようなものであるのか？　これらを認識することこそ精神の医学の実践にとって重要であり、心理学的方法がわれわれにまったく教えてくれない事柄なのである。こうして、精神症状の研究にとって最初は魅力的に思えたこの分類法は精神疾患の優れた徴候学の諸要素を提供してくれるものではない。疾患が示すままに、症状を有効に配列する代わりに、抽象化の作業に人は専念するだけである。これは巧緻の冴えを誇るだけで、実践ではなんの実りももたらさない。その一覧表の空虚な欄を満たそうとして、人は意義のない事象にしばしば注目し、疾患の診断上、予後判断上の徴候としてもっとも重要な事象をまさしく無視してしまう。彼らは現代の化学者に似ている。化学者は類似した一連の物質（例えばエーテルやアルコール、炭水化物のような）の存在を知った上で、穴を埋めるべくこの連続において欠如している未知の物質を探求する。しかし重要な違いがあり、化学者は自然に実在する新物質をこの理論的手段によって発見することがしばしばあるのに、同じような作業に没頭する心理学派は実際には無効な抽象化を行っているだけである。こうして必要とされている行動とは、病態心理学（la psychologie pathologique）を造ることであって、医学を造ることではないのである。自然界では常時結合しているあらゆる諸現象を乱暴に断裂させて、切り裂いているのである。自然に分離している他の事象と同様に、同じ一つの範疇に入れるために、ある一つの精神的事象をその周囲全体から引き離してしまっているのである。結合しているものを切り離し、分離しているものを結合させている。事物の自然な関係を切断している。ある点においてのみ接しているだけで、他の観点からは異なる事象を結びつけている。体系を造りはするが、それは自然な秩序ではない。類似している異なった植物を区別するための全体的特徴を認識する代わりに、植物の色や形、大きさを個別的に研究する植物学者のように彼らは振る舞っている。有機化学を学ぼうとしながら、その性質の認識によってのみ実践的に有効となるというのに、砂糖やアルコール、エーテルなどのあらたな単位となった化合物の性質を探究するのではなく、炭素、酸素、水素、窒素の四元素の研究をしているだけの化学者に似ている。

しかし精神病の研究に応用される心理学的方法は徴候学的に満足いくものではないだけでなく、精神の病理学の他の分科、病因論、疾病分類論、そして治療論においてさえも、この方法を応用しようとすると、良くない結果を招くことが極めて多い。たとえば注意や意志のようないくつかの機能障害によって狂気や妄想観念が産出される様式を説明しようとする場合や、心理学的手法によって狂気の種（espèces）や亜種を分類しようとする場合、さらには心理学的方法によって精神病者の思考や感情を治療しようとする場合などがそうである。そのような場合にはもはや病態心理学のみではなく、医学そのものをも行うとしているのである。病理学的分野というものは別個に探究されることが望ましい特別な一つの領域なのである〈訳注：エスキロールなど恩師らのように心理学に支配されない、精神の病的現象に即した固有の精神の病理学をファルレはここで提唱している。注目すべき重要な指摘、立場の宣言である〉。

心理学を精神の医学へ導入するとなると、この疾患を本質的に構成しているもの全体を、つまりは密接に関連している諸事象全体とこれらの継起の序列とが破壊されてしまう。即ち諸現象についての縦断的、横断的な理解が消し去られてしまうのである。もはや症状しか見ないために疾患が除去されてしまう。そして個別の症状しか見ないために複合的症状が除去されてしまうのである。

要するに、精神疾患における〈心理的〉諸機能の最初の障害を追究するのではなく、精神疾患専門医は自然において存在するままの複雑な精神状態の研究に従事すべきなのである。これこそが私が究極的に達した結論であり、〈病理解剖学、心理学に続く〉私の科学的人生の第三の時期に該当している。私はこれに臨床期（la phase clinique）の名を与えている。〈訳注：心理学期の開始時期、そしてこの一五年後の臨床期の開始時期についてファルレは明言していない。スムレーニュ[19]は臨床期の開始を一八四一年頃としているので、これに従えば、一八二六年頃が心理学期の開始時期と推定される〉。筆者が理解したところでは、各科学はそれぞれの個別の要求を抱えており、その諸法則と手段とを隣接科学から借用すべきではない。諸科学はまことに相互に支え合うことはできるが、その方法と諸法則とはその科学自体に求めるべきなのである。精神病医（le médecin aliéniste）がその特殊科学の基礎を求める場所は精神の病理学それ自体、つまり精神病者の直接的な臨床研究（l'étude clinique et directe）である。確かにわれわれの専門の有効な補助手段になりうるものとして病理解剖学や正常心理学を常に念頭においてはいる。しかし昔のように精神疾患の諸現象について合理的に説明するためにこれらがそれぞれで十分であるとはもはや考えられない。臨床観察（l'observation clinique）のみがこれら障害についての正確な認識をわれわれにもたらし、その病因、記載、分類、予後と治療について必要な資料をわれわれに与えることができるのである。

この臨床的方法（voie clinique）に従うと、一体どのような成果に到達するのであろうか？　精神の医学の種々の分科に関するわれわれの科学的見解はどのようなものになるのか？　これらは、以下これから検討する課題であり、この序論の第二部、学理的部分を構成している〈訳注：以下第二部であるが、次の「第二部」との表題は原文にはないもので訳者の補足である〉。

私見では、人間とは全体的に考察すれば、心と身体との二つの異なった要素から成り立っている。しかも両者の解離不能で密接な結合は現世における人間実在の本質的条件である。

こうしてわれわれの本性の二つの要素の異なる実在を認め、人間の二元性の支持者であることを高らかに宣言するとしても、逆に、今昔の人間学者たち（anthoropologistes）とともにわれわれが認めることは、これら二つの要素は密接に結合しており、正常状態でも病的状態においても、これら二つの要因への二重の介入を必要としないような単一な精神現象のみを発見しようとしても不可能なことである。

健康な人間でも病人でも知的、情意的（moral）〈訳注：moralについては後の訳注で詳述〉現象全体は不可欠な条件として脳の協同を前提としている。観念や感情に同時に作用することなしに、この器官へ働きかけることは不可能である。逆に直接脳へあるいは神経系全体へ作用することなしに、観念や感情に働きかけることもできない。われわれの本性のこれら二つの要素の相互作用を理解するために認識すべき重要なことはこれだけではない。この点でわれわれの学説は人間の二元論者の多くの学説とは異なっており、幾分詳細に述べるだけの価値はある。これら二つの要素の作用様式について筆者が与えようとしている解釈を抜きに、正常状態における観念や感情の発生も、病理学的状態の諸々のデリール（délires）の出現についても、私見だがなにも理解されないであろう〈訳注：ここもふくめて、ファルレのデリールは精神病ないし、観念や感情も含めて精神の全体的混乱という広義の意味でのデリールであると私は解釈している。少なくとも既出の妄想観念とデリールとは解釈の余地が入らず、明確にファルレにおいて区別されていることは確実である。デリールをめぐる諸問題は本文私論第三部を参照のこと〉。

事実、筆者の眼からすれば、脳機能（fonction cérébrale）（医学用語を採用すればこうだが、他の用語、哲学者が語る言葉では知的、情意的諸現象の出現、となる）は特殊な諸法則に従っており、これらは生体の他の機能全てを支配する諸法則とは異なっている。脳機能はその働きを自ら認知できるという本質的特性を有しているし、種々の活動時点で制御し、支配する能力を有している。人が感じ、思考するとき、その意識（conscience）の内奥において彼の思考の働きに対する受け身の観客的立場を取れるし、同時に彼は行為者であり、目撃者でもある。意志の働きによりこの働きを緩めたり、経過を早めたり、中断することも可能であり、他の対象にこの動きを向けることもできる。一言で言えば、人は意識によって内的に自らを観察し、反省によって自身へと振り向けられ、意志によって自制する。人体の他のいかなる機能にも見いだされない特別な力が確かにここにはある！　心と脳の共同的作用に、つまりは脳機能の働きに特権的に属しているかくも素晴らしいこの特徴から、なにが生み出されるのか？　それは新しい一つの機能のようなものである。これは神経系を仲立ちとして生体の〈脳以外の〉残りの部分と結びついているものの、その固有の法則、機能実行のための特別な条件を有しており、この機能はこれが生み出すもののさまざまな展開において検討するだけの価値を有している。一つの「**新器官**」（un novum organon）と筆者が名付けたもので、脳活動が一次的な基盤を担っているが、われわれの本性の二重性が同時的活動（l'action simultanée）によって同時に産生され、独特の発展を遂げるものである。換言すれば、人の脳で生じる観念と感情とは病的状態でも健康な状態でも心と身体との共同作用によって新たな観念や新たな感情を常に生み出す元となり、〈さらには〉これら観念と感情が継続的、連鎖的に相互に〈作用して〉生み出し合うのである。

これは筆者が「精神の連鎖」（la résultante psychique）理論と名づけたものである。というのも精神の精神自身に対する絶えざるこの運動において、最初に結実したもの、ないし最初に産出されたものが原因となり、第二、第三、等々の新たな結果を引き起こすのである〈以下も含め強調は訳者による〉。

産出現象の数を無限に増殖するこの神秘的機能は私見によれば、精神現象の多様性と複雑性とを唯一説明してくれるものである。それは脳の生理学と病理学の鍵と唯一成るものである。脳機能の複雑な機構を唯一理解させてくれるものであり、**身体学派医師の解剖論と心理学派医師の生理論との両立を唯一もたらしてくれるものである**。

人間の二重性に関するこの理論は正常状態でも真理であり、病的状態でもやはり同様であると私は信じている。身体学派でも心理学派でも不可能であるのとは異なり、この理論は精神疾患の精神症状産出について考える拠り所となりうるものである。

私論では、その本態は未知ではあるが、その作用によって把握が可能である原発性器質性変化（la modification organique primitive）が精神疾患の真の原因であり、これが私が「デリールする能力」（l'aptitude à délirer）と名づけているものをまず最初に発生させる。しかしこのデリールはこのようにして全体的に産出されるが、この後にはこれに固有の諸法則に従って展開する。とはいえ、これらの法則はアプリオリに予見されえないし、今述べた機能の自己自身に対する例の作用に依拠しているものである。あらゆる狂気に不可欠な基盤として器質性のなんらかの変化を認める意味において、筆者は純粋に心理学派の医師たちとは異なっている。さらには身体学派的医師たちとも筆者はものの見方において、おそらくは異なっている。というのも損傷が感知可能なものかどうかはともかく原発性器質性損傷はデリールすることの素地一般（la disposition générale à délirer）〈訳注：これはさきほどのデリールする能力と同じであろう〉のみを説明するものであり、諸々のデリール〈精神病状態・症状〉の無限の有り様やその形態の多様性、無数の微妙な陰影とか、一言で言えば、デリールによるデリール〈精神病状態・症状産出〉、機能の機能自身に対するこの働きを構成しているもの全てをこの器質性脳損傷は説明するものではない。ドイツのヤコブやその弟子たち、フランスではモロー・ド・ツール氏（原注）のような身体学派に属する医師たちは、〈デリール産出の多様性を無視して〉狂気における慢性妄想（délire chronique dans la folie）の産出とこれとは別の諸疾患の急性せん妄（délire aigu）の産出とを全く同じく捉えている。さらに彼らにとって器質性損傷はデリール〈の素地〉の産出と、かくも変化に富んでいるデリール〈精神病状態・精神症状〉の形態とを同時に説明するものであり、デリールによるデリールのこの発生の研究を重要視していないのである。筆者にとっては、逆に、この研究のみが精神疾患の病因論と病態発生論とを理解可能にしてくれるのである。これこそがわれわれの専門性にその存在理由と真の魅力とを与えてくれている。これこそが心的療法（le traitement moral）の治療効果の可能性を確信させてくれ、この治療の種々の作用因（agents）を発見する手段を与えてくれるものである〈訳注：ファルレのこの箇所は本序論の白眉というべきもので、精神疾患の器質因による一次性のデリール（デリールする一般的素地＝デリールする能力で、これは陰性的デリール、原基的デリールといってよいだろう）の発生、このデリールが起因となっての機能による機能の産出という正常機能同様の精神的力動による二次性デリール（精神病状態・症状）の発生、形式や内容の違いの説明、いわばEtiologieとPathogenese、Pathoplastik的なものまでもを、つまりは病因病態発生論的に、器質因と精神力動論的なもので説明している。エーの「器質・臨床的隔たり」（l' écart organo-clinique）（器質的身体因に対する残部の精神機能の力動的反応による症状形成）と同等のことをファルレは述べていると私は考える。いわばファルレの器質・力動論である。後述するようなファルレの陰性と陽性症状の区別も含めてエー以前の、そしてジャクソン以前の古器質・力動論（Paléorgano-dynamisme）と私は名付けた。なおファルレの「デリールによるデリールの産出、発生」には二つの意味があるように考える。一つはデリールする素地、能力によるデリールの産出であり、もう一つはこの産出されたデリール（精神病状態・症状）によるデリール（精神病状態・症状）の産出、以上の二つの意味、二つの事態を指していると思われる。そしてこのデリールする素地とはこの序論の後の論述では「全体的混乱」（perturbations générales）――つまりデリールの根源的意味でのデリール、陰性的、原基的デリールを指している――ともファルレは言い換えている〉。

（原注）モロー・ド・ツール博士による「病理学的観点からの狂気」医学帝国アカデミーへの報告論文。Ann. médico-psych.. série 2e. tome 1er. 1855, page 11.

かくして要約すれば、精神疾患全てに器質性のなんらかの損傷の存在を認めているので、筆者は解剖学派に属している。しかし、精神現象の注意深くて詳細な観察において、そしてデリールによる妄想の産出において、精神疾患の病態発生の基盤、症状論と治療論の基盤を心理学派の医師たち同様に追究するのであるから、筆者は心理学派にも属している。

以上正常な状態と病的状態における人間の二重性とその二つの要因の関係について述べてきたこの学説は私見では精神の病理学全体を支配するものである。重要なことは以上の総論を論述し終えた現在、今や重要なことは、〈次章以下で述べる〉精神の医学のさまざまな〈各論的〉部分について筆者を導いてくれた主要な考想を要約的に述べることである。

まず最初に、筆者の立場からなによりも優先されるべき問題は精神疾患の観察に与えられるべき指針（la direction à imprimer à l'observation des maladies mentales）である。この重要な問題に対して私は狂気の症状論総論（p.105）に先立つ講話を設けている。この講話において展開されている諸原則（principes）は私がもっとも貴重と考えている業績である。全生涯において、とりわけサルペトリエール救済院における臨床教育の間、私が傾注し、弟子たちの注意を喚起したのがこの問題、私見によれば科学の原理である。われわれがこの専門領域において今日到達した現状は転換期である。われわれの恩師たち、ピネルとエスキロールのかくも多様で貴重な観察の後に、この二人の弟子たちであることを誇りにしているわれわれの世代の医師たちは崇拝する二人の恩師たちによって科学へと導入された諸原則をほとんど完璧に身をもって体験した。二人はこの学説の成果を発展させ、この学説に適う実践的応用を見いだそうと邁進した。ピネル、エスキロールの他の弟子たち同様に、われわれもまたわれわれの時代の影響を受けてきたし、私自身喜びとしていることは二人の強力な推進力の下で科学と実践において半世紀の間に達成された数多くの進歩を確認できたことである。しかしとりわけ二〇年このかた、緩徐ではあるが絶えることのない科学的変革のある一つの作業にわれわれは従事している。フランスでも諸外国でも数多くの者たちによってこの作業が着手されている。総じて彼らの作業の基盤としてわれわれの恩師たちの学説の基礎となっている主要な考想を採用しながらも、彼らはこの二人の提案の幾つかに異議を申し立て、この二人があまり検討しなかった、あるいはまったく無視していたいくつかの点に留意するようになった。

こうしてこの二人の学説のいくつかの礎石が離脱していくのが日々認められる。とりわけ現在でも一般的に採用されている彼らの分類は幾人かの著者らによって種々の点で攻撃に晒されており、これらの部分的攻撃によって事象のこの分類全体の不十分さが漸次理解されるようになるであろう〈訳注：たとえば、ファルレ自身が恩師エスキロールの分類の一つ、モノマニーの強力な否定論の先鋒、非実在論提唱者であった。この論文は本序論を治めたファルレの論文集著書に再録されている〉。

科学革新の途上において、その特権的地位を既に喪失した支配的学説と、遙か未来においてかろうじて見え始めた新しい学説との間の当代のような中間時点において重要なことは、どのような方向へと精神病者の観察は導かれるのか、われわれの恩師たちの学説における真偽を考量するためには、彼らの主張を確認しながら行くべき新しい路への道標を建立するにはどのような原則を採用すべきであるのか、を問うことである。これこそ筆者がこの問題について基本的省察を加えている理由である。自然全体の現象を観察する方法を哲学者たちの業績に求めることで満足するわけにはいかない。現有の人為的諸分類を離れ、精神病者をあるがままの姿でよりよく理解するために従うべき諸原則を筆者がとりわけ追求してきたところは、われわれの専門分野の研究自体においてにほかならなかった。

これらの諸原則についてここで言及する訳にはいかない。特別の一つの講話（p.105を参照のこと〈訳注：第三章：本古典紹介の巻末「解説」において後述〉）の中でこれら諸原則に触れている。とはいえここで簡略にその心覚えについて述べておきたい。一般に頻繁になされているように、精神病者の診察を、もっとも明瞭な事象の確定や顕著な観念ないし感情の確認だけに限定してしまわないことである。これらの症状は、誰にでも患者は話をするものであり、彼らの疾患の表面的なものでしかないからである。

完全な仕方で精神病者を観察するためには、妄想観念（idées délirantes）の発展を辿るだけでは不十分で、妄想患者（individus délirants）の発展を辿るべきなのである〈**訳注：患者全体、その個人史、現病歴の重視**〉。精神病者の言うがままに観察を記載するのではなく、また患者の記録係となる代わりに、そして患者の関係者なら誰でも気づくようなもっとも目立つ事象のみに注目するのではなく、患者の知的、情意的本性（nature morale）の内奥に貫入すべきである。これらの支配的な観念や感情の基盤となっている精神や心の全体的素地を検討すべきなのである。精神病者の過去に遡り、その障害を確認できるもっとも早い出現時期まで辿る必要がある。疾患の進行経過、経過した種々の段階に、疾患が示す動揺と交代現象（les alternatives）に注目すべきなのである〈訳注：この経過の重視、交代現象等への注目は双極性気分障害の原型、「循環性狂気」を初めて記載したファルレの言葉であるだけに重みがある〉。一言で言えば、ある時点で精神病者に問診を行って、直接確認可能な事象に傾注する代わりに、心身の症状全体とこれらの継起の順次を観察すべきなのである。最後になるが、なによりも重要なことは**陽性事象（faits positifs）の観察に陰性事象（faits négatifs）の観察が付加されないと、精神病者の心的状況を正確に認識することは不可能である**。つまりこれら患者によってなされた行為や発せられた言葉と同時に、現象（manifestations）の欠損（lacunes）、欠落（omissions）、不在（absences）〈という陰性事象〉を観察する必要がある。

幾度述べても述べたりないことだが、患者の状態を特徴づけているものはまったく不合理な陽性現象というよりも、むしろ同じ条件にある場合の精神の健全な人間の状態とは対照的な点である。同じ状況下に置かれているまったく別の人間ならするであろうこととは異なった風に、精神病者は話し、行動し、あるいは行動しないことを確認すること、これこそこの患者の観察にもっとも貴重な所見を提供するものであり、この所見こそもっとも優れて、精神病者を理性的人間から区別可能にし、また異なった型の精神病者を相互に区別可能なものにしてくれるのである。精神病者におけるこれら陰性事象の検討を無視すること（殆ど常にそうなってしまっていることだが）、これこそ患者の検討のもっとも重要な部分、その病的状態の真に特徴的なことをなおざりにしてしまうことである。それは眼前にある患者の精神状態を完全に認識するための情報のなかでももっとも実り豊かな源泉を自ら失うことにほかならない。〈訳注：陽性と陰性事象の区別、陰性事象の疾患特異性へのファルレのこの言及、慧眼には驚く。ジャクソンの学説登場数十年前ことである。端的に言えば、精神機能の段階的発展と組織化、これとは逆の解体水準という、層理論がファルレには明示されていない、あるいは欠落している点のみがジャクソン、これに依拠したエーと異なっていると言ってよいだろう。付言すれば層理論との絡みで言えば、エー理論には含まれているジャネやフロイト流の意識と無意識との弁証法的対立が、さらにはエーの理論や思想の骨格に暗黙の裡に前提とされている、と筆者が考える「自然弁証法」とこれに基づく生命観、精神観がファルレ理論では少なくとも重視されているとは思えない点で両者は異なっている。現代のエーの器質・力動論との違いはこの層理論的観点の欠落とともに、急性と慢性精神病の病理の二軸構成、つまりは意識野と人格の構造解体の区別が明示されていない点である、と考える。とはいえ、急性と慢性精神病の峻別はファルレも強調していることは本人が本文で既に触れている。歴史的に見て、最早期に属すると思われる慢性精神病への注目は彼の業績の一つであろう。この点は後の訳注でも言及する。しかし再度強調するが、ファルレの学説の基本骨格は、筆者が既に指摘し、名付けたように、自然弁証法的発展と層理論なき、そして意識野と人格の区別なき器質・力動論、つまりは器質・力動論と共通の、器質因、（精神）力動論的病態発生論、症状の陽性と陰性の区別を中核とする「古器質・力動論」（Paléorgano-dynamisme）と呼ぶべきものであると考える。ただし器質因と陰性事象と「デリールする能力」の関連は充分には明確ではない〉

実践においては、以上の一般的基準（préceptes）に則ってのみ、精神の病理学のあらゆる分野の研究が完成可能となり、われわれの科学を進歩の路へと導くことになるのである。これらの諸原則を極めて重要なものと筆者は見なし、精神の医学において企てられるあらゆる研究の出発点、将来のあらゆる発見に不可欠な前提と考えている。

精神病者についての観察基準に言及したので、この序論において早めに紹介するに値する、精神の病理学について筆者が抱いている他の考想について明らかにしたい。

精神諸疾患においてとりわけ入念に検討すべき損傷、それは、われわれの存在の情的側面（la partie affective）の損傷、**感情と傾向（penchants）の損傷**である。ファルレはこの研究に格別の注意を払った。筆者が明らかにしようとしたことは、情意的感受性（sensibilité morale）の組成全体、衝動、傾向、感情は精神諸疾患のあらゆる型において、原発性に変化を蒙っていること、さらにはこの原基的病的基盤（fond maladif primordial）の上に漸次妄想観念や比較的明確な感情が生まれ、支配的となり、精神諸疾患の種々の亜型を特徴づけていることであった〈訳注：ここで留意すべきは、以下の二点である。第一に本序論既述部分も勘案し、端的に言えば、筆者が全体論的立場に立ちつつも、説明上、精神機能を知的機能と、情的（affective）機能（＝情意的（moral）機能）との二分法的立場か、これに近い見地に依拠していると判断される。第二に妄想原発性ではなく、明らかに器質性を基盤とした情意障害原発性の立場であるとしている。精神機能二分説に依拠した記述をここでファルレは論述しているが、しかし後にでてくるようにファルレは精神機能全体を単一的に把握する立場が原則であることは念頭に置いておく必要がある。パラノイアの原発性や発生機序の問題という、後世にも繋がる問題でもある〉。精神病者たち（aliénés）における感情や傾向のこの原発性変化はもっとも注目するに値するものである。この変化はこの疾患（la maladie）の基盤の認識、その種々の型（formes）の記載、これらの型の分類や予後、治療に基本的に役立つはずのものである〈訳注：ファルレはここではle maladieつまりは精神疾患を単数扱いにし、その中に種々の型や亜型をおいているように思われる。これら、とくに前者がファルレのいう精神諸疾患（maladies mentales）に相当するとすると、ファルレのmaladieには広狭両義があることになる。広義の疾患、精神疾患は精神諸疾患と同じで、狂気（la folie）、精神病（l'aliénation mentale）と同義、同一概念となる〉。情意的感受性のこれらの病的組成の研究によって、そこから派生してくるその後の諸現象の起源にまで遡る場合にこの共通の源から全て由来し継次的に展開している病的症状の連関を実際に認識することが可能となる。この限りにおいて筆者としてはとりわけギラン[原注1]〈訳注：基本的には彼は単一精神病説〉があらゆる精神疾患の開始時期に常在するものとして強調したメランコリー段階を理解している。しかし私見ではあるが第一期のこのメランコリー段階は部分性精神病のメランコリーと言われる型において観察されるものと類似の悲哀の状態ではない。それは人間の情意的本性全体の脱力と虚脱の一般的状態であって、そこではこの本性が疾患によって原発性に侵襲され、これとは別の病的諸現象がその後生まれ、発展する真の土壌となる。スリーズ博士[原注2]は神経疾患における情動（émotion）や本能、感情の障害に対し極めて重要な役割を正当にも与えている。彼は新たに造語を行って観察困難なこれらの症状に注意を向けるという真の貢献を果たした。彼はこれらすべての感覚的現象中心に**情動感覚**（sens émotif）の名を与えた。グリージンガー博士も同様にその素晴らしい著書『精神疾患概論』[原注3]において情意的感受性のこれらの障害について多く言及している。これらの障害は種々の形態の狂気の起始においてとりわけ確認されるが、狂気の経過全体において種々の程度に存続している。筆者は繰り返し観察を行うことによって、この傑出した医師のこの見方に完全に同調するに至った。[訳注]私見では、感情や傾向のこれらの全体的障害に注意を向けて、向けすぎるということはありえない。専門家の診察のほとんど独占的対象となる特権的地位を占めている知的機能や妄想観念の観察のために、感情等の観察はあまりにも頻繁に無視されてしまうからである。

（原注1）Traité des phrénopathies. Bruxelles, 1833, p.186.

（原注2）Des fonctions et des maladies nerveuses. Paris, 1842.

（原注3）Griesinger : Pathologie und Therapie der psychischen Krankheiten, Stuttgard, 1845, seconde éditoin, 1860〈訳注：これは1861の誤植であろう〉.

〈訳注〉ファルレはグリージンガーに同調し、精神病においては妄想観念などの知性障害に先行する情意障害原発性とし、さらには彼独自の見解として、この第一期のメランコリー期は部分性精神病のメランコリーとは症状論的には異なっていることを強調している。本文で後述される「痴呆」精神病終末論と併せて、現在の統合失調症の初期状態（そして終末状態）についても参考になる見解であると思う。ファルレがグリージンガーの主著の初版と第二版をここで引用し、その内容にまで踏み込んでいるのには注目される。彼がどの程度ドイツ語を読みこなせたのかは筆者には不明であるが、グリージンガーの第二版の仏訳版公刊は本書出版の翌年、一八六五年である。

狂気の**知的機能障害**の研究では二つの主要な暗礁が待ち構えている。まず最初に、この機能の損傷は、正常人の認識のために心理学派によって採用されている区分を基盤にして、観察されてきた。精神の病理学へと導入された心理学的なこの方法がもたらす重大な欠点とまさに危険性については前述した通りである。さらには精神病者の支配的観念（idées prédominantes）にのみ、とりわけ部分性精神病（aliénation partielle）の場合にはそうであるが、注意が向けられてしまった。こうしてモノマニー学説へと至ったが、これはまもなく後述するように、その原理において誤っており、その実践においては有害な学説である。精神病者の知性障害の研究では精神病者一般を観察するために筆者が前述したのと同じ原則を適用すべきである。病的知性においても感受性について筆者が指摘したように、探究すべきは**全体的混乱**（perturbations générales）であり、これこそが妄想観念という続発性現象を胚芽として懐胎しているのである。知性の低下と高揚とは精神のこの全体的状態を把握しやすい二つの例で、観察に適し、爾後の諸現象に先行し、これらを支配するものである。詳細に触れているように（p.188以降〈第三章〉）、感受性と知性の原発性のこの病的基盤の上に発展する妄想観念の展開をいかに把握するのか、筆者は言及している。患者たちはまず最初に、そしてしばしば長期間、不特定の全体的障害の状態に陥る。彼らはさまざまな観念の中を彷徨うが、これらの観念は精神と心との組成全体によってまず喚起され、次に持続させられる。この組成こそがこの観念を生み出し、発展を促進させるのである。これこそが第一期（妄想の精錬ないし孵卵期）であって、この期間知性と情的機能の曖昧で全体的な一つの障害が存在し、いくつかの系列の特定の観念へと定式化も具体化もまだされないままである。漸次、精神の精神に対する持続的な作業によって、患者は第一期の錯乱（confusion）から抜け出す。こうしていくつかの妄想観念が現れ、これらが患者の関心の主要な対象となる。妄想を持続的、保続的に精錬する作業に没頭してしまう。妄想はしばしば数年間も持続し、妄想観念の**体系化**（syxtématisation）の時期へと明確に移行していく。最後には、精神疾患のこの状態期の後に、最終期もしくは慢性期へと移行する。これは、「妄想はかくして常同化されるに至る」，という表現で著者が特徴付けた時期である。即ち，妄想にはなにも新しいものは付加されず，同じ言葉，同じ表現で誰にでも妄想を繰り返し語るだけで，まったく変化しない形のままである。妄想観念発展のこの研究は筆者にとって精神病の機能損傷の研究よりも，さらには種々の記述と分類の基盤と今日に至るまでされてきた部分性精神病の宗教や恋愛，野心や破滅，罪業や猜疑心とかいった〈テーマや内容のみの〉支配的観念のまったく表面的な観察よりも，興味深く，有益であると思われた。

錯覚や幻覚もまた本書の講話に示されているように，筆者の関心を特別に引きつけたものである。これら二つの症状は多くの点で興味深いもので，両者を注意深く区別したのはエスキロールで，その著書の中で別個の論文にしており，極めて明快な鑑別的特徴を挙げている。筆者は科学的なこの研究に参加し，これら二つの現象を別個に扱い，知性の別の障害とこれらを区別して検討している。しかもこれらの研究に当てた本書内箇所では，とりわけ主要な二つの考えが筆者の指導理念となっている。筆者がまず最初に言及したことには，エスキロールによって大変明瞭に区別された，妄想病（délire）のこれらの諸現象は通常人が考えている以上に数多くの点で相互に類似している点である。次にこの重要な事象について主張したことには，妄想病のこれらの症状は，一般になされているように感覚興奮（sensations）の損傷に帰せられるのではなく，純粋に知的な現象と考えられるべきものであり，脳や知性の特殊な障害に起因し，感覚（sens）や伝導器官の変化によるものではない。この見解によって筆者が導かれたことは，錯覚と幻覚とを一般になされている以上に，大きく接近させることであり，妄想病のこれらの二つの症状を知性や性格という〈これらとは別の〉他のあらゆる障害と結びつけ，あらゆる型の精神疾患において他の知性障害とこれらの症状とを結びつけている数多くの絆を示すことである。錯覚についての講話ではこの事象を三範疇に明確に区分した。まず感覚器官の変化に基づく感覚器官性錯覚（illusions sensorielle）の稀な事例を筆者は認めた。次に筆者が示したことには，多くの事例で，感覚の錯覚（illusions des sens）の名の下に集合させられている事象は実際には心的錯覚（i. mentales）に過ぎない。これは判断の錯誤であり，感覚興奮は正常であって，妄想病の他の現象と完全に類似している知性の障害を有しており，唯一の違いは疾患によって変化を蒙っている判断力が観念に対してではなくて，感覚興奮に対して働きかけている点である。最後に，錯覚の第三の範疇であるが，これには代替えによる錯覚（i. par substitution）の名を筆者は与えている。この現象もまた知的であって、感覚的なものではなく、幻覚に全面的に近いものであると筆者は説明してきた。幻覚との違いは、幻覚では外界の側からのいかなる刺激もないのに、精神が精神に作用することだけで、幻想的心像全体が形成されるのに対して、この錯覚では実際の感覚興奮があって、病的想像力が幻想的心像を作り出す点である。精神病者における錯覚の研究に適用したこの心理学的分析を筆者は幻覚研究においても採用してきた。

かくも興味深いこの精神現象について筆者は三講話を割いたが、この現象は、とりわけここ三十年来傑出した多くの研究者たち、特にフランスでは、注目されてきた。同じように重大な他の研究を押しのけて、事実この問題に関して数多くの著作が公刊されてきた。ここでは一瞥する程度にしか言及できないが、レリュ（Du démon de Socrate, 1er édition, Paris, 1836, 2e Editon, 1856. -L'omulette de Pascal pour servir à l'histoire des hallucinations, Paris, 1846.）、カルメィユ（Art. Hallucinations, Dictionnaire en 30 vol., Paris.-Dela folie au point de vue historique, Paris, 1845.）、フォヴィル（Art. Hallucinations, Dictionnare de médecine et chirugie, Paris.）、ブリュール・ドゥ・ボワモン（Des Hallucinations, 1 er édit., paris, 1845-3me édit., 1862）、バイヤルジェ（Des Hallucinations, des causes qui les produisent et des maladies qu'elles caractérisent（Memoires de l'Académie de médecine, tome XLI, 1846.））、ミシェア（Du délire des sensations, Paris, 1846.）ら諸氏の極めて注目すべき業績がある。幻覚に関するフランスにおけるこれらの著作に加えるに、ハーゲン博士（Fr. Wilh. Hagen, Die Sinnestäuschungen, in Bezug auf Psychologie, Heilkunde und Rechtspflege. Leipzig, 1837.）のドイツで公刊された興味深い概論がある。最後に忘れてならないのが、一八五六年の医学心理学会における幻覚に関する議論で、主としてペス、ガルニェ、モーリィ、ブッシェ、パルリャプ、ブリュール・ドゥ・ボワモン、バイヤルジェ、スリーズら諸氏がこの論争に参加し、医学心理学年報（Annales médico-psychologique, 3me série, tome II, 1856.）に報告されている。

今ここに再録した諸講義録において、筆者が擁護する学説、つまりは幻覚の非感覚的、知性的性質を主張することの根拠となる省察を行い、事実を挙げた。本序論の紙幅の都合で、われわれの観点に立つことになった重要と考えた理由をここでは要約的にせよ言及できない。それ故読者には幻覚論に関する講話を設けておいた（本書p.264以下〈訳注：第七講話

「幻覚論」)。ただ言えることは、感覚器官自体に、あるいは伝達神経に幻覚の座位を置いているダーウィンやカルメイユ、フォヴィルとハーゲンの諸氏の見解にも、ミシェアやバイヤルジェ両氏のように、感覚性幻覚や精神・感覚性幻覚を認めるような混合論にも筆者は与しない。純粋に精神的な幻覚即ち不完全な幻覚と精神・感覚性幻覚とを区分したバイヤルジェ氏の分類は精神病者における幻覚の正確な認識に基づいたものではない。私見ではこの区分は程度の差でしかない。筆者は双方の幻覚共に幻覚の本質的で構成的要因は同じであると考える。つまり、**心像の勝手な創生、意志の活動を免れ、自我から切断され、自我（moi）が心像を形成していることさえ自我には知られていない。そして第二の要因であるが、判断力や反省力の上位機能側からの抑制や訂正が欠如していることであって、このことは幻覚が一つの妄想となるために不可欠なことである**〈訳注：ここでは幻覚、妄想の陰性と陽性症状についての言及がなされており、注目すべき箇所の一つである〉。私見では、これらの二つの主要な特徴は精神病者で観察される全ての幻覚において存在しているし、狂気の一つの症状を構成するのに不可欠である。

感覚器官や伝達神経や感覚神経中枢部の損傷は音や色彩の不特定の感覚興奮、明かりや光輪、羽音や鐘の音を発生させうることは確かである。精神病者においては極めて稀なこのような感覚興奮に対してパルシャプ氏（Symptomatologie de la folie. Annales médico-psych., année 1831, t.III, 3e série, p.272.）が正当にも名づけたように、筆者も**主観的感覚興奮**（sensations subjectives）というより正確な名称を当てている。しかし感覚神経のこれらの機能変化は要素的感覚興奮しか作り出せない。たとえば健常な体験や感覚器官のある種の疾患において起こる場合である。これらは完全な心像や明確な声を作り出すことは決してないだろう。唯一幻覚を構成する結果を生み出すためには、知的機能の介入、記憶や想像力の介入、一言で言えば、思考の器官である脳中枢の介入が必要である。従ってこれは感覚性ではなく知的性格をもった現象なのである。主観的感覚興奮が精神病者において形成される場合は、極めて稀であって、時には幻覚の出発点となることも恐らくはありうることである。しかしこの際でも感覚性現象は幻覚の偶発的原因にすぎず、この真の創生は脳と知性の同時的作用が存在していることが殆ど常である。これこそが代替えによる錯覚、もしくは内外の感覚興奮時に発生する幻覚とわれわれが呼んだものである〈訳注：機能性幻覚かこれに近い病態を指しているように思われる〉。しかし感覚性事象はこの時でも二次的なものであって、このような例外的で稀な場合でさえも、感覚性事象はこの現象の本質ではなく、この実際の原因は脳中枢にあり、知性の幾つかの機能の同時的障害に存在している。要するに、以上が幻覚の精神をめぐっての私の見解である。付言しておきたいことは、幻覚は異常な一つの症状として把握することが常であるとしても、稀な場合ではあるが、理性と両立する幻覚というものも私は認めている。

錯覚や幻覚について言及してきたが、同じように私が熱心に接近してきた一つの主題がある。それは精神病者における**運動障害**である。総論においても精神病者の個別観察例においても、精神病者の筋肉系の種々の単独性障害が確かに記載されてきたが、狂気では極めて頻繁であっても見過ごされることが最も多いこれらの変化には十分に重要性は与えられなかった。筆者の医学研究の最初から、私はこの研究の有用性を確信し、その後経験を長く積んでも、初期のこの考えは強まるだけであった。事実、私が確信していることには、どのような型式にせよ運動障害は殆ど全ての精神障害者に存在しており、観察者が注意をこれにいくら向けても向けすぎということにはならないだろう。この障害は脳疾患の一般像において、知性と感情の変化と並んで、必ず出現するもので、病的状態の記載をこうして補完し、身体的次元の障害と精神的次元の障害との間にある精神病に常在する連動性を明瞭に示すものとしてますます貢献度を高めてきている。眼や眼瞼、口唇などあらゆる顔面筋肉の種々のチック、瞳孔の収縮と散大、眼球の上下左右の運動（サンディジエ精神病者保護員医長メリエール氏、Des vacillations du golobe oculaire, Gazette des hôpitaux, 13 août 1852.）、頸部や下顎部、胸部の筋肉の拘縮や攣縮、気管や心臓、大血管の筋膜の痙攣性拘縮による呼吸や循環障害。動脈の筋隔壁の痙攣性拘縮に起因する頸部やその他の動脈の拍動の左右差。器官の筋肉の種々の変化にやはり起因する胃や腸、膀胱や子宮の障害。四肢や身体のあらゆる部分の筋肉群の痙攣や攣縮。個々では列挙しきれないこのような症状の全てをわれわれは精神疾患の種々の型やさまざまな時期において確認してきた。ごく単純な攣縮から痙攣や舞踏病様運動、精神病者の全身性麻痺症（paralysie générale）〈進行麻痺〉に至るまで、身体の内外において系統だった完全な観察の対象になるだけの価値がある。

同様の省察は種々の精神疾患における「**器官性機能障害**」（**troubles des fonctions organique**）に対してもなされている。心理学派の医師たちはこの種の障害の研究を無視し、大多数の精神病者においてこのような器官性障害の存在を否定さえしてきた。器質論的医師たちとりわけドイツの身体学派の賛同者たちは器官性障害を誇張し，精神病において観察される知性障害のすべてを生体の種々の器官の変化――程度の差はあれ――によるものとしてきた。一方で，フランスの解剖学派的医師たちは脳と脳膜の多少なりとも変化に富んだ損傷に注目し，このため交感性狂気〈症候性狂気〉の存在を否定ないし，少なくともごく少数の限定された範囲の例に異論があるにせよ，限定するようになった（Ch. Loiseau, Thèse sur la folie sympatique ; Paris ; 1856. この学位論文によって触発された医学心理学会での論争を参照せよ）。ドイツの身体学派の医師たちは狂気における生体のこれら機能障害を重視したために，妄想自体をこれらの種々の変化によるものとした。一般には交感性デリールは狂気以外の疾患によるものとされているというのに，ドイツの彼らは種々の精神現象の入念な観察を止めて，狂気の慢性妄想を生体の種々の機能の障害からの続発性の産物と考えた。こうして彼らは肺性狂気，心臓性狂気や腹部性狂気を認めるようになった。腹部性狂気は胃や腸，腎臓や膀胱，子宮やその付属器官，性器などの変化による産物とされた。脳や脳膜の直接的損傷に起因する特発性狂気を彼らは背景に退けてしまった。このように極端に走った身体論的学説に私はどれほど反対したかについては前述した通りである。この学説は精神疾患の諸種の独立した存在を否定し，狂気を種々の器官の状態の一つの症状と見なすようになり，脳疾患は二次的なもので，これら〈他の〉器官に依存しており，脳疾患と闘うにはこれらの器官を発見することが重要となってしまった。この学説によって，精神病者の種々の器官の変化を専ら観察するだけで，現代に至るまで最も重要と私の目には見える，もっとも微妙かつ精密な精神現象の研究が否定されるようになったのは必然的なことである。実際にこの精神現象の研究はわれわれの専門分科に特別な性格と存在理由とを与えている。この研究によって医学の他の分科や脳病理学との混同が避けられるのである。筆者同様に，脳機能の特殊性を認めるならば，この研究は精神諸疾患の病態発生論，諸種類の記述，治療の観点からとりわけ重要である。脳機能の特殊性は，正常状態では次々に生じる観念の継起的展開において，病的状態においてはデリールによるデリールの産出において認められる。

しかしながら，脳以外の諸器官の損傷にドイツ身体学派が認めている過大な重要性に対し私が強力に反対しているとしても，心理学派の医師たちの説には同じようには異議を唱えない。精神疾患の大多数が脳の明白な変化を示さず，これを唯一特徴づけているのは知的、情意的機能の多少なりとも複雑な障害であると心理学派は認めているからである。逆に私の考えでは、精神疾患のあらゆる種類、あらゆる時期において、種々の身体的諸症状が、とりわけ人体の諸器官の神経的諸現象が観察される、ということである。器官の機能の損傷を認識し、これらを記載するということはこうして極めて重要で、無視されるべきものでは決してない。これらの種々の変化について私は一講を設けておいた。さらに私が確信していることには、腹部の神経節神経系や循環系の障害は精神疾患の種々の形態において、主としてメランコリーではこれまでなされてきた以上に入念に検討がなされる必要がある。この病気は昔の研究者同様われわれにとっても一般に考えられている以上に、下腹部の諸器官の種々の障害、とりわけ大きな交感神経系にその主要な起源と原因を有している。私はメランコリー患者の腹部へ自然療法を施すことをしばしば勧奨している。私のこの見解は故人となった同僚ギスラン博士とも一致しており、博士は狂気とは異なっている諸疾患に類似している幾つかの亜型のメランコリーにおいてしばしば有効な治療法としてベッドでの臥辱療法を推奨していた（Des phrénopathie, p.356. Leçons orales sur les phrénopathiees, Gand, 1852）。

心的次元と身体的次元において精神諸疾患の一連の諸症状について言及しおえたところで、これらの諸疾患の進行経過（la marche）について触れることにする。これは極めて重要だが、あまりにも無視されている問題である。実際、事例の大多数において例えば入院時点とかの、病状のその時点での精神病者を観察することで人は満足してしまっている。患者の既往歴について患者自身や両親から提供された極めて不完全なことが絶えない情報を観察よりも重視してしまいながらも、彼の疾患の可能な限り完璧な記載をしたと人は思い込んでいる。これは極めて一般的に認められる誤謬であり、これに抗しても、抗しすぎるということはない。精神諸疾患の進行経過は現病歴の中でももっとも重要な部分であることは間違いない。特記すべきことには、とりわけ検討する必要があるのは、狂気一般の進行経過なのではない。この一般的進行経過について科学は既に私がこの問題についてなされた二つの講話で提示したように、いくつかの所見を得ている。特に認識することが重要なことは、狂気の特定の種のそれぞれの異なった進行経過なのである〈訳注：ここでは異なった進行経過をもつ特定の狂気の種＝精神疾患としているように思える〉。今日人々が認めるように、マニー、モノマニー、メランコリーや痴呆の進行経過を観察することはほとんど不可能に近いことかもしれないし、実践的にもなんの成果ももたらさないかもしれない。実際これら精神諸疾患の諸型と言われるものは自然においてはなんの実体もないものである。これらは事象の人為的、暫定的な分類でしかなく、従って記載可能な一定の進行経過というものはありえようがない。特に探究すべきことは、現在まで未知ではあるが、これらの病気（affections）の継次的病期の注意深い研究によって発見が可能となる精神諸疾患の真の種の進行経過と種々の段階である。自然の型という考えは実際に特定の進行形態を含み、逆に予見可能な進行経過という考えはその特殊な進展を有しているが故に、疾患の自然種（une espèce naturelle de maladie）の存在を前提としているのである〈訳注：循環性狂気を発見、記載した著者ならではの経過重視の主張であり、カールバウム、クレペリンの疾病分類論の真の先駆的卓見である。この辺のファルレの記載は彼らの論述を読んでいるのか、と錯覚するほどである。なおカールバウムの疾病形態論、臨床観察の方法論を確立した画期的著書[13]（Kahlbaum, K. L.: Die Gruppirung der psychischen Krankheiten und die Eintheilung der Seelenstörungen. Kafemann, Danzig（1863））の公刊は本書の前年である。但し本書のこの序論の脱稿時期は本文末尾にあるように一八六三年九月である。微妙な時期ではあるが、ファルレがカールバウムのこの著書を目にしていた可能性は低いように思える。なによりも本序論の論述は本論でも触れられているように、ファルレのいう臨床期に至った段階での臨床的方法の諸原理であり、彼自身が長年講義し、実践してきたことの指針でもある。むしろカールバウム[13]自身がこの著でピネル、エスキロールやバイヤルジェの著作を引用しており、フランス学派の影響が少なくないように思える。当時の仏独精神医学の相互影響についても、筆者の今後の研究課題である〉。私見ではこの点にこそわれわれの専門において達成するべきもっとも重要な進歩がある。この探究は確かに大きな困難が待ち構えている。大多数の精神諸疾患は大変に長い経過を辿るために、一つの病気の異なった時期を医師が観察することは決して許されず、個々の時期を確定するほかない。患者やその親の無知や偏見によって歪曲され、しばしば不完全な陳述を頼りに、完璧でない仕方で、事後的に別の時期を再構成するほかないのである。幸いにも精神疾患の進行経過に関する研究の本性に内在しているこの障害と同時に特別の利点が存在し、これがこの研究を補正し、他の医学分科以上にこの研究を促進するものである。つまり私が言わんとしていることは、長期間の特別な保護院への精神病者の隔離である。実際、通常の医学においては慢性の病気の種々の時期を追跡するのにはどれほどの困難があるだろうか！　私立診療所でも病院においても、患者は医師の側近くに常にいる訳ではないし、頻回に追跡調査できるものでもない。逆に精神疾患の特殊な事情もあって、病気の性状からして家族や社会は精神病者を特別な保護院へと隔離せざるをえない。これらの施設の医師たちは狂気とそのさまざまな種類の進行を注意深く、しかも長期にわたって観察できる最良の位置を占めている。フランス本土や外地の精神病者の大施設に住み込んでいるわれわれの同僚たちに、この研究に傾注するよういくら鼓舞しても鼓舞しすぎるということはない。

　私自身に関して言えば、この観察の重要性を常に主張してきたし、この観察こそが精神諸疾患の診断、予後と治療にとって実践的成果において実り多いものであるように筆者には思えた。例えば全身性麻痺症ではこの種々の時期と亜型との全体的進行をより詳細に明確にできるように努めてきた。この研究によって筆者が認識できたことは、この型の精神疾患は一般に認められてきた以上の、三〇年以上の極めて長い期間が必要であり、しばしば著明な寛解を示したり、治癒のように見えることさえある。しかも精神疾患の進行経過を考慮することはわれわれに次の主要な三つの成果をもたらしてくれた。第一に狂気の間歇性諸型の通常的特徴をわれわれは確定した（本書p.457を参照のこと）。実際、狂気のこれらの諸型は心身の同じ諸症状を伴って各病相期において反復出現する。その経過においてこれら間歇型は稀にしか明確な寛解を示さない。殆ど前駆期もないままに突然に始まり、精神諸疾患の非間歇性の諸種に比較し、かなり速く消退してしまう。精神病の進行経過の検討をしたことによる第二の成果であるが、新たな型（la form nouvelle）を発見し、これに筆者は**循環性狂気**（folie circulaire）の名称を与えた。本書四五六ページ以下でこの型について簡略した形で触れておいた。この狂気においては興奮状態とうつ状態、そして多少とも期間に長短はあるが中間清明期とが規則的に継起する。この種の精神疾患（cette espèce de maladie mentale）は通常思われている以上に、とくに保護院外では、頻繁であり、男性よりも女性で多く、狂気の他の種よりも遺伝性が強い（訳注）。その治癒不能性は科学の現状において絶対的であり、その認識によって、主に精神病者の法医学（la médecine légale des aliénés）〈「司法精神医学」の当時の呼称〉との関係において、精神病の新しい分類と実際に有効な実践的観点からの科学上の大きな関心が払われている（われわれの尊敬すべき同僚トレラ氏が著した非常に興味深い著書（De la folie lucide, Paris, 1861）の中にはわれわれの目からは循環性狂気の高揚期と関係しているいくつかの観察事例が見いだされる。それはこれらの事例の検討よって明確にすることが可能となる循環性狂気の頻度と重要性とを証拠立ててくれており、精神病者の法医学上の幾つかの微妙な事柄が明瞭になる）。

第三の成果であるが、精神諸疾患の様々な種の進行経過の研究によって一つの特殊な亜型の狂気が存在することを筆者は確認でき、この狂気を短期急性増悪の寛解性狂気（la folie rémittente à courts accès）と名付けた。この亜型はとりわけ躁病型を呈するが、また部分性精神病〈訳注：メランコリー〉の多少なりとも明確な様相を伴っても出現しうる。もっとも本質的なその特徴はほとんど宿命的とも言えるその治癒不能性であって、これらの寛解が間歇期や治癒さえも装って良好な様相を呈するものが一部あるとしても、短期の急性増悪と短期の寛解との同じ交代が際限なく反復される！

〈訳注〉ここでの叙述からは、la form nouvelle = folie circulaire = cette espèce de maladie mentaleである。ファルレにあっては一八六四年という本書出版の序文、つまり彼の晩年においてさえも、彼の精神の病理学上重要な用語、狂気（folie）、精神病（aliènation mentale）、精神疾患（maladie mentale）とが、さらには型（form）、種（espèce）とが必ずしも明確に定義され、明示的に区別されて使用されているようには筆者には思われない。さらにはfolieもaliènation mentale同様に、精神病、狂気一般の意味、概念と循環性狂気のような精神疾患種名にも採用され、一義的ではなく、広狭両義がある。付言すれば、「精神諸疾患の様々な種（diverses espèces des maladies mentales）とあるように、複数型があるのに、一方狂気や精神病は必ず単数で表現されている。ces formes de la folieとあるように、狂気（folie）の中にいくつかの型（forme）があるようなformeの複数形に単数のfolieが結合した複合語を形成し、この場合のfolieはaliènation mentale同様に集合名詞的な扱いになっている。また複合語もespèceにはmaladie mentaleがformにはfolieが結合している。以上を総合的に勘案すると、本書のファルレにあっては、彼自身によって明示的に言表されてはいないが、その用語法と文脈を解析すると、以下のような彼の伏在的と思われる構想が存在していると考えられる。即ちaliènation mentale = folie（広義）= maladies mentalesであり、これらは「属」に相当し、forme = espèce = maladie mentale（単数）= folie（狭義）、これらは「種」に相当する。さらに付言すれば、後述されるようにファルレの主張では、精神の病理学の主眼の一つは精神諸疾患の分類である。

狂気の進行経過に関して以上示してきた考察を終え、当然のことながら、精神諸疾患の**「分類」**（la classification）について今や触れる段階に至った。これこそが病理学のもっとも重要な部分の一つである。特殊な事象を一般化し、共通な諸特徴全体によってこれらの事象をまとめたり、異なった諸特徴によってこれらの事象を分離して諸集団を造りだし、こうして一つの事象を既知の一つの属（un genre）や一つの種（une espèce）に分類することによってのみ、一つの科学が可能となるのであって、このようなことによってのみその主要な諸特徴を明確にすることが可能となる。分類の名にふさわしいものとは、個別諸事例の科学的なこの一般化以外のなにものでもない。また科学全体は研究対象である諸事象についての自然な分類の探究に向かう努力をしており、またそうするべきである。自然科学というもの全てが人間の精神のこのような必然的働きを認識しており、この点に関して自然科学は非常に重要な成果を挙げている。科学のあらゆる普遍化に必要不可欠なこの条件に医学もまた従うことに大いに努力してきたことは間違いない。現在においてもなお、フランス本土や外地の一部の学派は諸病種（espèces morbides）の非実在を主張しており、これらを純粋に観念的な一つの概念であって、科学の進歩にとって有益というよりも有害であると見なしている。このような医学派は、あらゆる科学的研究に不可欠なこの補助手段をなしですませると原則上は宣言しながらも、知らないうちに、事態に押されて、事象のなんらかの分類というものを認めるようになるのであって、分類というものは無益な抵抗にもかかわらず、人間の精神に必然的に湧き起こってくるものである。われわれの専門分科においてもこの一般原則を免れるような主張がなされてきた。非常に広大で限界があまりはっきりしない狂気の集合において、諸症状全体と、特定の進行経過とによって特徴付けられた真に区別される諸種を探求せずに、狂気を単一な疾患として研究することが望まれてきた。このような基本的誤謬は筆者の眼から見れば、科学の進歩にとってもっとも致命的なものであった。この誤謬は現代の大部分の業績を席捲しており、もしもわれわれの専門分科を異なった道へと前進させたいならば、とりわけこの誤謬と戦う努力をするべきである。幾度繰り返してもいい足りないことは、狂気は一つの疾患ではなく、教育や患者が生きている環境、個体や状況によって無限に変異する非常に多様な諸型を呈しうるのである。これらの偶発的状況は狂気のもっとも明白な徴候に対して実際以上に明瞭と見える二次的多様性を刻印しうるが、この疾患の本質自体に対して深くは影響を与えない。われわれの専門分科において達成され得たもっとも重大な進歩は、心身の諸症状全体によって、そして特別な進行経過によって特徴づけられている真に自然な諸種の発見なのである。〈訳注〉極めて望ましいこの成果に到達したとは残念ながら言い得るような状態とはわれわれは現在ほど遠いが、この重大な目的に向かってわれわれは全力を傾ける必要がある！

〈訳注〉ファルレにあっては「自然な種」とは「症状全体」と「特定の経過」によって区分されるもので、これはカールバウム[13]らのいう「疾病形態[11]」に他ならない。ファルレにあっては前述したように種と型の区別が必ずしも明確でないのは、この後本文において出てくるように、ファルレは病因論的分類、病因の解明には制限的立場をとっていることが関係しているように思える。またピネルらにあっては少なくとも否定されてはいなかった単一精神病説をここで明確に否定している

狂気のさまざまな型を分類するために解剖学や正常心理学へと人々はそれぞれに向かってきた。しかし前述したように、これら二つの科学は、精神病群の自然な分類（une classification naturelle des aliénations mentles）をするための真の基準を与えることはない。観察される多様な症状や進行経過に比較すると、病理解剖学は現在まであまりにも一様ではなさすぎ、不十分なために、脳や脳膜の極めて微少かつ非定常的な損傷を基盤として重大な区別を設けることは不可能であった。同様に指摘したことは、正常心理学が精神の病理学に対してより堅牢な分類のための基盤を提供することができなかった事情である。全ての狂人たちを、知性の狂人、感受性の狂人、意志の狂人に分類するために（ハインロート）なされた試みは、実践的有効性のない、人為的な分類にしか到達せず、自然に一纏めにされているものを無理に分離し、根本的に分離されているものを一緒にしてしまっている。こうして今日では、精神諸疾患の科学的分類の基盤が探求されるべきところは病理解剖学でも正常心理学でもない。幾人かの著者たち、最近では筆者の優れた弟子で、友人であるサン-ヨン保護院のモレル博士（サン-ヨン保護院のモレル博士：Traité des maladies mentales, Paris, 1860）が精神諸疾患の病因論にそれらの分類のためのより確かな礎石を発見するための賞賛に値する努力をしている。観察される現象の一次性原因に遡りながら、もっとも科学的な仕方で行っているように思える。というのも分類のための礎石は萌芽状態のあらゆるものを含み、継次的展開を発動する初次的事象（le fait initial）に求められているからである。筆者が心底認めていることは、精神疾患

を生み出す諸原因の特異性とその諸症状の特異性とを対応させるということは精神の病理学においても通常の病理学においても多くの場合において極めて真実の姿を示してくれることである。実際に特異な原因を把握し、このことが、その後の症状の展開をも予知可能となる場合には（アルコール性せん妄（délire alcoolique）ではこのようなことが可能であるように）、その他のあらゆることを支配し、この結果諸疾患を特徴づけ、分類することに最も役立つ初次事象を手に入れているのである。こうして、疾患の分類のための科学的基盤を病因論に求めることは極めて賞賛に値し、時には成功の栄誉に浴する努力である。特に精神の病の研究において無視されてきたこの〈病因論的〉側面にモレル氏が専門家の注意を向けさせたことを筆者は賞賛せねばなるまい。付言すべきことには、中毒性せん妄の全ての綱目（classe）においては、これらを生み出す原因の特異性と観察される症状の変異性とを躊躇することなく結びつけることが可能であるし、事実これまでも一般的にはそうしてきた。従って病因論的分類は事物の本性が示す通りのものであると言える。てんかん性狂気と恐らくはヒステリー性狂気とはこれらの原因となる疾患の特別な本性と対応している特殊な症状として、考えることもできる、と筆者は容認したい。しかし私の賛同もそこまでであって、精神疾患において病因論的分類が可能であり、望ましいものであるとさえも筆者は認めることができないのである。病因論は疾患の認識の中で最も曖昧な部分であるのが常であるし、将来的にもそうであろう。それ故にそれは科学的分類の基盤とはもっともなりにくいものとなろう。さらには大半の場合において、精神の医学よりも一般医学においての方が病種の多様性は病因の多様性と必然的に均衡しているはずであるというようなことを証明してくれるようなものはなにもない。逆に同じ原因が疾患の極めて多様な型を生み出すことが頻繁にある。遺伝に関してはモレル博士が精神疾患の病因種の一つとして設定したものではあるが、遺伝のように一般的に頻発する原因をわれわれは決して知ることはないであろう。遺伝こそ狂気のもっとも多彩な型の大部分にその刻印を残し、精神疾患の特別な一つの種となりうるし、他の全ての種を排除するほどに区別的な特徴を有している。とはいえ遺伝性以外の疾患もまた特別な刻印を有してはいないが、その起源を遺伝に有していることがしばしばある。

こうして結局は、拙論によれば、病理解剖学も、正常心理学も、病因論も精神疾患の分類の基盤としては役立たないのである！　狂気の諸型の自然な分類の基礎となるべきなのが心身の症状の臨床的研究であり、とりわけ疾患の進行経過の深い認識である。遺憾ながらこの重要な点に関して，われわれはトゥルヌフォール〈訳注：ジョゼフ・ピトン・ド・トゥルヌフォール（一六五六―一七〇八），フランスの植物学者で属と種の区別を初めて明確にしたと言われている〉とリンネ〈訳注：カール・フォン・リンネ（一七〇七―一七七八）〉の時代にまだあって，ジュシュー〈訳注：兄のアントワーヌ・ド・ジュシュー（一六八六―一七五八）よりも弟のベルナール（一六九九―一七七七）を指していると思われる。いずれもフランスの博物学者だが，功績は後者が大である〉の到来を待ち望んでいるのである！　一般的に受け入れられている分類，古代の医学で認められていた分類はピネル，エスキロールという高名な人物によって擁護され，現代科学に導入されたもので，現在でも事象の表面的な研究にとっては疑いもなくもっとも便利なものである。より完全で，より正確な分類がない以上，講義や著作でこれを使用せざるをえない。しかしこれは人為的なもので，精神疾患の自然な種（espèces naturelles）というより実用的な分類に将来はとって代わられる運命にあることを指摘しないわけにはいかない。

事実〈彼ら二人，とくにエスキロールの分類にある〉マニー，メランコリー，モノマニー，そして痴呆は支配的な分類において，異なった諸型と考えられてはいるが，さしあたっての症状的状態にすぎず，真に自然な諸種を構成するためのいかなる必要な条件も満たしてはいないのである。

これらの基礎となる諸特徴はあまりにも二次的なもので，数も少ないためにこれらの四つの範疇それぞれを思いのままに示すような精神病者たちに出会うことは日常茶飯事である。これらの諸型はあまりにも不自然で，たとえばメランコリー性マニーやマニー性メランコリーを認めるようになってしまった。毎日のように目撃されるのが，最初は部分性デリールに罹患していた患者にマニー性発作が発生したり，逆に種々の部分性精神病を特徴付けている一連のメランコリー性観念や固定観念が支配的となるマニー患者が観察されたりする。さらにはこれらのいわゆる諸型は特定のいかなる進行経過も示さない。病気の一定時点で観察されるマニーやメランコリー患者が将来どのようになるのかの予測は不可能である。最後に言及しておきたいのは，マニーのメランコリーへの変換やその逆の変換は偶発的にせよ幾人もの著者たちが確定していることではあったが，この変換の規則的な継起こそ筆者が循環性狂気の名でもって特別な一つの型を構成することに役立ったことである。この変換があるために，これら二つの症状的状態をそれぞれ精神疾患の真の種として認めていることに対する異論が最近起きている。

マニー、即ち興奮を伴う全体性精神病は、現在記載されているように、その中には極めて異なった、外面的にしか近接していないさまざまな事象が含まれている（観察についての講話、本書p.118；進行経過に関する講話、同p.323；同じくp.551を参照のこと）。マニーにはまず第一に興奮を伴わない知性の全体的障害という事象と、知的機能や情的機能に明白で粗大な障害のない単純な興奮という事象とが含まれている。知的機能や情的機能の著明な障害がなくて、これら諸機能の病的な単なる過活動が観察されるマニー性の単純な高揚から、観念の完全な混乱と全体的錯乱（confusion）が観察され、発熱性せん妄（délires fébriles）に近い急性マニーまで、さらには興奮や全体性障害が中間段階にあるものまでもが、同じようにマニー状態の名で呼ばれている。心身の症状がいかに多様であっても、これらの状態のその後の進行経過がどのようなものであっても、なんと同一の名称が与えられている！　これまで数多くのマニー患者を注意深く観察してきた者なら誰にとっても、これは事象の暫定的な分類に過ぎず、一見すれば明白だが、まったく表面的な現象に基づいたものでしかなく、疾患の基本的特徴についての奥深い認識に依拠したものではまったくない。

メランコリー、つまりは抑うつ的部分性精神病の場合も事情はまったく同じである。悲哀的性質をもった一つ、ないしいくつかの〈数に限定された〉妄想観念の動機のある、もしくは論理的な展開が本質的な構成となっているかのように、一般的には記載されてきた。一方患者の注意を通常独占してる〈このような〉支配的観念は実際には悲哀や意気消沈、身体的、心的無力状態を基盤としている点が観察者にはしばしば見逃されてきた。

本書の講話の中で幾度も触れてきたように、メランコリー患者は**注意深い**というよりも、何かに**没頭して**おり、悲哀的な支配的観念は――これが存在している場合には――その精神の病の起伏を形成しているにすぎず、一方この疾患の真の基盤は知性と感受性との全体的素地（dispositons générales）に、心身の諸機能全体の低下と消沈にある！

とはいえ、これら重要な観点から見ると、メランコリー者の名称で区別無く現在分類している精神病者は互いになんと大きく異なっているであろうか！　ある者は際だった支配的観念がなく、メランコリーを本質的に特徴づけている抑うつ（dépression）と心身の無力症（torpeur）の全体的状態しか示さない。これはたとえば循環性狂気の抑うつ期にもっとも頻繁に発生する。逆にある者では、悲哀や脱力状態の基盤を観察者の目にはほとんど見えなくするほど非常に支配的で、明確かつ体系化が高度な破滅（ruine）や罪責（culpabilité）、猜疑心（défiance）、被害〈迫害〉（persécution）の妄想観念（idées delirantes）を抱いている。悲哀感等の基盤は極期にしか現れない。あるいは被害〈妄想〉観念を抱く精神病者の大多数で発生するように、これは正反対の病的基盤、活動と運動の持続的欲求（besoin）によって取って代わられる。この欲求は部分性精神病の抑うつ亜型よりも拡張性亜型（la variété expansive）に由来するもので、大多数のこれらの患者ではこの欲求は傷害や脅迫、暴力行為、口頭や文書による絶えざる請求、住居や奉公人の変化、等々によって表現される。悲哀感と妄想概念（conceptions délirantes）という共通な特徴によって相互に結合しあっているこれら二種のメランコリー患者はその疾患の実際の基盤が相当に異なっており、一方は拡張性の、他方は抑うつ性の基盤を有している。エスキロールによってメランコリー患者の共通の名の下に結合されていても、現代の幾人かの著者たち、とくにバイヤルジェ氏（Annale s médico-psychologiques, t.V, 1853. Essai de classification des maladies mentales.）が二つの異なったカテゴリーに断固躊躇することなくこれらを分離するほどに両者は異なっているのである。これらの著者たちによれば、一方は全体性メランコリーを、他方は悲哀的モノマニーを形成している。つまり前者は抑うつを伴う全体性デリールに、後者は悲哀的観念の支配的な部分性デリールに分類されている。少なくとも〈従来の〉支配的な分類をかなり重要な点で動揺させたという貢献をしている〈彼らの〉観察による真理の発見に対する称賛は部分的なものにとどまり、それは事実の自然な分類を建立するには極めて不十分である。それはメランコリー研究の単純な二次的変更にすぎず、私が成功を祈っている研究成果に必要なことは、現在メランコリー患者という同じ名称で集められている極めて数多くの、また非常に拡散している事例を再編することなのである。この事例群は非常に限局的な障害から最大限の障害まで、理性の大部分の様相を保持し、もっとも体系化されたメランコリー性妄想から無動（immobilité）、無言（mutisme）と知的不活動の極限に達した昏迷（stupeur）を伴うメランコリーまでの変動がある。最後にこの群には、偶発性白痴（l'idiotisme accidentel）までもが含まれるが、これは、バイヤルジェ氏（De la stupidité, Annales médico-psychologiques, t.I, p.76, 1843, 2e série, t. V, 1853.）が主張していることではあるが、私見によれば、単純に、昏迷を伴うメランコリーの段階ではない。この特徴は多少なりとも著明な知的作業の遅滞というだけではなく、われわれの尊敬すべき同僚であり、友人でもあるドラジオーブ博士(Diagnostic différentiel de la lypémanie, Annales, 2e série, t. III, 1851. De la Stupidité, Journal médecine mentale, 1862.) が正当にも主張したように、知的、情的活動全体の完全かつ絶対的な停止もまたその特徴となっている。

モノマニーないし拡張性部分性精神病は、エスキロールによってかつて認められていたメランコリーもしくは部分性デリールから分離されたものではあるが、私見ではとてもマニーやメランコリーなどには及びもつかないもので、狂気の通常の分類で保持されるべき明確な一つの型の精神疾患というものではない。

モノマニーの非実在を主張するために特別の一論文（本書p.425）を筆者は公表した〈訳注：モノマニー、慢性妄想病の史的展開と系譜に関しては拙論[8・9]等を参照されたい〉。したがってこの問題については読者にそれを参照して頂きたいと言うほかない。ただここで触れておきたいことは、筆者は精神病において妄想の単一性（unité）を認めていない点である。筆者が生涯を通じて反対してきたのが、唯一の観念ないし一連の観念に限定されているいわゆる妄想の単一性である。あらゆる点でその他の面では健全な知性の中に埋め込まれた一連の観念のみが疾患であると主張されている事例全てにより広い妄想と多彩な精神症状とを筆者は発見してしまうことが常であった（真のモノマニーの実在をいまなお執拗に信じているドラジオーブ博士自身が、そう言われているモノマニー患者は大部分の事例で**偽性モノマニー患者（pseudomonomanes）**に過ぎないと言及し、筆者の見解を称賛している（Annales médico-psychol., 3e série, t. 5, 1859）。しかしこの議論は、言葉上の問題にすぎない些末なことだと人々が思いたがるが、私は一段上の一つの学説上の問題として捉えている。病的状態同様正常状態においても人間のあらゆる機能には連動性があることを私は確信している。私見では、モノマニー学説は不完全な臨床観察だけでなく、妄想観念の発生と精神疾患の自然な展開とに関して誤った心理学的理論にも基づいている。正常状態での誤謬を生み出す論理に似た一種の演繹的論理によって産出される一つないしいくつかの妄想概念を部分性精神病に観察する代わりに、また、患者に影響を与えたと推定される心的原因から確認された疾患の妄想観念にいたるまで連続的に追跡され、感知されないほどの微妙な階調をもっている動機の連鎖を認める代わりに、現象のこの出現順序を完全に逆転させ、妄想の病態発生をまったく別の形で筆者は理解している〈訳注：以下の論述も考慮し、ファルレは妄想心因説を否定していると判断される〉。私見では理性と狂気との間には深い溝が認められ、この深淵は疾患によって埋められている。心身の症状に特徴があるこの疾患は知性（l'intelligence）と情意（le moral）〈訳注〉との一つの全体的障害を生じさせている。この一つの全体的障害は、部分性精神病であろうと全体性精神病であろうと、精神諸疾患の一次性現象（le premier phénoméne）であって、ギランの紛れもないメランコリー的段階であり、多少なりとも妄想産出に先行している。妄想概念が派生し、その後発展するのはこの原発性の病的土壌（ce sol morbid primitiv）においてである。妄想概念は最初は曖昧模糊としており、この病的素地（ce terrain maladif）によって喚起され、次いで保持されるのであって、この好都合な土壌においてのみ成長するのである。さもなければそれは破滅し、死を迎える。これらの妄想概念は最初は変化に富み、浮動的で、根無し草のように精神界を循環し、緩徐かつ漸進的にしか形が整えられず、その後に体系化する（知性障害の講話、p.193とモノマニーについての講話、p.441を参照のこと）。こうして感受性と知性の病的基盤が妄想概念に先行して存在しており、これを生み出しているのであって、余りにも広く信じられているように、演繹的論理によって知性と情意とのこの全体的状態を妄想観念が生み出すのではない。妄想の病態発生に関するこの理論は精神の医学の種々の点についての筆者の一般的理論と結びついている。この理論によって導かれる考え方では先達とは異なった形で、部分性精神病の記述と分類は捉えられている。現在までなされてきたように、障害された機能に従ってこれら部分性精神病を、知性、情動性ないし本能性モノマニーに区分したり、支配的観念に従って、野心的、色情的、神秘的、あるいは被害的などのモノマニーに分類したりはもはや筆者が望むことではない。また実行された行為に従って、殺人、放火、窃盗や自殺モノマニー等に区分することも筆者の欲することではない。私見ではこのような区分は反科学的であり、二次的な、しばしば偶発的な事象に基づいたものであって、このような事象はこの疾患が持続しているのに消失することがあり、諸々の型のさまざまな疾患においても存在しうるものである。筆者が確信していることには、部分性精神病の諸亜型の研究と科学的分類に到達するには、筆者が疾患の**基盤**（le fond）と呼んでいるものへ注意を向けるという厳格な条件に従ってのみ可能である。この基盤は全例において常時存在しているもので、支配的観念や独占的感情（sentiments exclusifs）に限定せずに〈症状全体に注視すれば〉、この基盤を開始期や極期に観察することはとりわけ容易である。しかも、支配的観念や独占的感情は、精神の病において目立つ部分であるにせよ、精神の病はそれ自体その性質も特徴も不変であるのに、変動や変化し、変換しうるものである。

〈訳注〉ここでのmoralは男性名詞で知性以外の精神を意味し、前述したように精神機能の二分法分類にファルレは説明上は立脚した立場からの言及であると判断され、知情意から知を除いた情意の訳を当ててみた。少なくとも心的意味でのmoralは知を含めた精神一般と知を除いた心情とを意味し、広狭両義があることに留意する必要がある。facultés（functions）intellectuelles et affectivesという表現も本書には幾度か出てくる。前述したように、このfacultés affectives、情的機能は狭義のle moral情意と論理的に判断して、同義と考えられる。

痴呆もまた筆者の眼から見れば、マニーやメランコリー、モノマニーに比較して一つの型の疾患としてはより自然なものではない。これは筆者にとって他の型の精神疾患の終末（terminaison）の一つに過ぎず、すみやかに形成可能な明確な一つの種なのではない。一般的に思われているように、これは慢性期に至ったあらゆる狂気に必然的な末期（terme）というのではない。ピネルやエスキロールによって定義づけられたように、痴呆のこの言葉には知的そして情的諸機能全ての絶対的で完全な消失のみが事実含まれている。知的低下を少しも示しておらず、かなり十分な程度の精神活動を明確に示しているのに、あらゆる慢性精神病に対して現代の多くの医師たちが見境なくこの言葉を適用しているのは拡大乱用である。その精神状態がいかに多様性に充ちていても、慢性期に達した全ての精神病者を**痴呆者**というかなり曖昧で十分に定義づけされていないこの用語の下に混同しないことが極めて重要である。あらゆる型の精神疾患が痴呆の名に値する一つの単一の形式（type）に到達するのは必然であると考えるのは重大な誤りである。[訳注]〈精神諸疾患の〉各個別種はそれぞれに固有の終末様式を有しており、これを個別的に研究し、記述することこそが重要である。陳旧性であるのに、痴呆には組み入れられないほど十分な精神活動性を保持している数多くの精神病者が保護院で見かける。もはや急性状態ではないものの、痴呆と呼ぶのは正当ではないこれらの精神状態に対して筆者はさしあたっては**慢性精神病**（aliénation mentale choronique）の属名（le nom générique）を与えておく。これらの患者では言葉や動作、行為、一言で言えば妄狂（デリール）の全ての現象は常同的（stéréotypés）である、つまり常に同じ仕方、同じ特徴をもってなされると言えるので、この慢性精神病には特有の一つの特徴があると著者は考えている。

〈訳注〉ファルレは慢性の精神病群を痴呆に至るものと、そうでないものとにここで明確に区別している。臨床家としての彼の炯眼が光っている指摘であり、早発性痴呆を創設したクレペリンの半世紀も前の先駆者であると言うべきであろう。違いはファルレ自身が創設した循環性狂気との対比で、痴呆に至る慢性精神病を症状よりも経過を重視し、クレペリンのように一つの型なり病種として、認めるかどうかである。この問題を孕んだ方式をファルレが採らなかったことの正否は今なお未決着の科学的、歴史的評価に属することである、と考える。

〈従来の〉支配的な分類で認容されている諸々の型の精神疾患を筆者が退け、別の方向から心身の現象全体や予想される進展様式に基づきより自然な種（espèces）を私が探求している動機についてこれ以上長々と語ることはできない。これらの自然な型の範例として、現状の科学において既に入手している諸型に言及することにとどめたい[訳注]、筆者がまず第一に挙げたいのは精神病者の全身性麻痺症、即ち麻痺性狂気（folie paralytique）であって、これは筆者にとっては狂気のあらゆる型に発生しうる合併症などではなく、パルシャプ氏（精神病者の施設第一区視察官Max Parchappe, De la folie paralytique et du rapport de l'atrophie du cerveau à la dégradation de l'intelligence dans la folie , Paris, 1859.）が、見事に言及しているように、身体的症状と精神的症状とによって、明白な解剖学的損傷と独自の進行経過によって特徴づけられた真に明確な一つの種である〈訳注：ここでのファルレの精神疾患の「種」とは心身の症状と解剖学的基盤と進行経過をもったもので、カールバウムら[13]の「本来的疾病形態」に近似ないし、相当するものである、と考える。「疾病形態論」の系譜論等は拙論[11]を参照のこと〉。過度に拡張されたこの集団に分離され、種々の脳病やその他の病気に配属されるべき多くの異なった状態が現在では誤って入れられてしまっている。しかし二十年来続いているこの除外の作業が達成された暁には、狂気のこの麻痺型がその共通の諸特徴やその進行経過の諸亜型を伴って実際に明確な一つの種として漸次姿を現すことを目撃することになろうし〈訳注：「型」から「種」への両者を区別して上での、分類の発展への言及である〉、この新種が最初に（一八二〇）、ロワイエ・コラールとシャラントン病院における彼の弟子たちによって研究され、続いてベール（Bayle, thèse, 1822. Traité des maladies du cerveau et de ses membranes. Paris, 1826）やカルメイユ（Calmeil. Dela paralysie considérée chez les aliénés. Paris, 1826）、デュレイ（Delaye. De la paralysie générale incompléte. Théses de Paris, 1826）、Foville（Foville. Art. Folie du Dictionnare de médecine et chirurgie.）、エスキロール（Esquirol. Des maladies mentales. Paris, 1838）、パルシャプ（Max. Parchappe. Traité théorique et pratique de la folie. Observations et documents nécroscopique. Paris, 1841）ら諸氏によって記載されて以降、巻き起こした数多くの論争にこの新種が勝利を得ることを私は疑うものではない。

〈訳注〉ファルレは、①ここでは前述したように、「自然な型」（formes naturelles）、「より自然な種」（espèces plus naturelles）を概念上厳密に区別してはいないように思われる。型＝種である。しかしこの直後の記載からは、型が種となって分類が完成される、と解される記載があり、本来的には「型」と「種」はファルレにあっては一応区別されているとも考えられる。②「型」は心身の現象全体と進展、経過様式によって分類される。病因論、脳の身体的基盤、解剖学的基盤はこの分類では考慮外に置かれている。これはほぼ同時期（ファルレの本書発刊の前年一八六三年）に公刊されたカールバウム[13]のいう「疾患過程」（Kranka-hitsprocess）と峻別される「疾病形態」（Krakheitsform）説、しかも私[11]が分析したカールバウム、ヘッカーの「臨床的疾病形態」（＝一連の特殊な「症候」＋独特な「経過様式」（Verlaufsart））と同じ概念であると断定してよい。要するにファルレ、カールバウム、ヘッカーらに代表されるように、仏独両国において、もしかしたらファルレが先行して、一八六〇年代に心理学や病理解剖学に対置されるものとして「臨床的方法」、「臨床的観察」が方法論的により強く意識され、症状と経過に基づく「疾病形態」、「型」が精神疾患の「自然な分類」に近いものとして追究されるようになり、精神疾患の分類、本格的な「疾病論的時代」が到来した点が重要であると筆者は考える。これがこの後、半世紀ほどをかけてクレペリンの疾病論の現代精神医学的体系化となって一応終結する。

循環性狂気は本書（p.456）に記載しておいたが、躁性興奮とメランコリー性抑うつとの状態の規則正しい継起と、長短はあるが中間清明期とを本性とするもので、精神諸疾患において探究されるべきこれら自然な型の新しい範例としてわれわれの目からは存在している。特定の一つの順序をもって継起する多様な症状を基盤にすることによって、真に科学的な基盤に基づいたこの狂気の診断や予後、治療が可能となる。てんかん患者に於いて特異な特徴をもって出現する知性障害はてんかん性狂気の名の下に、精神障害の明確な一つの種を構成している。アルコール飲料の作用に起因する急性ないし慢性のデリールは特別な記載の対象になるだけの価値を有している。以上は自然な型の幾つかの範例、新しい分類の単なる素描にすぎないことは間違いない。しかしこれらの範例は科学において既に認められ、進むべき道を指し示し、これら自然な形態（types）を発見する可能性を証明してくれるには十分なものである。

精神疾患の**病因論**は精神の医学の種々の分野の説明において重要な地位を占めるに値するものである。しかし本書所収の〈各論的〉論文ではこれらの〈個別〉分野の病理学には言及されていない。私見では狂気の病因論において通常触れられる素因的、偶発的な原因はこの疾患の産生に対して単独では極めて稀にしか作用しない。ほとんどの場合、この産出には心因（causes morales）も身体因（causes physiques）も同時に協同して作用している。筆者の見解では、心因は身体因以上により頻回に狂気を生み出している。おそらくこの見解はいくつかの統計から得られた見解とは一致したものではない。たとえば、モロー・ド・ジョーンズ氏（Moreau de Jonnès, Statistique des causes de l'aliénation mentale en France. Paris, 1843）の業績の統計的結論に対して一八四三年にパルシャプ、ヴェール、ルーレ等の諸氏が提起した論争をここで挙げてもよかろう。筆者自身この道に入ってまもなく、多くの統計を行った。しかし科学におけるこの観察方法の価値について筆者が当時抱いていた好意的見解からは現在では大分後退してしまっている。事実、統計はあらゆるうわべだけの真実を提供してくれるだけに一層危険な手法である。こうして統計は数学的形式下で信頼され、科学的証拠のあらゆる特徴を帯びているだけにより一層有害な誤謬をしばしば科学に導入することに貢献してしまっている。科学的心理学に到達する唯一の方法として統計を賞賛する場合、あらゆる統計の基礎である二つの基本的事実を忘却している。それは統計の本質を成し、見かけ上いかにも厳密に見えるこの手法がどれほど誤謬に陥りやすいかを明らかにしてくれている。第一に、統計は加算され、こうして全体を構成するような単位に基づいてのみ機能する。単位を構成する第一の条件は単純で比較可能な要素に関わる事柄である。統計が同じ単位とみなして計算しようとするあらゆる事柄は極めて複雑である。結局、これらの事象は厳密には同じではないし、相互に比較できるものではない。同じ範疇においてこれらの事象を扱おうとすると、これらの差異を犠牲にしてしまい、類同性しか見ないことになる。重大な誤謬のこの第一の原因はあらゆる統計に根本的につきまとうもので、この場合要素が損なわれ、こうして構成された、単位の合計でしかないこの結果の真実性を結局は弱めかねない。しかも第二の誤謬があって、これもあまりにも無視されることが多いものである。統計が計算しようとしている単位は具体的単位、現実的単位の状態としては自然界には存在していないことが頻繁にある。通常ではこれらの単位は頭の中で抽象化された産物である。従って人間の判断は、誤謬が常につきまとい、統計によって加算される単位を作り上げてしまう。これらの単位の加算は確かに数学的手法ではある。しかし単位の創成そのものは要するに他のではなくその範疇へ事象を分類することであって、知的加工物であり、従って人間のあらゆる頭脳作業同様に誤謬に陥りやすい。あらゆる科学的見解の起源同様に、一つの判断が統計の源には常に存在している。人が真理の形成に到達可能なのはこのように誤謬を集積することによってではない。それは統計の真の危険であり、法外なものである。統計は数学的真理という欺きやすい形で、科学の中に誤謬をもたらす方法を提供している。これらの誤謬は統計があなた方に示す成果を根底において覆すような原因であると一般的には人は疑わないだけに、根絶やしにすることは一層困難なものである。筆者が統計一般について表明しているこのような見解は狂気の原因についてなされている統計についてはとりわけ妥当する。狂気の原因以上に曖昧な観察上の問題というものはあるだろうか？　個別事例において、この疾患はその原因ではなくこの原因によって形成されているなどとどのようにして主張するのだろうか？　殆どの場合そうであるように、いくつかの原因が競合している場合に、他の原因ではなくとりわけその原因に主要な影響力をどのようにして与えるのであろうか？　素因の作用と偶発因の作用をどのようにして区別するのだろうか？　狂気の種々の種の発生において極めて頻繁に存在する遺伝と、もっとも多いのがその作用が二次的でしかない偶発因、あるいは決定因とをどのようにして区別して考慮するのか？　個々の種にのみに関してしかその作用を検討するほかないのに、狂気一般への原因の影響をどのようにして探究するのであろうか？　複雑な事象を判断するのに欺瞞に陥らないと思うならば、主要なことを副次的なことの犠牲にせずに、したがって統計に最も不完全な、もしくはもっとも誤謬に充ちた所見を与えることなく、統計の欄にこのような多様な判断を単位の形でどのようにして導入するのであろうか？

以上が、統計を狂気の病因論へと適用しようとする際に、遭遇するほとんど克服不可能な困難を証明するに十分な理由の全てである。ここでは病因論総論に限定して話を進めねばならない。精神疾患の原因ないし治療手段としての遺伝の影響、文明化の影響や身体的急性増悪の作用について若干の言及をしておきたい。

遺伝の作用は一方では余りにも無視され、他方では奇妙にも誇張されている。多くの精神病者を観察してきた医師なら全てが精神疾患の産出におけるこの原因の支配的影響というものを否定することは実際不可能である。しかし遺伝の作用やこれが作動する条件を理解する幾つかの仕方がある。例えばある医師は遺伝の影響に起因するあらゆる狂気を治癒不能と考える傾向がある。他の医師は逆に、狂気の全ての事象に例外なく遺伝は原因として存在するのであって、この拡大された立場を主張するために、彼らは遺伝の範囲を法外に拡張しようとする。彼らは神経疾患や祖先のアルコール過剰摂取において遺伝を探求するだけでなく（Morel, Traité des dégénérecsences. Paris, 1857. Moreau de Tours, Psychologie morbide. Paris, 1859）、全ての遺伝疾患が姉妹であり、従って癌、結核、腺病質、卒中等々は、神経疾患ないし種々の亜型の精神の病気と同じ資格で狂気においても病因論的位置を占めるべきであることを肯定するまでになっている。

あまりにも立証しようと望みすぎて、これらの著者たちは造りだそうとしている成果をまさしく破壊している。実際、もしもあらゆる遺伝性の病気が狂気の原因になるとすれば、なんらかの遺伝性疾患に汚されていない家族は一つとしてないので、あらゆる家系が狂気の素因を等しく有していることになる。従って遺伝の影響は素因のように、一般化されることによって霧散し、このような疾患の産出においては当然なことながらむしろ偶発因が重要な役割を果たすことになる。私は、以上のようないずれの行きすぎにも反対である。あらゆる遺伝性疾患に存在しているといういわゆる連動性を信じていない。神経系の既にして広大な領域に踏みとどまりながら、遺伝の作用による神経症〈神経疾患〉の精神の病への頻回の変換やその逆の変化を認めることは、遺伝の影響の範囲を一層拡張するもので、行きすぎであると思う。とはいえ、このような限界はあるものの、観察を繰り返すことによって、ほとんど全ての家系に狂気の実例が存在すると考えるようになっている。このような普遍的な観察によって、先ほど挙げた著者たちとは逆に、精神疾患の作用因としての遺伝の重要性を私は低く考えるようになった。精神疾患が極めて頻回に発生するので、同一家系に遺伝が濃厚に蓄積されているような場合にのみ私は遺伝の支配的影響というものを認めている。一方、大多数の専門医によって表明され、流布している見解、精神疾患の不治性の証拠としての遺伝の力価という意見に私はもはや与しない。私見では、精神病者の家系に遺伝の存在を認めることはこのように素質づけられた患者の精神の病の治癒可能性という考えを決して排除するものではない。さらに続けたい。間歇性狂気群はあらゆる狂気の中でももっとも遺伝的であるが、精神病者における後天性遺伝（l'hérédité acquise）という概念によって筆者が逆に考えるに至ったことには、この病気の絶対的不治性の一つの予後的徴候としてこの遺伝の影響を捉えるのでは決してなくて、この患者は罹患している急性増悪（l'accès）から快復するということである。

　精神病者数増大の原因としての文明化の影響に関する著者の見解もまた極めて肯定的である。非常に論争の多いこの問題において（Esquirol, Mémoire sur cette quetion : Existe-t-il de nos jours un plus grand nombre de fous qu'il n'en existait il ya quarante ans°？（Des maladies mentales, Paris, 1838, t. II, p.301 à 311）― Parchappe, Recherches statistiques sur les causes de l'aliénation mentale, Rouen, 1839. ― Brieere de Boismont et Parchappe, Discussion à la Société médico-psychologique（Annales médico-psycholo.）― M. Morel, Y a-t-il plus d'aliénés aujourd'hui qu' atutrefois - Rouen, 1857.）、精神病者の数の増大は現実のものであって、虚構ではないと信じている人たちの見解に対して私は冷ややかに見ている。この逆のことについて証明しようとして既に述べた根拠だが、これは保護院で看護されている精神病者の数の増大にもっぱら依拠したもので、これが社会において実際に存在している精神病者数について錯覚を与えているように思える。このような根拠はあらゆる国で、とりわけ人口密集地において確認されている真に過剰な増大を説明するには不十分であるように筆者には思える。精神病者の数を増大させうるもの、それは言葉のもっとも正確な意味での真の文明ではない。つまりは人間と社会の道徳的、知的発達ではなく、われわれの風習の、とりわけ大都会における、現状であって、誤って文明と人が呼んでいるものに他ならない。言わんとしていることは満足させるすべを知らない、食欲や本能の過剰な発展であり、道徳心を犠牲にした知性の過度の発達であり、富と名声を、一早く得ようとする野心や欲望である。一言で言えば、現代社会の熱狂状態であって、誰でもが自分の肉体的、知的力の限界を超え、激しい出世競争でライバルに勝とうとするが、この努力の代償として、しばしば起こるのは破滅や絶望、悲惨か自殺でしかない！　こうして心因全体が、あらゆる能力、脳や神経系全体を途方もなく激しく刺激し、こうしてわれわれの身体的、知的、情意的なわれわれを構成するものの調和を破壊し、精神病の事例の数を明白な増大へと導いているのである！

狂気の病因論と予後診断における急性増悪の意義について最後に触れておきたい。この点に関して私の見解は本書p.71とp.343において言及している。

狂気はその起源を身体疾患に有していることはそれほど多くはない。〈むしろ〉身体疾患の消退がデリールの産出と一致し、身体疾患が再発するときには精神疾患は治癒する場合がある。しかも、狂気の病因論と予後を考慮するに足るだけ頻繁にこの種の事例を私は観察してきた。交感性狂気や身体学派の諸原理と密接に結びついているこの問題は観察者の注意を最も強く引きつけるだけの意義がある。そして極めて傑出した若い同僚の一人、ボーム博士の業績をこの機会に引用することは私の喜びである。彼はその学位論文において、全面的にこの問題に接近し、彼の見解の基礎として非常に興味深い膨大な数の事実を引用している（De la guérison des maladies mentales, Thèse de Paris, 1856.）。

狂気の**病理解剖学**は今世紀〈一九世紀〉初頭から活発に研究されてきた。このことによってこの研究に従事してきた医師たちは、心理学派か解剖学派かによって、全く異なった結論に達した。心理学派――この筆頭にはピネルやエスキロールを挙げるべきだが――は脳や脳膜において精神病者の剖検によって確認された損傷に対して本質的価値を全く認めなかった。彼らの主張によれば、これらの損傷（しばしば充血や鬱血、脳膜の肥厚、偽膜の産生、溢血や脳実質の軟化や萎縮から成る）は常時見られるものなのでは決してなく、また生存時の特定の症状とは関係がほとんどないために、症状の産出の起因とすることはできない。逆に解剖学派――フランスではカルメイユ（Calmeil, Traite des maladies inflammatoires du cerveau, Paris, 1859）やフォヴィル、ベール、フェリエスやパルシャプ（Traité de la folie. Observations et documents nécroscopiques, Paris, 1841.）など――が精神病者の脳と脳膜の変化を入念に研究してきた。彼らの下した結論によれば、解剖学的損傷と精神疾患の型との間に確証的な関係をいまだ構築できないとはいえ、少なくとも言えることは狂気の全ての種において知的能力の障害を説明するに足る身体的変化が発見されてきた。精神病者の全身性麻痺症の研究においては他の種類の狂気以上に常態的で特徴のある明白な損傷が実際に発見されており、この見解に新しい根拠を与えたばかりであるし、約二〇年前からドイツの身体学派の医師たちの入念かつ精密な剖検的研究よっても確証されてきたことである。

筆者についてだが、大分前から言及してきたように、解剖学派の医師たちに与し、精神病者の剖検で発見されるこれらの明白な損傷を極めて重要視してきた。

今日においてもこれらの器質性変化は紛れもない価値を有し、観察者の注意をもっとも引くだけの価値があると私は考えている。但し、〈現在の〉考えでは剖検で確証されるこれらの損傷は二次的なもの、続発性であることが非常に頻繁であるし、観察される現象の真の器質因であるよりも〈未知の〉原発性脳疾患の結果である。精神病者において観察される精神現象の原基性器質因を探求すべきは初次的脳の変化であって、この本質は未知とはいえ、その結果は明白であるのだが、われわれの研究方法からは今なお手が届いておらず、おそらくはこれからも常にそうであろう。以上が解剖学に関する筆者の昔と今との見解の相違である。全ての精神疾患においてなんらかの器質性変化というものは常に存在していると私は信じているが、この初次的変化は探究のもっとも精巧なわれわれの手法からも逃れていると考えている。このような見方から必然的に生じることは、精神病者の剖検的研究に対して昔ほど重要性を与えていないし、精神現象の臨床研究（l'étude clinique）に全神経を傾注することになるということである。

狂気の**予後診断**は精神の医学の他の分野同様に、既述した総論的理論の影響を受けることになろう。現時点では、鍛えられた実践的臨床医が精神病者とともに長い間生活をしつつ得られた、個人的観察や医学的知によって精神疾患の進行経過の可能性をかなりの確実性をもって予測できるようになることは間違いない。しかしこのような経験はまったく個人的なものであって、曖昧で不確実な所見にのみ基づいていることがもっとも多い。さらに言葉や文字で他者に伝達することが不可能である。従って疾患の進行経過を予測するためのより実証的な方法を発見することが真の科学には求められている。この成果に達するための最も本質的な条件は、現在一般に行われているように、狂気全般の予後診断を行わないことであろう。実際狂気はその全般性が曖昧で、極めて異なった諸種を含んでおり、一部は治癒可能であるのに、他のものはほとんど宿命的に慢性や死亡へと移行してしまう。たとえばエスキロールが述べたように、精神病者の治癒は疾患の一年目も二年目もなんと同じなのである。このことは間違いなくほとんどで真実を示す警句となり、より確かな基準に基づき評価しなおさなくともこの有効性を失うことはない。しかし全ての型の狂気でもこのことは同じように真実であるとすると、それは過度の一般化であると言える。マニーやメランコリー、モノマニーや痴呆について現在予後診断を行う場合でも同じことである。前述したように、これらの症状的状態は一つの進行経過〈(une marche)〉と言うには余りにも異なった終末様式とをもっていて、拡散しすぎる事象を含んでいるために、これらの範疇の一つに適用される予後診断は他の範疇へも間違いなく応用されることは不可能である。たとえばマニーはメランコリーよりも治癒しやすいとか、モノマニーは他の型の精神疾患よりも治癒しがたいとか、痴呆は不治であるとか言う場合には、一般的には真実であることを語っている。しかしより詳細に検討してみるといかに例外があることか！

従って一つの特定の進行経過をもった実際に自然な諸型を発見した暁には、精神疾患の予後診断を真の科学的基盤上に設立することができよう。全身性麻痺症とその種々の亜型、アルコール性とてんかん性狂気、循環性狂気や短期急性増悪の狂気など前述したばかりの狂気についてわれわれが既に得ている所見、その認識を可能とし、その急性増悪からの治癒を予見可能とするわれわれが間歇性狂気に与えている特徴などは現科学の現状におけるかくも曖昧な一般的総論に比較し、確かにより真実でより厳密な予後診断的な徴候である。これらの皆が認めているものに著者が付け加えたいのが、疾患が既に進行した段階を示している妄想観念の**体系化**（systématisation）から引き出した徴候（signe）であり、慢性の時期に入った精神の病の確かな徴候である常同化した妄想（délire stéréotypé）から引き出した徴候である。

進歩へのこの道程こそ、精神疾患の予後診断のための観察が構築され、将来へと導かれるべきものである。これが真の確実性を得ることができるのは、狂気の種と亜種の認識が前もって得られているという条件においてしかなく、こうしてその進行経過を予測し、その進展の種々の相期を決定できるようになる。

今や**精神疾患の治療**（la thérapeutique des maladies mentales）について言及する段階になった。まさにここにおいてこそ、本書序論において私が展開してきたこの学理の数多くの実り豊かな結論を明確にすることができるのである。

いつの時代でも精神疾患の治療は身体的療法（traitement physique）と心的療法（traitement moral）とに区分されてきた。各人が身体学派なのか心理学派なのか、属する学派に応じて、療法のこれらの様式のどちらか一方を排他的にそれぞれ推奨してきた。たとえば、器質論派の医師たちは、心的療法によって脳の損傷を治癒させようとする心理学派を冷笑してきたし、他方では、心理学派の医師たちは妄想観念や変化している感情の流れを瀉下剤や発疱薬によって変化させると主張するもう一方の学派の医師たちを嘲笑してきた。これら排他的な両陣営の学派は古代から今日に至るまで全ての国々において代わる代わる代表者を出してきており、絶えず同じ論争を繰り返し、どちらも相手を屈服させることは決してできなかった。筆者について言えば、本序論冒頭で述べたように**混合理論**（la doctorine mixte）〈の立場〉であるが、これは見かけ上は対立するこれら二つの見解を和解させるもので、器質論者の議論を心理論者のもの同様に私は認めている。私が確信していることには、心的と言われる手段全てが同時に身体にも作用し、身体的と言われる手段全てが神経系に作用し同時に、心（le moral）に、つまりは知的、情的諸機能に作用するのである。〈訳注〉こうして、私が信じていることには、原則的には心身の二つの次元の方法の価値において、いずれが優れているのかは状況次第である。この混合的見解からはいかなる治療法も排斥するべきではない、ということになり、〈しかも〉これらの治療法の効果は経験的に確認されてきた。しかし前述した特異的理論、正常状態では合理的観念の産出に、病的状態では妄想発生に関する精神が精神に作用する理論は、精神病者での心的療法の作用様式を理解するためのさらなるもう一つの重要な要因を提示してくれる。この理論によって可能になるのは、器質論派の医師たちが立ち止まるのが通例の限界を超えて、この〈器質論的〉療法の領域を超えることである。これは新世界が開かれるようなもので、観念に対する観念の、感情に対する感情の影響に、つまりは精神疾患の発生と悪化との関係で言えば妄想に対する妄想の作用に、狂気の治癒ないし改善との関係で言えば病的部分に対する残された健全な知性の作用に対して開かれた世界なのである。この理論がなければ、脳や有機体のその他の部分に一次性器質的条件が存在している病気に対して心的療法が効果を示す可能性を考えることはほとんどできないであろう。しかも既述したように、その本態が未知のこの初次性損傷は知的そして情的機能の活動によってそれ自体変化を蒙ることが可能である。さらには精神疾患の真の一次性原因であるこの器質性変化は私見では**デリールする能力**（l'aptitude à délirer）のみを生み出すのである。原発性器質的変化によって作動されるのが精神の精神に対する作用であって、この変化の後に妄想がこれによって生み出され、この妄想が妄想を生み出すのである〈訳注：まさしく器質・力動論の本質の一つがここでも語られている、と筆者は考える〉。同じく、誤ったいくつかの観念や倒錯した感情が思考の内的作業による展開の中で開拓され、促進され、妄想を、従って当該の器質性変化をも継次的に悪化させうる。同じように、精神や心の一部の傾向が患者自身によって、もしくは医師の助言によって、心の中で促進されたり保持され、持続的病的素質と有利な闘いを展開し、同時並行してこれらの病的観念と最初に結びついた器質的条件を変化させることが可能となる〈訳注：器質因から精神への、精神から器質因への相互作用をファルレは明らかに認めている。これは現代精神医学理論の一つにも通じる問題である〉[14]。残存している健全な精神的要因の病的要因へのこの作用、一言で言えば、患者自身に対する患者によるこの闘いにおいて、また疾患に対する健康の闘いにおいてこそ、心的療法の全てが存在しており、ここでは精神病者自身がもっとも活動的な作用因となっている。医師が介入できるのは、助言や支援によって援助することによるか、新しい環境への入院によって、拮抗がないと患者の全存在を支配してしまう病的衝動を抑える精神と心の素質を気がつかないままに成長させることによってでしかない。以上が精神病者における心的療法理論についての私の理解の仕方である。私は狂気を治癒させるための、瞬時の持続しない強い情緒の効果や論証、威嚇の影響というものをほとんど信じていないというだけで十分であろう。これらの手段の作用はあまりにも一時的で、つかの間のもので、病的衝動の強度や執拗さに対して優位に戦えない。筆者の長い臨床実践の中では狂気を治癒させるための活発な情緒や論証や威嚇の効果を時に認めることはあったことは間違いない。とりわけ思い出すのは二つの記憶に残る事例で、私の記憶の中に深く刻まれており、通常はもっとも強く嫌悪している暴力的手段を精神病者に対し用いたが、いわば筆者の眼には、彼らの精神状態に根本的な変化が生じ、治癒への出発点となったのを目撃した。しかし排他的な心理学派の意見とは逆に、このようなことは極めて稀であると私は見なしている。心的療法の良好な影響と私が一般的に認めているということではない。論証や情緒、暴力の助けを借りて、病的観念や感情を健全な観念や正常な感情に直接代置する療法、ライル、ランガーマン、ハインロートやアイデラーのようなドイツ学派の心理学派が考えたような、またフランスではルーレ（Du traitement moral de la folie, Paris,1840）がこれを激しい形にして、適用しようとした心的療法はこのようなものである限り、なんら益をなさないものである。それはビセートル救済院のルーレの病棟において確認されたように、精神病者には憎しみ、暴力行為、疾患隠蔽、自殺や逃亡しか生み出さないものである。筆者は従って強制的に撤回させることや威嚇、三段論法のシステム〈による論理的説得〉に決して与するものではない。これは精神病者の精神状態についての不完全な認識と、これらの患者の妄想観念と健全な精神の持ち主の誤った観念との誤った同一視とを基盤としているように私には思える。精神病者を知らない者たち、世間の人々に依拠したこの理論は長期間これら患者と生活を共にしている医師たちによる反復的観察に抗するものではないし、事実と経験の権威の前に屈服するのが常である。観念によって直接反対される観念、別の感情によって均衡を保たれる感情という理論、この理論のみに心的治療（la thérapeutique morale）の全てが還元されるわけではない。この誤った理論とは別のところに本当の理論が存在する。残念ながら現在いまなおあまり進歩していない個人的心的療法とは別に、全体的もしくは集団的心的療法があって、〈筆者の主張する治療上の〉これらの諸原則はしっかりと認められているように私には思われるし、その有効性は精神病者の大規模保護院においてなされている経験によって承認されている。

〈訳注〉前述したように、少なくともファルレにあってはtraitement moralのmoralは、le pysique（身体）と対置されるle moral（心）であって、手段の区分を示しているもので、la moral（倫理、道徳）の意味ではないことはここでは明確に述べられている。心的療法と訳す所以である。但し彼の心的療法は本文で言及されているように集団的療法が含まれており、さらには社会復帰支援も含まれている心的・社会的療法と福祉的支援である。さらに演劇や音楽、芸術療法等も含まれており、「心的療法とは非身体的な手法による専門家による心身への働きかけ全て、集団的・個人的療法全体を指すものであり、無意識は考慮外である」というのが私の結論である。

実際これらの患者を心的に処遇するためにするべきことは、患者が表明する観念やしようとしている行為と直接対決することではなく、彼らの病的傾向を、彼らの精神や心の基本的組成を、逆の組成に、彼らが入院している環境の、彼らの周囲の事物や人々の絶えざる影響によってゆっくりと、着実に変化していく組成へと代置してやることである。絶えず彼らの心の奥深く貫入していきながら、これらの全体的組成は病的傾向と絶えず闘い、永続的拮抗を形成し、その連続的作用のみが病的傾向の同じように極めて強い持続性と執拗性を打ち負かすことができるのである。これこそ私が理解しているような、精神病の一般的心的療法の真の科学的基盤である。今やこれらの諸原則を適用し、全体的ないし個人的な心的療法を実現する実践的手段を発見するだけである。これらの手段の一部は既に知られており、精神疾患の治療のための大保護院において段階に応じて実践されている。このことについては本書の精神病者の療法総論の講話（p.677）において要約的に言及しておいた。

隔離というまさしく賞賛される措置――この理由についてはここでは言及する必要はないが（本書p.78以下を参照）――や**妄想への陽動作戦（diversion au délire）**――このことについては本書において幾度か触れておいた（p.90、677と701を参照）――という非常に実り豊かな原則とは別に、患者が入院している環境の、一般的状況のこれら患者の心に対する作用様式についてそこでの講話〈療法総論〉ではとくに検討しておいた。筆者が理解されるよう心を砕いてきたことは、純粋に行政的必要性から生み出されたと一般的に世間では考えられている精神病者保護院が実際は医学的な目的に応じているのか、そしてこれが、エスキロールが言及したように、現在においてもなお、保護院を本質的に構成しているものによって精神疾患の治癒のためにもっとも効果的な治療要因と如何にしてなっているのか、ということであった。このことを証明するために、共通の治療を適用するための指針の基盤となる、精神病者全てに共通した特徴とは何か、ということを私はまず最初に問題とした。そしてこれらの特徴に簡略に触れた後に精神疾患の療法におけるもっとも普遍的に認められている原則はこれらの特徴の認識にまさしく基盤を置いていることを私は明らかにした。秩序、規則、作業、患者たちの共同生活、秩序だった分類が実践されることによって、現在では組織化されているように、精神病者保護院はもっとも幸いな形で精神病者の心的療法のこれら一般的原則を実現していることを明らかにすることは私にとって困難ではなかった。

精神疾患の**身体的療法**に関して筆者が付言することはほとんどない。この療法は残念ながらまだほとんど進歩していない。脳や身体の他の部位へ適用された消炎剤や誘導剤のような脳病へ直接採用される手段は通常殆ど効果を示さない。身体学派の医師によって脳病の第一の原因と考えられている生体の種々の器官に対して投与される医薬もまたまったく当てにならないことが多い。というのも知性障害と脳以外の器官の損傷との間に想定されている関係は現在の科学では疑わしいものだからである。とはいえ、これらの通常みられる不首尾があるからといって、脳病そのものと、あるいは脳病を支配する他の器官の損傷と戦うべき手段に対して新しい治療手段を探求している医師は失望すべきはない。この実り豊かな道を歩み続けることによって、現有しているもの以上に正確な適応とより効果的な薬剤の発見へと確実に到達することになる。

筆者自身も長年この目標を追い続けてきた。さまざまな種の精神疾患に対して数多くの医薬を試みてきた。偶発性、特発性ないし誘発性の疾患が不治と思われている狂気の諸型の治癒をもたらすことを私はかなりしばしば目撃してきた。急性状態、躁状態などとの闘いに筆者は麻薬や朝鮮朝顔、ベラドンナ、エーテル、クロロホルムのような興奮剤や麻酔剤を投与してきたが、同様なことはフランスや諸外国において多くの医師が試みてきたことで、モロー・ド・ツール氏（Du hasshich et de l'alination mentale. Paris, 1845. De l'emploi du datura stramonium contre les hallucinations. Paris, 1843.）は大麻や朝鮮朝顔を試みている。私はまたこれらの医薬をまったく異なった治療目的で試みた。狂気の急性型は慢性型よりも一般的には治癒しやすいとの考えから出発して、慢性狂気の状態に一過性の急性の性格を与え、こうしてより大きな治癒をもたらすことを期待して、例えば朝鮮朝顔やベラドンナのような、正常状態で急性せん妄を引き起こす興奮剤を精神病者に服用させてきた。遺憾ながら発生した事態はこの理論的予測を確認するようなものではなかった。

生理的状態で麻酔剤の使用によって出現した急性せん妄が終結した後に、患者の性格が再び現れるように、この同じ薬物の使用によって誘発された人為的狂気の消失の後に本来の狂気が再出現するという苦い思いを常と言ってもよいほどに筆者は味わってきた。また男性や女性の子宮や性器の疾患に直接攻撃をしかけることによって、これらの疾患に起因する幾つかの型の妄想を治癒させようと私は努めてきた。しかし脳から離れている器官のこのような損傷は妄想自体の真の原因になるよりも精神病者におけるある種の特別な妄想概念になることがもっとも多いのである。こうして結局は、もっとも幸いな場合にはこれらの損傷の存在と結びついているように思える妄想概念の消失を得ることは可能であっても、他の対象に向かっている妄想の終結ではないのである（この点に関しては筆者の弟子のラロッシュ博士の次の学位論文を参照のこと：Sur les affection de utérus. Paris, 1844）。

全身性麻痺症の進行を阻止するために私は項に焼灼剤を当てる治療を行い、幾分かの成功を収め、さらにはビセートルの幾人かの男性患者やサルペトリエールの病棟の数人の女性精神病者に数年間この疾患の経過を止めようとして幸運な結果を得た。

最後に亜熱性急性躁病状態同様、深い無気力と極度の心身の虚脱を特徴とするメランコリー状態においても、同僚の故ギスラン博士（Traité de alienation mentale. Amsterdam, 1826. Des phrénopathies, 1833. Leçon sur les phrénopathies. Gand, 1852.）の見解と筆者は完全に一致していることだが、他の精神病者のように、自由に外を散策させる代わりに、これらの患者を病床に就かせることを推奨している。思うに、ピネルとエスキロールは彼らの時代にあって正しくも反対していたことは、人々が病院における通常の患者同様に精神病者を処遇するべきであるという過度の傾向に対してであり、習慣的に病床に就かせるたり、外気や日の光、運動を彼らから奪うという行き過ぎに対してであった。古人以来の乱用に対するこの素晴らしい反対もまた真理の枠を超えてしまった。従って現在重要なことには、精神病者の多くを健康人のように処遇することにこだわりつつも、極めて特定の事例においては幾つかの例外を認めることである。これらの例外的精神病者とは躁病者であれ、メランコリー者であれ、身体疾患同様に考えて、発熱者と同じように病棟において看護され、その病気の期間ある程度は病床に就かせておく必要がある。さらに付言すれば、病的感情が優勢で、明確な身体症状を伴うメランコリーの場合には、疾患の主要な座位は神経節系や腹部の循環系にあり、特にこの側面から治療剤が検討されるべきである〈訳注：このような主張は既述部分でも見られ、ピネルらにも認められる精神病腹部障害説の残渣がファルレには認められる〉。

こうして、概略を示しつつ、全ての領域を今や走破し、精神の病理学のもっとも重要な点を順次論述してきた。この序論を終えるに当たり、本書所収のいくつかの論文において触れている**精神病者保護院**に関する主要な問題を概観することにしたい。

われわれの専門分科において前世紀末に発生した科学的運動は既述したように人道的であると同時に医学的なものであった。ピネルが一七九二年にビセートルの精神病者の鎖を断ち切って、われわれの保護院の改革に着手した日以降今日まで、絶えざる進歩がフランスでも全欧州でも精神病者への看護の領域において達成されてきたが、この力強い運動への反撃も直ちに開始された。この進歩の動きはその誕生から現在に至るまで単一的特徴を有しており、ピネルによってその開始時より主張されてきたものと同じ諸原則がそれ以降彼の後継者たちによって採用され、展開されてきた。至る所で精神病者に対する優しさ（douceur）と親切（bienveillance）の手段がこれらの患者が先人たちに引き起こしてきた過酷さと恐怖にとって代わった。全ての場所で、彼らのために特別な保護院が建造され、そこでは人道主義と医学とがこれらの患者の特殊な特徴が必要としている安全措置に対して彼らの安寧（bien-être）と快復のために科学が指し示すあらゆる手段を付加しようと努めてきた。詳細に言えば、一方ではこの安全の、他方では安寧と処遇に関する必要性が認められ、今世紀以降、患者のための保護院の建造と組織化の完成への絶えざる努力がなされている。この進歩はいくつかの言葉に要約可能である。即ち、建物においては、通常の住居に近づき、刑務所風からは次第に遠ざかるようになり、規則の点では厳格な手段を次第に廃止し、優しさと相対的自由の措置に代えられてきた。以上が今世紀初頭以降われわれが関わってきた人道的運動の要約である。ピネルとその同時代人たちはまず精神病者の鎖を断ち切った。精神病者がそこで生きることを余儀なくされていた環境のひどい衛生状態、劣悪で非衛生的な独房を彼らは廃止した。これらの患者が示す危険をいまだに人々は感じているという考えと妥協する形で、まず一定の自由を彼らは患者に与えたが、現在われわれが患者に認めているような全ての安寧を一挙に得させることはできなかった。エスキロールはフランス及び全欧州の精神病者の境遇の改善のために多くの努力を払い、ピネルの提起した諸原則を発展させた。彼はとりわけ、精神病者のための建造物を漸次通常の居住に近づけ、完璧なものにしようとした。しかし彼はその多くの計画において精神病者が与える恐怖と患者の真の欲求について知識の不完全さとをいまだに感じさせる二つの原則を保持していた。即ち言わんとすることは、一階建ての建物と大部屋や共同部屋よりも保護室〈個室〉（cellules）を過度に重視したことである。精神病者の保護院における一階建ての制度と保護室の過度の数とを筆者が拒否した理由言及しておいた（p.638, 639）。ここで繰り返す必要はなかろう。今昔の移行期を示すこの制度に、全欧州で急速に達成された新たな進歩がもたらされた。精神病者にとってなんら益をもたらさない、衛生と監視とを犠牲にした、広大な敷地を必要とする、一階建てのみの建造物は至る所で二階建てやそれ以上の階をもつ建物に代えられたが、これには簡単な条件が付け加わっていた。つまり昼は患者は一階で、夜はその上の階で過ごしてもらう、ということである。過度の数の、表面的な保護手段を過剰に負荷された保護室は受刑者のものと似ており、あらゆる点で不都合な隔離を精神病者に押しつけるもので、全欧州において、大半の患者にとって、大部屋と共同部屋に代替えされ、また単独にさせ、隔離を一時的に必要とする精神病者の数は漸次減少してきたが、彼らのためには通常の部屋に似た個室に代置された。日夜の共同生活のこの原則は新施設のあらゆる規則に採用され、建物内部にまで浸透し、現代的な保護院内での組織化を変え、医療面においてさえ、実り豊かな良好な結果もたらした。かくも良好な原則にこれと劣らずすぐれたあらゆる形の仕事と作業という原則を追加するならば、あるいは欧州の全施設において過去の時代に無為のまま乱雑に放置されていたことに代わった、患者の規則正しい分類や院内秩序とその規則とをそこに追加するならば、精神病者の施設の建造と組織化のために、全ての地方で六〇年代以降達成されてきた大いなる進歩についての考えは、幾分簡略ながらも、十分完全な形で理解されることになろう。特別な講話（p.677）において触れておいたように、純粋に行政的観点からまずは構想され、実行されていたこれら総合的措置が精神病者の処遇に対し示した利点は筆者の眼からはかなりのものであった。

精神病者の施設の建造と組織化において筆者が既述したばかりの継続的進歩は彼らの状態が晒す危険に対してこれら患者を守るための厳格な措置と制限措置の採用面でも確認される。

昔の保護院において乱用されていた機械的拘束手段の恐ろしいまでの氾濫は現代の保護院では次第に減少してきており、漸次稀な例や例外的にしか採用されなくなった。ますますほど遠くなってきている。コノリー博士はこの点で大部分の英国人医師たちによって追随されてきたが、無拘束システム（système non restraint）の名でもって知られる根本的改革にその名を残している。それは機械的な全ての拘束手段の絶対的廃止である（John Conolly, On the treatment of the insane without mechanical restraint. London, 1850.）。筆者の立場からすれば、精神病者において全ての拘束手段を絶対的に廃止することが適切であるとは考えない。時には夜に、時には昼に一時的にせよ、機械的拘束手段の採用が必要な例外的患者という者は常に存在していると考える。用心深く一時的に採用される拘束衣によって患者は戸外での運動や特別な庭での自由な動きを楽しめ、これら患者の真の欲求により適っているように思えるし、監護人の腕で押さえつけられるという不快な体験や保護室での長期隔離によって、患者は看視と外界の空気の恩恵からも遠ざけられるよりも多くの点でましである。

しかし拘束措置の絶対的廃止を拒否し、同時に筆者は他の医師たち（Renaudin, Annales médico-psych . Morel, Études cliniques ; Le non Restraint, ou de l'Abolition des, moyens coercitifs. Paris, 1860.）が提案している保護室の絶対的廃止にも反対しながら、それでも思うことは、精神病者の医療（soins）における真の進歩とは拘束衣と保護室への隔離とをできるかぎりなしで済ませることであり、これら二つの手段を極端な方策として例外的事例に限定することである。看視人（surveillants）ないし看護人（infirmiers）が鎮圧の手段を乱用することに筆者は常に抗議してきたし、サルペトリエールの病棟においては私が治療に関わっている二五〇人の精神病者の中で拘束衣を使用しているのは一名もいないという事態がたびたび起こっている。こうして例外的な場合があるという明白な留保をつけながらも、英国の医師たちによって成されている改革に対し私はまったく正当な評価をするつもりである。つまり、精神病者に対する優しさと親切の原則を単に発展させただけに過ぎない、と私は考えている。これらの原則は同じ目的をもって、しかも多彩な手法によって、あらゆる国々において実践されてきたし、〈英国の〉ベドラムの保護院においてさえ一八三五年に鎖が当時なお使用されているのを確認したほどに、鎮圧手段の乱用がはびこっていたような国ではこれら原則の採用はとりわけ不可欠であった！

しかし人々は保護室や拘束衣の廃止を今ではもはや要求することだけに邁進せずに、さらには保護院そのものの廃止をも要求し、ベルギーのゲール村で実施されていることが判明したものと多少なりとも類似している際限のない自由を精神病者のためにと褒めちぎっている！　筆者の立場と言えば、精神病者の運命を改善しようとしながら、原始的自由へと、つまりは過去の放置へと回帰するだけの、これら熱狂的改革者の見解には筆者は与することはできない。このような体制が示しているものは、筆者の眼からすれば、後退であって、決して前進ではない。この広大な大地に散りばめられているこれら不幸な者たちを当局の十分な監督もなく、また賢明な後見と効果的治療活動を精神病者に対して行う職権を精神病者集団の中で唯一有している医学側からの有能な指導もなく、無経験なもしくは強欲な農夫の看護に任せたままにさせる体制と精神病者の安全と安寧、処遇とが両立可能であるとは筆者には到底考えられない〈訳注：隔離と保護院構想はピネル以降彼ら学派の治療、処遇の一大原則であるが、今なら厳しく糾弾される、このような筆者らの主張は、当時の患者の状況、治療状態等を勘案しなければ、理解されないことだろう〉。

精神病者の保護院は適切に組織化され、科学の進歩に合わせて継次的に改善がなされ、筆者の眼からは、これら患者の安全と安寧、処遇にとってもっとも有効な行政的、医療的環境と今日ではなっている。パルシャプ氏（一八六二年一一月二二日シャロントン病院でのエスキロール像の除幕式での演説）とともにここで繰り返すが、保護院モデルとしてわれわれが六〇年間抱いてきた理想を放棄しないことである。この理想を反医学的、反行政的制度に代えることは、詐欺師とか自由への耽溺者の名の下に隠蔽されてしまう精神病者を実際には放置することに他ならない！　ジラール氏（Girard de Caileux, Discours prononcé à la Société médico-psychlogique.（Annales, 1862））とともに再び述べたいことは、半世紀以上にもわたって皆に認められている原則の名において革命ではなく進歩を宣言するべきである。しかし筆者が進歩と完全に認めていること、さらには全ての地方の保護院において既に採用されている思想の自然な発展でしかないこと、それは作業所（maisons de travail）と農場の創設である。これらは精神病者の大規模施設の支部ないし付属として、フェリュス氏によって構想され、サン・タンヌ農場において一八二八年にこの考えが実現されたものである（(Labitte, De la Colonie de Fitz-James. Paris, 1861.-Billod, De la dépense des aliénés assistés en France. Paris, 1861.-Belloc. Les asiles d'aliénés transformés en centres d'exploitation rurale, Paris, 1862. — Auzouy, Colonie de Sant-Luc（Annales médico-psych.）4 me série, t. II, 1863.)。治癒可能者と不治者用とに分離する保護院構想やこれら二つの範疇の患者を一つの同じ保護院内で分離することには筆者は常に反対している（p.643を参照）。しかし慢性の危害を加えない、作業と規律の習慣を身につけている、そして特殊保護院の一般的措置以外の看護や医学的指導の必要がない大多数の精神病者は英国のように工業国なら作業場に、農業が盛んな国なら農場へと配置されることが有益であると私は考える。大きな保護院付属のこれらの作業所は慢性精神病者に必要な安全と規律の重要な要件を満たす形で配置されることが可能であり、設立や建造、内部の組織化の費用が不必要で、現在ではこれらはよく組織化された保護院には不可欠なものと見なされている。また精神病者の作業はこれらの患者に必要な出費をまかなうまでには到底至らないものの（これは精神病者の搾取を生み出す危険な錯覚であるように筆者には思える）、県の財政を少なくとも軽減することは可能であろう。フランス本土や外地の幾つかの保護院で既に採用されているこの考えを実現することは精神病者の数の絶えざる増大という非常に困難な問題を解決し、県の予算と公的慈善の要求とを調和させるためにはもっとも実践的な手段であるように筆者には思える。しかしこの考えが有効且つ実践的となるのは、これらの農場ないし作業場が精神病者の保護院に決してとって代わるようなことがなく、作業による精神病者からの搾取の手段に勝手になされることのないようにするという明白な条件が整っている場合しかない！ これらの仕事場は精神病者の大施設の単なる付属で、近くにあり、これらの保護院の医長の直接目配りが届く位置に置かれるべきで、こうしてこれら仕事に関して唯一判断できる権能のあるこの医師が、精神病者の要求に、またその病気の進行によって生じる変化に応じて、保護院と農場との間で患者を己の意向に従って即座に交代させることができる。

精神病者の施設の建造と組織化に関するさまざまな問題についてここでこれ以上は言及するべきではないだろう。筆者の科学者生活においてとりわけ傾注してきたもっとも重要な事柄のいくつかを概略的に述べるにとどめることにしたい。

まず第一に、ピネルとエスキロールによって提示された教えに則り、精神病者保護院において私が常に要求してきたことは、散策用の広い公園と患者の作業のための農地である。全欧州において保護院付属の用地を漸次拡張させているのを見るのは私の喜びである。さらに私が必要としているのは、公園や周囲の用地に散在する独立した建物で、共同生活の一般的規則に反して、厳重な隔離が必要な一部の例外的患者のためのものである。現在最近判ったものとしてとくに英国で工夫されているのがコテージ制度で、ジラール・ドゥ・カイユ氏（Annales médico-psychol. 1862. Étude pratique sur les maladies nerveuses et mentales accompagnées de la tableaux statistiques. Paris. 1863.）がフランスへ導入しようとし、ラ・セーヌ県に新たに建造される保護院計画に組み入れたものであるが、これは既に筆者が私立の自分の施設において大分前に実現したものでもある。幾度も表明してきたことだが、精神病者を彼らの地方や家族から離れた施設へ移送するということに関しての極めて積極的な意見である。サルペトリエールの筆者の病棟においてあらゆる手段で力の及ぶ限り常に反対してきたことは精神病者の故郷からの移送である。移送は公序良俗や共通の権利、医学の進歩に反し、これら哀れな患者とその家族にとって過酷なもののように筆者には思える。この行政的措置について反対する理由は言及しておいたが（本書p.31以降）、ラ・セーヌ県では二〇年以上も残念ながらやむを得ず実施されてきたが、期待していることであり、新たな保護院新設計画が実現するために、また極めて明確にこれに反対しているジラール・ドゥ・カイユ氏の積極的な介入により近い将来に直ちに消滅することになろう（ジラール・ドゥ・カイユ博士の翻訳など、Bulletin de l'Académie de médecine, 1862. これら翻訳に目を通す際に、われわれの同僚であるトレラ氏のこの問題についての論文をも参照のこと。Annales médico-psych., t. IV, 1844.）。

一八四〇年以降継続的にサルペトリエールの筆者の病棟で採用してきた主要な三つの措置についても言及せねばならない。まず第一に、われわれがサルペトリエールで開始し、現在まで辛抱強く続けられてきた患者の歌や朗読のための頻回の勉強会や集会である。精神病者の安寧と処遇にとって彼らの作業のこの方式は重要であると筆者は考えており、この理由については一つの特別な論文で言及しておいた（p.700）。宗教心の喚起や司祭や牧師の保護院への招待についても同様である。ピネルとエスキロール及び彼らの弟子たちの大部分はこのようなことを排除していた。筆者は逆にそれらは精神病者に真の有効性をもたらし、彼らの正当な希求を正しく叶えるものであると考えている。この見解は本書（p.660）において詳述しておいた。やはり筆者が原則的に重要なこととして言及しておいたことだが、サルペトリエールで為された筆者の臨床講義の全期間において証明したように、患者に不便をかけずに、精神疾患の臨床教育にとって大いに有益な形で、精神病者の大保護院へと弟子たちを導入することができるということである。この問題は筆者にとっては非常に重要で、一つの独立した論文で、深く論究しておいた。

最後に、〈序論を〉終えるに当たり、我が生涯を賭けた重要な活動について言及せざるをえない。これは精神病者に対してなされる公的恩恵の自然で不可欠な補完物のように筆者には思えた。つまりはサルペトリエールやビセートル保護院から退院した回復期にある精神病者に対する住居支援について言いたいのである。私が二〇年以上にもわたって全力を傾けてきたこの制度のための数多くの有力な理由を挙げておいた（p.101以下）。既に得られたこの成果と将来もたらされる新たな成果とについてここでは言及はしない。ただ述べておきたいことは、ひどく悲惨な場合のための一時的保護所を加えたこの住居支援は金銭的救助だけでなく、精神的、医療的支援も含まれており、あらゆる境遇の回復期精神病者を支え、彼らの子どもたちにまで拡大されている（一八四五～一八六二年までのサルペトリエールとビセートルの回復期精神病者の保護会によって公表された報告書を参照）。フランス本土や外地の大部分の保護院においては院長や医師たちは精神病者の作業から得られた収益金を予備基金とし、彼らが社会に戻る時のなにがしかの金銭的援助として患者に分配している。また筆者が大いに満足しながら理解したことには、退院後の治癒した患者を世間や家族の中でフォローし、保護するために、時には成功を伴いながら、個々の試みが幾つかのこれらの保護院の医師たちや事務官によってなされてきたことである。

以上でこの序論も幕を閉じる段階になったが、ここに含まれている主要な考えを簡略にまとめておきたい。

われわれの目的は著者の科学者人生において経過してきた諸時期を知って貰い、精神の医学のさまざまな部分について著者の見解を披瀝することであった。

既述したように筆者はまず、精神病者の剖検において脳や脳膜に発見された損傷を極端に重視し、病理解剖学に精神の医学の科学的基盤を追い求めた。

次には、精神病者において確認された多様な現象を説明するためには解剖学的研究では不十分であると感じ、正常心理学へと向かい、これらの精神症状を合理的に説明し、分類しようとした。最後に、精神の医学へ導入したこの心理学的方法の欠陥のみならず危険性までをも如何にして筆者が理解し、そして我が科学者人生の最後の段階、つまりは臨床的段階(la période clinique)へと至ったかを説明した。確かに筆者は、精神の病の完全な認識に至るための実際的価値を病理解剖学と正常心理学とに今なお認めている。しかしこれら二つの科学に首座を渡す代わりに、疾患が示す諸事象の臨床的研究をこれらの上位に置いている。

筆者は常に解剖学派に属している。というのもあらゆる精神疾患においてなんらかの器質的変化が実在していることを確信するものである。しかし、精神病者の脳や他の器官において確認される明白で目に見える損傷は二次的なものであると筆者は見なしているという意味で、また、いまなお、そしておそらくはいつにおいても未知で、メスや顕微鏡でも手が届かない初次性損傷しか真の重要性を認めないという意味で、この学派の信奉者の大部分とは異なっている。

筆者はまた心理学派にも今なお所属している。というのも精神病者の精神現象の入念な研究は傾倒するに値するものと考えているからである。また、正常状態では観念による観念の、病理状態ではデリールによるデリールの、継次的産出において脳機能のまったく特殊な特徴を著者は認めているからであり、これのみが狂気の病態発生と疾患の心的療法の有力な効果とについての理解をもたらすものであるが、しかもこの疾患とは原発性器質的変化を基盤としているものである。筆者は心理学派に与する者たちの大部分とは異なっている。というのも精神病においては心理学派によって認められている諸機能の単独障害というものの研究を筆者は不毛であると見なしているからであり、精神病者に存在しているような複雑な精神状態の臨床的観察に対して全関心を傾注しているからである。

要するに、以上が精神疾患に関する私の混合理論である。

この理論を筆者はまず総論的に提示し、次に精神の病理学のあらゆる分野に適用してみた。

臨床的観察は精神病者において試みられるべき全ての探究の出発点であることを私は明らかにした。即ち人はモノマニーの不完全で誤った学説へと導いてしまう、妄想観念や支配的感情ないし単独で損傷されている機能などということにのみもはや没頭すべきではない。そして病的現象全体を理解するには、病的状態の顕著な面の一部ではなく、その基盤を観察する必要がある。

精神疾患に適用されるこの観察の方法はこの病理学のあらゆる分野において機能する。

病態発生（pathogénie）においては正常状態から確認された狂気に至るまでの誤謬や熱情、論理的発生回路によって妄想が形成されるとはもはや見なされないであろう。これらによって産出される代わりに、その形成に先行して存在する一つの病的基盤の上に、支配的観念や独占的感情が次々に生まれ、進展していくことが理解されるであろう。

症状論においては病的状態の一つないし一部に注意を孤立的に向けて、状態像をもはや断片化することはされなくなり、狂気を全体的に、また狂気の種の各々を特徴づけている心身の症状全体を、そしてその進行経過と継次的段階とを記述することになろう。

疾病論においては、マニーやメランコリー、そしてモノマニーや痴呆の名称で現在有している人工的な諸型にわれわれはもはや満足することはなくなるだろう。つまり、自然によって提示されるままの精神病者のより真摯でより完全な研究において、心身の諸現象と一つの特異的な進行経過によって特徴づけられる、より本物の、より自然な精神諸疾患の諸種を探究することになろう。これらの新種のみが**病因論**、**診断学**、**予後診断**に確固たる礎石を与えることができる。精神の病理学のこれらの種々の分野が科学的特徴を実際に得ることができるのは、以下の条件でしかない。つまり、現在のように狂気を一つの全体として把握し、広大かつあまりにも際限のないこの一つの事象集団を基盤とするのではなく、この諸種の各々にこれらの分野が適用されるという条件である。

最後に、**治療論**においては狂気全体に対して身体的、心的手段が採用されるということはもはやなくなり、そのさまざまな種に対してこれら手段を適合させるように努めることになろう。心的療法において、病的観念に対して健全な観念を直接戦わせたり、一つの感情を別の感情に代置するようなことをせずに、病人個人の全体に対して働きかけ、そして固定観念や支配的感情の基盤にある精神と心の病的組成に立ち向かうことのできる治療的作用因を探究することになろう。

以上が序論において筆者が述べてきたこの学説のさまざまな部分の様態と連関である。この学説がいくつかの重要な点で我が恩師たち、ピネルやエスキロールのものとは異なっているのは確かである。筆者はこれら高名な恩師たちには彼らが受けて当然の尊敬の念を抱いている。人道主義と科学において二人が実現した進歩に対して高く評価している。しかし過去の伝統を否認するのではなく、われわれは未来を志向している。しかし、彼らの功績を賞賛するもっとも優れた仕方は彼らの学説を議論し、彼らが科学の完成に向けて努力して得た相当の成果を活用することである。さらには精神疾患の新たな理論に到達するために従うべき道、採用すべき原則について筆者は言及したが、完全で明確な一つの学説を提示したと言うつもりはない。現代のような移行期にあっては、精神の病理学の一般化への試みはあらゆるものが未熟なものとなろう。それは幾世代もの緩慢かつ継続的な作業の成果としてのみ達成されうるものである。現状においては、将来に向けて着手すべき研究プログラムを構築し、この科学を新しい道へと推し進めることに専念するべきである。

精神疾患の研究に生涯を捧げた成果である、前述した事柄はあらゆる国々でわれわれの専門科学の完成に向けて努力を重ねている数多くの研究者にとって幾分成りとも有益となることを願っている！　筆者が提示した諸原則は、極めて困難であると同時に非常に魅力的な一つの専門分野の研究と実践において、彼らの案内として役立つことを願っている。私の最大の願いは、彼らがいまなお多難なこの道を進み、われわれ以上に幸運に恵まれて精神疾患のより自然な種を発見することであり、とりわけ不幸な者たちの中でももっとも悲惨な者を治癒するより効果的な手段を発見し、私が己の全存在を賭けて誓った精神病者の運命の改善にこうして彼らが貢献できるようになることである！

一八六三年九月

解　説

影山任佐

ファルレの生涯と業績(8・9・12・17-19)

本論の著者ジャン・ピエール・ファルレ（Falret Jean-Pierre : 1794-1870）は共和歴Ⅱ年草月七日（一七九四年五月二六日）にフランス南西部、ピネルの故郷の隣県ロット県マルシアックにおいて生を受けた。同じくピネル（Pinel Ph : 1745-1826）、エスキロール（Esquirol, J.E.D. : 1772-1840）の弟子であったジョルジュ（Georget, E.J. : 1795-1828）の一年年長である。現在では資生堂など日本企業も進出している県都カオールにおいて基礎教育を受けた後に、一六歳でピネルも在籍していたモンペリエ大学で医学を学び始めたが、一年後の一八一一年にはパリへ向かった。モンペリエ滞在は短期間であったが、そこで学んだ学説は彼の一生を通じて影響を与え続けたという(18)。南仏とりわけモンペリエは生気論の聖地として知られたところで、ファルレやエーの全体論的、力動論的理論はこの生気論が骨格になっていると見てよいだろう。

ところでファルレはこの時肺結核に罹患しているのではないかという疾病恐怖に陥ったようで、この恐怖症は長いこと彼を苦しめた(19)。本「序論」冒頭でも言及されているように、彼の処女出版本が『心気症と自殺についての概論』であったというのは偶然ではないと思われる。パリでは最初に小児病院で修行し、仕事の合間には不足していたと感じていた古典文学に親しんだ。

同郷人の一人の患者の転院に立ち会い、サルペトリエール救済院に一時的に赴いたことが彼の一生涯を決定した。そこで、今や老境に入ったピネルと、そしてまさに働き盛りのエスキロールの面識を得た。ピネル、六六歳、エスキロールは三九歳、そしてファルレはまだ一七歳であった。エスキロールは早速この若者の心を捉えた。フランス、いや欧州近代精神医学の創生期から発展期にあって、精神医学と医療に類い希な功績を残した、老壮青、三世代のなんとも幸運な歴史的出会いであった、と言うべきであろう。三人ともフランス南部の出身者で、またピネルとは同じモンペリエ大学医学部の同門生であり、この地特有の南仏（le Midi）訛りの会話がパリの救済院で楽しく飛び交ったことであろう。エスキロールは早速ファルレにビュフォン通りの彼の私立保養院での仕事を申し出、こうしてファルレは精神医学、医療の世界へと入っていった。一八一二年にはチフス熱に罹患し、瀕死の状態に陥り、急性せん妄を体験し、後年彼が語るように、この体験が彼の慢性妄想病の理解に大いに役立った。

一八一三年には内勤医の資格を得、一八一四年にはサルペトリエール救済院の医師も兼務し、ジョルジュ、ロスタン、カルメイユなどの同僚と知り合い、解剖学的研究に従事した。本「序論」でいう彼の解剖学期の開始である。しかし、そこでも言及されているように、共に師たちから将来を嘱望されていた彼ら同僚たちとは、脳や脳膜の解剖学的損傷を精神障害の器質因と認めるかどうかを巡って見解を異にし、熱狂的な解剖学派であったファルレは袂を分かつことになった。医学雑誌に「精神疾患の原因、症状、治療手段としての精神病者の剖検所見的損傷」を発表し、一八一九年に学位論文「デリール（妄狂）を欠くマニー」（la manie sans délire）〈訳注：学位論文については後述する〉を発表し、恩師ピネルの提示したこの病型を否定している。彼の終生続いた部分性精神病批判、モノマニー非実在論、精神諸機能の単独性障害否定論はこのような彼の学問の初期から認められるものである。それにしても処女論文に近い学位論文でいきなり親しい恩人の、しかも存命中に、業績の重要な部分を否定してしまうとは、ジョルジュもそうであったが、フランスといえども、また当時といえども相当に筋の通った学者と言えよう。一八二一年には同僚のフェリックス・ヴワザンと共にヴァンブに保養院を設立している[18]〈スムレーニュ[19]によれば、一八二二年に結婚し、その数カ月後に設立〉。本書で主張されているように、彼の当時の治療理念を実現したもので、広大な土地に、コテージ・システムを採用したものであった。一八二一年には本「序論」冒頭で言及されている『心気症と自殺についての概論』が出版されている。ここで彼は心気症は専ら脳疾患で、自殺は狂気の行為であると主張していたが、後年行きすぎの主張であったと、修正している。このことから判るように、頑迷というよりも、誤りについては学者らしく率直である。

一八二八、二九年には自殺の統計と警視庁資料に基づいた業績により科学アカデミー金メダルを二度受賞し、科学アカデミー準会員に、三〇年には正会員となっている。但し本文で言及されているように、統計の見せかけの厳密さには相当に批判的である。三一年にはサルペトリエールの白痴と慢性精神病者部門の医師に任命され、改革に着手し、病棟に白痴者の学校を設け、合唱団を組織し、衛生面の改善を図り、白痴者の頭蓋骨の形状など身体学的研究を推進した。サルペトリエールは終生彼の活躍の場となった。一八三五年には英国、スコットランド、アイルランドの保護院を訪れ、この時の経験がヴァンブの保養院のその後の改革に繋がった。

一八三七年にはエスキロール、フェリュスとともに下院の委員会によって、内務大臣から提案された精神衛生法案の検討委員に任命され、法案は世界最初期に属するフランス精神衛生法、「一八三八年六月三〇日の法律」となって実現した。一八四一年はそれまでの慢性病棟から治療過程にある成人の精神病者病棟（Rambuteau 部門とも言われる第一部門）担当となり、臨床教育を開始し、本書公刊三年後の、一八六七年の引退まで、二六年間、指導した。一八四一年以降のこの時期が彼の言う科学人生の「臨床期」である。[19] 彼は一八三七年の法案に関する意見書や一八三八年の事典では「精神病」（aliénation mentale）の名称を提示し、これについて論述しているが、一八四三年には『精神諸疾患に関する一般的考察』を著し、「精神諸疾患」の名称を採用し始めている。彼の指導を受けた主な弟子はモレル、クロード・ベルナール、ビローそしてラゼーグがいた。ほぼ同時代人の論敵バイヤルジェ（Baillarger, J.: 1809-1890）と共に数多くの優秀な精神科医を育成し、臨床研究と保護院改革を推進したファルレは「サルペトリエール学派」（l'école la Salpêtrière : Lasègue, 1871）を隆盛へと導いた。形式張らない、寛容な彼の指導の下、各人が自由に研究に従事し、臨床報告を行い、活発な議論が展開された。彼の講義の話しぶりは著作を凌ぐものであったと弟子のラゼーグは述べている。[19] しかしその豊富な連想のため講義はしばしば、横道にそれてしまいがちであったとも言われている〈彼の文体も、一文に先行詞、関係節が幾重にも連なって出現する箇所が多く、余り洗練された文体とは言いにくい。エーの文体に似ているが、エーほどに難渋な用語法ではない〉。恩師二人、ピネルとエスキロールは回診時に患者について何も話してくれなかったことに、ファルレは不満があり、自分の弟子たちには回診時に絶えず患者について語り、種々の精神病理学的主題についての興味ある話が次々と展開していった。彼は若者に期待することが大きく、門戸を広げ、数多くの弟子たちとは親しく交わり、患者には鎮圧をさけ、寛容と容赦、愛情をもって治療に当たった。治癒した患者、回復期の患者の社会復帰を確実なものにするための支援組織、患者保護会を設立したのも彼である。論的バイヤルジェらが設立したもう一つの保護会とは数年後には合体し、彼は会長を勤めている。

本書公刊の五年後、一八六七年〈ポステル[19]の一九六九年説もあるがここではロワゾー[17]の説を採用した〉七三歳の時にファルレはサルペトリエールを退職し、ヴァンブの保養院と故郷で余生を過ごし、故郷に捧げる詩集を一冊残し、一年後、一八七〇年一〇月二八日、普仏戦争でパリがまさしく包囲されていた時期、故郷で息子たちの一人と孫たちに看取られながら、死去した。享年七六歳、晩年は闘病生活が続いていたが、当時としては長生きした方であろう。敵軍に包囲されたパリにいた彼の息子、医学的心理学会々長も務めた精神科医のジュール（-Philippe-Jpseph）ファルレ（1824-1902）が父の訃報に接したのは、逝去の三カ月後、パリが降伏した後であった〈本書扉にはファルレと息子のジュールのバイエール社出版等の著書の案内が掲載されているが、もう一人アンリ・ファルレ（De la construction et de l'organisation des établissments d'aliénés. Paris. 1852.）が記載されている。アンリもまたファルレの息子たちの一人なのかもしれない〉

ファルレの業績と本書

ファルレの業績一覧は末尾に掲げた通りである。本書は、本書のために書き下ろされ、ここに全訳出された「序論」と彼の主要論文、講義録を纏めたものから成る本文という、前後二部から構成されている七九六ページに及ぶ大著である。著者七〇歳時の刊行である。本書発刊までに、講義録を医学誌に掲載し、さらにこれらが講義録集として出版されている。初期の解剖学的業績を除き、著者のいう彼の科学人生の第三期、臨床期段階に相当するか、内容的にこれに関連した論述だけを[17]、つまりは一八一九年以降、とくに一八三七年以降一八六一年までのファルレの主要業績の大半が網羅されていると考えられる（彼の言う科学的人生の三期の二期、三期の開始がいつなのか、彼自身によって明言されていないが、前述したことだが、第三期臨床期の開始は、サルペトリエールで精神病者病棟担当になり、臨床講義を開始した頃、一八四一年頃と考えられているようである[19]）。ごく一部が改訂されているが、多くは原文そのままの形で再録されている。エスキロールの主著もそうだが、再録された所収論文等では初出時の論述が多少なりとも手直しされている場合があり、これらを資料として厳密な歴史的研究を行う際は、やはり元の原著に当たっておくことが必要となる。また本書以降ファルレの著述はない。本書公刊が彼の最後の業績であり、本「序論」が精神医学領域では絶筆となった。なお筆者が本序論紹介に当たって、用いた原著は初版の原著（一巻本）と一九九四年にランテリ-ローラが序文を書き、上下二巻本として出版された復刻版[5]である。なお本書は重版はなく、初版のみの出版であった[19]。

本書(5)の構成

本書は以下の内容から成り立っている。本書の各論について重要な事柄は、紹介した「序論」で著者自身が手際よく要約紹介しているので、重複を避け、割愛する。

序論（Introduction） p.I-LXIX（これは本書のための書き下ろしである）。

Ⅰ章　「精神病について」（一八三八年）（De l'aliénation mentale）pp.1-26（私の手元に原論文の別刷り（Extrait）の小冊子（Impremerie de Cosson, Paris）があるが、これは医学事典（Dictionnaire des études médicales pratiques）に掲載されたものの再録である）

Ⅱ章　「精神諸疾患に関する一般的考察」（一八四三年）（Considérations générales sur les maladies mentales）pp.27-104.（手元には原論文の別刷りがあるが、これは医学事典、Dictionnaire de médecine usuelle に掲載されたものである）。

Ⅲ章　「精神諸疾患の症状総論——一八五〇—一八五一年にサルペトリエール救済院で為された講義」（Symtomatologie générale des maladies mentales, leçon faites à la l'hospice de la Salpêtrière en 1850-1851.）pp.105-350（本章は一八五四年出版の単行本『臨床講義録』(3)を全て再録したものである。手元にあるこの講義録本文冒頭には Extrait de la Gazette des Hôpitaux, 1850-51 との記載があり、「病院誌」掲載の抜き刷りをその単行本にしたもので、一八五〇—五一年の院内での臨床講義を同年の雑誌に掲載し、一八五四年に『臨床講義録』とし、さらに一八六四年の本書『精神疾患』に再録したものである。講義は講義録では「開講に当たって」以下第一講「精神病者の感受性、感情、傾向の障害」から第一〇講義「続々精神疾患の進行経過」から成っているが、本書『精神疾患』所収に当たって、「開講に当たって」が第一講となり、さらには第八講「精神疾患の進行経過」が本書では第九章になるとともに、かなり大幅に文章が変わり、講義録の第九講「続精神疾患の経過進行」が合体されている。そして『講義録』第一〇講「続々精神疾患の経過進行」は末尾の概括部分を削除した形で、そのまま本書第一〇講となっている。「循環性狂気」に関する記述は『講義録』では第九講「続精神疾患の進行経過」で記載され、本書では第一〇講になるはずが、前講の「精神疾患の進行経過」の後半部分として合体されている。この部分の再録記載は原著通りである。これは躁うつ病発見に関するバイヤルジェ（一八五四）との優先権を巡る有名な争いが起きていて、現在ではファルレに軍配が上がっている。[16] これはこの部分が一八五一年の講義録が原文通りかどうか、『病院誌』に当たって確認すれば済む話である。いずれ調査してみたい）。

Ⅳ章　「デリールについて」（一八三八年）（Du délire）pp.351-424.（私の手元に原論文があるが、これも医学事典（Dictionnaire des études médicales pratiques）に掲載されたものである）。

Ⅴ章　「モノマニー非実在論について」（一八五四）（De la non-existence de la monomanie）pp.425-448.（私の手元にある原論文の別刷りではこの論文はArchives générales de médecine誌の一八五四年八月号に掲載されたものである。この論文の末尾を飾る言葉、鑑定人は「その証拠を犯罪行為の些末のみに求めるのではなく、症状全体と疾患の進行経過に基づかせる」に彼のモノマニー非実在論の根本思想の一つが現れている。なお「本能性モノマニー」についてだが、病的衝動の問題として、比較的最近注目すべき研究集会とその報告書が単行本として出されている[7]）。

Ⅵ章　「悟性の損傷のないマニーは存在可能か？」（一八一九年）（La manie peut-elle exister sans une lesion de l'entendement）pp.449-445.（これは本文原注によると、ファルレの学位論文の要約を掲載したものである。Semelaigne[19]によると同年一二月三一日に大学医学部に提出されたこの学位論文のタイトルは「外科医学的観察と提案」（Observations et propositions médico-chirurgicales）で、あって、ここに要約的に引用された論著は、この学位論文の一部であろう。「悟性の損傷は全例において情的諸機能の倒錯とともに同時に起こる、という確信を著者は抱いている」、「モノマニーの非実在、つまり人間の精神を完全に異なったいくつかの部分に分割することの不可能性、疾患による単独の障害の不可能性を前章で触れたが、ここでも同じ考えに貫かれた著者の学位論文を短縮して再録する」このように、ファルレは精神の全体論的立場が鮮明である）。

Ⅶ章　「循環性狂気について、もしくはマニーとメランコリーの規則的交代を特徴とする精神疾患型」（一八五四）（De la folie circulaire, ou forme de maladie mentale caractérisée par l'altenative régulière de la manie et la mélancolie）pp.456-496.〈原注：一八五四年一月三一日にバイヤルジェ氏がこれと同じ主題で帝国医学アカデミーで講演を行った時には、筆者はサルペトリエール救済院での筆者の臨床講義においてこの型の精神疾患を記載を大分前に記述してきたことである〈前述した『循環性狂気』について言及のある一八五〇―五一年の『講義録』を一八五四年に出版したのも――ファルレ自身は、この講義録出版については弟子たちの要望に応えてと、この序文で述べてはいるものの――おそらくはこのような事情が背景にあったことも一因と思量する。なおこの序文によれば、講義録は二部構成でこの症候総論の第一部に続き、病因論、病理解剖学、予後診断、療法論に関する病理学総論の第二部が第二巻として出版の予告がされているが、私の手元にあるのは第一部のみである〉。次の例会（二月七日）でこの考えの優先権を取り戻すべく、著者は以下の本論をアカデミーで読み上げた。この時点以降バイヤルジェ氏は「アカデミー会報」や「医学的心理学誌」において、筆者の観点を議論し、彼に依れば、「二重形式の狂気」（folie à double forme）の名の下で彼が理解しているものが、筆者が「循環性狂気」と呼んだものとどの点で異なっているのかを説明している。ここはこの論争について没頭するような場所ではない。「アカデミー会報」に掲載したもの（T.XIX, p.382以下、一八五四年二月一四日の例会）でアカデミーにおいて読み上げた論文をここでは再録するだけにとどめておきたい。また注目すべきは古くからのmélancholieとdépressionがファルレにあっては区別され、前者は病型であり、後者は症状ないし症候群である点である〉。

Ⅷ章　「卒中様脳溢血とてんかんについて」（一八六一年）（De la congestion apoplectiforme, et de l' épilepsie）pp.476-496.〈（これも原注によれば、一八六一年二月五日の帝国医学アカデミーでの講演である）。

Ⅸ章　「精神諸疾患の臨床教育」（一八五〇年）（De l'enseignement clinique des maladies mentales）pp.497-600.（これも同名の講義録(3)として「医学的心理学誌」に掲載されたものの別刷りが単行本になっているのを本書に再録――前述した部分も含めて、再々録と言うべきであろうが――したものである）。

Ⅹ章　「イレナウの精神病者の施設を訪問して、図面による精神病者保護院に関する一般的考察」（一八四五年）（Visite à l' établissment d'aliénés d'Illenau, et considérations générales sur les asiles d'aliénés, avec plan）pp.601-677.（当時ドイツバーデン大公国において新構想の下、精神科医ローラーと建築家ヴォスの提案に沿って建立されたイレナウ保護院の詳細な紹介と分析である）。

Ⅺ章　「精神病者の療法総論について、一八五四年にサルペトリエール救済院で為された講義」（一八五四）（Du traitement général des aliénés, leçons faites à l'hospice de la Salpêtrière en, 1854.）pp.677-699.〈これが前述した一八五四年の『講義録』第一部に続くはずの第二部の一部分なのかどうか、私には現時点では不明である〉。

Ⅻ章　「精神病者療法のための学校と集会の効用について」（一八四八年）（De l'utilité des écoles et des réunions pour le traitement des aliénés.）pp.700-710.

XIII章　「内務大臣によって下院に一八三七年一月六日に提示された、精神病者に関する法案についての考察」（一八三七）（Observations sur le projet de loi relatif aux aliénés, présenté le 6 Janvier 1837 à la Chambre des députés par le Ministre de l'intérieur.）ppp.711-773.

XIV章　「エスキロールへの弔辞、一八四〇年一二月一四日」（一八四〇年）（Discours prononcé sur la tombe d'Esquirol.）pp.774-785.（エスキロール逝去二日後に起草したものである。巻末にイレナウ保護院の平面見取り図一枚に続き、節ごとのタイトルを付した詳細な目次が付され、前述したように、巻末目次も含めて全体で七九六ページの大著である）。

以上が本書の構成である。なお『講義録』同様、本書書評と紹介が医学的心理学誌に掲載されている（Linas A: Annal. médico-psych., 4e série, t.V, pp.358-366, 1865）。なお本書扉の著者名の後に、出版当時の肩書として「サルペトリエール救済院医師（精神病者の第一部門）帝国医学アカデミー会員、レジョン・ドヌール勲章者」と記されている。

「序論」について

以上本書が、ピネル、エスキロールの後継者の一人として、サルペトリエール学派を、弟子仲間のバイヤルジェと共に欧州随一の精神医学の中心地として、研究、治療、臨床教育において隆盛に導いたＪ・Ｐ・ファルレの全集に近い講義録、論文等の著作集である。そして、古典紹介として紹介した「序論」が、著者自ら印しているように、これら所収論文についての概説であり、全業績の中での各業績の位置づけであり、今昔における見地の相違の指摘であり、しかも彼の研究史、精神医学臨床経歴の変遷史であり、これら個人史がそのまま当時のフランス、欧州の精神医学、医療史と重なるという、重複した構造になっている。まことにファルレとその時代に関する貴重な論述である。つまり本書に彼の全業績が網羅され、本序論においてその重要な本質が凝縮されている。本序論のみで彼の基本的、思想、業績とその変遷が一挙に把握、理解されると言っても過言ではないだろう。本序論を紹介した所以である。本序論は著者自身言及しているように、著者の科学者としての人生の足跡である第一部と精神病理学について言及している第二部である。そして第二部も彼の方法論と理論、病因論等について言及している総論と各病型と分類、経過、予後と治療法について言及している各論に分かれた構成となっている。

一大学派を継承、発展させたファルレは臨床精神医学固有の研究方法論を主張し、疾病論などにおいても、恩師たちとは異なる新しい歴史を開いた。訳注で詳細に分析したように、卑見ではあるが「一九世紀における器質・力動論」、ジャクソン以前の「古器質・力動論」を主張していると考えられる。

彼の精神医学批判はまず心理学を欠いた、身体学派にむけられる。ついで、エスキロール学派の方法論、心理主義、心理機能の知情意の三分法、当時支配的であった機能心理学という正常心理学に基盤をおいた心理学的方法、その単純な病理学（正常機能の高進、低下、混乱）、植物学、化学をモデルとした要素的、原子論的心理学、診断、治療に無益な、非医学的「病態心理学」（p.pathologique）が批判されている。これら両派の行き過ぎを是正した心身相互作用論に基づく第三の方法論、純粋に「精神の医学」（médicine mentale）的な、臨床的方法（voie clinique）を提唱した。現象の全体と進行経過を基盤とする「精神諸疾患」（maladies mentales）の分類論、「近接諸科学からの借り物でない精神病者に直結した」、「対象に即した学固有の方法」即ち「臨床観察」（l'observation clinique）と「記述」を方法とする「臨床研究」という「固有の方法と原則」をもった「精神の病理学」（pathologie mentale）をファルレは提唱した。本格的な「精神病理学」とその方法論がここに誕生したといえよう。

彼の臨床観察を方法論とし、現象全体と進行経過に基づく精神病理学はまさしくカールバウム、[13] クレペリンにも通じる[10]先駆的方法論である。彼は身体学派、心理学派に代表される完全な心身二元論に否定的で脳の器官としての特殊性を強調し、フランス精神医学のパラダイムとなっていた心身の絶対的分離、デカルト的心身二元論桎梏からの解放されたいわば心身相互作用論的立場を明確にした。病態発生論として原因不明の脳器質因的基盤（これが彼のいう「デリールする能力」（aptitude à délirer）を生み出す）とこれから派生する「精神の連鎖」（résultante psychique）、「デリールによるデリールの産出」を主張し、精神病の器質因とこれに続く症状構成の力動を論じている。病因論、病態発生論、症状論においてはまさしく器質・力動論そのものである。さらには、急性精神病と慢性精神病の病態発生的区別をし、その上、陰性と陽性症状までも論じている。現代のエーの学説との違いは、ジャクソン的進化と解体、精神機能の層構造であり、意識と無意識の心的存在の組織化、意識野と人格の病理の区別であり、これらの思想を貫く自然弁証法の欠落である〈但し急性せん妄と慢性精神病、狂気との区別を行っている。また精神疾病児の症状と経過による分類、「自然な分類」を提唱している。エーの意識野と人格の病理の区別はむしろこのようなフランス精神医学に伝統的な急性と慢性精神病の根本的区別を土台にしたものとも言える〉。これにはファルレ以降の、一九世紀後半の進化論と意識障害の本格的発見を待たねばならない。ファルレこそ「非ジャクソン的」、「ジャクソン以前的器質・力動論」、「古器質・力動論（paléorgano-dynamisme）」の提唱者であった。[11] 彼の言う「混合理論」（la doctrine mixte）は、折衷論を超えた、「統合論」（Integrationism）[6] であると言える。ファルレはこの面でも重要な先駆者の一人として、もっと注目されてもよい。後述するように時代を超えた彼の先駆的理論に至った理由の一つとして、彼の優れた臨床的、科学的資質の他に、彼が自伝的に述べている精神医学の研究方法論の遍歴、生物学から心理学を経て、臨床的方法にたどり着いたからこそ「古器質・力動論」と筆者（影山）が命名した彼のいう「混合理論」、つまりは「第三の道」（エー）に至ったのであろう。

彼の「混合理論」という統合理論、筆者の分析したこの「古器質・力動論」についての当時の評価、批判は「医学的心理学誌」上のリナの書評[16]が参考になろう。これによると、彼の業績については紛れもなく高い評価が下されており、彼が示した臨床観察法の諸原則は当時の臨床医の指針として一般的に受け入れられていたことはこの書評からも判る。しかし時代を遙かに先行した彼の「混合理論」つまりは「古器質・力動論」についてはどのように評価してよいか、この評者は強い当惑を率直に吐露している。この逡巡はまた当時の精神医学界一般の状況を反映したものと思量する。そして五つの「仮説的、神秘的」問題点を指摘しつつ（①人間の二重性、②心身の一元性、③非物質的原理の物質的なものへの、そして物質的なものの非物質的原理への相互作用、④新器官（novum organ）の存在、⑤デリールする能力の本質的原因としてのその本態が未知の原発性器質性変化の仮定）、これらはファルレ以外の医学的心理学理論体系全てについて共通する欠点であって、その点では同格であるとしながらも、その中でもっとも優れた理論であることの条件をリナは挙げている（①理解するのにもっとも単純かつ容易であること、②もっとも真実と思われる理論で、③全ての要因が論理的で、厳密な連関によって結ばれており、④事実の観察にもっともよく適合し、⑤病的現象の起源と系譜についての説明が最良であること、⑥実践的成果においてもっとも優れていること）。そして本書序論において展開されているファルレのこの理論がこの困難な条件をもっとも満たしている理論の一つであることを認めざるをえない、と結論づけ、評価している。これは現代においても色褪せない妥当な批評であると思われる。

さいごに――岐路に立つ現代精神医学とファルレの意義――

一五〇年前の近代精神医学の勃興期において、ピネルなど恩師たちとは一線を画した、カールバウム、クレペリンを貫いて現代にも通じる原則と方法論、精神医学疾病論、理論を提示し、身体学派と心理学派の排他的一元論を止揚し、臨床的方法による折衷的というよりも統合的な第三の道を目指し、筆者のいう「古器質・力動論」を打ち立て、「病型」による新しい疾病分類論と精神病理学を基礎づけたファルレの臨床的慧眼と人道的精神に筆者は着目してきた。その後気づいたことには、本場フランスでもファルレを時代を画した業績と歴史的評価を下し、精神医学史的一段階の開始と見なすような研究者も出てきているのは注目される[14,15]。また彼の統合論的立場は彼の心脳相互影響論も含めて、最新精神医学理論の今日的にも重要な課題となっており[6,13]、ファルレはまさしく、これらの方法論等の先駆者として、あらためて再評価されるべきであると筆者は確信している。さらにはファルレの臨床観察と精緻な症状記述は現代が症状論放棄の時代、「ポスト症状論的精神医学の時代」(période d'une psychiatrie postsymtomatique)[7]、あるいは米国においてはＤＳＭのパラダイム化の弊害、記述「現象学の死」[1]という米国、いや我が国も含めた世界の臨床精神医学の土台的崩壊、危機が、ＤＳＭの有力な創始者、推進者の一人からさえ指摘され、警鐘が激しく鳴らされている現代において、ファルレの方法論、理論と業績が提示している観点と諸原則、その成果、問いかけている問題性は現代精神医学の根幹に拘わる本質的に重要な事柄である。現代精神医学は、今や桎梏と化したＤＳＭパラダイムからの超克と二一世紀の新たな科学的な、そして真に人間学的な精神医学の構築に向けての模索という岐路にあり、ファルレの古典的業績が今なお斬新に思え、未来に向けて鼓舞するところがあると強く感じるのは筆者一人ではないはずである。敢えてここにおいて古典紹介をする所以である。ファルレの絶筆である本文末尾を飾る彼の次の言葉ほど岐路にたつ現代精神医学の実り豊かな未来の構築に向けての優れた指針はない。ここに引用し、解説を終えたい。

資料1　J・P・ファルレ（Falret）の古器質・力動論

Observations médico-chirurgicales. Th. de Paris, 31 décembre 1819. — *Analyse du traité du délire de Fodéré*. Biblioth. méd. 1819, t. 63, p. 310. — *Du suicide*. Journ. complém. des sc. méd., juin 1820. — *Analyse du livre de Georget sur la folie*. Ibid., mars 1821. — *Deux observations de nostalgie*. Biblioth. méd. 1821, t. 74, p. 367. — *Réflexions sur le siège de la fièvre ataxique*. Athénée de méd. de Paris, 2 mars 1822. Biblioth. méd. 1822, t. 76, p. 208. — *De l'hypochondrie et du suicide*. Vol. in-8 de 519 p., Paris 1822. — *Inductions tirées de l'ouverture des corps des aliénés, pour servir au diagnostic et au traitement des maladies mentales*. Athénée de méd., 6 décembre 1823. Bul. de la Soc. méd. d'Emulat. et Biblioth. méd. 1824. — *Recherches statistiques sur les aliénés, les suicides et les morts subites*. Acad. des sc. Prix de statistique pour 1828 et 1829. — *Observations sur le projet de loi relatif aux aliénés présenté le 6 janvier 1837 à la Chambre des députés par le ministre de l'Intérieur*. Br. in-8 de 84 pages. Paris 1837. — *De l'aliénation mentale*. Paris 1838. — *Du délire*. In-8 de 50 p., Paris 1839. — *Discours prononcé sur la tombe d'Esquirol, le 14 décembre* 1840. Bul. Acad. de méd. 1840, t. 6, p. 329. — *Patronage et asile des convalescentes de la Salpêtrière*. An. m. p. 1843, t. 1, p. 516. — *Considérations générales sur les maladies mentales*. Paris 1843. — *Rapport sur le prix Civrieux*. (Prix décerné à Baillarger.) Acad. de méd., 17 décembre 1844. — *Visite à l'établissement d'Illenau, près Achen, Grand Duché de Bade, et considérations générales sur les asiles d'aliénés*. In-8 de 96 p., Paris 1845. — *De l'enseignement clinique des maladies mentales*. An. m. p. 1847, t. 16, p. 329 ; 1849, t. 1, p. 524. Paris 1850. — *Du traitement moral des aliénés. De l'utilité des écoles et des réunions pour le traitement des aliénés*, Gaz. des hôp. 1848, n^os des 5, 15 et 22 août. — *Marche de la folie*. Gaz. hôp. 1851, n° du 14 janvier. — *De la construction et de l'organisation des asiles d'aliénés*. Paris 1853. — *Leçons cliniques de médecine mentale*. Vol. de 270 p., Paris, 1854. — *De la folie circulaire*. Bul. Acad. méd. 1854, t. 19, p. 382. — *De la non existence de la monomanie*. Paris 1854. — *Discussion sur le délire*. Bul. Acad. méd. 1854-1855, t. 20, p. 1069. — *De la congestion apoplectiforme et de l'épilepsie*. Ibid. 1860-1861, p. 355, et Paris 1861. — *Des maladies mentales et des asiles d'aliénés*. Vol. de 796 p., Paris 1864. — Dans le Dictionnaire des études médicales pratiques, articles *Aliénation mentale. Délire*.

J. P. ファルレ主要業績一覧[19]

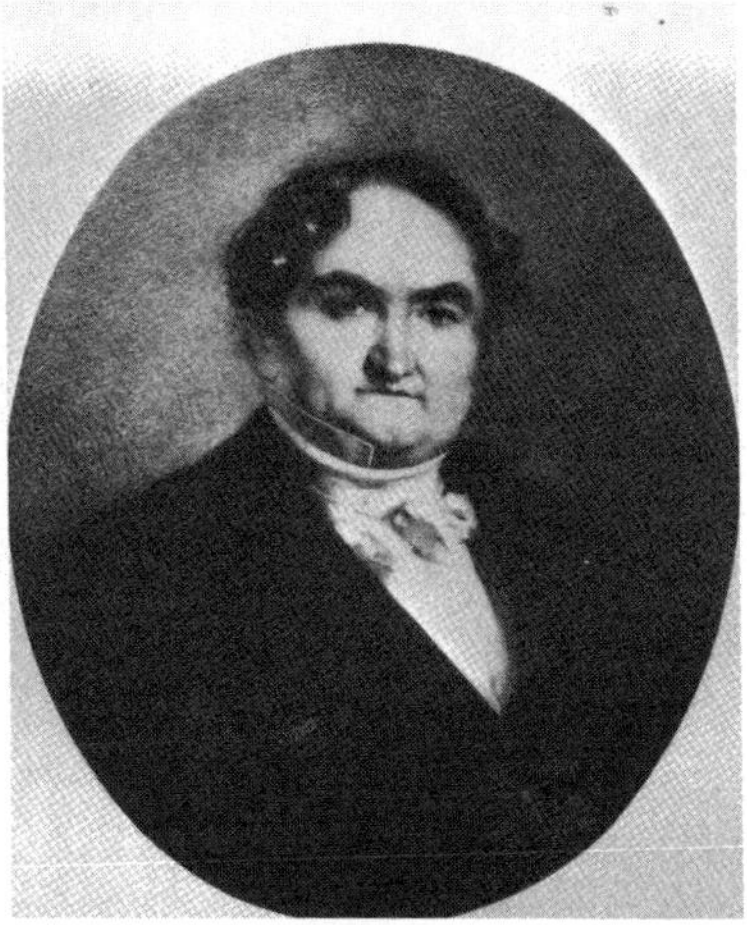

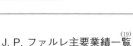

J. P. ファルレの肖像（Grivois, H.[7]より引用）

「現代のような移行期にあっては、精神の病理学の一般化への試みはあらゆるものが未熟なものとなろう。それは幾世代もの緩慢かつ継続的な作業の成果としてのみ達成されうるものである。現状においては、将来に向けて着手すべき研究プログラムを構築し、この科学を新しい道へと推し進めることに専念するべきである」。

文　献

（1）Andreasen, N. C. : DSM and the Death of Phenomenology in America: An Exemple of Unintended Consequences. Schizophrenia Bulletin 33 (1) ; 108-112, 2007.

（2）Falret, J. P. : L'Enseignment Clinique des maladies mentales.Martinet, Paris, 1850. (Extrait des Annales Médico-Psychologiques)

（3）Falret, J.P. : Leçon cliniques des médecine mentale faits à la l'hospice de la Salpêtrière. Première partie symptomqtologie générale des maladies mentales. Baillière, Paris, 1854. (Extrait de la Gazette des Hôpitaux, 1850-51)

（4）Falret, J. P. : Des maladies mentales et des asiles d'aliénés, leçons cliniques & considérations générales. Bailliére, Paris, 1864.

（5）Falret, J. P. : Des maladies mentales et des asiles d'aliénés (1864) (Falret, J.P. : Des maladies mentales et

des asiles d'aliénés〈Préface de Georges Lantéri-Laura〉. éditions sciences en situation, Chilly-Mazarin, France, 1994)
(6) Ghaemi, S. N. : The Concept of Psychiatry. The Johns Hopkins University Press, Baltimore, 2007.（村井俊哉訳『精神医学原論』みすず書房、二〇〇九）
(7) Grivois, H. (ed.) : Les monomanies instinctives, funestes impulsions. Masson, Paris, 1989.
(8) Kageyama, J. : Sur histoire de la monomanie. L'évol. psych. 49 ; 155-162, 1984.
(9) 影山任佐『フランス慢性妄想病論の成立と展開』中央洋書出版部、一九八七
(10) 影山任佐「クレペリン疾病論の構造分析――「疾病形態」説の現代的意義――」坂口正道、岡崎祐士、池田和彦、他編『精神医学の方位』二三一―二三〇、中山書店、二〇〇七
(11) 影山任佐「精神医学臨床講義」(Falret)『精神医学文献辞典』（松下正明・他編）三四四―三四五、弘文堂、二〇〇三
(12) Kahlbaum, K. L. : Die Gruppirung der psychischen Krankheiten und die Eintheilung der Seelenstörungen. Kafemann, Danzig, 1863.
(13) Kandel, E. R. : A New Intellectual Framework for Psychiatry. Am J Psyichiatry 155 (4) ; 457-469, 1998.
(14) Lantéri-Laura, G. : psychiatrie et connaissance. Sciences en situations, Paris, 1991.
(15) Lantéri-Laura, G : Essai sur les paradigmes de la psychiatrie moderne. éditions du temps, Paris, 1998.
(16) Linas, A. : Bibliographie ; Des maladies mentales et des asiles d'aliénés leçons cliniques & considérations générales par M.le docteur, J. P. Falret, médicin à la Salpôtrière : Vol. in-8 °. Paris. 1864. Chez Baillère et fils. Annal. médico-psych., 4e série, t.V,358-366,1865.
(17) Loiseau : Éloge de Jean-Pierre FALRET. Annales mdico-psycho., VII ; 241- 2555, 1872. (Extrait de AMP, Impr. E Donnaud, Paris, 1872)
(18) Postel, J. et Quétel, C. (éd.) : Falret Jean-Pierre (1794-1870). In histoire de la psychiatrie. pp.622-623, Privat, Toulouse, 1883.
(19) Semelaigne, R. : Les pionners de la psychiatrie française avant et après Pinel,. T. I, pp.172-179, Baillère, Paris, 1930.

資料2　オイゲン・ブロイラー（Eugen Bleuler）の考想[原注1]〈一九四〇〉

原典：Ey, H.: La conception d'Eugen Bleuler, 1940. In Eugen Bleuler : Dementia Praecox ou Groupe des schizophrénies suivi de La conception d'Eugen Bleuler par H Ey Broché — 1 novembre 1993. Alain Viallard（Traduction), pp.639-658, E.P.E.L., Paris.
（以下「訳注」は影山の注、〈 〉も影山による注と補足を示す。章などのタイトルの〈 〉も同様である）

序論

チューリッヒの巨匠のこれらの業績は、私の眼には今世紀精神医学の重要な著作に見える。精神分裂病状態についての彼の研究は、その後四つの重要な著作[原注2]によって補完され、精神分裂病がテーマであるが、精神病理学総論の広大かつ基本的な構想を示している。

もっともよく知られており、もっとも独創的である業績の主著は『早発性痴呆または精神分裂病群』である。ここではその抄録で満足することにするが、その心理学総論に関するブロイラーの理論は三つの利点がある。それは新しい疾病論（疾病記述）（nosographique）的諸概念であり、一次性、二次性徴候の病態発生論であり、自閉症の概念である。

（原注1）〈エーによる一九六四年と思われる原注〉：このテキストは一九四〇年九月から一一月に私が行った精神医学の現代の動向に関する一連のカンファレンスのために書いたものである。

（原注2）E・ブロイラーの主業績はAshcffenburgの全書に寄稿された「早発性痴呆または精神分裂病群」（一九一一）であり、

これに続くのが以下の彼の著作である。『医学における自閉的で無規律な思考』（一九二一：第四版、Berlin,Springer, 1927, p.210）、彼の『精神医学教科書』（一九一六：第五版、1930, p.526）、彼の著書『心の自然史』（Naturgeschichte der Seele）（一九二一：第二版、1932, p.268）、彼の専攻著書『類精神』（Die Psychoïde）（Berlin, Springer, 1925, p.152）、そして彼の著書『記憶説・機械説・生気論説』〈訳注：エーのこの原文ではタイトル順序が誤っており、Mechanismus-Vitalismus.Mnemismus『機械説・生気説・記憶説』が正しい〉（Springer, Berlin, 1931, p.148）〉

〈二〉 疾病論的考想（conception nosographique）

ブロイラーへの批判、とくにフランスにおいては「精神分裂病」の枠を過度に拡大したとの批判がしばしばなされる。確かにこのような「臨床単位」（entité clinique）の拡大は実際、「早発性痴呆」の名称で、クレペリンによってグループとして纏められた精神病理状態の境界を超えているという場合のみならず、早発性痴呆の領域においてもその諸形態と諸段階の多くがブロイラー的記載と分析に合致させることが困難であるという場合においてさえもそうである。しかもブロイラーの研究は、私見では、そこに一つの単位の記載を認めようとする記述によってひどく誤解されてしまっている。事実、著書の表題が示すように精神分裂病構造をもつ諸状態の一群としてのクレペリンの早発性痴呆が問題となっており、それは一つの臨床的「単位」の価値を有してはいないのである。ブロイラーが全部を一度に述べるときには「精神分裂病」として〈単数で〉述べている（p.5）〈訳（影山）注：ブロイラーの原著のページ数.以下同じ。エーの原文ではブロイラー（一九一一）の抄訳が本文に挿入されている。この比較的長文のものは、ここでは見やすくするために、活字のポイントをおとして小さくしたり、以下のように改行したりして、エーによるブロイラーの原著抄訳からの引用であることを明示した〉。

「この群はおそらくはいくつかの疾患を含んでいるのだけれども、便宜上私〈ブロイラー〉は単数のこの用語を採用する」。

そして精神分裂病〈精神分裂病の名称〉によって彼が理解しているものを定義しようとして、ブロイラーは次のように述べている。

「精神病の一群で、あるときは慢性、あるときはシュープの経過を示し、その結果、完全な回復」（restitutio ad integrum）にいたることはない。精神機能の分離（dissociation）〈訳注1〉、連合障害〈訳注2〉や情動障害、世界との接触障害によって特徴づけられる」（p.6）。

〈訳注1〉これに相当する語はブロイラーの原文にはない。
〈訳注2〉独語原文はeine spezifisch gearttete.nirgends vorkommende Alterarion des Denkens「一つの特異的な、他の疾患にはない思考の変化」で、これを「連合障害」としてしまっているが、これはエーの意訳である。エーのものは抄訳で、エーの読み込みや解釈が相当に入ったものとなっているように思われる。一方、一九九三年のViallard訳の全訳版ではこれも当然ながら、ここも含めブロイラーの原文を直訳的に忠実に仏訳されているように感じる。

ブロイラーが記載しようとしていること、それはいくつかの数の他の発展経過から「特異的に」区別される、一定数の病的諸状態に共通する精神病理的反応である。この意味でこそ彼は、「一般に機能性と言われていたほとんどの大多数の精神病を早発性痴呆は含んでいる」、と彼は語ることができた（p.224）。精神分裂病群が言葉の本来の意味での一つの疾患を構成していると彼が考えていないとしても、たんなる症状の寄せ集めしか彼は記載しようとしなかったということは真実ではないと彼は説明している（pp.222-224）。彼が「精神分裂病」と呼んでいるのは一つの種としてよりもむしろ一つの属であって、他の一つの属である「器質性精神病群」（p.222）に幾分類似している。以上のこと全体からわかることは、「精神分裂病群」はある一つの型の精神病理反応として考察されるべきである。この反応は〈精神分裂病群内の〉ある数の諸疾患に共通しているが、別の諸疾患では、たとえば、器質性損傷がより直接的な場合には〈精神分裂病群とは〉別の、症状論的に反応形式としては異なる構造を（たとえば進行麻痺、錯乱状態、精神遅滞状態など）、あるいは器質性損傷がより間接的な場合には症状論的にはより弱い障害（ヒステリー、パラノイア）を引き起こすのである。以上が疾病論的（nosographique）観点からのブロイラーの考想の真の意味である。

従って明確に理解されることだが、精神病理状態のほとんど半分を含む精神分裂病状態についてのブロイラーの研究は精神病理学的総論というべきものを構成していることである。彼の弟子たち、注釈者たちや批判者たち、あるいは彼自身でさえもが精神分裂病を一つの臨床単位と考えるように如何になったのかということは語るも長すぎる歴史を有しており、ここで私がその展開を語ることはあまり有益ではない。

ともあれ、ブロイラーが研究したのは精神病理的な一つの構造形態（une forme sturucturale psychopathique）であって、一つの疾患（une maladie）ではないことを確信するためにはブロイラーの本書を注意深く読みさえすればよい〈訳注1〉。

精神病理学的観点からは彼の業績がもっとも優れた、重要な利点を有しているのはその点である。疾病特異的な徴候をもつ「精神疾患」の概念〈原注3〉や真の疾患単位（entité morbide）の概念を、ブロイラーはたんなる症状集合体の概念によってではなく、経過と病態発生的観点からして構造的に特異的な一つの形態の概念に置き換えている。後述するように、彼がこのように確定した病態発生的機序は精神病理学総論の領域において一つの重要な機序を構成している。

〈原注3〉疾病特異的な徴候というものはない、と彼は書いている（p.223）〈訳注2〉

〈訳注1〉これはエーの特徴的読み込みが入った彼の解釈と見なされる。ブロイラーは次の訳注にも触れているように「疾患の概念」（p.221）や「疾患の理論」（p.372）について部や章をあらためて詳しく言及している。エーが本論でも紹介、言及しているように群、種ではなく属としての臨床単位として精神分裂病群についてブロイラーは考想している。なおブロイラーの本書翻訳という労作が飯田眞らによってなされている（医学書院、一九七四）。これは適訳だが、翻訳者四人の訳で、訳語統一がなされていないところが少なからずあり、用語について原著をいちいち確認する必要があるのが惜しまれる。またブロイラーの論文集やチューリッヒ学派の紹介や概念等については本邦では人見一彦らの一連の翻訳、著作（『精神病の概念』学樹書院、一九九八；『チューリッヒ学派の分裂病論』金剛出版、一九九八）があるので参考になるだろう。

〈訳注2〉ブロイラーの著書のこの箇所（p.223）は第五部「疾病の概念」（Krankheitsbrgriff）で、症状や症候群は疾患ではなく、症状群のみで特異的な疾患診断はほとんど不可能なことに言及し、この後に（p.223）、ブロイラーは、その疾病概念、疾病論の基本について次のように述べているが、これは疾患概念の正統的、伝統的概念そのものである。「自分の患者についてある症状なり症状群を見いだしたとしても、それで疾患概念の体系や構成が終わるのではなく、始まりなのである。その時にまず次のように自問する必要がある。その症状は、他の諸症状や解剖学的所見とどのような結びつきがあり、どのような経過を辿り、どのような原因から生じているのか？　と。場合によっては、その症状はどのような基礎症状に帰せしめるのか？　と自問すべきである。そしてこれらの回答によってわれわれは、疾患概念をはじめて手にすることになる」。

さらにこの箇所ではエーがここでは言及していないいくつか重要なことをブロイラーは述べている。それは幻覚についてである。「幻覚は全ての精神疾患のみならず正常者にも既にある。それゆえ健常者と病者のみならず、精神諸疾患相互の区別の基準にもならない」、「症状と経過など他の基準が同一の場合で、幻覚出現によってのみ区別されるような精神分裂病のような疾患群（Krankheitskomplex）では幻覚というこの病像は特別な意義をもたない」（p.223）。つまりブロイラーにとって幻覚は二次性症状であり、一次性や基本症状ではない。このことはエーの幻覚現象への初学時の関心のあり方、幻覚論の基本的立場、そして幻覚一次性、妄想二次性を特徴とするフランス精神医学の伝統的単位であった慢性幻覚性精神病をエーが否定していたということに少なからぬ影響を与えていると思われる。ともあれエーは幻覚や自動症を主要な関心、テーマ、発表として精神医学の道を踏み出したことは、精神病理学総論的立論、精神医学一般理論というエーの理論的特徴と大きく関わっているように筆者（影山）には感じられる。

〈二〉一次性と二次性徴候の基本的区別　器質的過程の病態発生

ブロイラーの著書　第一〇部「理論」第一章「症状の理論」

疾患過程（processus morbide〈Bleuler : Krankheitsprozeß〉）に直接対応している諸症状があり、その他の諸症状は二次性のものであり、これらは内外の出来事に対する病的精神の反応から生じる。骨軟化症においては脱石灰化に対応する直接的徴候は骨の抵抗力の欠落である。骨折や変形は外力が加わって形成されるという意味で二次性徴候（signes secondaires）である。一次性諸症状（les symptomes primaires〈Die primaren Symtome〉は一つの疾患の必然的症候（manifestatons）である。二次性のものは欠如していたり、疾患過程が同時に変化しないでも変化したりすることがある」（p.284）。「早発性痴呆の現在まで記載されてきた殆ど全ての症状（symptomatologie）は二次性で、いわば偶発性のものである。またこの疾患は徴候もないままに長期間存続することがある。一次性諸徴候はなによりも**連合諸障害（troubles associatifs〈Assoziationsstörungn〉）の一部**をおそらくは含んでいる。これらの障害は急性期に増強される」（p.285）。連合的緊密さの弛緩が問題となる程度に応じてそれらは一次性とわれわれは捉えている。無気力（torpeur）や興奮（agitation）やメランコリーの状態（p.286）、幻覚活動を条件づけている素地（disposition）、いくつかの数の身体的そしてカタトニー性徴候などは皆等しく一次性徴候を形成するものである」（p.287）。「二次性徴候だが、これらは一次性連合諸障害に依存しており、ある種の精神状態にこれらが従属していることはこれらの二次性の性格を物語っている」（p.288）。「概念の分離、圧縮、一般化、半諧音による連合、断片化、非論理的比喩が出現し（p.289）、分裂（dislocation）（Spaltung）の現象全体がこれらによって構成される。この分裂は主として感情的コンプレックスの働きによって形成される。こうして患者の心性において相互に相容れない観念の二つの系列が共在している。自我はあるときは一方に、あるときは他方に加担している。患者はこうして彼らのコンプレックスに応じた多様な人格に分裂しているように見える。しかし表象的要素の統合という観点からは、厳密に言えば、患者はいくつもの人格に切断されているとは言えない」（〈p.295〉）。

「しかし逆に自我の基準として欲動システム（systèmes des tendences）〈Streben〉により一層の重要性を与えるならば、精神分裂病はコンプレックスと同じ数の人格を有しており、これらの人格は相互に独立している」（p.295）〈訳注1〉。「分裂（Spaltung）がこの疾患のもっとも複雑な諸症状〈訳注2〉の条件となっている。それは症状全体にその独特の性格を刻印している。この分裂はそれ自体二つの過程から成り立っている。一つは一次性障害もしくは連合過程の一次性弛緩で、これは体験的事実と同じくらい強固な概念が断片化するほどのものであり、もう一つは感情コンプレックス連合の分画（distribution）〈systematische Spaltung〉で、これが人格の分裂（dislocation）を形成している」。ブロイラーが印象深く言明していることには、「精神分裂病〈Schizophrenie〉の名の下に私が目指しているものは分裂のこれら二つの型であるが、その働きにおいては両者は混在している」(p.296)。

〈訳注1〉原文ではp.19となっているが、ブロイラーの原著内容からp.295の誤植と判断し、本文のように訂正した。

〈訳注2〉ブロイラー原文は「大半の比較的複雑な症状の（条件）」(Vorbedingung der meisten komplizierteren Ercheinungen) である。

ブロイラーの著書　第一〇部「理論」第二章「疾患の理論」

一度このような所見が得られると、あらゆる症状学はブロイラーが自閉と名付けている病的精神生活——これは本質的に二次性なのだが——のこの特別な型との関係において現れてくる。基盤的過程の器質的性状に関してだが、ブロイラーは「一次性諸症状を直接生み出す基盤的過程と、これら一次性諸障害への適応の多少なりとも頓挫した結果とか試みで、変化した精神機能の一部を構成している二次性諸症状とを」(p.373) 認めている。「たしかに身体的〈疾患〉過程という仮説は絶対的に必要なものではない。全症状が心的に条件付けられ、正常な状態のたんなる変動の範囲で展開していると考えることも可能である」(p.373)。しかし一次性諸障害が明らかにしているのが脳の一つの状態である。さらには十分な病歴によって心的外傷に先行してなんらかの脳状態が存在していることが明確にされる。連合弛緩は正常者や神経症者では夢のなかでだけ存在する程度のものとなるが、これは感情の影響のみでは決して起こらない程度のものである (p.374)。コンプレックスをよく表現するが、他の患者同様に治癒不能である患者が存在するので、内向性が全てを説明してくれるわけではない。経過自体も心的因子とは無関係のように見えるし、その「影響不能性」は機能性疾患には類を見ないものである。急性増悪によって慢性に経過するものであって、脳内に解剖学的もしくは化学的障害を認めるという考えは事実によって完全に正当化される（p.374）。急性増悪的経過を辿る疾患はとりわけ後遺症を残しやすく、これが疾患のほとんど唯一の症状を形成したりする。このことはブロイラーが彼の著書の冒頭で次のように主張していることである。「一般病理学において、急性疾患の場合二次的臨床像を構成する治癒不能な後遺症を示す。精神医学でも同様でここでも急性疾患は深い痕跡を残すことがある」（p.3）。「疾患過程と症状との間には必然的な平行関係があるのではない」[訳注1、2]。

〈訳注1〉ブロイラーの原文では「症状の経過（Verlauf）と疾患過程の経過とは相互に平行し合う必要はない」（p.375）。

〈訳注2〉ここにはエーがここでは言及していない次のようなブロイラーの記載がある。

「あらゆる一般的障害は複雑極まりない諸機能のあらかたを障害するに違いない。まさにその「最高機能」〈この直前に『精神の最高機能』（psychische Höchstfunktion）との記載がある〉が冒される機序が証拠立てられない限り、われわれは要素的症状（Elementarsymptomen）を探究し、これを放棄するべきではない」（p.375）。

　ここでいう要素的症状とは基本症状を意味しているのだろうが、ともあれ、精神の最高機能の障害機序が未知であるというブロイラー理論に対して、エーはこの後ジャクソンの諸原理に出会い、これを導入することで、ブロイラー理論を補完した、と言うことができよう。言うまでもなくブロイラー理論にはフロイト理論が導入されているので、エーはブロイラーを通じてもフロイト理論と遭遇している。さらに注目すべきはブロイラーは次のようなことも述べている。

「より高級な機能がより単純なそれよりも幾分より強く冒されることは自明であるとしても、より複雑な情動（die Affekte: 感情）が系統発生的により古いものよりも先に脱落するという意味での規則的事実は存在しない」（S.297：第一〇部『理論』第一章「症状の理論」）。ここではジャクソンの解体の原理が情動に関しては貫徹していないという、名指しはしていないが、ジャクソン的理論の部分的否定がブロイラーには認められると言ってよいだろう。

　読んでわかるように、いましがた読者に提示した文章はそれほど体系だったものでも、あるいはそれほど明瞭なものでもないかもしれない。しかし、そこにはブロイラーの深遠で独創的な思想がもっとも確実な形で凝縮されている。この偉大な著書のどこにも理論的に完成されたものは提示されてはいない。しかしブロイラーの本書にはそれ以上のものがある。つまりそこには彼を動かしている精神があり、これによってブロイラーはいくつかの臨床例を援用しながら、精神分裂病状態の病態発生（la pathogénie）についての深い洞察を示している。

さらには以上引用してきた定式や定言は理論的説明の基本的諸原理を十分に示しており、これらは多くの具体的分析から現れるものだが、正確でよく整理された、さらなる定式化を求めている。このような考想の利点――人々がそこに肯定したり否定したりするような実利とは異なったものであるが――とは、分析が極めて深くまでなされていて、ブロイラーは精神病理学的状態のその核心、自然の秘密という実体にまで達していることである。表面的冷たさ、外見上の空虚さ、バラバラになった分裂の下に、彼は障害の別の側面を見つけ出している。全てが破壊されているのではない。この痴呆的な心性（特異的な荒廃〈痴呆〉化：spezifische Verblödung）や緊張病性心性のなかには破壊されたものと破壊されないものがある。われわれが観たり、聴いたりすること、これらの患者たちから派生するもの、それは未だ破壊されていないものである。破壊されているもの、それは、力であり、能力であり、機能、統合的働き、知的統合化である。しかし、これら全ては破壊されているのではなく、疾患の影響を受けて弛緩させられ、混乱させられているにすぎない。ブロイラーの処女作以降の前述した多くの現象学的業績はわれわれ関与者の心や気持ち、精神分裂病的分裂のかもしだす雰囲気の感じ方までをも、より一層深め、更新させてくれた。それは極めて生き生きとした、熱い心をかき立てる精神病理学総論のいくつかの著作の一つとなっている。ここでは精神科医、まぎれもない本物の精神科医の洞察と「共感」がもっとも如実に表れている。

しかし、精神医学の今世紀の動向の頂点に立っているブロイラーの研究のもっとも重要な利点としてわれわれが位置づけたいのは、これとは別の側面である。ブロイラーの発見したこと、それは精神病理学的諸状態の多次元的価値、病的精神活動を、これが蒙る諸変化とこれが作り出す諸反応という二重の視座から眺めることの必要性である。障害の一次性と二次性の区別は重要である。というのもこれらを区別することによって精神病理状態の器質性病態発生の問題が正しく提起されるからである。一次性であるもの、それは疾患それ自体に属する多少なりとも重要な変化、破壊（解剖学的、もしくは化学的）である。二次性であるもの、それは残存するもの（それはほとんど全部である）、残存する精神諸機能で、もはや制御されることがないほどに、解放され、解除されたものであるだけに一層暴君的なものとなる。

脳の内分泌性、中毒性ないし感染性の諸疾患は「精神諸疾患」の症状を構成する、あの思考や行為、運動を作り出すのではない。疾患は存在する機能的構造を破壊するだけであり、それらが直接引き起こすのは「一次性」諸徴候であって、希なもので、他の大多数の症状は「二次性」、隠されていた精神活動によって間接的にのみ引き起こされる。ブロイラーの思考をあえて明確にすることが許されるならば、次の様に言えようか（ジャクソン的諸原理（principes jacksonniens）から精神病学総論に関するわれわれ固有の考想を引き出して、同じことを〈後に〉述べることになるのだが[訳注1]）。つまり疾患とは陰性諸障害（troubles négatifs）、欠損（一次性徴候）の直接的原因であり、陽性諸障害（troubles positifs）、つまりは残存する精神機能の表出の間接的原因である。われわれ自身の考えでは、**器質・臨床的隔たりの原理（le principe de l'écart organo = clinique）とわれわれが呼んでいることの重要性を強調しておきたいのだが、ブロイラーの著書の中に、この原理がもっとも形が整った姿で述べられている**〈訳注：強調は影山による〉。この原理は、機械論の本質のテーゼとは逆に、症状と疾患との関係を最大限に解放するものである。それは病的過程の直接的、非媒介的で「陰性的」な一次性活動と間接的で媒介的な「陽性」症状との間に残存する精神活動の厚み全体を介在させるものである。**この考想の功績は第一にブロイラーに帰せられる**[訳注2]。この原理からの帰結とは、彼の考想において非常に重要である。つまり、過程と臨床像との間の隙間は〈陰性〉障害の分析のみならず、〈時間的隔たりという〉諸症状の時系列的継起においても見いだされるものであって、症状は現存の過程に常に直結するものではなく、過去の過程に依存している場合もある。これはブロイラーがその著の冒頭で二度ばかり触れていることで、分裂病障害は急性増悪の後に起こる、過程の慢性的後遺症と考えるべきもので、急性増悪の際には一次性徴候（陰性障害）がより重大であることを指摘している[訳注3]。

〈訳注1〉これは一九六四年のブロイラーの抄訳再配布の際に資料として添付されたこの論文（「ブロイラーの考想」一九四〇）に続く別のエーの論文「ジャクソンからブロイラーへ」（一九四六）（次の「資料3」）で述べているということだろう。従ってこの括弧内のエーの補足的注は一九六四年再配布時のもので、一九四〇年のものではないと考えられる。

〈訳注2〉強調は影山による。エーの「器質・臨床的隔たり」は陰性と陽性症状、一次性と二次性症状（障害）の区別、器質性障害と精神力動という病態発生、器質・力動論の本質と表裏一体の概念である。エーがこの「器質・臨床的隔たり」という用語・概念を最初に使用したのはいつのことであろうか？　本論でも指摘したが、筆者〈影山〉が調べた限りでは、現在のところ、一九三四年の幻覚問題の論文（Le problème des hallucinations généraux du problème des hallucinations. Annales médico-psychologiques 92（II）: 565-567, 1934.）（p.567）にそれが認められる。
〈訳注3〉「器質・臨床的隔たり」とはいわば横断的のみならず縦断的にも、エーが器質・力動論において他の箇所で展開したように、空間的にも時間的にも乖離があるということなのだろう。

精神病理的諸障害を考想する際の極めて明確な反・機械論的ブロイラーの仕方はわが国に於ける伝統的な機械論者である精神科医たちの大多数ととりわけ衝突した。これがブロイラーの諸研究がフランスではあまり受け入れられない最大の理由であろう。数多くの批判がこの点に対してなされた。全ての批判が病的過程と症状との間に精神的間隙（interval psychique）をブロイラーが導入したことに対して多少なりとも明確に非難している。(原注4)一部の人たちはブロイラー的精神病理学を真の意味を誤解してしまうほどにその批判は行きすぎてしまっている。彼らはこの病理学をほとんど心因論（psychogéniste）と同じと見なしてしまったのである。確かに彼の著書のいくつかの文節にはそれと思えるようなところもあるが、全体として観れば、筆者〈エー〉が彼の著書の本質と見なして引用したものはブロイラーの考想の器質因論的（organogéniste）特徴を十分に示している。

（原注4）私の最初の研究は私の恩師であるポール・ギロー（remarques critiques sur la schizophrénie de Bleuler, AMP, 1926）との連名で、分裂病の一次性諸徴候を〈分裂病以外の〉他の多様な臨床的側面に十分に拡大していないというブロイラーへの批判をしたものであった。人は自分の経験によっても精神的間隙、器質・臨床的隔たりの重大さを検討することが実際可能であるのだから、これを認める必要があるように思える。

実を言うと私〈エー〉はこの理論の原型、私にとって重要と思われるもののみを取り上げているのだが、後にブロイラーは一種のシゾイド的体質傾向と一次性徴候を同一視し、この種の批判を煽ってしまった。ミンコフスキがブロイラー的学説のこの第二の側面をフランスに広め、強化したという事実はブロイラーが生粋の心因論者であるという批判を押さえることがほとんどなく、チューリッヒのこの碩学に対する批判は続いた。わが国で議論が展開したのはこのことをめぐってであって、クロードによる真性の器質性の〈早発性〉痴呆状態と体質性状態との区別が導入されたことを結局当然とは言えないまでも少なくとも実践的には魅力的な説明となっているのがこのような事情である。しかし、ブロイラーの学説はなによりも器質因論であって心因論ではないということを私は繰り返し力説することにこだわりたい。幾度も読み返すべきなのが、ブロイラーの最初の著書出版から一五年後に彼が記載したもので、これは一九二六年に開催されたジュネーヴにおけるフランス語圏精神医学会におけるブロイラーの口頭発表〈訳注：フランス語：La Schizophrenie. Congres des medecins alienistes et neurologistes de France et des pays de langue francaise. XXXe session, Genève — Lausanne, 2-7 août 1926. Paris, Masson, 1926：学会報告書三分冊の内の一冊で、全一二三ページ〉を纏めたもので、大多数の精神科医が次のようなことを耳にしているというのに、無駄であった。「精神分裂病が明らかな例全てで脳内の解剖・病理学的変化が確認される……。この変化の強さは一次性諸症状の重度と殆ど一致している」(p.5)。彼は次のようなことさえ述べるようになった（私がはるかに優れていると考えている元来のその疾病論的考想から彼はこうして離れていくのだが）。「精神分裂病は臨床的単位のみならず同時に解剖病理学的一つの単位である」(p.5)。さらにはこの先では次のように述べている。「精神分裂病の器質性起因は望ましい証拠全体によって現在では証明されている……。臨床的観点からは急性発症の大半は明らかな心的ないかなる動機もなくして発生し、痴呆への慢性的経過全体もまた心的状況からは独立している」(p.17) 前述した混乱に彼が拍車を掛けたのがシゾイド体質者の本能生活の障害という概念を彼が導入したことである。一方彼は一九一一年の著書では正確に次のように記載している。「多くの人々が精神分裂病は本来的な病的素質〈訳注：ブロイラーの原文では「本来的な病的脳素質の表現」：Ausdruck einer ab ovo krankhaften Hirnanlage〉と考えている。遺伝の介入……統合失調症に罹患する者の異常な性格などがこの仮説を支持する。しかし異常な素質と考えられるものが既にして疾患それ自体でありうる。そしてどのような脳が精神疾患を引き起こすのかという問題を考えると、われわれはまったくの混乱に直面してしまう。丈夫な脳と脆弱な脳、変質者とそうでない者の脳、精神病質者と健常人の脳を識別したいと思っても、一人が肯定すれば、他方は否定してしまい、意見が一致することがない。この種の考えは混乱するだけである」（p.377）。以上が精神分裂病の体質論に対してブロイラーが浴びせていたまぎれもない非難であるが、彼は後には体質論を採用し、さらには多くの精神科医がこれに賛同したり、あるいは彼を批判したりしている。実際には一九一一年の彼の著書全体が力強いもので、首尾一貫している。従って精神分裂病のブロイラー的考想について語ろうと思えば、参照すべきは一九一一年の彼の著書であるように思われる。こうしてわれわれがこれを参照すれば、まさしく断言できることは、ブロイラーの学説がまぎれもない器質因論であることである。彼の学説が力動論、反機械論であるからといって器質因論であることを認めない理由にはならない。彼の学説の独創性と豊穣性がまさしく認められるのは、それが精神分裂病（この疾病論的境界づけは殆ど重要ではない）の領域のみではなく、精神病理学全体において本質的な病態発生の問題を提起していることである。彼とともに言えることは、一つの器質性疾患は疾患過程を基盤にしていると言うことである。疾患過程は欠損という一次性諸徴候を直接的に生み出す。しかし観察される徴候の大半は二次性諸徴候であって、これらはこの過程に直接依拠するのではなく、解放され、抑制されない、隠されていた無傷の精神活動に依拠している。以上がブロイラーの学説の本質である。

〈三〉下部の精神活動——自閉——

精神分裂病の名でもって集められた状態の集団の臨床像を分析すれば、過程の作用と、これが生み出す一次性障害とによって条件づけられている病的思考に直面する。この病的思考は挙動や行動、感情表現、情動的布置、奇矯な観念作用などとなって現れ、これらはこの疾患のもっとも頻度の多い、極めて顕著で明白な症状を構成している。意味のない運動や思考は、運動、思考といえるものではなく、これらは偶発的で相互の連関を失っている。これらは支配権を奪われ、降格され、組織化、一貫性、規律というその上位型から多少とも低下している人格に残されているものの表現なのである。それは、心理学的探究によって顕わになるもので、ブロイラーの非凡な研究のもっとも深い彼の奥義で、彼の天才によって開拓された広大な領域である。どのような患者でも症状のモザイク的な寄せ集めとしか見ないことを拒絶し、彼らの「心的存在」(être psychique)〈訳注〉の様態を明確にするには彼らの生活の深みまで洞察し、病態の下に隠されている人間を発見するよう務め、彼らの感受性に寄り添いながら、彼らの動きを見つめ、彼らの鈍化と弱化という異質な生活、彼らの苦しみを共にし、彼らの生きる欲求、自己保存と種の保存の本能の満足をひどく求める彼らの奇妙な振る舞いに関与すること、このようなことが狂気のこの偉大な医師が彼の人生を捧げた素晴らしい仕事なのである。容易に判ることだが、彼の忍耐心と活動に示されているのが賞賛すべき彼の理性で、さらにはそこにはなんとも尊敬すべき彼の努力と苦闘の跡が残されている。われわれは精神医学において精神病者を鎖から解放したピネルの行為を表した周知の崇高な絵画には目を釘付けにされてしまう体験をしている。おそらくはこの行為と並び称されてよいのが、ブロイラーの事績であって、生きながらも死者同然と思われていた患者の暗黒の存在(l'obscure existence)を解明することによって、患者を真の疾病論的な謀殺状態(un véritable assassinat nosologique)から解放した。

〈訳注〉一九四〇年の本論文のここで「心的存在」の用語が出てくるのは驚きである。当時は「心的諸機能」等をエーは採用していた時期である。私自身は、エーによるこの用語の造語と採用は戦後、エーの中期終盤、Gegenwart der Psychiatrie 一九六三年「試論」(Esquisse)が嚆矢、少なくとも本格的採用は、この論文であることは「エーを読む」本文で分析した通りである。従ってこれは一九六四年の復刻再版時にエーが校正したものであろうと推論している。勿論一九四〇年初版の本論が入手できれば、結論はすぐでる。最終結論はその時になるが、私自身は一九六四年再版による校正で間違いないと、現時点では考えている。他にも訂正箇所があるかもしれないが、これも初版のものとの比較が必要であるが、かりにあってもおそらく一部の用語の手直し程度であろうと思量している。

しかしブロイラーの教訓からわれわれが学ぶべきことはこのような倫理的教えだけではなく、なによりも精神病理学全体〈精神病理学総論〉における一つの本質的原理(un principe essentiel de la psychopathologie générale)なのである。つまり、「精神」諸疾患は一つの精神症状学を有しており、症状の「陽性部分」(part positive)とわれわれが呼んでいるもの、この大半の加工は患者の精神（le psychisme）に依存している。この「偉大な発見」は自明の理のように見える。しかし、われわれのように、精神医学の思想史、奇妙な古典的理論展開を研究して、機械論的概念というものがどのようなものであるのか知っている者にとって、良識と物事の本性へのこの回帰は一つの革命ではないのか！　この点についての証拠が必要なのだろうか？

それは、このような見解が巻き起こした諸反応を注意深く追求することに他ならない。この反応とは心理学からの、心因論からのもので、精神病の内容の偶然性という理論をめぐっての反応、等々である。精神障害の病態発生学（la pathogénie des troubles mentaux）に精神の能動的で形成的関与が本質的には必ずしも含まれていないかのような機械論的状況があった。二つのうちどちらか一つである、とされていた。もし精神の能動的形成を認めればブロイラーの考想を認めることであり、ブロイラーの考想を認めないなら、このことをも認めるべきでないとされていた。この「自明の理」は必然的なものではなかった。それは私見では精神病理学の現代の方向においても同様に決定的重要性を有していることである。これは詳細に検討する必要がある。

既に理解したように人格の分裂（Spaltung）は一次性障害（連合障害）の直接的結果であると同時に多少なりとも意識的なコンプレックスの情動的組織化の結果でもある。自閉はそれ自体が分裂（Spaltung）のいわば第二段階の結果である。「もはや論理的拘束を受けず、コンプレックスは支障なく充足可能となり、空想の内に陳腐な現実を埋め合わせようとする万人共通の欲求のようなものとなる。空想的想像がいかに奇妙奇天烈であっても、患者の心の中でその情動的傾向が強まるに応じて、現実と衝突することがなくなる。重症例ではあらゆる現実が「阻止され」、現実は習慣的連合（食べること、衣類をまとうこと）にのみ残存している。自閉的思考が現実性の価値を有してしまう」（p.304）。現実性の変更、感覚の錯誤、幻覚はこの障害の一つの側面にすぎない。幻覚に対するブロイラーの見解は極めて明快である。「幻覚過程の本質は心理的器官に存することを明らかにすることを精神分裂病者ほどに適しているいかなる患者もいない。というのも多くの理由はあるのだが、なによりも幻覚は感覚的素材ではなく、その思考、感情、意欲の表現なのである」（p.317）。記憶の錯誤はこの同じ機序から生じる。このような事態は妄想の場合には申し分なく明白である。妄想はフロイト的機序に従って潜在的な欲望や恐怖を表現している。「一般的には患者の妄想に出現する人たちは患者に不安を抱かせる人物である。殺人の妄想は性的意味を担っている。快楽や財産、権力の欲望は誇大妄想において充足される。被害の観念は本能傾向の開花を阻害する障害を表している。欲望はいかなる障害もないほどに現実離れした「精神主義者」、「哲学者」、「詩人」、「発明家」などにおいてとくに簡単に実現される。一部の患者では所有したい欲望と所有していることの間に違いがない。妄想の構築が急激で、純化され、完成されたものであると、現実世界からの分裂がかなり進んでいたり、知性の障害が非常に明白となる。あらゆる種類の熱望が性的欲望と結びついている。被害や被毒妄想など妄想主題全般が性の象徴的表現である」(pp.317-356)。精神分裂病性自閉的思考の象徴的な特徴は当然ながら夢と類似している。「この外観の類似にはおそらく意義がある。夢は分裂と類似している。象徴、圧縮、隠れている感情自体が情動的色彩を伴って前景に立つこと、そして幻覚がそうである。患者が自分たちの夢幻的幻覚を現実と思い込んだり、彼らが夢の中で妄想を構築し、覚醒してからもこの妄想を保持しているような時には両者の類似性は完璧になる。夢と自閉的思考とはわれわれの現在の探索した限りでは本質的に同じである。私が認める唯一の違いは人格のもっとも強い分裂〈訳注：ブロイラーの原文では最上級ではなく比較級の「より強い分裂」(in ihrer starker Spaltung. S.357)〉である。夢見る人は一つのコンプレックスや一つの系列のコンプレックス群に支配されている。精神分裂病者はコンプレックスの意味と現実性の意味とを二重に記載している。こうして両者の違いは基本的なものではない。発生は異なっており、その差異は小さいものだが、精神分裂病の現在知られている二次症状は夢の症状と一致するといってよいだろう」(p.356〈正確にはS.356-357〉)「**言語の障害**、正しい単語や適切な言語形式の忘却ないし喪失、言語新作、反復語唱、構文障害、一言で言えば精神分裂病の言語の混乱全体が現実の価値からの切断という自閉的過程によるもので、自閉的思考にこれらの障害は併合されている」(pp.121-132)。運動障害、とりわけ**カタトニー**症候群は同じ病態発生によって生じる。カタレプシーは筋肉の緊張高進なのではない。この名称によって記載されているもの、それは全面的ないし主として心的要因をもった複雑な現象なのである。心的影響は際だった事例においてさえ感知される(p.151)。昏迷や運動過多、とりわけ常同症や衒奇症、拒絶症、自動的ないし衝動的行為(pp.151-170)は一部は心的要因に、一部は運動的要因によって規定されており(p.358)、自閉症的活動性の症状として解釈される(pp.358-

372）。結局のところ，「眼前の症状は恐らくは耐えがたい状況から逃れるための多少なりとも幸いな〈エーの訳では幸いな（heureuse）となっているが，ブロイラーの原文（S.371）では「失敗した」（verunglückt）となっている〉試みの表現に他ならない。ヒステリー性機序は別にして，この試みには次の三つの様態があることが知られている。①患者は現実を遮断し，無害なものとしている（自閉）。現実を無視して，自己の思考の中へと逃避している。自閉は従って健常者の蟄居，孤独な生活，知識人の書斎と同じ役割を果たしている。ここでの患者と健常人との違いは量的差にすぎない。②保護院に入院してくるような事例ではこの手段では不十分である。欲望は実現されているものと思い込まれ，障害は押しのけられる。それは現実の改変と同時に疎隔化である。意識の朦朧状態が形成されるが，詩人や白昼夢を見る人のようにことさら長く続くことはない。③患者は病気に逃げる。この疾患への逃走はガンゼル症候群やある種の心気症の道化症候群の場合に目にする。しかし外見上この感情的幸福感の機構と結果は他の障害，とくに思考の混乱と副次的症状によって覆われ，戯画化される」（pp.371-372）。

容易にわかることだが，とくに，前掲引用文末尾の「全体的視点」の項においてブロイラーは彼の精神病理学の固有の運動に身を委ねている。症状決定における心的活動の役割を考慮しながら，彼は疾患自体は深層の目的の表現と見なすに至っている。しかしながらこの「心因論」的観点は，多くの人はこれしか認めないのだが，忘れてならないことは，症状を条件づけている器質性病因的過程（processus pathgénique organique）の概念によって訂正され，緩和されていることである。確かに彼の理論には曖昧さがあるが，しかし，この両義性は，彼の分析がわれわれに明らかにしているように，ものごとの本性に由来するものなのである。彼の発表（一九二六年のジュネーヴ学会抄録集，p.17）〈訳注〉を引用すれば，「精神分裂病は一つの身体因性疾患（une affection physiogène），つまりは器質性の基盤を有している。しかしこの疾患は次のような心因性の構造を有している。つまり，幻覚や妄想観念，患者の行動のようなこの疾患の明白な症状の大半は心理的な諸機構と諸因子に依拠している」。目的の概念，現実から遠ざかりたいという願望が合致するのが疾患の機序のこの心的部分である。しかしこの願望は原因ではなく，疾患の結果，侵入し，破壊する過程に対する反応である。

〈訳注〉Eugen Bleuler : La Schizophrenie. Congres des medecins alienistes et neurologistes de France et des pays de langue francaise（XXXe session, Geneve — Lausanne, 2-7 aout 1926）Paris, Masson, 1926. この学会抄録集は統合失調症に関する歴史的論争の学会として高名で、二〇〇一年にリプリント版（Eugen Bleuler, Henri Claude : La schizophrénie en débat.L'Harmattan. Paris）が出版され、クロードの「早発性痴呆と統合失調症」の報告がブロイラーの報告に続いて掲載されている。そしてこれら講演発表に対するミンコフスキ、エスナールらの議論（以上第一部）や統合失調症に関する、ミンコフスキらが座長を務めたり、自ら「自閉」について発表しているなどの一般演題（第二部）が含まれ、当時のフランス精神医学の統合失調症の受け入れ方に関する興味深い、極めて刺激的な内容となっている。エーの引用する、統合失調症の身体因と心因に関するブロイラーの論述はこのリプリント版ではpp.14-15に該当している。

一九一一年以降のブロイラーのあらゆる業績は彼の精神病理学の基本的諸原理に格別に新しいものをもたらすことはなかった。とはいえそれ以降の彼の著作全体は、生物学的方向への彼の概念の拡張である。

第一に彼は、人類類型学（biotypologie）と性格学というクレッチマー由来の研究を彼自身の精神分裂病理論の中に統合した。彼はドイツ精神医学全体と一致して、「内因性精神病群」の中の精神病理的反応の二つの基本型に一種の拮抗関係を認めるようになった。つまり、循環気質と分裂気質の二型である。精神分裂病の経過の基盤である諸障害全体が患者個人の身体・精神的特性と疾患とをいわば接合する性格的素地を形成している。精神分裂病の概念が一つの生物学的概念なったという意味はこういうことである。それは本能や傾向、欲求、人間存在全体の種族的特性の次元における一種の目的の表現である。「精神構造主義者」（psychosturucturalistes）が人類類型学、性格学に常に向かわざるをえないような至極当然な傾向があることを既に指摘しておいた。[原注5] とりわけ強調しておきたいのは、クルト・シュナイダーの方法原理であって、これは精神病理的反応を性格的、体質的、遺伝的ないし先天的な素地の鋳型の中に流し込みながら、全体的観点から精神病質人格を考察するというものである。

（原注5）精神分裂病群の自閉的思考に関するその初期の研究の応用をブロイラーは彼の小冊子において性格学と正常思考へ行っ

ている（Das autistische undisziplinierte Denken in der medizin und seine Überwindung. 1 vol. 4e éd. Berlin. Springer. 1927. p.210.）。

しかもブロイラーの心は心身相関の問題をさらに深めようと常に渇望し、一九二〇―一九三九年の間この問題を極めようと苦闘していた。彼のこの活動はクレッチマーの『医学的心理学』の中にその様子が窺われる。ブロイラー自身、一九三二年にこの問題について彼がしたためた手紙を信じるなら、精神分裂病に関する彼の著名な業績よりもこの研究により彼は一層高い価値を与えている。こうして彼はわれわれの特殊性に関する問題でもっとも困難な課題へと深入りしていき、心身問題の深い謎に向き合った。われわれはもっと先で彼の諸著作、とくに絶筆となったものについて触れることにしたい。しかしここではさしあたっては、ブロイラーの精神病理学総論的思想を提示するためには、骨が折れる作業だが、重要な諸問題についての彼の省察の本質的諸テーマを示すだけでわれわれには十分であろう。

まず最初に彼の著書『心の自然史』（Naturgeschichte der Seele）（初版一九二一、第一〇版、一九三二）において、ブロイラーは生物の心理学の原理を叙述しようとした。そこでの原理的命題はヘリングとセモンの「ムネーム（記憶）」（mnèmes）の理論を通じての心身一元論、つまり心身の基本的機能とは記憶である、という命題である。体験されたもの全てがエングラム（痕跡記憶）の形で固定化される。エングラム（これが古典的心理学の有名な「痕跡」と同一のものとすれば）は、これと同じ期間持続する脳の物質的一つの特性である。エングラム活動は精神的活動全体の、とりわけ無意識の基盤である。エングラムのエクホリー（l'ecphorie）（精神的次元では記憶の喚起に対応する）は感情的要因と同時に身体的要因にも従っている。心的装置全体がこの記憶機能を基盤としている。エングラムによって形成される物質の最初の加工がまず最初に存在する。感覚、知覚、抽象化の過程そして表象が知覚機能におけるこの加工である。思考、知性もまたエングラムの加工である。表象がエングラムの残存物にすぎないように、思考は知覚、諸事物の関係が残存したものの想起化である。思考の中心を成すのは連合である。正常な思考のあらゆる様式が連合の働きに還元される。「非現実的思考」（das dereististische Denken）（原注6）において障害されるのがまさしくこの連合である。因果律のそのカテゴリーと時空間的その秩序をもつ知性もまたエングラムの心理学に依拠している。心的「エルゴン」、とりわけ情動性に関して言えば、これらは「記憶論的」(mnéministe) 説明には比較的適合しにくいが、しかしブロイラーはこれらをその特性がなんであれ、特殊な機構、つまりは種族保存の力動的欲求や傾向由来のものとし、これらの根源は身体の物質的基盤にあるとした。これらのエルゴン全体の働きに由来する均衡が意欲である。それは心的装置の構造であり、生命的基体の物質的力の放散である。このような一元論的観点においては魂とは脳の機能である。精神と神経活動、とりわけ中枢神経の種々の機能との間には事実上いかなる境界も存在しない。

(原注6) 自閉的思考と同じ概念である。ブロイラーの説明 (第二版、p.144) では自閉的思考の用語は誤解を受けているので (とくにヤスパース)、ブロイラーはこの用語をそれに替えることが好ましいとしている。

確かにこのような心理学は、本質的に原子論的、連合心理学的なもので、とどのつまりはそれほど興味深いものではない。その考証もまた周到に準備されたものではない。ブロイラーのこの著書に対してヤスパースが行った手厳しい分析は周知の通りである。とはいえ、ブロイラー的一元論 (le monisme bleulérien) は明確に力動論的性格を帯びており、この点に関して言明できることは、その実態は精神を脳というよりもむしろ脳の組織化 (l'organisation) に浸透させようとしたことである。

彼の著書『有機的発展の原理としての類精神』(Die Psychoïde als Prinzip der organischen Entwicklung, 1925) はそのような観点をみごとに示している。心的組織化原理の発展についてのこの研究は明らかに生気論的着想から成っている。彼がこの用語なり概念を借用したのはドリーシュからで、この概念はさらには別の概念、「組織化のプラン」、「エンテレキー」(entéléchie)、さらにより一般的な概念では、目的性 (finalite) の概念と近縁関係にある。非生命体と反対に生命体は組織化という目的性を内在させているかのようにすべての事態が推移する。

〈原注7〉Driesch：Philosophie der Organisation 第二版、1921. Driesch とブロイラーとの類精神の概念の違いは、後者（p.11）にとって、無意識は精神の一部であって、類精神の一部ではないという点である。

この目的性は遺伝の法則（遺伝子）、身体の形成と構築の本能、神経系と反射装置の物的構造化と個体発生上の進化において展開される。この組織化の原理をブロイラーは類精神と名付けた。彼は類精神と精神との類似性をとりわけ強調している。類精神は諸機能の選択と統合の全体から区画された部分であり、それは精神が一連の統合の選択と総合化の行為として展開するようなものである。エングラムはこれら双方〈精神と類精神〉に共通する単位である。この類精神の編成に関して言えば、これは本質的に機能的なものである。これは身体の各部位、各細胞ごとに見いだされる。それは身体全体に遍在する一種の魂である（eine Art einheitlicher Seele des ganzen Körpers「身体全体に遍在する一種のこころの単位」p.141）。しかし類精神は人格とは考えられず、また明確に意識とは思えないものではあるとはいえ、既にして萌芽的には統一性と意識の能力を有しており、精神の**人格と意識**〈訳注〉へと発展するものである。というのも類精神は、相互に条件となっている記憶とエングラムとを有しているからである。類精神は身体的な何かでも、性的なものでもなく、生命体の一つの機能的複合体である。活発な類精神のエングラム群は未来的活動を目指して現在の興奮機能を蓄積し、この基本的記憶の働きは精神の胎児であって、人間の精神は、類精神のおぼろげな流れから派生することになる。以上が、ブロイラーが彼の心理学的原子論をそれによって訂正しているところの器質的方向の力動論的考想である。その原子論や生気論の故に批判を受けながらも、ブロイラーは生物学的心理学のこれらの問題に対して彼の立場を明確にしておきたい必要性を感じていた。

〈訳注〉強調は訳者（影山）による。一九四〇年のエーの研究サークル（「精神医学研究サークル」）配布用の彼のこの論文（La conception d'Eugen Bleuler）には既に指摘したように、「器質・臨床的隔たり」の「第一の貢献はブロイラーに帰せられる」（p.647）ことが明言されており、この概念についてのブロイラーの影響が最大であることがエー自身の口から語られていた。さらにこの論文の注目すべき点は、ブロイラーの後期の論文について、ブロイラーの精神の進化・発達論、生気論について触れながら、精神の発達を人格と意識として述べている点である（p.656）。一九四〇年時点のエーの器質・力動論は筆者が主張する前期段階、初期に続く第二期段階で精神障害の器質・力動論的分類では一九五〇年代の中期器質・力動論のように急性と慢性、意識と人格の病理の区分は未だなかった時期である。したがって一九四〇年のこの時期でのブロイラーの後期思想における精神の人格と意識の発達へのエーによるこの記載は注目すべきことであり、またブロイラーのエーへの影響はこの点でも大きかった可能性があるように思われる。このことは「エーを読む」本文で指摘しておいた。予想していた以上に、エーの器質・力動論の誕生、発展、その初期（「器質・臨床的隔たり」という器質・力動論の本質的概念）と中期（「意識」と「人格」の病理の区別）に対してブロイラーの影響は大きいと私は考えている。

このことがなされているのが彼の著書『機械説、生気説、記憶説』（Mechanismus, Vitalismus, Mnesismus）（一九二一）〈訳注：この表題の順序の間違いは前述した〉である。実際、この著書は「機械説」や「生気説」の諸考想に従って考察された生物学全体の諸問題の検討に当てられている。機械説に対してブロイラーが強調していることは機械説全体に共通したことで、有機体の創造や組織化、持続、とどのつまりは生命を偶然に委ねることの不可能性に結局は行き着いてしまう点である。諸要因をモザイク的に並置するという考えでは一つの全体として働く身体の機能に到達することは不可能である。生気説に関してブロイラーはよりよい批判を行うために、身体の概念を生体とは異質の生命原理を導入することによって定義づける形をとりながらも、彼は記憶説によってこのことは無用となると言明している。事実、彼によれば、心身の関係を説明してくれるはずなのが記憶主義的理論である。前述したように、類精神の概念によって精神の根源が植物的、反射的組織化のどれほどの深みまで延長されているのか、目標に向かって構造化される「プラン」に従って組織化されているということ、とりわけ各有機体において、各機能システムにおいて、過去の出来事を記憶の機能によって蓄積させることが生命体の特性そのものであるということをわれわれは理解した。精神の発達というのは記憶のこの特性の完成以外のなにものでもない。精神のエネルギー（訳注）体系全体が力のシステムにおいて展開し、これは注意や感情的コンプレックス、意志的選択の形で生気的方向を辿るが、これは類精神において、エングラムが、解剖生理学的組織化と反射装置の構築を支配する力の発生源を構成しているようなものである。

〈訳注〉原文ではergéetiqueだがenérgétiqueの――あるいはergotiqueかもしれないが――誤植と判断した。

***

以上がブロイラーの学説的体系の大枠である。彼固有の、統合失調症状態の精神病理学的研究とヘリングとセモンから借用した彼の考想との間にはいかに断裂があるかが理解される。この考想は機械論と生気論との一種の妥協ではあるが、後者が優位に立っている。ブロイラーの精神病理学総論の中にフランスでは精神分裂病ほどには知られていない彼のこの重要な著書を置いたのは、**ブロイラー的器質・力動論**（l'organo-dynamisme bléulerien）〈強調は訳者（影山）による〉に目を当てようとしたからである。彼の考想は、繰り返すが、精神力動論ではない。彼の体系のような原子論的精神生物学体系では精神力動論は意味をもたない。惜しむべきは、彼は自分の考想を精神の病理学全体に応用しなかったし、(原注8)精神分裂病と精神生物学的な彼の推測との業績の総合化を目指して彼の精神の病理学体系全体を示すという大胆さを彼がもたなかったことである。しかし彼が果たさなかったこの作業を遂行すること、そして、思考の精神分裂病解体はこの思考の器質的構造の損傷といかに不可分であるかを示すことは、おそらくは彼にとって困難なことではなかったであろう。しかしこのような観点において本質的なことは、心的建造物全体の基盤を損傷する障害の全体的性格を強調することであり、またヒポクラテス的古い原理に従えば、疾患は機能全体を歪曲し、支配力が奪われているものの生命的力はその活動性をそれでも保持しており、これを存続させ、活動することを許していることを主張することである。ブロイラーの精神分裂病自閉が、その真の実りある意義を獲得するのは、このような考想の下である。明確なことだが、われわれがブロイラーの考想によって、精神病理学の現在的動向の論考最後を締めくくるのは偶然などではない。(訳注1)この論考においてわれわれが辿ってきた道は、掛け値内なしに一つの可能性としてではあるが、機械主義的理論に対するわれわれの反対を明確にし、反機械論的諸学説の中でも精神力動論的諸考想（les conceptions psychodunamistes）に対抗する器質・力動主義的諸理論（les théories organo-dynamistes）(訳注2)をわれわれが志向するように教示してくれている。われわれ自身の思惑があるのだが、この精神病理学総論を構築する前に、ブロイラーの業績における論述はわれわれの企てにとってモデルを提供してくれるだろう。彼の立場、とりわけ心身相関問題に対しての彼の見解は生物力動論的考想全体においてそれが示されているそのままがわれわれの見解でもある。この問題が一般的に理解されているように、デカルト主義は思惟と延長、精神と身体とを根源的に分離するもので、多くの精神主義者たちが精神医学的病理学においては断固たる機械論者であることを許容し、物質主義者に対しては精神を〈物質の〉附随現象として理解することを許容してくれている。機械論からあらゆる意義を奪う実体的統一（une unité substantielle）において魂と身体が現れるということが反機械論的な全ての考想に認められる特性である。「記憶主義」的装いをまといながら生気論的傾向を示しているブロイラーが見事に認めたように、心身相関の一元論的学説では、身体を生命的指導原理によって貫入され、活性化され、組織化され、形成されるものと見なすことが本質的なことである。心的活動の究極目的のなかで開花するものこそ、生命的指導原理そのものである。この哲学的立場こそが心身相関の、言葉を換えれば「器質的」と「精神的」なものの択一的立場にいちいち遭遇しなくても済む精神病理学的構築を可能とする唯一の立場である。ブロイラーの器質論は、われわれの理解では機械論や純粋な心因論とはほど遠いものである。われわれはそこにこそ、われわれにとっての利点を見いだせるのである。

〈原注8〉本論では触れてこなかった彼の『教科書』は統合失調症に関する彼の注目すべき論述の範囲内に事実みごとに収まって降り、心身相関の彼の記憶主義的考想をいわば絶対と言ってよいほどに応用していない。

〈訳注1〉紹介している論文は一九四〇年当時「現代精神医学の動向」と題するカンファレンスにおけるエーの発表資料で、この時のエーの締めくくり発表資料が本論文ということである。

〈訳注2〉前に「訳注」で指摘したように精神力動論と器質・力動論のハイフンの有無というエーの終生続く表記の区別は器質・力動論の本質を成すと筆者（影山）が見なしている「器質・臨床的隔たり」（l'écart organo-dynamique）の「隔たり」を示すものである。またここで注目されるのは器質・力動主義的諸理論（les théories organo-dynamistes）と器質・力動論には複数あることをエーが認めている点である。一九四〇年のこの論文当時エーは、ジャクソンの諸原理を導入した一九三〇年代の初期器質・力動論を既に確立しており、新ジャクソン主義を提唱していた。おそらくこの複数的表現を通してエーの念頭にあったのは、本論で前述されている「ブロイラー的器質・力動論」（l'organo-dynamisme bleulérien）とエーの新ジャクソン主義的器質・力動論であったものと筆者は推量する。

本論文についての解説（影山任佐）

本論文は一九四〇年にエーの研究会資料として配付されたもので、一般には未公表であった。一九六四年にエーは同様にサークル同僚たちのために、ブロイラー（一九一一）の精神分裂病群の著書の昔の抄訳と、別の論文（Des Principes de Hughlings Jackson á la psychopathologie d'Eugen Bleuler : Congès de médecins aliénistes et neurologistes, Genève-Lausanne, pp.22-27 juillet 1946：本書巻末資料3）とともに本論を付して、印刷し復刻版として一冊の小冊子として配布していた。フランス国会図書館の文献目録にはこの小冊子については以下のような記載がある。

Dementia praecox [Texte imprimé] : oder Gruppe der schizophrenien : Traité d'Aschaffenburg 1911 / Eugen Bleuler / Trad. résumée par Henri Ey ; suivi de La conception d'Eugen Bleuler（texte inédit,〈1940〉) et de ; Des Principes de Hughlings Jackson á la psychopathologie d'Eugen Bleuler : Conges de médecins aliénistes et neurologistes, Genève-Lausanne, 22-27 juillet 1946 / Version ronéotypé de 1945 / S.l. : S.n., 1964.

今回ここに訳した本論資料は、一九九三年にフランスで始めてブロイラーのこの著書の全訳（Eugen Bleuler（Alain Viallard 訳）: Dementia Praecox ou Groupe des schizophrénies suivi de La conception d'Eugen Bleuler par H Ey）が出

版され、その巻末に付されたエーの本論である。ここでは一九六四年配布小冊子のための以下のような「序文」が付されている。

エーの序文（一九六四）

一九二五年に私はこの有名な著作の翻訳を試みた[訳注1]。こうして私は精神医学を学んだ。この初学時に、この翻訳ともろもろの論争においては私の恩師ポール・ギローへの反逆と同意とが既に始まっていた。われわれ〈エーとギロー〉は一九二六年にブロイラーの概念に関するささやかな発表を行ったが、ブロイラーについてはそのときまでフランスでは殆ど知られていなかった[訳注2]。

一方ではミンコフスキが一連のその論文と学位論文（一九二六）においてブロイラーのの概念についての彼の解釈について触れていた。

一九五〇年にはこの著作の英訳版がZinkin訳で出されている（Edition International University Press, New York）。現代精神医学のこの重要な著作がいまだフランス語に翻訳される見込みがないので、「精神医学研究サークル」の弟子たちが利用できるように、一九二六年に私が作成し、一九四六年に（フォランの協力を得て）タイプ孔版印刷したレジメを再度作成することにした。

〈訳注1〉一九九三年にいたるまで、ブロイラー（一九一一）アシャッフェンブルク（Aschaffenburg）の教科書の群の全訳はフランスではなかった。アンリ・エーは一九二六年に一三〇ページのタイプライター草稿のこの抄訳を出した。一九六四年にコピー〈[Bleuler] Ey, Henri: Analectes. Dementia Praecox Oder Gruppe Der Schizophrenien.Broché. p.62. 1964. Cercle d'Etudes Psychiatriques. Traité d'Aschaffenburg 1911. Traduction résumée par Henri Ey〉が「精神医学の研究グループ」に再配布された。そのタイトルは「早発性痴呆もしくは精神分裂病群」〈タイトルはドイツ語原文のまま〉で、「ブロイラーの考想」〈以下の注から一九四〇年と判断した〉と「ヒューリングス・ジャクソンの諸原理からオイゲン・ブロイラーの精神病理学へ」〈エーの業績目録等によれば、一九四六年に学会発表のタイトルと同じ。この論著発表年だが訳者（影山）の以前のエーに関する紹介論文（器質力動論的幻覚論再考．臨床精神医学、27：777-784, 1998）では一九二六年との誤植があったので、一九四六年とここで訂正しておきたい〉が付加されていた（B・ランチャーらによる序文〈Alain Viallard 訳:Eugen Bleuler: Dementia Praecox ou Groupe des schizophrénies suivi de La conception d'Eugen Bleuler par H Ey Broché. 1993〉

〈訳注2〉E・ブロイラーは、一九二六年にスイスで開催されたフランスおよびフランス語圏精神神経学会においてのフランス語における発表（Bleuler, E.: La Schizophrénie.Rapport de psychiatrie au Congrés des médecins aliénistes et neurologistes de France et des pays de langue française, XXXe Session, Genève-Lausanne ; 2-7 août 1926, Masson, Paris, 1926）を行い、これがフランスへのブロイラーの概念が広まる契機になったといわれている（Lantéri-Laura, G. G.: Essai sur les paradigmes de la psychiatrie moderne. Editons du Temps, Paris, 1998）。そしてランテリ-ローラによればこれを嚆矢として彼の提唱する精神医学の第三のパラダイム「精神病理学の大構造」（Les grandes structures psychopathologiques）が開始された。

資料3　ヒューリングス・ジャクソンの諸原理（注1）から　オイゲン・ブロイラーの精神病理学へ（一九四六）

アンリ・エー（影山任佐訳）

今から二〇年前のまさにこの学会総会においてE・ブロイラーは、彼の講演報告を次のように締めくくった。「精神分裂病はたんなる理論だけの、とか空疎な概念などではなく、むしろわれわれの科学にとって数多くの有意義な観点を含んでいる」。われわれにとって、この概念は一つの臨床「単位」などではなく、精神機能の統合解体の一つの型を含んでいるものであり、ブロイラーの貢献は、おそらくは「早発性痴呆」に関するクレペリン的概念の内容を具体的に大きく更新したということではなく、むしろ精神医学全体に革命をもたらしたということである。彼は神経症に関するフロイトとユングの研究を応用することによって精神医学に新たな次元、深層（la profondeur）を与えた。彼は精神医学に新しい観点を持ち込み、疾患によって解放された、疾患の根底にある諸力のシステムを考慮する方向へと精神医学を導いた。こうして彼が見いだしたものは源泉であるが、これは「精神分裂病」に限らず、すべての精神病がその現象学的存在をそこから汲み取る、デリールと夢に共通の栄養源なのである。このような考想は、心理学によって、また機械論に支配された「平面的」精神医学によって寸断され、空疎化され、不毛にされていた精神医学と正面衝突しながら、わが国では驚くような無理解や素朴な誤読、そして時には全面的といっていいほどの誤認の対象とされてしまった。この天分豊かな精神科医のいた場所に極めて近いここ〈ジュネーブ〉において、私がこれから発表したいのは、現代精神医学のこの巨匠の思想が、ヒューリングス・ジャクソンの業績が契機となり、もしくは口火を切るなり、少なくとも決定的要因となっている学説の有力な運動に、おそらくは当人が知らないうちにだろうが、いかに合流したのかということである。

（注1）『〈フランス語圏〉精神科医と神経科医の総会』（ジュネーヴ・ローザンヌ、一九四六年七月二二―二七日）でなされた発表。

ヒューリングス・ジャクソンの諸原理

ジャクソンに鼓舞された一つの理論体系[注2]は四つの基本的命題の形で示されるが、この構成と検証の過程は複雑さを極め、素朴な精神の持ち主が好んで抱くような図解的単純化によっては理解されるようなものでは決してない。

（注2）J・ルアールと私が一九三六年に雑誌「脳」（L'Encéphale）においてジャクソンの思想の注解を精神医学に応用した諸論文は後に恩師故アンリ・クロードが心から望んで序文を寄稿してくれた専攻書の形で発刊された（Edition Doin, Paris,1938）。

臨床像の陰性と陽性の二重の条件（反機械論的テーゼ）

ジャクソンにとって疾患とは症状を直接作り出すものではない。疾患は臨床像の陰性面を構成する機能の障害ないしこの消失しか作り出さない。病的現象の明白な側面、陽性面は残存している機能が解放された活動によって表現されたものである。即ち、

複雑な陽性の精神症状（錯覚、幻覚、妄想、奇矯な行動など）は病理過程によって障害を受けていない神経活動の結果である。もっとも不条理な観念や奇矯な行動でさえも、それらは比較的良好な適応状態が残存していることを示すもので

ある。精神病者の錯覚などは精神病者に残されているもの、疾患が温存しているもの、患者にいまなお存在しているもの全ての活動の結果なのである。錯覚などは患者の〈残存している〉心〈の働き〉なのである。

換言すれば、精神医学の臨床的表現は心理学によって構成されている。症状形成のこの理論（病像形成的〈pathoplastique〉）[訳注1]は、病理的過程の出来事とその臨床表現との間に精神生活の反応を介在させることによって、症状の機械的発生論をこうして排除している。これは**器質・臨床的隔たり**（**l'écart organo-clinique**）の法則と呼ぶようわれわれが提唱した事態である[訳注2]。

〈訳注1（影山）〉「器質因」と区別されたこの「病像形成」（pathoplastique）の用語はエーはとくに説明してはいないが、ビルンバウムとその用語を意識してのことに間違いない。エーの理論考想にはビルンバウムの影響があることを筆者（影山）は既に拙論等で指摘している。

〈訳注2（影山）〉これはジャクソンとの出会い以前、ブロイラー時代での提唱で、詳しくは「エーを読む」本文と巻末資料2を参照のこと。エーのジャクソンの諸原理のテーゼの内容、順番には時期によって多少とも異なるが、筆者は、器質・力動論の本質はこの陰性と陽性の弁証法、「器質・臨床的隔たり」であると考えている。そして、このことは心的身体の組織化を重視した後期にいたるまで、エーの器質・力動論の形成過程全体について言えることだと考えている。これが器質・力動論の古層を形成しているという器質・力動論誕生の歴史的過程であると同時に、器質・力動論かそうでないかの基本的基準であり、陰性、陽性の概念や次の反心因論的テーマもここに既に潜在的にせよ含まれているからでもある。つまりこれは「非ジャクソン的器質・力動論」（ファルレの「古器質・力動論」（影山）や「ブロイラー的器質・力動論」（エー））や「ジャクソン的器質・力動論」（新・ジャクソン主義）に共通している本質的原理である。逆にこれがあるからこそ、私にとってジャクソン以前的器質・力動論が存在していたとも言うことが可能なのである。またエー自身も説明がなく、フランス本国の研究者たちも指摘していないことだが、本論で筆者（影山）が主張しているように器質・力動論（organo-dyanamisme）のこのハイフン、器質と力動に介在するものはこの「器質・臨床的隔たり」を端的に示すもので、いわばエーの器質・力動論の本質、中核的概念を表しているもので、エーはおそらく終生この表記法を変更していない（例外は資料付録として巻末に掲げてある、最晩年の百科事典のための解説で、これはおそらくは事典の限られたスペースのためエーにとっては断腸の思いで、割愛して、あるいは、本人没後に本人の知らないところで割愛されて表記した便法であろうと思量する）。

精神病群の器質因（L'organogenèse des psychoses）（反心因論的テーゼ）

ジャクソンにとって、狂気の状態全体が臨床像は、陰性条件に依存する程度に応じて脳における直接ないし間接の病的侵襲に由来している。この意味で病像形成（la patchoplastique）は病態発生（une pathogénie）を含んでおり、つまりは器質因を有している。

精神病全体が解体と退行の一つの典型である（反平面論的テーゼ〈thèse antiplaniste〉）

精神（le psychisme）が、「心的平面」に並置された諸々の機能の集合体として捉えることは不可能である。それは各瞬間ごとに精神を構成する活動の力動に従属しつつ、時間の中で発展する階層的諸機能の一つの全体である。精神医学とはこの進化が逆転した運動によって構成されている。精神病群（les psychoses）とは退行的思考の諸型である。眠りにおける解体というものを考察してみると、陰性条件とは睡眠で、陽性反応とは夢であり、このことが、てんかんの発作的解体の決定的研究に寄与したということがあって、この分野〈精神病群〉における精神病理学の理論的モデルとなるのである。

「精神疾患」は「単位」ではない（反疾病論的分類）

ジャクソンは次のように明言している。即ち、

「われわれの古典的習慣に従ってメランコリーや進行麻痺等のようないくつかの臨床種に接近するように、解体としての諸々の狂気を研究する際には（われわれはここでは解体を考察することはしないが）……」。

単位という概念に対するこの無関心さは、病因の性質と活動に応じた解体の諸型として諸狂気を見なすことへの関心の強さに正確に比例している。

オイゲン・ブロイラーの精神病理学

E・ブロイラーは、確かに何よりも一人の臨床家、それも偉大な臨床家であった。しかし、彼は事の成り行きからやむを得ず、理論家としての仕事をしたのであった。ここで私が論究したいこと、それはまさしくこの彼の学説である。これは、生き生きとした、しかも決定的な形で一九一一年の素晴らしく具体的な彼の研究（『早発性痴呆または精神分裂病群』、アシャッフェンブルクの全書）に見いだされる。彼のその後の諸々の研究、『心の自然史』（Naturgeschichte der Seele、初版一九二一、第二版一九三二）や『有機体発展原理としての類精神』（Die Psychoïde als Prinzip der organischen Entwicklung, 1925）、そして『機械説・生気説・記憶説』（Mechanismus-Vitalismus,Mnemismus,1931）は全体としてブロイラーの精神生理学的な学説体系を構成している。そこには一つの逆説があって、哲学的憶測というよりも臨床的諸問題を理解するためになされた精神的産物によって理解されるものなのだが、これらの深遠で興味深い諸研究は彼の精神病理学総論的考想を体系化するというよりも、むしろ曖昧にしているように思える。われわれは後述するようにジャクソンの一般理論に極めて正確に合致する学説的立場を図式化する試みをするために、とくに参照することになるのが、ブロイラーの人生の記念碑、一九一一年の彼の著書である。

一次性症状と二次性症状の理論（注3）

一次性症状（les symptôms primaires）は、病理的過程の必然的徴候である。それらは精神機能の連合活動を変化させる障害で、過程の直接的で即時的な効果であって、疾患の急性期に増強される。しかしそれらは臨床像ではあまり明白なものではない。臨床像のかなりの大部分は二次性徴候（les signes secondaires）で、これらが「実際上は症状のほとんど全ての症状を形成している」。これらは〈残存する〉心的活動に従属し、「二次性」である。統合機能が請け負っている連合的絆の断裂という条件下で、心的生活の分裂（Spaltung）が形成される。

ブロイラーが詳述しているように、精神分裂（統合失調）の用語が適用されるのはこの初発性（primitif）と二次性の二重の障害に対してである。分裂は感情コンプレックスの周囲で起こる心的組織解体で、こうして象徴、概念の混乱、妄想における精神の断片化、幻覚、異常な精神運動性反応、「自閉的」思考のあらゆる側面などは一次性解体に続く第二段階にすぎないのである……。これらの症状はむしろ精神に潜んでいた活動の結果、つまりはフロイトが言及したように症状に意味を与える本能コンプレックス的審級の活動の結果なのである。一次性と二次性障害のこのような区別は、ジャクソンの陰性と陽性障害の区別と同じではないのか？　ブロイラーのこの区別は、まさしくジャクソンによる症状形成理論から演繹されることではないのか？（注4）　私の知る限りではどうして誰も両者を関連づけて考えようとしないのかということも問題にされよう。注目したいのは、ジャクソン体系の必然的帰結である器質・臨床的隔たりの理論はブロイラーの次のような言葉によって見事に示されていることがわかる。即ち、「疾患過程と症状との間には必然的な平行関係というものは存在しない」（p.375）。

（注3）『早発性痴呆もしくは精神分裂病（統合失調症）群』、とりわけ二八五―二九〇ページ。
（注4）この問題に答えているのがルアールとの私の共著論文の注7で、参照のこと。

疾患過程の器質的性格

おそらく、ブロイラーの思考のなにがしかの躊躇いや矛盾、修正がブロイラー(注5)が抱いた「過程」の器質的発生に関して多くの研究者たちが犯した誤解の元となっている。彼は次のように詳述している。

症状全体が心的に条件づけられ、正常状態の単純な振幅の中で展開すると想定することがたとえ可能ではあっても、一次性障害が示していることは脳の状態である。さらには十分詳細な病歴によって心的外傷には脳の状態が先行することが示される。連合弛緩と同様の状態が健常者や神経症者に見いだされるのは夢においてしかなく、情動的影響だけでは決してそれは生じ得ない。急性増悪による脳内の解剖学的もしくは化学的障害を認める考えは、事実によって無条件に正当化されている（p.374）。

彼のこの主著発刊一五年後の一九二六年に本学会総会において彼が語った同じ内容の次のような言葉を拝聴してみよう。「精神分裂病の器質性原因は今日に於いては望ましい確実さをもって実証されている。臨床的観点から言えば、大多数の急性発症事例では明白ないかなる心的動機もなくこれが発生し、痴呆への慢性経過全体もまた精神的状況とは無関係であるということに留意すべきである」。

精神病の心因性のこの明確な否定はジャクソンの反心因論的テーゼと同一のものではないのだろうか？

（注5）とりわけ『早発性痴呆もしくは精神分裂病群』の三七三―三七四ページを参照のこと。

精神病の退行面

ブロイラーが進化的観点の欠落した「平面的」心理学からかなり遠く隔たっていることは彼の晩年の諸著書を読めば明確である。彼が「記憶説」(注6)というセモンとヘリングから借用した用語によって定義づけた、機械論と生気論との間の立場に立った彼の一徹で時には劇的でさえある研究において、原始的な「類精神」の組織化から上位精神機能の確立に至るまでの神経系機能の発展を彼が追求することに努力し（これはクレッチマーが彼の著書『医学的心理学』において追求した努力と類似的である）、発生心理学に固有の特徴である、有機体の発展に刻み込まれている機能の構築学を打ち立てようとしていることにわれわれは気がつかないのであろうか？　この点に関してだが、彼はジャクソンの心理学に近いとはいえ、彼同様に、ブロイラーもおそらくは非難を免れず、その古い連合心理学のため心的階層構造のエネルギーシステム論を十分に「発展」できず、階層構造を反射活動と余りにも緊密に連動させてしまっている。ともあれ、神経・精神機能の彼の考想においては彼は進化論者である以上、彼には精神病とは退行以外のものとは考えられなかった。実際彼が到達したのは、統合失調症者の思考と夢の思考との同一性であり、(注7)これは本質的にジャクソン的考想であって、当然のことながらブロイラーの体系に組み込まれている。彼以降、現象学派による精神分裂病構造のさらなる追究過程で、たとえばカール・シュナイダーは精神分裂病者の思考と入眠時の思考との同一性についての膨大な著書を公表した。ブロイラーとジャクソンとを結びつけている見解のこの一致は基本的なものであって、繰り返すことになるが、睡眠と夢の問題の精神病全体の問題への屈折は偶然的なものではなく、ジャクソン体系の鍵なのである。

（注6）記憶説という用語はブロイラーの思想内容にこれは本来的には含まれているというよりも、むしろブロイラーが連合心理学の陣営に決定的に組みしていたということを思わせるものである。
（注7）『早発性痴呆もしくは精神分裂病群』の三五六―三五八ページ。

ここでもまたブロイラーの理論の誤解されている一側面がある。彼が精神分裂病を単数で採用しているという事実が引き起こしうるあらゆる思い違いに対して彼は次のように述べ、このようなことに対して明確に予防線を張っている。この群〈精神分裂病群〉はおそらくはいくつかの疾患を含んでいるのだが、私は便宜上この単数の用語を採用している。(注8) しかし、一九一一年の『早発性痴呆もしくは精神分裂病群』というまさしくそのものずばりのタイトルの著書と一九二六年の本学会総会での彼の講演発表〈訳注：タイトルには「精神分裂病」(la schizophrénie) 単数名称が使用されている〉との間の違いの説明のため、彼は自分の考えを以下のようにさらに詳述しようと配慮している。

精神分裂病性とわれわれが見なしている疾患像は症状・臨床的、解剖学的、遺伝・生物学的観点から他の精神病全てから区別される共通の特徴を有している。この種の疾病学的単位を「疾患」と呼ぶかどうかは、好みの問題である……〈訳注：一九二六年の講演発表〉。

〈注8〉『早発性痴呆もしくは精神分裂病群』の五〇ページ。

このような明らかな動揺がブロイラーに認められるにせよ、それは「精神分裂病」を「疾患」——ドイツ学派はこれを〈種の上位群である〉一つの「属」として定義するまでに至った——と見なすことを強く拒絶している彼の思想の一貫性をどうしても理解しないわけにはいかないであろう。この概念が精神病全体へと、もしくはほとんどの精神病への宿命的に進行拡大されうるということは、一つの種として精神分裂病を定義することは明確に不可能であることを示すに十分であろう。ブロイラーの諸著書に親しんでみると、この「精神分裂病群」を一つの過程に対する病的精神の「一つの定型的反応型」としてブロイラーが考えていたこと、つまりそれは「解体の定型的水準」の概念に類似した概念であることを認めることの方がより正当であるように私には思われる。

ジャクソンの諸原理から私が引き出す、ことができる学説的テーゼはこうしてブロイラーの体系を深く突き動かしている諸原理と同一である。われわれにとって、ブロイラーは（彼自身気づかないことだが）「ジャクソン主義者」であったことを示すことが果たして重要なことなのであろうか？　このような両者の近縁性はチューリッヒの巨匠の天才的業績になんら変化をもたらすものではない。またこのような近縁性が関心の的になっているというのでもない。むしろ、モロー（ド・ツール）[注9]、ヒューリングス・ジャクソン、E・ブロイラーやピエール・ジャネ[注10]のような、症例観察や時代に、そしてさまざまな観点に関与することによって互いに結びつき、補完し合っている精神医学の幾人かの偉大な理論家たちの思考が相互に深く一致していることを明確にすることに関心がある。この収斂する地点からこそわれわれは成果を引き出すことが可能であり、そうすべきなのである。学者の使命とはこのような遺産を引き継ぐことではないのか？　彼らがわれわれに引き渡してくれた松明の灯火にのみ導かれることがわれわれに必要とされる学問そのものではないのか？　われわれに研究手段を与えることができる、つまり科学的仮説としての役割を保証することができる精神医学の器質・力動論的学説の精緻化と発展を遂げるために、その時代を劃する業績によってその時代の真の先駆者であった人々に私が絶えず密着しているのは、このような構想があってのことなのである。科学というものもまた世代と時代を超えた共通の歩み、一つの歴史である限り、このような優れた業績こそがわれわれの案内人となるはずである。

（注9）われわれはH・ミニョーとともにモロー・ド・ツールの精神病理学に関する研究を一九四一年の医学心理学会で発表した。しかし〈戦時下という〉状況によってこれを印刷発表することができなかった〈影山注：これは一九四七年に公刊された。H.Ey et H. Mignot:La Psychopathologie de J.Moreau（de Tours）. Ann.méd-Psych. 105e Année T.II（3）: 225-241, 1947〉

（注10）一九三九年にピエール・ジャネに捧げられた『記念論文集』においてにジャクソンの考想とジャネの考想との学説上の同一性を示そうとして本論にあらゆる点で匹敵するような研究を公表した。

補足　本論文の原典について（影山任佐）

本論文は以下の①として、一九四六年に七月開催されたフランス語圏精神・神経科医学会でのエーの発表と同年発刊の同学会報告書（Masson,Paris）pp.175-185に掲載された。これが②に示すように、前出、古典紹介した資料2同様に一九六四年にブロイラー（一九一一）の抄訳復刻版と一緒に、小冊子として、エーのサークル内中心に配布され、さらには本論文は③に示されるように、Revue du Litoral誌一九九三年に、再掲載されている。今回は③の資料をベルゾー博士の好意で入手できたので、これを資料とした。

①Des principes de H. JACKSON á la psychchopathologie d'Eugen BLEULER" Congrès des médecins aliénistes et neurologistes de France et des pays de langue française.（Genève et Lausanne, XLVIe session, 23-27 juillet 1946）pp. 175-185, Paris, Masson, 1946.

②Dementia praecox［Texte imprimé］: oder Gruppe der schizophrenien : Traité d'Aschaffenburg 1911/Eugen Bleuler / Trad. résumée par Henri Ey ; suivi de La conception d'Eugen Bleuler（texte inédit,〈1940〉）et de ; Des Principes de Hughlings Jackson á la psychopathologie d'Eugen Bleuler : Congès de médecins aliénistes et neurologistes, Genève-Lausanne, 22-27 juillet 1946.（Théraplix, Département psychiatrique, Paris, 1964）

③Ey, H. : Des principes de H. JACKSON a la psychiatrie d'Eugen BLEULER（Document）. Revue du Litoral N°38 : 187-194, 1993.

資料4　『心理学事典』（一九八〇、一九八三）におけるエーの器質・力動論（影山任佐訳）

器質力動論（organodynamisme）独：Organodynamisumus；英 organodynamism

H・エーによって考想されたモデルであって、疾患の発生、症候学、進行と分類に関して、すべての精神病理現象に了解と説明の可能性を与えることによって、精神医学の理論的装置を主張しようとするものである。このモデルは、その論理的に分節連関しあっている諸部分が経験的に検証可能な一つの仮説であるという意味で、科学的モデルである。精神医学が扱っているモデルの中で、双方が首尾一貫しているが故に両極端に位置している（より正確に言えば、両陣営に分かれて対立しているもので、相互に妥協しえない独立性を示している）のは二つしかなく、**機械論**モデルと**精神力動的**モデルである。前者は一九世紀初頭に打ち立てられたもので、精神諸疾患を諸要素（精神・感覚・運動の特殊な脳中枢に存在する解剖生理学的損傷〈accidents〉によって機械的に形成されたもの）に還元し、これら諸要素が併存し、これらが共同的に作用しているとするものである。一方では進行麻痺が、他方では変質性精神病が後天性もしくは先天性損傷によって説明されている。この理論は精神病理的症候群の形成を説明するために心理的了解や志向性に助けを求めることは些末なことに過ぎないとしている。この理論は正常と病理とは根源的に異質であることを主張する。

精神力動的モデルは一九世紀末以降ジグムント・フロイトによる無意識界の力の発見によって発展してきた。このモデルによれば、精神諸疾患の症状は夢の想像界同様に抑圧された欲望の投影されたものである。このような仮説はまず最初は夢に、ヒステリーや神経症に応用されてから漸次精神病へ、次いで人間関係の諸問題へと一般化されてきた。このモデルは精神病理諸現象を説明というよりは了解するもので、これら諸現象を純粋に心的因果性によるものとし、機械論とは根本的に対立する。それは、正常と病理との間に一定の連続性を認め、あらゆる行為や不安、さまざまな信念ないし行動は一つの同じ共通分母、つまりは無意識界の精神力動と心的葛藤へと還元可能であると考えている。

器質力動的モデルの発生史と論理

デカルト的二元論の二つの用語〈物体と精神〉以外のなにものでもないこれら二つの古典的モデルとは別に、この矛盾を乗り越え可能な理論が当然必要とされる。

a　歴史的経過

精神医学はルネッサンス時代に、ある種の常軌を逸脱した行動を、「魔女狩り」や「悪魔憑き」のような超自然的原因からではなく、自然的原因、つまりは身体機構とりわけ神経系の組織解体から説明しようとして、生まれた。こうしてあらゆる型の精神疾患の**器質的起源説**（これには神経症が、文字通り**神経**症として含まれている）の考想が発展した。唯一病理的本体（nature）を基礎付け、正当化できる精神疾患の器質性というこのテーゼは、漸次精神力動的モデルに取って代わられた。これは、こんどは、精神疾患と言われるものは一種の自然的異常（extranaturaité）にあるという考えに依拠してしまい、結局は正常と病理とを同一視するに至っている。このモデルは説明ではなく、疾患を了解することのみを志向しているために、精神医学のこの対象〈疾患〉を滅亡させている。

精神医学の諸思想の歴史全体が、この矛盾〈機械論と精神力動論の根本的対立〉との関係から整理される。そしてこの矛盾はその構成分解が精神病理的諸形態を引き起こす精神生活の階層的構成という考えに依拠することによって精神疾患を了解し、説明することの必要性を示してくれている。こうして、ジュール・バイヤルジェ、J・P・ファルレ、ジャック・モロー（ド・ツール）、ジョン・ヒューリングス・ジャクソン、ピエール・ジャネ、カール・ヤスパース、オイゲン・ブロイラー、A・マイヤーなどが精神医学の器質力動的考想のパイオニアたちと見なすことができる。

b　モデルの論理的展開

身体と精神、思考と脳の二元論を超えるべく、器質力動的モデルはジョン・ヒューリングス・ジャクソン（一八三四〈グリーン ハマートン、ヨークシャー州〉——一九一一〈ロンドン〉）の諸観念に影響を受けている。器質・力動論がこの研究者の影響を受けているというのは、逆説的と思えても仕方がない。というのも彼は脳（braien）と心（mind）の、神経中枢（高次的なものでさえも）と意識との随伴現象、平行論への愛着を常に表明していたからである。ジャクソンはこの二元論のために十分な進展を果たせなかったとしても、彼の直観は彼の原理の本質において基本的なものとなっている。つまり、神経系の進化はより自動的なものからより意志的なものへと、そしてその病理的解体はより意志的なもの（あるいは意識的なもの）からより自動的なもの（あるいは無意識的なもの）への退行である、という直観である。言い換えれば、器質力動的モデルの論理とは、道具的、反射的もしくは本能的諸機能に対して階層化されている心的身体における**統合機能**の論理である。この点において器質力動的モデルにはジャクソン体系の全面的見直しが必要で、「新・ジャクソン主義」（néo-jacksonisme）が求められている。これはその体系からその根源的なもの、その本質的な機能を、つまりは**関係的生活の組織化という規範を規定しているネゲントロピー（反エントロピー）的統合**という考想を取り出している。諸機能の進化と解体というジャクソンの原理が、機械論と精神力動論のモデルを統合している（そしてこれらを乗り越えている）器質力動的モデルにおいて分節的連関を構成している諸テーゼの意味全体を与えているのが、この見直しの末に達したこの深みにおいてでしかない。この理論が**器質力動的**と名づけられたのは、この器質力動論が精神力動論モデルと器質機械論モデルには還元不可能なことを明確に示すためである。

器質力動的モデルを構成している基本的諸テーゼ

これらのテーゼは、以下のことを規定している。すなわち、①進展するものと解体するもの、②解体の諸様態、③諸症状の陰性と陽性という相補的な病態発生論、④解体の水準と、局所的もしくは全体的という特徴に従った神経学と精神医学の諸現象の分類、以上である。

1 「心的身体」の進化

「心的身体」(corps psychique) によって理解されるべきことは、関係的生活の組織化である。これは、自動症と無意識が意志的なものと意識に対して従属しているように、人格の構成され、階層化された秩序において(そしてこの秩序によって)構成されている。意識存在の現象学的記述によって二つの様態が区別される。一つは**共時的**なもので、生きられる体験の現在性における意識野である。もう一つは**通時的**なもので、自己の意識における、そしてこの意識を介しての、自己の歴史性とその自律性の発達である。この「心的身体」は組織化から、大脳の進行性の不断の自己構築によって生まれるもので、こうしてそれは遺伝的コードに従うだけでなく、このコードの上に個人的プランを重ねるのである。このプラン形成を請け負う「心的身体」の統合はその道具的な要素的諸機能に還元されるものではない。解体するもの同様に、この進展するものとは、「心的身体」の進行性の不断の組織化なのである。こうして器質・力動論の考想の**第一の原理**はこの組織化の進行運動の原理で、これはより自動的なものから、より無意識的なものから、より意志的なもの、より意識的なものへの運動である。意識存在の諸形式と諸構造が形成するさまざまな形態は、その構成と目的とによって「心的身体」に課せられているものである。

2 「心的身体」の解体はこれを構成し、指導する運動とは逆の運動を示している。

解体とは「心的身体」の組織化というネゲントロピー的運動のエントロピーである。組織解体、解体、構造解体は「心的身体」のこの構成解体を表す同義語である。つまり、思考や行為の諸様態の下級で原始的で太古的な、より自動的で、より無意識的な諸形態への回帰によって、この構成解体はその種々の水準において現れる。睡眠・夢の現象は「心的身体」解体の最も直接的な範例となっている。そして精神疾患全体の原基的状態を実際に構成している解体過程全体が直接的にせよ間接的にせよ近縁にあるのがこの現象なのである。

3 器質力動的過程における陰性と陽性の弁証法

第三のこのテーゼは、機械論的モデルと精神力動論的モデルから器質・力動論を区別するためには本質的なものである。器質・力動論はこれら両モデルからまさしく相互に敵対しあっているものを借用している。機械論的テーゼに抗して、症状形成に関する〈器質・力動論的〉病態発生理論は、残存する**陽性的部分**の補償的、再生的に働く志向性と能力を重視する。精神力動論的テーゼに抗して、器質力動的考想は、仮説として、組織解体過程、つまりは**陰性条件**の必然性を認めるものである。容易に理解されることだが、発生因的過程は、秩序（その統制もしくは支配）においてまたその秩序を介して統合されている意識存在（共時的、通時的）の構造破壊者であるが、他方では、それは無意識（より自動的で、より幻想的な）の力の「解放者」でもある。このことによってこの理論は心因論と器質因論とのジレンマをまさしく乗り越えている。というのも精神病理的過程全体が意識存在構造の退行運動と無意識の残存する力の力動を含んでいるからである。器質力動的モデルは、過程の陰性的条件という異質性の観念と、この過程が解放する情動的力の深部における同質性という観念とをまったく同時にもっている。

4　心的身体の組織解体の諸様態と精神諸疾患と神経学的諸障害の分類

関係的生活の病理の自然な分類の原理が引き出されるのは、心的身体の構成の秩序自体からである。精神諸疾患は意識存在の諸様態と諸水準に応じて分類可能である。これら諸水準は**意識野**の共時的形態の構造解体の諸水準と、人格の自律性と歴史がそれによって保証されるところの**自己の意識存在**の通時的様態の組織解体の諸水準である。同様に重要なのが、「心的身体」の均一的解体（神経症と精神病）と道具的機能の局所的解体（神経学的症候群）との間に課せられている区別である。

精神医学における器質力動的考想は、次のような実践的帰結を引き出すことを可能にしている。

a　疾患の結果同様に、過程の構成においても社会心理生物学的、道徳的、社会的因子が重要であるとしても、すべての精神疾患が心的身体の組織解体過程の結果である以上、**精神医学は医学の一部である**。結局精神医学は神経学に属しており、この知識は精神科医師たちにとって不可欠なものである。

b　精神疾患には、太古的ないし無意識的な葛藤や欲動を解放し、**精神療法的**治療——つまりは、実存的諸問題の次元で、医師と患者の間で可能な限り最大限に調整された情動的関係——を必要とする人間の劇的力が負荷されている。そしてこのことが、他の型のあらゆる疾患と比較して精神疾患のより特徴的なことなのである。

c　精神病理的現象の本質的特徴とは、まさしく**病理的**であることである。この現象は可能な限り厳密な診断を求めていて、人間一般の条件である道徳や社会的システムへの適応によって規定された関係的生活や反応の統計的変動をも考慮に入れる必要がある。天賦の才能や犯罪、政治的イデオロギーの例でも判るように、例外的なもの（正常に、つまりは平均には合致しない）全てが精神病理的であるとは言えない。

d　精神医学は、医学における一分科で、関係的生活を病理学の対象としている。しかし、それは神経学からは区別されねばならない。というのも神経学が対象としているのは、関係的生活の局所的で道具的な（心的身体の要素的諸機能）解体であって、精神医学の対象は関連システムにおいて、人格の位階と現実性システムを統合している「心的身体」の全体的組織解体である（関連項目：「正常」、「精神医学」、「位階」）

アンリ・エー

索　　引

事項索引

あ

か

さ

●

●

た

●

な

は

ま

や

人名索引

か

さ

●

●

た

な

は

ま

や

ら

わ

文　献

Ouvrages et travaux principaux sur les hallucinations

MÜLLER (J.). — *Ueber die phantastischen Gesichtserscheinungen*, Koblenz, 1826, réimprimé à Hanovre en 1951.

CALMEIL (L. F.). — Article « Hallucination » sur le *Dictionnaire de Médecine*, t. *14*, Paris, 1836.

LELUT (F.). — *Du démon de Socrate*. Paris, éd. Trinquart, 1836, 363 p.

HAGEN. — *Die Sinnestäuschungen in Bezug auf Heilkunde*. Psychologie und Rechtsflege, Leipzig, 1837. Zur Theorie der Halluzinationen. *Allg. Z. Psychiat.*, *25*, Berlin, 1868.

ESQUIROL (J. E. D.). — *Traité des Maladies mentales*, t. *1*, p. 159-202 et 202-224, Paris, éd. Baillière, 1838.

BAILLARGER (J.). — État intermédiaire à la veille et au sommeil, production et marche des hallucinations. Mémoire lu à l'Académie Royale de Médecine le 14 mai 1842. *Recherches sur les maladies mentales*, *1*, 169-215 et 273-500, Paris, Masson, 1890.

MOREAU (DE TOURS J.). — *Du Haschich et de l'aliénation mentale*, Paris, Lib. de Poitiers, 1845, réédité avec préface de Henri EY, Paris, S. E. M. P., 1970.

LELUT (F.). — *L'Amulette de Pascal pour servir l'histoire des hallucinations*. Paris, éd. Baillière, 1846, 37 p.

MICHEA (C. F.). — *Délire des sensations*. Paris, éd. Lobé, 1848.

BRIERRE DE BOISMONT (A.). — *Des Hallucinations*. Paris, éd. Baillière, 1852, 363 p.

MAURY (A.). — Les mystiques extatiques et les stigmatisés. *Ann. Médico-Psychol.*, 1855, p. 361.

MOREAU (DE TOURS J.). — De l'Identité de l'état de rêve et de la folie (Mémoire de l'Académie Impériale de Médecine le 8 mai 1855). *Annales Médico-Psychologiques*, 1855 et 1856 (Discussion sur les hallucinations), p. 361-408.

MAURY (A.). — *Le Sommeil et le Rêve*. Paris, éd. Didier, 1861.

FALRET (J. P.). — *Des maladies mentales et des asiles d'aliénés* (cf. spécialement : p. 1 à 285). Paris, Baillière, 1864.

KAHLBAUM (K.). — Sinnesdelirien. *Allg. Z. Psychiat.*, 1866, *23*, p. 1.

RITTI (A.). — *Théorie physiologique de l'hallucination*. Thèse de Paris, 1873.

MAUDSLEY (H.). — *Physiologie de l'esprit*. Trad. franç., Paris, éd. Reinwald, 1879.

KANDINSKY (V. K.). — Zur Lehre von den Halluzinationen. *Arch. Psychiat. Nervenkr.*, 1881, *11*, p. 453. *Kritische und Klinische Betrachtungen im Gebiete der Sinnestäuschungen*. Berlin, 1885.

LASÈGUE (Ch.). — *Études médicales*. Paris, Asselin, 1884.

KANDINSKY (V. K.). — *Kritische und Klinische Betrachtungen im Gebiete der Sinnestäuschung*. Berlin, 1885.

CHRISTIAN (J.). — Hallucination : *Article du dictionnaire Dechambre*, 1886, *48*, p. 77.

HOPPE (J. J.). — *Erklärung der Sinnestäuschungen*. 4e édit., Würzburg, 1888.

SIMON (P. Max). — *Le monde des rêves, le rêve, l'hallucination, le somnambulisme et l'hypnotisme, l'illusion, les paradis artificiels, le ragle, le cerveau et le rêve*. Paris, éd. Baillière, 1888, 325 p.

SÉGLAS (J.). — *Du trouble du langage chez les aliénés*. Paris, éd. Rueff, 1892.

SÉGLAS (J.). — *Leçons cliniques* (Salpêtrière, 1887-1894). Paris, éd. Asselin, 1895.

SÉGLAS (J.). — Rapport sur la Pathogénie et la physiologie pathologique de l'Hallucination de l'ouïe. *Congrès des aliénistes français* (août, 1896). C. R. Paris, Masson, 1897.

FREUD (S.). — On trouvera la Bibliographie des principaux travaux de S. FREUD à la fin du chapitre II de notre 6e partie.

SÉGLAS (J.). — Sur les phénomènes dits Hallucinations psychiques. *4e congrès int. de Psychol.* (août 1900). C. R. Paris, éd. F. Alcan, 1901, p. 553-559.

URBANTSCHITSCH (V.). — *Ueber subjective optische Anschaüngsbilder*. Leipzig, Deuticke, 1907.

BERZE (J.). — Bemerkungen zur Theorie der Halluzination. *Arch. Psychiat. Nervenkr.*, 1910, *46*, p. 1009.

GOLDSTEIN (K.). — *Die Halluzination, ihre Entstehung, ihre Ursachen und ihre Realität*. Wiesbaden, I. F. Bergmann, 1912.

JASPERS (K.). — Zur Analyse der Trugwahrnehmungen Kritisches Referat. *Zbl. ges. Neurol. Psychiat.* 1912, Ref. Bd. 4, S. 289. Ueber leibhaftige Bewusstheiten, ein psychopathologisches Elementarsyndrom *Z. Psychopath.*, 1914, Bd. 2, p. 150.

(1) Dans cette bibliographie ne figurent pas certains travaux dont la référence se trouve dans l'intérieur de l'ouvrage (se rapporter à l'*Index des auteurs*). Par contre, exceptionnellement, quelques travaux qui figurent dans cette bibliographie ne sont pas mentionnés dans le corps de l'ouvrage, en particulier divers travaux récents qui n'ont pu être consultés.

JASPERS (K.). — *Allgemeine psychopathologie*, 1913, trad. fr. 3ᵉ éd., Paris, Alcan, 1933.
GOLDSTEIN (K.). — Weitere Bemerkungen zur Theorie der Halluzinationen. *Ztschr. Neurol. Psychiat.*, 1913, *14*, p. 502.
PETIT (G.). — Sur une variété de Pseudo-hallucinations. Les auto-aperceptions représentatives. *Thèse*, Bordeaux, 1913.
SPECHT. — Zur Phänomenologie und Morphologie der pathologischen Wahrnehmungstäuschungen. *Z. Psychopathol.*, 1914, *2*, p. 1, 121, 481.
HERZIG (E.). — Bemerkungen zu den bis jetzt vorgebrachten Theorien der Halluzinationen. *Ztschr. ges. Neurol. Psychiat.*, 1915, *30*, p. 476-509.
SCHRÖDER (P.). — Von den Halluzinationen. *Mschr. Psychiat. Neurol.*, 1915, *37*, p. 1.
HENSCHEN (S. E.). — *Klinische und anatomische Beitrage zur Pathologie des Gehirns*. Upsal Almguist, 1892-1922.
SCHRÖDER (P.). — Ueber die Halluzinose und von Halluzinieren. *Mschr. Psychiat. Neurol.*, 1921, *49*.
BLEULER (E.). — L'Origine et la nature des Hallucinations. *Encéphale*, 1922, *17*, p. 537-553.
SCHRÖDER (P.). — Ueber Gesichtshalluzinationen bei organischen Hirnleiden. *Arch. Psychiat. Nervenkr.*, 1925, *73*, p. 277.
LEROY (E. B.). — *Les visions du demi-sommeil*. Paris, éd. Alcan, 1926.
SCHRÖDER (P.). — Das Halluzinieren. *Ztschr. ges. Neurol. Psychiat.*, 1926, *101*, p. 599.
FOERSTER (O.). — Ueber normale und patologische Reaktionsformen (Halluzination). *Mschr. Psychiat. Neurol.*, 1928, *68*, p. 201.
KRONFELD (A.). — Wahrnehmungsevidenz und Wahrnehmungstrug. *Mschr. Psychiat. Neurol.*, 1928, *68*, p. 361.
LELONG (P.). — Le problème de l'hallucination. *Thèse*, Paris, 1928.
MAYER-GROSS (W.) et STEIN (J.). — Pathologie der Wahrnehmung. *Handb. Geisteskr.*, 1928, *1*, Berlin, Springer.
SCHRÖDER (P.). — Zur lokalisation von Sinnestäuschung. *Arch. Psychiat. Nervenkr.*, 1928, *76*, p. 784.
ZUCKER (K.). — Experimentelles über Sinnestäuschung. *Arch. Psychiat. Nervenkr.*, 1928, *83*, p. 706.
CLAUDE (H.). — Mécanisme des Hallucinations. Syndrome d'action extérieure. *Encéphale*, 1930, *25*, n° 5, p. 345-359. Cf. à propos de la conception de H. CLAUDE ses travaux avec CEILLIER (1924-1927) et avec HenriEY (1931-1933) dans l'*Encéphale*.
QUERCY (P.). — *L'Hallucination*. Paris, éd. Masson, 1930.
SCHNEIDER (C.). — Ueber Sinnentrug. *Ztschr. ges. Neurol. Psychiat.*, 1930, *131*, p. 719-813 ; 1931, *137*, 458-521.
ZUCKER (K.). — Versuche mit Meskalin an Halluzinanten. *Ztsch. ges. Neurol. Psychiat.*, 1930, p. 127.
GRUHLE (H. W.). — Sinnestäuschungen (Schizophrénie). *Handbuch der Geisteskrankheiten*, de BUMKE, t. *9*, p. 137-150, Berlin, Springer, 1932.
MOURGUE (R.). — *Neurobiologie de l'Hallucination*. Bruxelles, éd. M. Lamertin, 1932, 416 p.
EY (Henri). — *Hallucinations et Délire* (Préface de J. SÉGLAS). Paris, Alcan, 1934, 192 p.
LAGACHE (D.). — *Les Hallucinations verbales et la Parole*. Paris, Félix Alcan, 1934, 184 p.
SCHORSCH (G.). — *Zur Theorie der Halluzinationen*. Leipzig, Barth, 1934, 80 p.
STRAUS (Ervin). — *Vom Sinn der Sinne*. Berlin, Springer, 1ʳᵉ édit. 1935, 2ᵉ édit. 1955, 425 p.
EY (Henri). — Les problèmes physiopathologiques de l'activité hallucinatoire. *Évolut. Psychiat.*, 1938, n° 2, p. 3-73.
MORSIER (G. DE). — Les Hallucinations (Rapports du congrès d'Oto-neuro-ophtalmol.). *Rev. Oto-neuro-Ophtal.*, 1938, p. 240.
POPOV (E. A.). — *Étude sur les hallucinations*. Karkhov, 1941.
CLÉRAMBAULT (G. DE). — *Œuvre psychiatrique*, Paris, P. U. F., 1942, 2 vol. *1*, 541 p. et *2*, 858 p.
KLÜVER (H.). — *Mechanisms of the hallucinations. Studies in personality* (McNeman), New York, McGraw, 1942.
MERLEAU-PONTY (M.). — *Phénoménologie de la Perception*. Paris, Gallimard, 1945, 528 p.
MOREL (F.). — *Introduction à la psychiatrie neurologique*. Paris, Masson, 1947, 298 p.
GUIRAUD (P.). — *Psychiatrie générale* (Le problème des Hallucinations, p. 548-611). Paris, éd. Le François, 1950, 664 p.
LHERMITTE (J.). — *Les Hallucinations*. Paris, éd. Doin, 1951, 230 p.
WEST (Louis J.). — Hallucinations. *Symposium, Washington, 1958*. C. R. New York et Londres, Grune et Stratton, 1962, 295 p.
MATUSSEK (P.). — Wahrnehmung, Halluzination und Wahn. *Psychiatrie der Gegenwart*, t. *I-2*, p. 23-77, Berlin, Springer, 1963.
HOCH (P.) et ZUBIN (J.). — *Psychopathology of the perception*. New York, Grune et Stratton, 1965.
CABALEIRO GOAS (M.). — *Alucinaciones auditivo-verbales esquizofrenicas. Aportaciones a la fenomenologia psicopatologica*. Madrid, Paz Montalva, 1970, p. 281-474.
KEUP (W.). — *Origin and mechanisms of hallucination*. C. R. 14ᵉ Réunion de l'East. Psychiat. Research Assoc., New York, 1969, New York, Plenum Press, 1970, 475 p.

Travaux sur les hallucinations de 1950 à 1972

1950

AGADJANIAN. — L'Hallucination auditive a-t-elle une valeur acoustique et est-elle basée sur un noyau esthétique réel ? Esthésie du délire. *Arch. int. Neurol.*, 1950, 69ᵉ année, n° 6, p. 89-98.
AUERSPERG (A.). — Beabachtungen am Amputationsphantom und ihre psychophysiologische Bedeutung. *Nervenarzt.*, 1950, *21*, n° 10, p. 425-427.
BALDUZZI (E.). — Considerzioni sulle allucinazioni olfattive. *Arch. Psicol. Neurol.*, 1950, *11*, p. 545-577.
BENDER (M.) et NATHANSON (M.). — Patterns in Allesthesia and their relation to Disorder of body Scheme and other Sensory Phenomena. *Arch. neurol. Psychiat. (Chicago)*, 1950, *64*, n° 4, p. 501-515.
BILZ (R.). — Die vertikale Tendenz in hypnagogen Erleben und das Gleichnis von Licht des Bewusstseins. Eine Analyse Bastian'scher Elementargedan-

ken. *Schweiz. Arch. Neurol. Psychiat.*, 1950, *66*, nº 1-2, p. 23-39.

CARGNELLO (D.). — Sindrome Psicesensoriale Mesencefalo-Diencefalica Tipo Lhermitte, Associata a Fenomeni Dischematici Metamorfopsici e a Disturbi del Pensiero Spaziale. *Riv. Patol. Nerv. ment.*, 1950, *71*, nº 3, p. 391-424.

EY (H.). — La conception de P. JANET sur les Hallucinations et les délires. *Évol. Psychiat.*, 1950, p. 437-450.

GOULD (L. M.). — Verbal Hallucinations as Automatic Speech : The Reactivation of Dormant speech Habit. *Amer. J. Psychiat.*, 1950, *107*, p. 110-119.

MARTIN-SANTOS (L.). — El Problema de la alucinosis alcoholica. *Actas Luso Esp. Neurol. Psiquiat.*, 1950, *9*, nº 2, p. 136-148.

MINKOWSKI (E.). — La réalité et les fonctions de l'irréel (le troisième monde). *Évol. Psychiat.*, 1950, p. 59-136.

MULLER-SUUR (H.). — Das Gewissheitsbewusstsein beim chizophrenen und beim paranoischen Wahnerleben. *Fortschr. Neurol. Psychiat.*, 1950, *18*, nº 1, p. 44-51.

KISSEL (P.), ROUSSEAUX (R.) et DE REN (G.). — Membre fantôme suscité par la résection de l'artère axilaire chez un sujet non amputé, atteint de paralysie totale du plexus brachial (Soc. fr. de neurol.). *Rev. Neurol.*, 1950, *82*, nº 2, p. 131-132.

MOTA (A.). — Eidetismo e Alucinaçoes Correlaçoes Dinâmicas. *An. port. Psiquiat.*, 1950, *2*, p. 359-375.

PENFIELD (W.) et RASMUSSEN (T.). — *The cerebral cortex of Man.* New York, MacMillan Comp., 1950.

RIESE (W.). — Craniopharyngiome chez une femme âgée de 57 ans. Hallucinations visuelles et auditives. Deuxième note sur la genèse des hallucinations survenant chez les malades atteints de lésions cérébrales (Soc. fr. de Neurol.). *Rev. Neurol.*, 1950, *82*, nº 2, p. 137-139.

RIESE (W.) et BRUCK (G.). — Le membre fantôme chez l'enfant (Soc. fr. de Neurol.). *Rev. Neurol.*, 1950, *83*, nº 3, p. 221-222.

SCOURAS (Ph.). — L'Automatisme mental et les acquisitions modernes de la neurophysiologie et de l'électrophysiologie cérébrale. *Encephalos*, 1950, nº 2-3, p. 97-109.

SPALDING (J. M. K.) et ZANGWILL (O. L.). — Disturbance of number-form in case of brain injury. *J. Neurol. Neurosurg. Psychiat.*, 1950, *13*, nº 1, p. 24-29.

STONE (T. T.). — Phantom limb pain and central pain : Relief by Ablation of a Portion of Posterior Central Cerebral Convolution. *Arch. Neurol. Psychiat.*, 1950, *63*, nº 5, p. 739-748.

WORMSER (P.). — Halluzinieren und Suppressionsfelder. *Mschr. Psychiat. Neurol.*, 1950, nº 6, p. 340-346.

1951

ABELY (X.), DELTEIL (P.) et SCHMITZ (B.). — Délire hallucinatoire chronique évoluant depuis soixante ans (Soc. méd. Psychol. Séance du 12-2-1951). *Ann. Méd. Psychol.*, 1951, *1*, nº 3, p. 322-325.

BARTLET (J. B.). — A Case of organized visual Hallucinations in an Old Man with cataract, and their relation to the Phenomena of the Phantom Limb. *Brain*, 1951, *74*, nº sept., p. 363-373.

BAUMGARDT (E.). — Sur le seuil du Phosphène électrique. Quantité liminaire et Pseudo-Chronaxie. *C. R. Soc. Biol.*, 1951, *145*, nº 21-22, p. 1654-1657.

COSSA (P.) et MARTIN (P.). — Sur les Hallucinations temporales. *Ann. méd. Psychol.*, 1951, *1*, nº 3, p. 273-279.

CRONHOLM (B.). — *Phantom Limbs in Amputees.* Copenhagen, E. Munksgaard, 1951, 310 p.

FREED (H.) et PASTOR (J. T.). — Evaluation of the « Draw-a-Person » Test (Modified) in Thalamotomy with Particular reference to the Body Image. *J. nerv. ment. Dis.*, 1951, *114*, nº 2, p. 106-120.

GARCIA (J. A.). — Théorie affective des hallucinations. Recherches sur la fonction catathymique dans la genèse des erreurs psycho-sensorielles. *Ann. méd. Psychol.*, 1951, *1*, nº 2, p. 170-194.

GELMA (E.) et SINGER (L.). — Valeur explicative pour l'hallucination auditive de la concomitance d'un point de départ optique ou d'une lésion centrale acoustique. *Cah. Psychiat.*, 1951, nº 7, p. 1-13.

JAFFE (J.) et BENDER (M.). — Perceptual Patters during recovery from general Anaesthesia. *J. Neurol. Neurosurg. Psychiat.*, 1951, *14*, p. 316-321.

LAFON (M. R.). — Le problème de l'Hallucinose pédonculaire. *Paris méd.*, 1951, *141*, nº 13, p. 181-187.

LHERMITTE (J.). — *Les Hallucinations : clinique et physiopathologie.* Paris, Doin, 1951, 230 p.

LHERMITTE (J.). — Visual Hallucination of the Self. *Brit. méd. J.*, 1951, mars, p. 431-434.

LIPPMAN (C. W.). — Hallucinations in migraine. *Am. J. Psychiat.*, 1951, *107*, 856.

MEYER (J. E.) et WITTKOWSKY (L.). — Akute psychische Störungen als Hirnoperationsfolgen. *Arch. Psychiat. Nervenkr.*, 1951, *52*, nº 1, p. 1-38.

MEYER (J. E.) et WITTKOWSKY (L.). — Akute psychische Störungen als Hirnoperationsfolgen. *Arch. Psychiat. Nervenkr.*, 1951, *187*, nº 1, p. 1-38.

OPIZ (E.) et KROLL (H.). — Experimenteller Beitrag zur Pathogenese des Erklärungswahns bei haptischen Sinnestäuschungen. *Nervenarzt*, 1951, *22*, nº 4, p. 133-136.

RUBINO (A.). — Disturbi retinici funzionali nella sindrome allucinatoria del delirium tremens. *Acta Neurol. (Napoli)*, 1951, *6*, nº 1, p. 151-168.

SHAPIRO (M. B.). — Experimental studies of a perceptual anomaly. I. Initial experiments. *J. ment. Sci.*, 1951, *97*, nº 406, p. 90-100.

1952

AHLENSTIEL (von H.) et KAUFFMANN (R.). — Ueber Mandalaform des « linearen Yantra ». *Rev. Suisse de Psychol.*, 1952, *11*, nº 3, p. 188-197.

ALLIEZ (J.) et PUJOL (R.). — Hallucinations olfactives et délire d'influence (Soc. méd. Psychol., séance du 26-5-1952). *Ann. méd. Psychol.*, 1952, *2*, juin, p. 156-161.

BENDER (M. B.). — Disorders in perceptions. *Amer. Lect. Neurol.*, 1952, nº 120.

CARP (E.). — Troubles de l'Image du corps. *Acta neurol. Pyschiat. Belg.*, 1952, *52*, nº 8, p. 461-475.

FREEMAN (W.) et WILLIAMS (J. M.). — Human Sonar. The Amygdaloid Nucleus in Relation to Auditory Hallucinations. *J. nerv. ment. Dis.*, 1952, *116*, nº 5, p. 456-462.

GIACOMO (U. DE). — *Rivista Prog. Med.*, 1952.

HALPERN (L.). — Secondary disturbances of Perception. *J. nerv. ment. Dis.*, 1952, *116*, p. 783-788.

HÉCAEN (H.) et DE AJURIAGUERRA (J.). — *Méconnaissances et Hallucinations corporelles.* Paris, Masson et Cie, 1952, 382 p.

HÉCAEN (H.), DE AJURIAGUERRA (J.) et VELLUZ. — Étude séméiologique des membres fantômes après lésions plexuelles et radiculaires. *Arch. Int. Studi Neurol.*, 1952, *2*, p. 41-46.

HEUYER (G.), KLEIN (H. S.) et BOILEAU. — Syndrome rare d'automatisme mental chez une jeune fille de 15 ans (Soc. méd. Psychol., séance du 28-1-1952). *Ann. Méd. Psychol.*, 1952, *1*, n° 2, p. 250-252.

LIPPMAN (C. W.). — Certain Hallucinations peculiar to migraine. *J. nerv. ment. Dis.*, 1952, *116*, p. 346-351.

LO CASCIO (G.). — Allucinozioni ipnagogiche e psicosi. *Il Lav. Neuropsichiat.*, 1952, *10*, n° 3, p. 474-521.

LUND (M.). — Epilepsy in associated with intracranial tumours. *Acta Psychiat. neurol. Scand.*, 1952, suppl. n° 81, 152 p.

MATUSSEK (P.). — Untersuchungen über Wahnwarnehmung. *Arch. Psychiat. Nervenkr.*, 1952, *189*, n° 4, p. 279-319.

MEYER (J. E.). — Der Bewusstseinszustand bei optischen Sinnestäuschungen. *Arch. Psychiat. Nervenkr.*, 1952, *189*, n° 6, p. 477-502.

MORSIER (G. DE) et FELDMANN (H.). — Les troubles du Schéma corporel dans l'encéphalopathie traumatique. Avec quelques remarques sur la pathogénie des hallucinations visuelles. *Schweiz. Arch. Neurol. Psychiat.*, 1952, *70*, p. 42-47.

OPITZ (E.) et KROLL (H.). — Körperschemastörungen bei einer Hyperthyreose. *Nervenarzt*, 1952, *23*, n° 1, p. 26-29.

PARKINSON (D.), RUCKER (C. W.) et CRAIG (K. W.). — Visual Hallucinations associated with Tumors of the Occipital Lobe. *Arch. Neurol. Psychiat.*, 1952, *68*, n° 1, p. 66-68.

ROBERTS (B.), GREENBLATT (M.) et SALOMON (H.). — Movements of the Vocal Apparatus during Auditory Hallucinations. *Am. J. Psychiat.*, 1952, *108*, juin, p. 912-914.

ROSTAFINSKI (M.). — Their Character and Mechanism of Arising in Certain Psychic Disorders (en polonais, résumé anglais). *Neurol. Neurochir. Psychiat. Polska*, 1952, p. 107-132.

ROZANSKI (J.). — Pedoncular Hallucinosis Following Vertebral Angiography. *Neurology*, 1952, *2*, p. 341.

ROZANSKI (J.) et ROSEN (H.). — Musical Hallucinosis in otosclerosis. *Conf. Neurol. (Basel)*, 1952, *12*, p. 49-54.

SALZMAN (S. S.) et MACHOVER (S.). — An Inquiry Into Eidetic Imagery with particular reference Visual Hallucinations. *Amer. J. Psychiat.*, 1952, *108*, avril, p. 740-748.

SCHNEIDER (K.). — *Ueber den Wahn.* Stuttgart, G. Thieme, 1952, 48 p.

SCIORTA (A.). — Lo psichismo nelle crisi oculogire del parkinsonismo encefalitico : i disturbi allucinatori, dischematici e percettivi. *Acta Neurol. (Napoli)*, 1952, *7*, p. 755-796.

WEINSCHENK (C.). — Illusionen, Halluzinationen und Wahnwahrnemungen. *Arch. Psychiat. Nervenkr.*, 1952, *189*, n° 6, p. 453-476.

WHITE (J. C.) et SWEET (W. H.). — Effectiveness of Chordotomy in Phantom Pain After Amputation. *Arch. of Neurol. and Psychiatry*, 1952, vol. *67*, 315.

1953

AHLENSTIEL (H.) et KAUFFMANN (R.). — Geometrisches in optischen Halluzinationen. *Arch. Psychiat. Nervenkr.*, 1953, *190*, n° 6, p. 503-529.

BAY (E.). — La signification de l'Oscillation de la Fonction pour la perception normale et pathologique. *Encéphale*, 1953, *42*, n° 3, p. 219-240.

BELSASSO (M.). — Su di un casi di arto fantasma Secondario a Rachianestesia. *Acta Neurol. (Napoli)*, 1953, *23*, n° 2, p. 201-218.

BERCEL (N. A.). — Experience with a combination of Scopolamine and alpha cholarose (S. A. C.) in activating normal E. E. G. of epileptics. *Electro-enceph. clin. Neurophysiol.*, 1953, *5*, n° 2, p. 297-304.

BONFIGLIO (G.). — Allucinazioni visive da cataratta guarite in Sequito ad intervento Chirurgico. *Lav. Neuropsichiat.*, 1953, *12*, n° 1, p. 64-75.

BOURGUIGNON (G.) et WEIL (B.). — Les chronaxies vestibulaires et les chronaxies sensitives dans les membres fantômes (Soc. fr. de Neurol.). *Rev. Neurol.*, 1953, *89*, n° 5, p. 365.

CASTAIGNE (P.) et GRAVELEAU (D.). — Aspects particuliers de certaines crises occipitales. *Rev. Neurol.*, 1953, *88*, n° 4, p. 286-287.

COHN (R.). — Role of « Body Image Concept » in Pattern of Ipsilateral Clinical Extinction. *Arch. neurol. Psychiat.*, 1953, *70*, n° 4, p. 503-509.

COLOMBATI (S.), BEANSI (P.) et CANESTRARI (R.). — Rapporti fra la Depressione Periodica e la Cenestopatie. *Riv. sper. Freniat.*, 1953, *77*, p. 351-368.

CONRAD (K.). — Ueber ein eigenartiges Spiegelphantom. Heautokopisches Phänomen als Dauerzustand bei Hypophysentumor. *Nervenarzt*, 1953, *24*, n° 7, p. 265-270.

CONRAD (K.). — Un cas singulier de « Fantôme spéculaire ». Phénomène héautoscopique comme état permanent dans une tumeur de l'hypophyse. *Encéphale*, 1953, *42*, n° 4, p. 338-351.

DERWORT (A.). — Ueber vestibular induzierte Dysmorphopsien. *Dtsch. Z. Nervenheilk.*, 1953, *170*, n° 4, p. 295-325.

DONATI (A.) et SANGUINETI (I.). — Contributo allo studio delle manifestazioni allucinatorie da lesioni meso-diencefaliche. *Arch. Psicol. Neurol. Psichiat.*, 1953, *14*, n° 4, p. 465-488.

FREEMAN (W.) et WILLIAMS (J.). — Hallucinations in Braille. *Arch. Neurol. Psychiat. (Chicago)*, 1953, *70*, n° 5, p. 630-634.

KULENKAMPFF (C.). — Ueber Wahnwahrnehmungen. Ihre Interpretation als Störung der Wohnordnung. *Nervenarzt*, 1953, *24*, n° 8, p. 326-334.

KURTH (W.). — Ueber einen Fall von Pseudohalluzination bei organischen Nervenleiden. *Z. ges. Neurol. Psychiat.*, 1953, *190*, p. 99-103.

LIPPMAN (C.). — Hallucinations of physical duality in migraine. *J. nerv. ment. Dis.*, 1953, *117*, n° 4, p. 345-350.

MANFRED in der BEECK. — The Phantom Limb Feeling and the Body Scheme. A study on the Regression of the Phantom Limb. *Arq. Neuropsiquiat.*, 1953, *11*, n° 2, p. 223-228.

MATUSSEK (P.). — Die auf einem abnormen Vorrang von Wesenseigenschaften beruhenden Eigentümlichkeiten der Wahnwahrnehmung. *Schweiz. Neurol. Psychiat.*, 1953, *71*, n° 1-2, p. 189-211.

MESSIMY (R.). — Les Hallucinations dans la pathologie préfrontale. *Presse Méd.*, 1953, *61*, n° 3, p. 52-54.

MILLER GUERRA. — Altérations du Schéma corporel à origine vestibulaire. *An. port. Psiquiat.*, 1953, *5*, p. 54-59.

MOREL (F.) et SCHIFFERLI (P.). — Image consécutive et effets opticinétiques. Contribution à l'étude des Hallucinations visuelles du *delirium tremens*. *J. brasil. Psiquiat.*, 1953, *2*, n° 4, p. 339-347.

ŒCONOMOS (D.). — Potentiels évoqués somesthésiques du cortex associatif pariéto-temporal du singe. *C. R. Soc. Biol. (Paris)*, 1953, *147*, n° 23-24, p. 1855-1858.

PAILLAS (J. E.), BOUDOURESQUES (J.) et CAIN (J.). — Les troubles du Schéma corporel dans les paraplégies médullaires (Soc. fr. de Neurol.). *Rev. Neurol.*, 1953, *89*, n° 1, p. 52-56.

PETIT DUTAILLIS (D.) et WEIL (B.). — A propos d'un membre fantôme douloureux de type cortical pur sans douleur du moignon avec comportement psychique normal (Soc. fr. de Neurol.). *Rev. Neurol.* 1953, *89*, n° 5, p. 364.

REALE (G.). — Esiste una estesia allucinatoria ? *Riv. Pat. Nerv. Ment.*, 1953, *74*, p. 84-90.

SELBACH (H.). — Die Narkolepsie. In *Handbuch Inner. Medizin.* de G. von BERGMANN, 1953, *5*, 1202.

SMYTHIES (J.). — The experience and description of the human body. *Brain*, 1953, *76*, p. 132-145.

ZIOLKO (H. U.). — Zur Bedeutung spontaneidetischer Erscheinungen in der Psychiatrie. *Z. Psychoth.*, 1953, *3*, p. 171-178.

1954

ANDERSON (M.) et SEMERARI (A.). — L'Eautoscopia Negativa. *Lav. Neuropsichiat.*, 1954, n° 3, p. 484-491.

BILLZ (R.). — Anankastiche Selbstregulation in Lebenskrisen. Ein Beitrag zu dem Thema des Doppelgängers. *Nervenarzt*, 1954, *25*, n° 10, p. 410-416.

CONSTANTINIDES (C.). — De l'Héautoscopie en général. *Ann. méd. psychol.*, 1954, *1*, n° 3, p. 336-347.

EDMUND (J.). — Visual disturbances associated with gliomas of the temporal and occipital lobe. *Acta Psychiat. Scand.*, 1954, *29*, n° 3, p. 291-310.

GLONING (I. et K.). — Ueber optischen Halluzinationen. *Wien. Ztschr. Nervenk.*, 1954, p. 1058.

HEYCK (von H.) et HESS (R.). — Zur Narkolepsiefrage, Klinik und Elektroenzephalogramm. *Fortschr. Neurol. Psychiat.*, 1954, *22*, n° 12, p. 531-579.

HOFFMAN (J.). — Phantom limb syndrome. A critical Review of Literature. *J. nerv. ment. Dis.*, 1954, *119*, n° 3, p. 261-270.

KOLB (L. C.). — *The Painfül phantom Psychology Physiology and Treatment*. Springfiel Ill. U. S. A., 1954.

LE BEAU (J.), WOLINETZ (E.) et FELD (M.). — Un nouveau cas de fausse perception intéressant le continuum visuel (Soc. fr. de Neurol.). *Ann. méd. Psychol.*, 1954, *2*, p. 113.

LEBOVICI (S.) et DIATKINE (R.). — Les fantasmes chez l'enfant. *Rev. franç. Psychanal.*, 1954, *18*, n° 1, p. 118-154.

LOPEZ-IBOR (J.). — Sobre la Genesis del Esquema Corporal. *Acta Luso-Espanol. Neurol. Psiquiat.*, 1954, *13*, n° 2, p. 94-97.

PAULEIKHOFF (B.). — Die zwei Arten von Personenverkennung. *Fortschr. Neurol. Psychiat.*, 1954, *22*, p. 129-138.

PEARSON (J.) et DEWHURST (K.). — Sur deux cas de phénomènes héautoscopiques consécutifs à des lésions organiques. *Encéphale*, 1954, *43*, n° 2, p. 166-172.

PICARD (P.), NAVARRANE (P.) et LE BRAS (R.). — Évolution progressive d'un syndrome hallucinatoire complexe vers un état d'hallucinose (Soc. médico-psychol. Séance du 28-6-1954). *Ann. méd. Psychol.*, 1954, *2*, n° 2, p. 250-252.

POTZL (O.). — Ueber Palinopsie. *Wien. Z. Nervenheilk.* 1954, *8*, p. 161-186.

STANTON (J.). — Investigation of Gerstmann's syndrome induced by hypnotic suggestion. *J. ment. Science*, 1954, *100*, n° 421, p. 961-964.

STRAZZI (A.) et GAIST (G.). — Conseguenze Neurovisive delle Lobectomie Occipitali. *Riv. oto-neuro-oftal.*, 1954, *29*, n° 5, p. 393-425.

WEINSTEIN (E.), KAHN (R.) et ROZANSKI (J.). — Delusional reduplication of parts of the body. *Brain*, 1954, *77*, n° 1, p. 45-60.

WINKLER (W.) et LENSLER (A.). — Beitrag zur Psychotherapie des Phantomoschmerzes. *Z. Psychoth. med. Psychol.*, 1954, *4*, n° 1, p. 1-10.

1955

ACKERLY (W.), LHAMON (W.) et FITTS (W.). — Phantom breast. *J. nerv. ment. Dis.*, 1955, *121*, n° 2, 177.

ALLIEZ (J.) et DONGIER (Mme S.). — Hallucinations olfactives et corrélations E. E. G. (Soc. méd. Psychol. Séance du 24-11-1955). *Ann. méd. Psychol.*, 1955, *2*, nov., p. 665-666.

BARAHONA FERNANDES (H. J. DE). — La sensibilité intérieure et le moi. *Évol. Psychiat.*, 1955, n° 4, p. 597.

BELSASSO (M.). — Paranoia ed allucinazioni. *Lav. Neuropsichiat.*, 1955, *16*, n° 2, p. 169-206.

BENEDETTI (G.). — Il problema della coscienza nelle Allucinazioni degli Schizofrenici. *Arch. Psicol. Neurol. Psichiat.*, 1955, *16*, n° 3, p. 287-312.

BENTE (D.) et KLAGES (W.). — Zur Psychopathologie des affektiv-dysästhetischen Halbseitensyndroms (HEAD). *Mschr. Psychiat.*, 1955, *130*, n° 4, p. 257-280.

BRESSLER (B.), COHEN (S.) et MAGNUSSEN (F.). — Bilateral breast phantom and breast phantom pain. *J. nerv. ment. Dis.*, 1955, *122*, p. 315-320.

CLAUSEN (J.). — *Visual Sensations (Phosphenes) Produced by AC Sine Wave Stimulation.* Copenhagen, éd. Ejnar Munksgaard, 1955, 101 p.

CONRAD (K.). — Zum Problem der chronischen taktilen Halluzinose. *Arch. Psychiat. Nervenkr.*, 1955, *193*, n° 6, p. 601-606.

CRITCHLEY (M.). — The idea a presence. *Acta psychiat. Neurol. Scand.*, 1955, *30*, n° 1-2, p. 155-168.

CRITCHLEY (M.). — Quelques observations relatives à la notion de la conscience du moi corporel (Corporal awareness). *Encéphale*, 1955, *44*, n° 6, p. 501-531.

DEWHURST (K.) et PEARSON (J.). — Visual Hallucinations of the self in Organic disease. *J. Neurol. Neurosurg. Psychiat.*, 1955, *18*, n° 1, p. 53-57.

DURAND (V. J.). — Hallucinations olfactives et gustatives. *Ann. méd. Psychol.*, 1955, *2*, n° 5, p. 777-813.

FLECK (U.). — Bemerkungen zur chronischen taktilen Halluzinose. *Arch. Psychiat. Nervenkr.*, 1955, *193*, n° 3, p. 261-276.

FREY (B.), MAUREL (H.) et SPELMANN (J.). — Forme non hallucinatoire de divulgation de la pensée (Soc. Méd. Psychol.). *Ann. Méd. Psychol.*, 1955, *2*, n° 5, p. 889-892.

GLEES (P.). — Gibt es eine neurophysiologische Grundlage für schizophrène Halluzinationen ? *Deutsch. Med. Wschr.*, 1955, *80*, sept., p. 1380-1382.

GLONING (I.), GLONING (K.) et WEINGARTEN (K.). — Ueber optische Halluzinationen. *Wien. Z. Nervenheilk.*, 1955, *10*, p. 58-68.
GOLDIN (S.). — Lilliputian Hallucinations. *J. ment. Sci.*, 1955, *101*, n° 424, p. 569-576.
HOFFMAN (J.). — Facial Phantom Phenomenen. *J. nerv. ment. Dis.*, 1955, *122*, n° 2, p. 143-151.
JACOB (H.). — *Wahrnehmungsstörung und Krankheitserleben. Psychopathologie des Parkinsonismus und verstehende Psychologie des Parkinsonismus und verstehende Psychologie Bewegungs- und Wahrnehmungsgestörter.* Berlin, Göttingen, Heidelberg, Springer, 1955, 77 p.
JANZARIK (W.). — Der Wahn schizophrener Prägung in den psychotischen Episoden der Epileptiker und die schizophrene Wahnwahrnehmung. *Fortschr. Neurol. Psychiat.*, 1955, *23*, n° 12, p. 533-546.
JAY (M.). — Contribution à l'étude des Hallucinations lilliputiennes dans l'alcoolisme. *Thèse*, Paris, 1955, 63 p.
KLOPP (H. W.). — Verkehrtsehen nach kurzdauernder Erblindung. *Nervenarzt.*, 1955, *26*, n° 10, p. 438-441.
KÖHLER (W.). — Ueber die Farbgebung optischer Sinnestäuschungen. *Nervenarzt*, 1955, *26*, n° 12, p. 521-527.
LEREBOULLET (J.), VIDART (L.) et AMSTUTZ (Cl.). — Membre fantôme douloureux avec syndrome dépressif. Guérison spectaculaire par la réserpine (Soc. fr. de Neurol.). *Rev. Neurol.*, 1955, *92*, n° 5, p. 386-387.
LUNN (V.). — The Phantom limb experience in relation to the problem of anasognosia. *Acta Psychiat. Neurol. Scandinav.*, 1955, *30*, p. 281-288.
MICHAUX (L.). — Le délire chez l'enfant. *Rev. Neuropsych. inf.*, 1955, *3*, 510-515.
MOUREN (P.). — Intérêt de la recherche des troubles du schéma corporel au cours des hémiplégies vasculaires. *Marseille méd.*, 1955, *92*, p. 663-667.
PAULEIKHOFF (B.). — Ueber Veränderungen des Situationsgefüges bei paranoid-halluzinatorischen Ercheinungsbildern. *Arch. Psychiat. Nervenkr.*, 1955, *193*, n° 3, p. 277-294.
STORRING (G. E.). — Halluzinatorische und wahnähnliche Erlebnisse bei eidetischer Veranlagung. *Mschr. Psychiat. Neurol.*, 1955, *129*, p. 261-275.
TODD (J.) et DEWHURST (K.). — The double : Its psycho-pathology and psycho-physiology. *J. nerv. ment. Dis.*, 1955, *122*, n° 1, p. 47-55.
VINAVER (B.). — *Les Hallucinations n'existent pas.* Amiens, Yvert, 131 p.
ZAMBIANCHI (A.). — Contributo allo studio del delirio dermatozoico (Ekbom). *Arch. Psicol. Neurol. Psichiat.*, 1955, *26*, n° 6, p. 567-579.

1956

ALLIEZ (J.) et SABY (A.). — Hallucinations génitales prédominantes au cours d'états délirants (Soc. Méd. Psychol.). *Ann. Méd. Psychol.*, 1956, *2*, p. 851-856.
ANDERSON (M.). — Allucinazioni ipnagogiche prodromo di schizofrenia. *Lav. Neuropsichiat.*, 1956, 18, n° 1, p. 9-26.
BENASSI (P.). — Le Cenestopatie. *Riv. sper. Freniat.*, 1956, *80*, n° 1, p. 207-258.
BENNETT (D. H.). — Perception of the upright in relation to Body image. *J. ment. Sciences*, 1956, *102*, p. 487-506.
BLOOD (A. M.). — Psychotherapy of phantom limb pain in two patients. *Psychiat. Quart.*, 1956, *30*, n° 1, p. 114-122.
BRENGELMANN (J. C.). — Dauer, Periodizität, Verzerrung und Grösse des negativen visuellen Nachbildes in Neurose und Psychose. *Psychol. Beitr.*, 1956, *2*, p. 569-585.
BRESSLER (B.), COHEN (S.) et MAGNUSSEN (F.). — The problem of phantom breast and phantom pain. *J. nerv. ment. Dis.*, 1956, *123*, n° 2, p. 181-187.
BÜSSOW (H.). — Halluzinosen bei Endokrinopathien. *Arch. Psychiat. Nervenkr.*, 1956, *195*, n° 3, p. 285-298.
BYCHOWSKI (G.). — The release of internal images. *Int. J. Psychoanal.*, 1956, *27*, n° 2-3, p. 331-338.
GACHKFL (V.), LEROY (Cl.) et BEQUART (P.). — Essai d'interprétation physiopathologique d'un syndrome hallucinatoire. *Évolut. Psychiat.*, 1956, n° 3, p. 695-715.
HABER (W.). — Observations on phantom-limb phenomena. *Arch. Neurol. Psychiat.*, 1956, *75*, p. 624-636.
HALLEN (VON O.). — Zur biographischen Genese des Phantomschmerzes. *Z. psychoth. med. Psychol.*, 1956, *6*, p. 3-6.
HÉCAEN (H.) et GARCIA-BADARACCO (J.). — Les Hallucinations visuelles au cours des ophtalmopathies et des lésions des nerfs et du chiasma optiques. *Évol. psychiat.*, 1956, n° 1, p. 157-179.
HÉCAEN (H.) et GARCIA-BADARACCO (J.). — Séméiologie des hallucinations visuelles en clinique neurologique. *Acta Neurol. Latino Amer.*, 1956, *2*, n° 1, p. 23-57.
HEMON (G.). — L'expérience de rectification de l'illusion hallucinatoire des amputés. *Rev. philos.*, 1956, *146*, n° 4, p. 529-535.
LEROY (C.). — La multiplication des réponses à la S. L. I. chez les malades hallucinés ou atteints d'un syndrome dit « d'automatisme mental » (Soc. d'E. E. G.). *Rev. Neurol.*, 1956, *95*, n° 6, p. 569.
MICHAUX (L.), DUCHE (D.) et STEIN (C.). — Explosion subite d'un syndrome hallucinatoire net, complexe chez un garçon de treize ans. Discussion du diagnostic et du pronostic. *Rev. Neuropsychiat. Infant.*, 1956, *14*, n° 11-12, p. 410-414.
MILES (J.). — Phantom limb syndrome occurring during spinal anesthesia. *J. nerv. ment. Dis.*, 1956, *123*, n° 4, p. 365-368.
SIMMEL (M. L.). — On Phantom Limbs. *Arch. neurol. Psychiat.*, 1956, *75*, p. 637-647.
SMYTHIES (J. R.). — A Logical and cultural analysis of Hallucinatory Sense-Experience. *J. ment. Sci.*, 1956, *102*, n° 427, p. 336-342.
VENABLES (P. H.) et TIZARD (J.). — The effect of stimulus light intensity on reaction time of Schizophrenics. *Brit. J. Psychol.*, 1956, *47*, p. 144-145.
WRIGHT (G. H.). — The names of the parts of the body. *Brain*, 1956, *79*, n° 1, p. 188-210.
ZUK (G.). — The Phantom limb : A proposed theory of unconscious origins. *J. nerv. ment. Dis.*, 1956, *124*, n° 5, p. 510-513.

1957

ARSENI (C.), CRETAN (C.), BOTEZ (M.) et GOLDENBERG (M.). — Troubles paroxystiques de l'image corporelle dans le cadre des lésions fronto-pariéto-temporales droites (Soc. fr. de Neurol.). *Rev. Neurol.*, 1957, *97*, n° 5, p. 401-407.
BENINCASA-STAGNI (E.) et VACCHINI (M.). — Considerazione suella genesi delle c. d. Allucinazioni

ipnagocisi. *Lav. Neuropsychiat.*, 1957, *20*, p. 3-22.

BERGMANN (B.). — Zur Genese der taktilen Halluzinose bzw. des Dermatozoenwahnes. *Nervenarzt*, 1957, *28*, n° 1, p. 22-27.

BROCK (S.) et MERWARTH (H. R.). — The Illusory of Body parts in cerebral disease. *Arch. Neurol. Psychiat. (Chicago)*, 1957, *77*, n° 4, p. 366-375.

COSTELLO (C. G.). — The control of visual imagery in mental disorder. *J. ment. Sci.*, 1957, *103*, n° 433, p. 840-849.

EY (H.). — Les Hallucinoses. *Encéphale*, 1957, n° 5-6, p. 564-573.

EYSENCK (H. J.), GRANGER (G. W.) et BRENGELMANN (J. C.). — *Perceptual processes and mental illness.* Londres, Oxford Univ. Press, 1957, 144 p.

FAURE (H.), BERCHTOLD (R.) et EBTINGER (R.). — Sur les « parasitoses délirantes ». *Évol. Psychiat.*, 1957, n° 2, p. 357-375.

FINNESON, HAFT et KRUEGER. — Phantom limb syndrome Associated with Herniated Nucleus Pulposus. *J. Neurosurg.*, 1957, *14*, p. 344-346.

FLORIS (V.) et ROCCA (G. D.). — Meccanismi psicodinamici in sindromi delirante i allucinatorie di tipo schizofrenico. *G. Psichiat. Neuropat.*, 1957, *85*, n° 4, p. 751-790.

GRANGER (G. W.). — Night vision and psychiatric disorders : a review of experimental studies. *J. ment. Sci.*, 1957, *103*, n° 1, p. 48-79.

HÉCAEN (H.) et GREEN (A.). — Sur l'Héautoscopie. *Encéphale*, 1957, n° 5-6, p. 581-594.

JANZARIK (W.). — Zur Problematik schizophrener Psychosen im höheren Lebensalter. *Nervenarzt*, 1957, *28*, n° 12, p. 535-542.

KAMMERER (Th.), SINGER (L.) et HOLDERBACH (L.). — Anosognosie et délire passager de non-appartenance d'un membre supérieur droit après arrachement du plexus brachial et traumatisme crânien. *Cah. Psychiat.*, 1957, n° 12, p. 13-17.

KANNER (L.). — *Child Psychiatry* (3e édit.). Springfield, Ch. C. Thomas, édit., 1957, 457 p.

LEBOVITS (B. Z.) et LAKIN (M.). — Body image and Paralytic Poliomyelitis. *J. nerv. ment. Dis.*, 1957, *125*, n° 4, p. 518-523.

LEVIN (M.). — Hallucination : A problem in Neurophysiology. *J. nerv. ment. Dis.*, 1957, *125*, n° 2, p. 308-311.

LEVIN (M.). — Motor Hallucination : Some motor aspects of mentation. *Am. J. Psychiat.*, 1957, *113*, n° 11, p. 1020-1023.

MULDER (D. W.), BICKFORD (R. G.) et DODGE (H. W.). — Hallucinatory epilepsy : complex hallucinations as focal seizures. *Amer. J. Psychiat.*, 1957, *113*, juin, p. 1100-1102.

RACKER (H.). — Contribution to the problem of psychopathological stratification. *Int. J. Psychoanal.*, 1957, *38*, n° 3-4, p. 223-239.

REDA (G.) et VELLA (G.). — Le Pseudoallucinazioni. *Riv. sper. Freniat.*, 1957, *71*, n° 4, p. 831-881.

RUSSO (S.). — Sulle allucinazioni olfactive e gustative. *Rassegna Neuropsich.*, 1957, *11*, p. 41.

SCHER (J. M.). — Perception : equivalence, avoidance, and intrusion in Schizophrenia. *Arch. Neurol. Psychiat. (Chicago)*, 1957, *77*, n° 2, p. 210-217.

SCHNEIDER (K.). — Primäre und sekundäre Symptome bei der Schizophrenie. *Fortschr. Neurol. Psychiat.*, 1957, *25*, n° 9, p. 487-490.

SHY (G. M.) et HAASE (G. R.). — Sensorische Störungen bei Scheitellappenläsionen. *Deutsche Z. Nervenheilk.*, 1957, *176*, n° 5, p. 519-542.

STORCH (A.). — *Das paranoid, Syndrom in anthropologischer Sicht.* Berlin, Springer, 1957.

THOMAS (G. J.) et STEWART (P. A.). — The effect on visual perception of stimulating the brain with polarizing currents. *Amer. J. Psychol.*, 1957, *70*, p. 528.

WERTHEIMER (M.) et JACKSON (C. W.). — Figural after effects, « Brain Modifiability » and schizophrenia : A further study. *J. gen. Psychol.*, 1957, *57*, 45.

WOLFF (E.). — Auto-observation d'hallucinations en majorité lilliputiennes. Explication proposée : distinction nécessaire des hallucinations encadrées et des hallucinations encadrantes. *Ann. Méd. Psychol.*, 1957, *1*, n° 1, p. 1-34.

YOSKIMOTO (C.). — Psychopathologische Studien der Weckaminpsychose. I. Ueber deren Halluzinationen und Wahnerlebnisse. *Folia Psychiat. Neurol. Jap.*, 1957, *11*, n° 1, p. 48-57.

ZUTT (J.). — Blick und Stimme. Beitrag zur Grundlegung einer verstehenden Anthropologie. *Nervenarzt*, 1957, *28*, n° 8, p. 350-355.

1958

ALBERT (VON E.). — Ueber eine erbliche Altershalluzinose mit Tremor. *Arch. Psychiat. Nervenkr.*, 1958, *197*, n° 2, p. 148-184.

ALMANSI (R. J.). — A Hypnagogic Phenomenon. *The Psychoanal. Quart.*, 1958, *27*, p. 539-546.

ANGELERGUES (R.), HÉCAEN (H.) et GUILLY (P.). — Membre fantôme secondaire à une lésion traumatique du plexus brachial. *Rev. Neurol.*, 1958, *99*, p. 645.

BION (W. R.). — On hallucination. *Int. J. Psychoanal.*, 1958, *39*, n° 5, p. 341-349.

BALDUZZI (E.). — Episodio pseudo hallucinatorio visivo a Condizionamento coatto. *Riv. sper. Freniat.*, 1958, *82*, p. 918-934.

BRIHAYE (J.). — Extinction d'un membre fantôme chez un amputé de jambe au cours d'une compression médullaire par hernie discale cervicale. Reviviscence du fantôme après exérèse chirurgicale de la hernie. *Acta neurol. Psych. Belg.*, 1958, *58*, n° 7, p. 536-539.

CORRADI (M.) et RICCIO (A.). — Sindrome di Gerstmann in Soggetto Destrimane Portatore di lesione Espansiva paruetale Destra e frontale sinistra. *Lav. neuropsichiat.*, 1958, *23*, n° 3, p. 431-455.

DAVIS (D. R.) et CULLEN (J. H.). — Disorganization of perception in neurosis and psychosis. *Amer. J. Psychol.*, 1958, *71*, p. 229.

GERSTMANN (J.). — Psychological and phenomenological aspects of disorders of the body image. *J. nerv. ment. Dis.*, 1958, *126*, n° 6, p. 499-512.

GLONING (I. et K.) et HOFF (H.). — Die Halluzinationen in der Hirnpathologie. *Wien. Z. Nervenheilk.*, 1958, *14*, p. 289-310.

GRAHAM (H.). — Periodische Ausnahmezustände in der Reifezeit als diencephale Regulationsstörung. *Psychiat. Neurol. (Bâle)*, 1958, *135*, p. 361-377.

GRUSSER (O. J.) et GRUTZNER (A.). — Reaktionen einzelner Neurone des optischen Cortex der Katze nach elektrischen Reizserien des Nervus opticus. *Z. ges. Neurol. Psychiat.*, 1958, *197*, n° 4, p. 405-432.

GRUTZNER (A.), CRUSSER (O. J.) et BAUMGERTNER. — Reaktionen einzelner Neurone im optischen Cortex der Katze nach elektrischer Reizung des Nervus opticus. *Zbl. ges. Neurol. Psychiat.*, 1958, *197*, n° 4, p. 377-404.

HOLLENDER (M. H.), SYRACUSE (N. Y.), BOSZOR

MENYINAGY (I.). — Hallucination as an Ego Experience. *Arch. Neurol. Psychiat. (Chicago)*, 1958, *80*, n° 1, p. 93-97.

JASPER (H. H.) et RASMUSSEN (T.). — Studies of clinical and electrical responses to deep temporal stimulation in man with some considerations of functional anatomy, in : *Brain and Behavior*. Res. Publ. Assoc. Nerv. Ment. Dis., 1958, *36*, p. 316-334.

KAMMERER (Th.), CAHN (R.) et DOREY (R.). — Un cas d'hallucinose auditive. *Cah. Psychiat.*, 1958, *13*, p. 41-50.

KNOLL (M. VON). — Anregung geometrischer Figuren und anderer subjektiver Lichtmuster in elektrischen Feldern. *Rev. suisse Psychol.*, 1958, *17*, n° 2, p. 110-126.

KORCHIN (S. J.) et coll. — Experience of perceptual distortion as a source of anxiety. *Arch. Neurol. Psychiat. (Chicago)*, 1958, *80*, n° 1, p. 98-113.

LAUBER (H. L.) et LEWIN (B.). — Ueber optische Halluzinationen bei Ausschaltung des Visus klinisch und tiefenpsychologisch betrachtet. *Arch. Psychiat. Nervenkr.*, 1958, *197*, n° 1, p. 15-31.

LORAS (O.). — L'univers de Prométhée déchaîné. Le langage existentiel des Hallucinations. *Ann. Méd. Psychol.*, 1958, *1*, n° 4, p. 624-649.

LUKIANOWICZ (N.). — Autoscopie phenomena. *Arch. Neurol. Psychiat.*, 1958, *80*, n° 2, p. 199-220.

MEDLICOTT (R. W.). — An inquiry into the signifiance of Hall. with special reference in the sane. *Int. Rec. Med.*, 1958, *171*, p. 664.

MENDELSON (J.), SOLOMON (P.) et LINDEMANN (E.). — Hallucinations of poliomyelitis patients during treatment in a respirator. *J. nerv. ment. Dis.*, 1958, *126*, n° 5, p. 421-428.

NACHT (S.) et RACAMIER (P. C.). — La théorie psychanalytique du délire. *Rev. fr. de Psychanalyse*, 1958, *22*, p. 417-532.

OSTOW (M.). — The illusory reduplication of body parts in cerebral disease. *Psychoanal. Quart.*, 1958, *27*, n° 1, p. 98-100.

PALAZZUOLI (M.). — Del significato di alcune manifestazioni a carattere allucinatorio complicanti il decorso della psiconevrosi ossessiva. *Riv. Patol. Nerv. Ment.*, 1958, *79*, n° 3, p. 723-734.

PAYNE (R. W.). — Some aspects of perception and thought disorder in schizophrenic subjects. *Rev. Suisse Psychol.*, 1958, *17*, n° 4, p. 300-308.

REDA (G. C.) et PARETTI (E.). — Le allucinazioni nella psiconevrosi ossessiva. *Riv. sper. Freniat.*, 1958, *82*, p. 588-619.

SHEVRIN (H.) et LUBORSKY (L.). — The measurement of preconscious perception in dreams and images : An investigation of the Poetzl phenomenon. *J. abnorm. Soc. Psychol.*, 1958, *56*, p. 285-294.

STOURZH (H.). — Wahrnehmung and wertung in einem mikropsie-traum. *Z. Psychoth.*, 1958, *8*, n° 4, p. 154-156.

STRAUSS (E.). — Der Halluzinant und die Halluzinationen des paranoiden Syndroms, in : J. ZUTT et C. KULENKAMPFF, *Das paranoide Syndrom in anthropologischer Sicht*. Berlin-Göttingen-Heidelberg, édit. Springer, 1958.

TALLAND (G. A.). — Perception of apparent movement in Korsakoff's psychosis. *J. Personality*, 1958, *26*, p. 337.

TAUSK (V.). — De la genèse de « l'appareil à influencer » au cours de la schizophrénie. *Psychanal.*, 1958, *4*, p. 227-265 (trad. fr. du Mémoire paru en 1919 dans la *Ztschr. ärztl. Psychoanalys.*, *51*, p. 1 à 32).

VENABLES (P. H.) et TIZARD (J.). — The effect of auditory stimulus intensity on the reaction time of schizophrenics. *J. ment. Sci.*, 1958, *104*, n° 437, p. 1160-1164.

VEREECKEN (J. L. T.). — Le névrome d'amputation et la douleur de fantôme. *Encéphale*, 1958, *47*, n° 2, p. 88-98.

VICTOR (M.) et HOPE (J. M.). — The phenomenon of auditory Hallucinations in chronic alcoholism. *J. nerv. Ment. Dis.*, 1958, *126*, n° 5, p. 451-481.

WEIZSACKER (V. VON). — *Gestaltkreis*. Stuttgart, G. Thieme, 1950, 203 p. Trad. franç. Le cycle de la structure par M. FOUCAULT et D, ROCHER, Paris, Desclée de Brower, 1958.

ZUTT (J.) et KULENKAMPFF (C.). — *Das paranoide Syndrom im anthropologischer Sicht*. Berlin, Göttingen, Heidelberg, Springer-Verlag, 1958.

1959

ALLIEZ (J.) et ROGER (J.). — Délire olfactif. *Ann. méd. Psychol.*, 1959, *1*, mars, p. 517-521.

AMLER (G. VON). — Haptische Halluzinose bei traumatischer Thalamusschädigung. *Fortschr. Neurol. Psychiat.*, 1959, *27*, n° 10, p. 595-601.

AUDISIO (M.). — Essai sur l'historique et la sémiologie de l' « état de rêve ». *Thèse*, Paris, 1959.

CANO HEVIA (J. R.). — Fenomenologia de las Alteraciones Cualitativas de la Somatopercepcion. *Actas Luso Esp. Neurol. Psychiat.*, 1959, *18*, p. 17-23.

DUREUX (J. B.), LEPOIRE (J.) et DUC (M.). — Perturbations somatognosiques au cours d'accès épileptiques. *Rev. Neurol.*, 1959, *101*, n° 5, p. 653-656.

FERRO MILONE (F.) et DACQUINO (G.). — Allucinazioni sensoriali visive nei processi espansivi della fossa cranica anteriore. *Riv. pat. nerv. Ment.*, 1959, *80*, n° 2, p. 829-844.

FISHER (C.). — A propos du phénomène de Poetzl. *Évol. Psychiat.*, 1959, n° 4, p. 541-566.

FISCHER (S.). — Extensions of theory concerning body image and body reactivity. *Psychosom. Med.*, 1959, *21*, n° 2, p. 142-149.

FISCHER (S.) et CLEVELAND (S. E.). — Right-left body reactivity patterns in disorganized states. *J. nerv. ment. Dis.*, 1959, *128*, n° 5, p. 396-400.

HALLEN (O.). — Ueber ein Defäkationsphantom nach Retumamputation. *Dtsch. Z. Nervenheilk.*, 1959, *179*, n° 5, p. 438-443.

HARRIS (A.). — Sensory deprivation and schizophrenia. *J. ment. Sci.*, 1959, *105*, n° 438, p. 235-237.

HARTMANN-VON MONAKOW (K.). — Halluzinosen nach doppelseitiger stereotktischer Operation bei Parkinson-Kranken. *Arch. Psychiat. Nervenkr.*, 1959, *199*, n° 5, p. 477-486.

HÉCAEN (H.) et ROPERT (R.). — Hallucinations auditives au cours de syndromes neurologiques. *Ann. méd. Psychol.*, 1959, *1*, n° 2, p. 257-306.

JAKAB (I.). — Expression graphique des Hallucinations schizophréniques. *Ann. méd. Psychol.*, 1959, *1*, n° 1, p. 1-24.

JANZARIK (W.). — *Dynamische Grundkonstellationem in endogene Psychosen*. Berlin, Göttingen, Springer-Verlag, 1959.

KNOPF (I. J.) et FAGER (R. E.). — Differences in gradients of stimulus generalization as a function of psychiatric disorder. *J. abnorm. Psychol.*, 1959, *59*, p. 73.

KOLB (L. C.). — Disturbances of the Body-Image, in :

MENYINAGY (I.). — Hallucination as an Ego Experience. *Arch. Neurol. Psychiat. (Chicago)*, 1958, *80*, nº 1, p. 93-97.

JASPER (H. H.) et RASMUSSEN (T.). — Studies of clinical and electrical responses to deep temporal stimulation in man with some considerations of functional anatomy, in : *Brain and Behavior*. Res. Publ. Assoc. Nerv. Ment. Dis., 1958, *36*, p. 316-334.

KAMMERER (Th.), CAHN (R.) et DOREY (R.). — Un cas d'hallucinose auditive. *Cah. Psychiat.*, 1958, *13*, p. 41-50.

KNOLL (M. VON). — Anregung geometrischer Figuren und anderer subjektiver Lichtmuster in elektrischen Feldern. *Rev. suisse Psychol.*, 1958, *17*, nº 2, p. 110-126.

KORCHIN (S. J.) et coll. — Experience of perceptual distortion as a source of anxiety. *Arch. Neurol. Psychiat. (Chicago)*, 1958, *80*, nº 1, p. 98-113.

LAUBER (H. L.) et LEWIN (B.). — Ueber optische Halluzinationen bei Ausschaltung des Visus klinisch und tiefenpsychologisch betrachtet. *Arch. Psychiat. Nervenkr.*, 1958, *197*, nº 1, p. 15-31.

LORAS (O.). — L'univers de Prométhée déchaîné. Le langage existentiel des Hallucinations. *Ann. Méd. Psychol.*, 1958, *1*, nº 4, p. 624-649.

LUKIANOWICZ (N.). — Autoscopie phenomena. *Arch. Neurol. Psychiat.*, 1958, *80*, nº 2, p. 199-220.

MEDLICOTT (R. W.). — An inquiry into the signifiance of Hall. with special reference in the sane. *Int. Rec. Med.*, 1958, *171*, p. 664.

MENDELSON (J.), SOLOMON (P.) et LINDEMANN (E.). — Hallucinations of poliomyelitis patients during treatment in a respirator. *J. nerv. ment. Dis.*, 1958, *126*, nº 5, p. 421-428.

NACHT (S.) et RACAMIER (P. C.). — La théorie psychanalytique du délire. *Rev. fr. de Psychanalyse*, 1958, *22*, p. 417-532.

OSTOW (M.). — The illusory reduplication of body parts in cerebral disease. *Psychoanal. Quart.*, 1958, *27*, nº 1, p. 98-100.

PALAZZUOLI (M.). — Del significato di alcune manifestazioni a carattere allucinatorio complicanti il decorso della psiconevrosi ossessiva. *Riv. Patol. Nerv. Ment.*, 1958, *79*, nº 3, p. 723-734.

PAYNE (R. W.). — Some aspects of perception and thought disorder in schizophrenic subjects. *Rev. Suisse Psychol.*, 1958, *17*, nº 4, p. 300-308.

REDA (G. C.) et PARETTI (E.). — Le allucinazioni nella psiconevrosi ossessiva. *Riv. sper. Freniat.*, 1958, *82*, p. 588-619.

SHEVRIN (H.) et LUBORSKY (L.). — The measurement of preconscious perception in dreams and images : An investigation of the Poetzl phenomenon. *J. abnorm. Soc. Psychol.*, 1958, *56*, p. 285-294.

STOURZH (H.). — Wahrnehmung and wertung in einem mikropsie-traum. *Z. Psychoth.*, 1958, *8*, nº 4, p. 154-156.

STRAUSS (E.). — Der Halluzinant und die Halluzinationen des paranoiden Syndroms, in : J. ZUTT et C. KULENKAMPFF, *Das paranoide Syndrom in anthropologischer Sicht*. Berlin-Göttingen-Heidelberg, édit. Springer, 1958.

TALLAND (G. A.). — Perception of apparent movement in Korsakoff's psychosis. *J. Personality*, 1958, *26*, p. 337.

TAUSK (V.). — De la genèse de « l'appareil à influencer » au cours de la schizophrénie. *Psychanal.*, 1958, *4*, p. 227-265 (trad. fr. du Mémoire paru en 1919 dans la *Ztschr. ärztl. Psychoanalys.*, *51*, p. 1 à 32).

VENABLES (P. H.) et TIZARD (J.). — The effect of auditory stimulus intensity on the reaction time of schizophrenics. *J. ment. Sci.*, 1958, *104*, nº 437, p. 1160-1164.

VEREECKEN (J. L. T.). — Le névrome d'amputation et la douleur de fantôme. *Encéphale*, 1958, *47*, nº 2, p. 88-98.

VICTOR (M.) et HOPE (J. M.). — The phenomenon of auditory Hallucinations in chronic alcoholism. *J. nerv. Ment. Dis.*, 1958, *126*, nº 5, p. 451-481.

WEIZSACKER (V. VON). — *Gestaltkreis*. Stuttgart, G. Thieme, 1950, 203 p. Trad. franç. Le cycle de la structure par M. FOUCAULT et D, ROCHER, Paris, Desclée de Brower, 1958.

ZUTT (J.) et KULENKAMPFF (C.). — *Das paranoide Syndrom im anthropologischer Sicht*. Berlin, Göttingen, Heidelberg, Springer-Verlag, 1958.

1959

ALLIEZ (J.) et ROGER (J.). — Délire olfactif. *Ann. méd. Psychol.*, 1959, *1*, mars, p. 517-521.

AMLER (G. VON). — Haptische Halluzinose bei traumatischer Thalamusschädigung. *Fortschr. Neurol. Psychiat.*, 1959, *27*, nº 10, p. 595-601.

AUDISIO (M.). — Essai sur l'historique et la sémiologie de l' « état de rêve ». *Thèse*, Paris, 1959.

CANO HEVIA (J. R.). — Fenomenologia de las Alteraciones Cualitativas de la Somatopercepcion. *Actas Luso Esp. Neurol. Psychiat.*, 1959, *18*, p. 17-23.

DUREUX (J. B.), LEPOIRE (J.) et DUC (M.). — Perturbations somatognosiques au cours d'accès épileptiques. *Rev. Neurol.*, 1959, *101*, nº 5, p. 653-656.

FERRO MILONE (F.) et DACQUINO (G.). — Allucinazioni sensoriali visive nei processi espansivi della fossa cranica anteriore. *Riv. pat. nerv. Ment.*, 1959, *80*, nº 2, p. 829-844.

FISHER (C.). — A propos du phénomène de Poetzl. *Évol. Psychiat.*, 1959, nº 4, p. 541-566.

FISCHER (S.). — Extensions of theory concerning body image and body reactivity. *Psychosom. Med.*, 1959, *21*, nº 2, p. 142-149.

FISCHER (S.) et CLEVELAND (S. E.). — Right-left body reactivity patterns in disorganized states. *J. nerv. ment. Dis.*, 1959, *128*, nº 5, p. 396-400.

HALLEN (O.). — Ueber ein Defäkationsphantom nach Retumamputation. *Dtsch. Z. Nervenheilk.*, 1959, *179*, nº 5, p. 438-443.

HARRIS (A.). — Sensory deprivation and schizophrenia. *J. ment. Sci.*, 1959, *105*, nº 438, p. 235-237.

HARTMANN-VON MONAKOW (K.). — Halluzinosen nach doppelseitiger stereotktischer Operation bei Parkinson-Kranken. *Arch. Psychiat. Nervenkr.*, 1959, *199*, nº 5, p. 477-486.

HÉCAEN (H.) et ROPERT (R.). — Hallucinations auditives au cours de syndromes neurologiques. *Ann. méd. Psychol.*, 1959, *1*, nº 2, p. 257-306.

JAKAB (I.). — Expression graphique des Hallucinations schizophréniques. *Ann. méd. Psychol.*, 1959, *1*, nº 1, p. 1-24.

JANZARIK (W.). — *Dynamische Grundkonstellationem in endogene Psychosen*. Berlin, Göttingen, Springer-Verlag, 1959.

KNOPF (I. J.) et FAGER (R. E.). — Differences in gradients of stimulus generalization as a function of psychiatric disorder. *J. abnorm. Psychol.*, 1959, *59*, p. 73.

KOLB (L. C.). — Disturbances of the Body-Image, in :

WECKOWICZ (T. E.) et WITNEY (G.). — The Müller-lyer illusion in schizophrenic patients. *J. ment. Sci.*, 1960, *106*, n° 444, p. 1002-1007.

ZAZZO (B.). — L'image de soi comparée à l'image de ses semblables chez l'adolescent. *Enfance*, 1960, n° 2, p. 121-141.

ZIOLKO (H. U.). — Ueber den emotionalen Untergrund Visionärer Erscheinungen. *Z. Psychoth. med. psychol.*, 1960, 238.

1961

ALBERTI (G.). — Considerazioni sulle allucinazioni olfactive : le interpretazioni patogenetiche e i rilievi fenomenologici. *Riv. sper. Fréniat.*, 1961, *85*, n° 3, p. 716-736.

AUBRY (M.) et PIALOUX (P.). — Séméiologie des troubles de l'olfaction. *Le Rhinencéphale*, t. *2*, Paris, Masson, 1961, p. 263-265.

BEKENY (G.) et PETER (A.). — Ueber Polyopie und Palinopsie. *Psychiat. Neurol. (Basel)*, 1961, *142*, p. 154-175.

BENTON (A. L.). — The fiction of the « Gerstmann Syndrome ». *J. Neurol. Neurosurg. Psychiat.*, 1961, *24*, n° 2, p. 176-181.

CALLIERI (B.) et MOSCATELLI (G.). — Analogie e contrasti in tema di allucinosi. *Lav. Neuropsichiat.*, 1961, *29*, n° 1, p. 107-114.

CAMERON (N.). — Introjection, reprojection and hallucination in the interaction between schizophrenic patient and therapist. *Int. J. Psychoanal.*, 1961, *42*, n° 1-2, p. 86-96.

EASSON (W. M.). — Body image and self-image in children. *Arch. gen. Psychiat.*, Chicago, 1961, *4*, June, p. 619-621.

FISHER (S.). — Body image and upper in relation to lower body sector reactivity. *Psychosom. Med.*, 1961, n° 1, p. 400-402.

GANTHERET (F.). — Historique et position actuelle de la notion du schéma corporel. *Bull. Psychol.*, 1961, *15*, n° 1, p. 41-44.

GOLSE (J.), MOREL (P.) et coll. — Essai sur syndrome hallucinatoire et système neuro-végétatif (Soc. Méd. Psychol.). *Ann. Méd. Psychol.*, 1961, *1*, n° 1, p. 129-135.

HALNAN (C. R. E.) et WRIGHT (G. H.). — Fingers and toes in body-image. *Acta neurol. Scand.*, 1961, *37*, n° 1, p. 50-61.

HOWARTH (C. J.). — On-off interelation in the human electroretinogramme. *J. opt. Soc. Amer.*, 1961, *51*, p. 345-352.

LANTERI-LAURA (G.) et DAUMEZON (G.). — La signification sémiologique de l'automatisme mental de Clérambault. In *Recherches sur les maladies mentales*, Paris, Imprimerie municipale Hôtel de Ville, 1961, *1*, p. 61-93.

LEICHNER (A.). — Die autoskopischen Halluzinationen (Heautoskopie). *Fortschr. Neurol. Psychiat.*, 1961, *29*, n° 10, p. 550-585.

LIEBALDT (G.) et KLAGES (W.). — Morphologische Befunde bei einer isolierten chronischen taktilen « Dermatoenhalluzinose ». *Nervenarzt*, 1961, *32*, n° 4, p. 157-170.

MAHMOUD (S. A.). — Le corps et ses métamorphoses. Contribution à l'étude de la dépersonnalisation. *Rev. Franç. Psychanal.*, 1961, *25*, p. 333-377.

RUBERT (S. L.), HOLLENDER (M. H.) et MEHRHOF (E.). — Olfactory hallucinations. *Arch. gen. Psychiat.*, Chicago, 1961, *5*, sept., p. 313-318.

MARCONI (J.), YUDELEVICH (R.) et MUNOZ (L.). — An experimental analysis of the hallucinatory-delusional type of reaction. *J. nerv. ment. Dis.*, 1961, *133*, n° 1, p. 69-78.

SAMPAIO (B.) et IGERT (C.). — Hallucinations visuelles d'une mélancolique aveugle. *Évol. Psychiat.*, 1961, n° 2, p. 287-321.

SCHNEIDER (R. C.) et coll. — Temporal or occipital lobe hallucinations triggered from frontal lobe lesions. *Neurology (Minneap.)*, 1961, *11*, p. 172-179.

SPERLING (O. E.). — Variety and Analyzability of hypnagogie hallucinations and Dreams. *Int. J. Psychoanal.*, 1961, *42*, n° 3, p. 216-223.

STERN (M. M.). — Blank hallucinations : remarks about trauma and perceptual disturbances. *Int. J. Psychoanal.*, 1961, *42*, n° 3, p. 205-215.

TOLOR (A.) et COLBERT (J.). — Relationship of body image to social desirability. *J. ment. Sci.*, 1961, *107*, n° 451, p. 1060-1061.

MAHMOUD (A.). — Le corps et ses métamorphoses- *Rev. fr. Psychanal.*, 1961, *25*, p. 333-377.

WEINER (M. F.). — Hallucinations in children. *Arch. gen. Psychiat.*, Chicago, 1961, *5*, décembre, p. 544-553.

ZILLINGER (G.). — Zum problem der, chronischen taktilen Halluzinose. *Arch. Psychiat. Nervenkr.*, 1961, *202*, n° 3, p. 223-233.

1962

AHLENSTIEL (H.) et KAUFMANN (R.). — *Vision und Traum. Betrachtungen über Darstellungsformen in Trugbildern.* Stuttgart, Ferdinand Enke, 1962, 108 p.

AHLENSTIEL (H.) et KAUFMANN (R.). — Ueber pathologische Illusionen. *Arch. Psychiat. Nervenkr.*, 1962, *202*, n° 6, p. 592-605.

AJURIAGUERRA (J. DE). — « Le corps comme relation ». *Rev. Suisse Psychol.*, 1962, *21*, n° 2, p. 137-157.

AJURIAGUERRA (J. DE) et ANGELERGUES (R.). — De la psycho-motricité au corps dans la relation avec autrui (A propos de l'œuvre de H. WALLON). *Évol. Psychiat.*, 1962, *27*, n° 1, p. 13-25.

ANASTASOPOULOS (G. K.). — Beitrage zu den Halluzinationsproblemen. I. Zur Frage der Entstehung von Herdhalluzinationen. *Psychiat. Neurol. (Bâle)*, 1962, *143*, p. 233-249. II. Die Bipolarität des halluzinatorischen Vorgöuge. *Psychiat. Neurol. (Bâle)*, 1962, *144*, p. 338-352.

CHRISTRUP (H. J.). — The effect of concept of body-image. *Psychiat. Quart.*, 1962, *36*, n° 2, p. 296-303.

COSSA (P.) et DARCOURT (G.). — Étude psychologique d'un cas d'hémiplégie gauche avec illusion de présence corporelle (Soc. médico-psychol.). *Ann. Méd. Psychol.*, 1962, *2*, n° 1, p. 91-95.

DAVSON (H.). — *The Eye.* New York, Acad. Press, 1962, 796 p.

DIXON (N. F.) et LEAR (T. E.). — Perceptual regulation and mental disorder. *J. ment. Sci.*, 1962, *108*, mai, p. 356-361.

EISENBERG (L.). — Hallucinations in children. *In* : WEST (L. J.). *Hallucinations*, p. 198-210 (C. R. symp. de Washington, 1958). New York, Grune et Stratton, 1962.

ESMAN (A. H.). — Visual hallucinoses in young children. *Psychoanal. Study Child*, 1962, *17*, p. 334-343.

ESTABROOKS (G. H.). — The social implications of hypnosis, in : *Hypnosis. Current Problems*, p. 224-237, New York, Harper et Row, 1962.

EVANS (J. H.). — On disturbance of the body-image in parapagia. *Brain*, 1962, *85*, n° 4, p. 687-700.

FLYNN (W. R.). — Visual hallucinations in sensory deprivation. *Psychiat. Quart.*, 1962, *36*, p. 55-65.

HAVENS (L. L.). — The placement and movement of hallucinations in space : phenomenology and theory. *Int. J. Psychoanal.*, 1962, *43*, n° 6, p. 426-435.

HOLLISTER (L. E.), HARTMAN (A. M.). — Mescaline, Lysergic Acid Diethylamine and Psilocybin: comparison of clinical syndromes. Effects on color Perception and Biochemical Measures. *Compreh. Psychiat.*, 1962, *3*, n° 4, p. 235-241.

LE BLAIS (M.). — *A propos d'un cas de psychose hallucinatoire : étude de la psychologie berbère.* Thèse de médecine, Rennes, 1962, 29 p.

LOHRENZ (J. G.), LEVY (L.), DAVIS (J. F.). — Schizophrenia or Epilepsy ? A problem in Differential Diagnosis. *Compreh. Psychiat.*, 1962, *3*, n° 1, p. 54-62.

MENDEL (G.). — « Image du corps propre » ou bien « Organisateur de la temporalité ». *Entretiens Psychiat.*, 1962, n° 11, p. 179-204.

MEYER (VON H. H.). — Zür Klinik für Wahrnehmungsstörungen (Psychopathologische Phänomenen bei temporaler Epilepsie). *Psychopathologie heute*. G. Thieme, 1962, p. 193-204.

MILLER-KREUSER (E.). — Symptomenbild der chronischen taktilen Halluzinose bei Hypophysenveränderung. *Med. Welt.*, 1962, *2*, p. 88-91.

ORNE (M. T.). — Hypnotically induced hallucinations. In : *Hallucinations*, p. 211-219, West L. New York; Grune et Stratton, 1962, 295 p.

POLLACK (M.), KAHN (R. L.), KARP (E.) et FINK (M.). — Tachistocopic Perception after induced altered brain function : influence of mental set. *J. nerv. Ment. Dis.*, 1962, *134*, n° 5, p. 422-430.

POMME (B.), PLANCHE (R.) et YERMIA (H.). — A propos d'une forme hallucinatoire, sans signes neurologiques, de la maladie de Besnier-Bœck-Schaumann (Soc. Méd. Psychol. 28-5-1962). *Ann. Méd. Psychol.*, 1962, *2*, p. 96-100.

ROTH (B.). — *Narkolepsie und Hypersomnie*. Berlin, VEB Volk und Gesundheit, 1962.

ROTH (M.) et HARPER (M.). — Temporal Lobe Epilepsy and the Phobic Anxiety-Depersonalization Syndrome. Part II : Practical and Theoretical Consideration. *Compreh. Psychiat.*, 1962, *3*, n° 4.

SICHEL (C.) née CHAMBON. — *Un cas d'hallucinose visuelle verbale (Logopsie)*. Thèse médicale de Strasbourg, 1962, 80 p.

SUTTER (J. M.). — L'apport de la neurologie à la psychopathologie des hallucinations. *Évol. Psychiat.*, 1962, *27*, n° 4, p. 501-535.

TRELLES (J. O.) et coll. — Sobre un caso de heautoscopia. *Rev. Neuro-Psiquiat.*, 1962, *25*, n° 3, p. 264-280.

WEINSTEIN (E. A.). — Social aspects of hallucination. *In :* WEST (L. J.). *Hallucinations*, p. 233-238.

WEST (L. J.). — *Hallucinations.* Symposium de Washington de 1958, C. R. New York, Grune et Stratton, 1962, 295 p.

ZISKING (E.) et AUGSBURG (T.). — Hallucinations in sensory deprivation : Method or madness ? *Science*, 1962, *137*, p. 992-993.

1963

AHLENSTIEL (H.). — Den Sinnengedächtnis-Erscheinungen nahestehende, langdauernde akustische Halluzinationen. *Arch. Psychiat. Nervenkr.*, 1963, *204*, n° 1, p. 86-95.

BOSS (M.). — Gedanken über eine schizophrene Halluzination. Schweiz. *Arch. Neurol. Psychiat.*, 1963, *91*, p. 87-95.

CHASSEGUET-SMIRGEL (J.). — Corps vécu et corps imaginaire dans les premiers travaux psychanalytiques. *Rev. fr. Psychanal.*, 1963, *27*, n° 2-3, p. 255-270.

FOLLIN (S.). — Les états oniroïdes. *C. R. Congrès Neurol. Psychiat. de langue fr., Nancy*, 1963, p. 79-222.

GLONING (I.), GLONING (K.) et coll. — Ueber einen obduzierten Fall von optischer Körperschemastörung und Heautoskopie. *Neuropsychol,*, Oxford, 1963, *1*, n° 3, p. 217-231.

HAUSS (K.). — Zur diagnostischen Erfassung der Gestaltungsfaktoren im pathologischen Wahrnehmungserleben. *Arch. Psychiat. Nervenkr.*, 1963, *204*, n° 2, p. 152-162.

HÉCAEN (H.) et ROPERT (R.). — Les hallucinations auditives des otopathes. *J. Psychol. norm. pathol.*, 1963, n° 3, p. 293-329.

KRYSPIN-EXNER (K.) et WEINGARTEN (K.). — Polyopische Halluzinationen im Hemiopischen Gesichtsfeld. *Wien. Z. Nervenhk.*, 1963, *20*, n° 4, p. 321-325.

LINDSLEY (O. R.). — Direct measurement and functional definition of vocal hallucinatory symptoms. *J. nerv. Ment. Dis.*, 1963, *136*, n° 3, p. 293-297.

MATUSSEK (P.). — Psychopathologie II : Wahrnehmung, Halluzination und Wahn. In : *Psychiatrie der Gegenwart.*, 1963, 2-3, p. 23-76.

MILTON (M.), GROSS et coll. — Hearing disturbances and auditory hallucinations in the acute alcoholic psychoses. I : Tinnitus : incidence and significance. *J. nerv. ment. Dis.*, 1963, *137*, n° 5, p. 455-465.

MORGOULIS (J.) et TOURNAY (A.). — Poliomyélite et schéma corporel. *Enfance*, 1963, n° 4-5, p. 277-298.

MOUREN (P.) et TATOSSIAN (A.). — Les illusions visuo-spatiales. Étude clinique. *Encéphale*, 1963, *52*, n° 5, p. 439-480 et n° 6, p. 517-573.

NAZAKAVA (A.). — *Psychiat. neurol. jap.*, 1963, *65*, p. 451-457.

PENFIELD (W.) et PEROT (P.). — The Brains's record of Auditory and visual experience. *Brain*, 1963, *86*, p. 595-596.

POECK (K.). — Zur Psychophysiologie der Phantomerbnisse. *Nervenarzt*, 1963, *34*, n° 6, p. 241-256.

ROUSSEL (A.). — Expériences visuelles subjectives sous S. L. I. *Thèse*, Lille, 1963.

SHENTOUB (S. A.). — Remarques sur la conception du moi et ses références au concept de l'image corporelle. *Rev. Fr. Psychanal.*, 1963, *27*, n° 2-3, p. 271-300.

TRILLAT (E.). — Le corps, son vécu et ses représentations. *Rev. Fr. Psychanal.*, 1963, *27*, n° 2-3, p. 231-253.

VÖLKEL (H.). — Zur Problematik der sogenannten eidetischen Trugwahrnehmungen. *Arch. Psychiat. Nervenkr.*, 1963, *204*, n° 6, p 562-571.

WYRSCH (J.). — Bedeutung und Aufgabe. Ich und Person. Bewusstsein, Antrieb und Gefühl. In : *Psychiatrie der Gegenwart.*, 1963, 1-2, p. 1-22.

1964

ANGELERGUES (R.). — Le corps et ses images : Essai de compréhension dynamique de la spécificité et du polymorphisme de l'organisation somatognosique. *Évol. Psychiat.*, 1964, *29*, n° 2, p. 181-216.

AUDOUARD (X.). — Corps et servitude. *Psychanal.*, 1964, *8*, p. 219-238.

BARBER (T.). — Toward a theory of « hypnotic » behavior : Positive visual and auditory hallucinations. *Psychol. Rec.*, 1964, *14*, n° 2, p. 197-210.

BARBER (T. X.) et CALVELEY (D. S.). — An experimental study of hypnotic (auditory and visual) hallucinations. *J. Abnorm. Soc. Psychol.*, 1964, *63*, p. 13-20.

BILZ (R.). — Anthropologische analyse einer Alkoholhalluzinose Erörterungen über die menschliche Intelligenz. *Nervenarzt*, 1964, *35*, n° 1, p. 11-19.

CERNY (M.). — Electrophysiological study of verbal hallucinations. *Act. nerv. Sup.*, 1964, *6*, p. 94.

DALLE (B.). — Les syndromes hallucinatoires idiopathiques chroniques de l'adulte. *Thèse*, Lille, 1964, 142 p.

DESPINOY (E.), MONNEROT (E.) et coll. — A propos des troubles de perceptions auditives chez les délirants chroniques. *Congrès de Psychiat. neurol. de langue française*, Marseille, 1964, *1*, p. 554-562.

EICKE (D.). — Depersonalisationsphänomene als kommunikatives Mittel. *Psychothér. Schizophrénie* (Int. Symp. Lausanne, 1964), édit., 1965, p. 77-81.

FISCHER (S.). — Body image and psychopathology. *Arch. gen. Psychiat.*, Chicago, 1964, *10*, n° 5, p. 519-529.

GLONING (I. et K.). — Raumzeitliche transformationen bei Körperschemastörungen. *Neuropsychol.*, 1964, *2*, n° 3, p. 221-227.

HEIMBURGER (R. F.), DEMYER (W.) et REITAN (R. M.). — Implications of Gerstmann's syndrome. *J. Neurol. Neurosurg. Psychiat.*, 1964, *27*, n° 1, p. 52-57.

HOROWITZ (M. J.). — The imagery of visual hallucinations. *J. nerv. ment. Dis.*, 1964, *138*, n° 6, p. 513-523.

JOHANNSEN (W. J.), FRIEDMAN (H.) et SICCIONE (V.). — Visual perception as a function of chronicity in schizophrenia. *Brit. J. Psychiat.*, 1964, *110*, n° 467, p. 561-570.

KLAGES (W.) et KLAGES (I.). — Zur Psychologie Psychopathologie des Geruchsinnes. *Arch. Psychiat. Nervenkr.*, 1964, *205*, n° 1, p. 37-48.

LANGER (D.). — Zur informationstheoretischen Deutung experimentell objektivierbarer Wahrnehmungsstörungen bei psychiatrischen Patientengruppen. *Fortschr. Neurol. Psychiat.*, 1964, *32*, n° 1, p. 31-49.

LEONHARD (K.). — Grundformen des Halluzinierens. *Nervenarzt*, 1964, *35*, n° 10, p. 443-448.

MAHL (G. F.) et coll. — Psychological responses in the human to intracerebral electrical stimulation. *Psychosom. Méd.*, 1964, *26*, n° 4, p. 337-368.

MANNONI (M.). — Fantasme et corps fantasmé. *Psychanal.*, 1964, *8*, p. 69-84.

MORGENSTERN (F. S.). — The effects of sensory imput and concentration on post-amputation phantom limb pain. *J. neurol. neurosurg. Psychiat.*, 1964, *27*, n° 1, p. 58-65.

MOYRA (W.) et JAMBOR (K.). — Disorders of topographical and right-left orientation in adults compared with its acquisition in children. *Neuropsychol.*, 1964, *2*, n° 1, p. 55-70.

OSWALD (I.). — Sleep and perception. *Acta Psychol.*, 1964, *23*, p. 277-278.

POECK (K.) et ORGASS (B.). — Ueber die Entwicklung des Körperschemas. *Fortschr. Neurol.*, 1964, *32*, n° 10, p. 538-554.

RENNIE (I. D. B.). — Musical hallucinations associated with epilepsy. *Guy's Hosp. Rep.*, 1964, *113*, n° 2, p. 143-152.

RICHER (S.). — La notion d'image du corps et certaines récentes sur la personnalité. *Entretiens Psychiatriques*, 1964, n° 10.

SAUGUET (J.). — Les métamorphopsies au cours des atteintes focales du cortex cérébral. *Thèse médicale de Paris*, 1964, 132 p.

TRAUB (A. C.) et ORBACH (J.). — Psychophysical studies of body-image. *Arch. gén. Psychiat.*, 1964, *11*, n° 1, p. 53-66.

1965

AMIGO (G.) et ZANGHERI (N.). — Contributo alla fenomenologia dello schema corporeo. *Riv. sper. Freniat.*, 1965, *89*, n° 4, p. 789-810.

BARNETT (B.). — Witchcraft, psychopathology and hallucinations. *Brit. J. Psychiat.*, 1965, *111*, 439.

BERNER (P.). — *Das paranoische Syndrom.* Berlin, Heidelberg, New York, Springer, 1965, 181 p.

BURCHARD (J. M.). — Zur Frage nach der Natur von Phantomerlebnissen bei angeborener Gliedmassen verstümelung. *Arch. Psychiat. Nervenkr.*, 1965, *207*, n° 4, p. 360-377.

BURCHARD (J. M.). — Ueber die Struktur der optischen Wahrnehmung und ihrer krankhaften Störungen. *Fortschr. Neurol. Psychiat.*, 1965, *33*, n° 6, p. 277-298.

BURGERMEISTER (J. J.), TISSOT (R.) et AJURIAGUERRA (J.). — Les hallucinations visuelles des ophtalmopathes. *Neuropsychol.*, 1965, *3*, n° 1, p. 9-38.

BURGERMEISTER (J. J.), TISSOT (R.) et AJURIAGUERRA (J. DE). — Visual Hallucinations in ocular Disorders. *Neuropsychologia*, 1965, *3*, n° 1, p. 9-38.

BUSCHER (H.) et DE BOUET DU PORTUGAL (M. D.). — Le schéma corporel. *Sauvegarde*, 1965, n° 9-10, p. 623-628.

CERNY (M.). — Verbal auditory hallucinations. An. electrophysiol. study. *Acta nerv. Sup.*, 1965, *7*, p. 197.

CORDEAU (J. P.), WALSH (J.) et MAHUT (H.). — Variations dans la transmission des messages sensoriels en fonction des différents états d'éveil et de sommeil. In : *Neurophysiologie des états de sommeil*, p. 477-507 (C. R. N. S.), 1965.

DOMINO (E. F.) et coll. — Effects of cryogenic thalamic lesions on the somesthetic evoked response in man. *Electroenceph. clin. Neurophysiol.*, 1965, *19*, n° 2, p. 127-138.

DORFF (J. E.), MIRSKY (A. F.) et MISHKIN (M.). — Effects of unilateral lobe removals in man on tachistoscopic recognition in the left and right visual fields. *Neuropsychol.*, 1965, *3*, n° 1, p. 39-52.

FAURE (H.). — *Hallucinations et réalité perceptive.* Paris, P. U. F., 1965, 255 p.

FOLLIN (S.). — Leib und Leiberleben bei Psychosen. In : *Die Leiblichkeit des Menschen in einer Anthropologischen Medizin*, p. 110-122 (C. R. int. méd. Congress in Austria), 1965.

FOULKES (D.) et YOGEL (G.). — Mental activity at sleep onset. *J. abnorm. soc. Psychol.*, 1965, *70* p. 231-243.

GENTILI (C.), MUSCATELLO (C. F.), BALLERINI (A.) et AGREST (E.). — Psicopatologia del vissuto corporeo nella schizofrenia : studio clinico e fenomenologico dei deliri a tema somatico. *Riv. sper. Freniat.*, 1965, *89*, n° 5, p. 1077-1139.

HABECK (D.). — Beitrag zur Geruchshallucinose mit Beziehungswahn. *Arch. Psychiat. Nervenkr.*, 1965, *207*, n° 3, p. 196-205.

HEINTEL (H.). — Heautoskopie bei traumatischer Psychose Zugleich ein Beitrag zur Phänomenologie der Heautoskopie. *Arch. Psychiat. Nervenkr.*, 1965, *206*, n° 6, p. 727-735.

HERNANDEZ-PEON (R.). — A neurophysiologic model of dreams and hallucinations. *J. nerv. ment. Dis.*, 1965, *141*, n° 6, p. 623-650.

HOCH (P. H.) et ZUBIN (J.). — *Psychopathology of Perception.* New York, London, Grune et Stratton, 1965, 336 p.

KENNA (J. C.) et SEDMAN (G.). — Depersonalization in temporal lobe epilepsy and the organic psychoses. *Brit. J. Psychiat.*, 1965, *111*, n° 473, p. 293-299.

LUNN (V.). — On body-hallucinations. *Acta Psychiat. Scand.*, 1965, *41*, n° 3, p. 387-399.

MANCIA (M.) et BALDISSERA (F.). — Il sistema di controllo centrifugo in relazione alle percezioni patologiche. Una ipotesi neurofisiologica sulle illusioni ed allucinazioni. *Riv. sper. Freniat.*, 1965, *89*, n° 6, p. 1392-1407.

MARTIS (D. DE) et PORTA (A.). — Ricerche sulla qualità della percezione del proprio corpo in un gruppo di soggetti psicotici. *Riv. sper. Freniat.*, 1965, *89*, n° 4, p. 769-788.

MILLER (M. D.), JOHNSON (R. L.) et RICHMOND (L. H.). — Auditory hallucinations and descriptive language skills. *J. Psychiat. Res.*, 1965, *3*, p. 43-56.

MOUREN (P.) et coll. — L'hallucinose éthylique. Étude psychopathologique. *Ann. Méd. Psychol.*, 1965, *1*, n° 2, p. 251-264.

MURGUIA (D. L.). — La Personalidad y el Sindrome de Despersonalizacion. *Rev. Psiquiat. Urug.*, 1965, n° 176, p. 4-40.

ORBACH (C. E.) et TALLENT (N.). — Modification of perceived body-concepts. *Arch. gen. Psychiat.*, Chicago, 1965, *12*, n° 2, p. 126-135.

POECK (K.). — Die Modellvorstellung des Körperschemas. *Dtsch. Z. Nervenheilk.*, 1965, *187*, n° 5, p. 472-477.

REIMER (F.). — Pathologisches Wahrnehmungserleben bei endogener Depression. *Arch. Psychiat. Nervenkr.*, 1965, *206*, n° 4-5, p. 559-561.

REMENCHIK (A. P.) et TALSO (P. J.). — Body composition of schizophrenics. *Arch. gen. Psychiat.* Chicago, 1965, *13*, n° 5, p. 444-446.

RICOEUR (P.). — Phänomenologie der Leiblichkeit. *Die Leiblichkeit des Menschen in einer Anthropologischen*, 1965, n° 1, p. 1-13.

SELECKI (B. R.) et HERRON (J. T.). — Disturbances of the verbal body-image : a particular syndrome of sensory aphasia. *J. nerv. ment. Dis.*, 1965, *141*, n° 1, p. 42-52.

SELVINI (M. Palozzoli). — Contributo della psicopatologia del vissuto corporea. *Arch. psicol. neurol. Psichiat.*, 1965, *26*, p. 344-368.

SHAPIRO (Th.) et STINE (J.). — The figure drawings of three-year-old children : a contribution to the development of body-image. *Psychoanal. stud. child*, 1965, *20*, p. 298-309.

TEUBER (H. L.). — Préface : Disorders of higher tactile and functions. *Neuropsychol.*, 1965, *3*, n° 4, p. 287-294.

VELLA (G.). — Dépersonnalisation somatopsychique et troubles du schéma corporel. *Évolut. Psychiat.*, 1965, *30*, n° 1, p. 147-160.

YAP (P. M.). — Koro : a culture-bound depersonalization syndrome. *Brit. J. Psychiat.*, 1965, *111*, 43-70.

1966

ALEXANDER (D.) et MONEY (J.). — Turner's syndrome and Gerstmann's syndrome : neuropsychologic comparisons. *Neuropsychol.*, 1966, *4*, n° 3, p. 265.

AHLHEID (A.). — Sindrome dermatozoica e privazione sensoriale. *Lav. Neuropsichiat.*, 1966, *38*, n° 1, p. 29-46.

AHLHEID (A.). — Cosiderazioni sul « Visuto » Presuicidale in un Melancolico Nord-Africano. *Lav. Neuropsichiat.*, 1966, *39*, n° 3, p. 485-504.

BUSSOPULOS (VON W.). — Zur Frage der paranoid-halluzinatorischen Psychosen nach Fleckfieberencephalitis. *Fortschr. Neurol. Psychiat.*, 1966, *34*, n° 1, p. 39-43.

CATTELL (J. P.). — Depersonalization phenomena, *In ;* S. ARIETI, *American Handbook of Psychiatry*, t. *3*, p. 88-102, New York, Basic Books, Inc., 1966.

CHESNI (Y.). — Parole intérieure motrice kinesthésique et schèmes verbaux intérieurs à caractère auditif : à propos d'une aura hallucinatoire visuelle et auditivo-verbale avec foyer électrographique temporal antérieur droit chez une malade droitière (Soc. fr. de Neurol.). *Rev. Neurol.*, 1966, *115*, n° 5, p. 966-971.

CHITANONDH (H.). — Stereotaxic amygdalotomy in the treatment of olfactory seizures and psychiatric disorders with olfactory hallucination. *Confin. Neurol.*, 1966, *27*, p. 181-196.

CRITCHLEY (M.). — The enigma of Gerstmann's syndrome. *Brain*, 1966, *89*, n° 2, p. 183-198.

DAVIDSON (P. W.). — Depersonalization phenomena in-patients. *Psychiat. Quart.*, 1966, *40*, n° 4, p. 702-722.

DEAK (G.) et TOTH (S.). — Die Behandlung des Phantomschmerzes durch postzentrale Topectomie. *Arch. Psychiat. Nervenkr.*, 1966, *208*, n° 5, p. 462-471.

DI MAIO (D.). — *Le allucinazioni olfattive dei malati psichici.* Acta Neurol., Naples, 1966, p. 270.

FAURE (H.). — Les objets dans la folie. T. 2. *Les appartenances au délirant.* Paris, P. U. F., 1966, 278 p.

FOULKES (D.). — *The psychology of sleep.* New York, Scribner, 1966.

FREUD (Anna). — *Le normal et le pathologique chez l'enfant.* Gallimard, Paris, 1966, 212 p.

FRIEDRICH (P. A.). — Beitrage zur Wahrnehmungsstörung in der akuten Schizophrenie. *Congrès mondial de Psychiat.* (Madrid, 1966), *4*, p. 3037-3039.

GARTSIDE (I. B.), LIPPOLD (O. C. J.) et MELDRUM (B. S.). — The evoked cortical somatosensory response in normal man and its modification by oral lithium carbonate. *Electroenceph. clin. neurophysiol.*, 1966, *20*, n° 4, p. 382-390.

GRINBERG (L.). — The relationskip between obsessive mechanisms and a state of self-disturbance : depersonalization. *Int. J. Psychoanal.*, 1966, *47*, n° 2-3, p. 177-183.

HÉCAEN (H.). — Latéralisation hémisphérique lésionnelle des métamorphopsies et des hallucinations visuelles. *Évol. Psychiat.*, 1966, *31*, n° 2, p. 293-304.

HIDDEMA (F.). — Acute temporary depersonalisation syndrome as a result of a defence process. *Psychiat. Neurol. Neurochir.*, 1966, *69*, n° 3, p. 197-204.

HOROWITZ (M. J.). — Body-image. *Arch. gen. Psychiat. (Chicago)*, 1966, *14*, n° 5, p. 456-460.

HUNTER (R.). — The analysis of episodes of depersonalization in a borderline patient. *Int. J. Psychoanal.*, 1966, *47*, n° 1, p. 32-41.

IERODIAKONOU (C. S.). — Pseudo-hallucinations in obsessive patients : clinical and psychopathological considerations. *C. R. Congrès mondial de Psychiatrie (Madrid)*, 1966, *3*, p. 1674-1675.

JAFFE (S. L.). — Hallucinations in children at a state hospital. *Psychiat. Quart.*, 1966, *40*, n° 1, p. 88-95.

KAPLAN DE NOUR (A.) et SHANAN (J.). — Changes in self perception during hospitalization in an open ward of a general hospital. *Psychoth. Psychosom.*, 1966, *14*, n° 2, p. 133-143.

LEVINSON (H.). — Auditory hallucinations in a case of hysteria. *Brit. J. Psychiat.*, 1966, *112*, n° 482, p. 19-26.

MACKIE (J. B.) et BECK (E.). — Relations among rigidity, intelligence and perception in brain damaged and normal individuals. *J. nerv. ment. Dis.*, 1966, *142*, n° 4, p. 310-317.

OESTERREICH (T. K.). — *Possession-Demoniacal and Other*. New York, Univ. Books, New Hyde Park, 1966, 399 p.

ORBACH (J.), TRAUB (A. C.) et OLSON (R.). — Psychophysical studies of body-image. *Arch. gen. Psychiat. (Chicago)*, 1966, *14*, n° 1, p. 41-47.

PAMFIL (E.). — Réalité et hallucinations. *Évol. Psychiat.*, 1966, *31*, n° 2, p. 403-406.

PAPAGEORGIOU (M.). — The phenomenon of projection in psychopathology. *C. R. Congrès mondial de psychiat. (Madrid)*, 1966, *3*, p. 1683-1684.

PASCALIS (G.), KIEFFER (C. M.) et KAMALUDDIN (S.). — L'image corporelle à travers le langage en Afghanistan. *C. R. Congrès Psychiat. Neurol. Langue fr., LXIVe session, Grenoble*, 1966, p. 261-267.

PLOEGER (A.) et SCHUSTER (S.). — Persönlichkeitseigentümliche Angstabwehr durch psychogene Halluzinose : Die « Realangst-Halluzinose ». *IVth World Congress of Psychiat. Madrid*, 1966, *3*, p. 1708-1711.

POECK (K.) et ORGASS (B.). — Gibt es das Gerstmann-syndrom ? *Nervenarzt*, 1966, *37*, n° 8, p. 342-349.

RETTERSTOL (N.). — *Paranoid and Paranoiac psychoses*. Oslo, Norway, Universitetsforlaget, 1966, 259 p.

SAAVEDRA (Al.). — Forma Cenestopatica de la Esquizofrenia. *Rev. Neuropsiquiat.*, 1966, *29*, n° 4, p. 320-351.

SCHONFELD (W. A.). — Body-image disturbances in adolescents. *Arch. gen. Psychiat. (Chicago)*, 1966, *15*, n° 1, p. 16-21.

SEDMAN (G.). — A phenomenological study of pseudo-hallucinations and related experiences. *Acta Psychiat. Scand.*, 1966, *42*, n° 1, p. 35-70.

SEDMAN (G.). — A comparative study of pseudo-hallucinations imagery and true hallucinations. *Brit. J. Psychiat.* 1966, *112*, n° 482, p. 9-17.

SEDMAN (G.). — « Inner voices » phenomenological and clinical aspects. *Brit. J. Psychiat.*, 1966, *112*, n° 486, p. 485-490.

SEDMAN (G.). — Depersonalization in a group of normal subjects. *Brit. J. Psychiat.*, 1966, *112*, n° 490, p. 907-912.

SEDMAN (G.) et HOPKINSON (G.). — The psychopathology of mystical and religious conversion experiences in psychiatric patients. *Confin. Psychiat.*, 1966, *9*, n° 1, p. 1-19 et p. 65-77.

SHAKOW (D.). — Auditory apperceptive reactions to the tautophone by schizophrenic and normal subjects. *Congrès mondial de Psychiat.* (Madrid, 1966), *4*, p. 3015-3017.

SIMMEL (M. L.). — A study of phantoms after amputation of the breast. *Neuropsychol.*, 1966, *4*, n° 4 p. 331-350.

SPOERRI (T. H.). — Speaking voice of the schizophrenic patient. *Arch. gen. Psychiat. (Chicago)*, 1966, *14*, n° 6, p. 581-585.

STEWART (H.). — On consciousness negative hallucinations and the hypnotic state. *Int. J. Psychoanal.*, 1966, *47*, n° 1, p. 50-53.

VIDEBECH (Th.). — Chronic olfactory paranoid syndromes. *Acta Psychiat. Scand.*, 1966, *42*, n° 2, p. 183-213.

WIESER (VON S.) et KAYSER (H.). — Die psychiatrie des wahnhaften Parasitenbefalls. *Fortschr. Neurol. Psychiat.*, 1966, *34*, n° 5, p. 257-275.

WILKING (V. N.) et PAOLI (C.). — Tye hallucinatory experience. *J. Aler. child Psychiat.*, 1966, *5*, 431.

WOLTRING (L. M.). — La liberté. Le corps-sujet et la psychiatrie clinique. *Évol. Psychiat.*, 1966, n° 1, p. 107-125.

ZANOCCO (G.) et GUERALDI (G. P.). — « Estraneamento dell'Io-corpo ed emergenza di fantasmi persecutori ». *Riv. sper. Freniat.*, 1966, *90*, n° 5, p. 1164-1210.

ZIELEN (V.). — Ueberwindung von Depersonalisations phänomenen im Rahmen einer Psychotherapie. *Z. psychoth. med. Psychol.*, 1966, *16*, p. 146.

ZLATAN (B. D.). — Clinica si Unele date de anatomie patological in halucinoza aterosclerotica cerebrala. *Neurologia (Bucur)*, 1966, *11*, n° 2, p. 113-120.

ZUGER (B.). — The Time of Dreaming and the Déjà-Vu. *Compreh. Psychiat.*, 1966, *7*, n° 3, p. 191-196.

1967

ALZAMORA (R. C.). — Investigaciones fenomenologicas sobre la vivencia corporal en hipocondriacos. *Rev. Neuropsiquiat.*, 1967, *30*, n° 1, p. 24-37.

ANASTASOPOULOS (G. K.). — Aphasic disorders and verbal hallucinations. *J. Neurol. Sci.*, 1967, *4*, n° 1, p. 83.

BEM (D. J.). — Self-perception : an alternative interpretation of cognitive dissonance phenomena. *Psychol. Rev.*, 1967, *74*, n° 3, p. 183-200.

BENASSI (P.) et MELANDRI (R.). — Considerazioni psichopatologiche sui fenomeni allucinosi. *Riv. sper. Freniat.*, 1967, *91*, n° 3. p. 848-855.

BENDER (M. B.) et FELDMAN (M.). — Visual illusions during head movement in lesions of brain stem. *Arch. Neurol.*, Chicago, 1967, *17*, n° 4, p. 354-364.

BERGER (R. J.). — When is a dream a dream. *Exper. Neurology*, 1967, suppl. n° 4.

BOWERS (K. S.). — The effects of demands for honesty on reports of visual and auditory hallucinations. *Int. J. Clin. Exp. Hypnosis*, 1967, *15*, p. 31-36.

BOYD (H. S.) et SISNEY (V. V.). — Immediate self-image confrontation and changes in self-concept. *J. Consult. Clin. Psychol.*, 1967, *51*, n° 3, p. 291-294.

BRESCHI (F.), GRISONI-COLLI (A.) et BECCARI (R.). — Contribution à la recherche sur le schéma corporel. *J. Neurol. Sci.*, 1967, *5*, n° 1, p. 27-31.

CHAPMAN (J.). — Visual imagery and motor phenomena in acute. *Brit. J. Psychiat.*, 1967, *113*, n° 500, p. 771-778.

COREN (H. Z.) et SALDINGER (J. S.). — Visual hallu-

cinosis in children. A report of two cases. *The Psychoanal. Study of the Child*, 1967, *22*, p. 331-356.

EPSTEIN (A. W.). — Body-image alterations during seizures and dreams of epileptics. *Arch. Gén. Psychiat. (Chicago)*, 1967, *16*, n° 6, p. 613-619.

FOULKES (D.). — Non rapid eye movement mentation. *Expér. Neurol.*, 1967, suppl. 4, p. 28-38.

GITTLESON (N. L.). — A phenomenological test of a theory of depersonalization. *Brit. J. Psychiat.*, 1967, *113*, n° 499, p. 677-678.

HARRIS (J. E.). — Elucidation of body-imagery in chronic schizophrenia. *Arch. gen. Psychiat. (Chicago)*, 1967, *16*, n° 6, p. 679-684.

HOLMBOE (R.) et ASTRUP (C.). — A follow-op study of 255 patients with acute schizophrenia and schizophreniform psychoses. *Acta Psychiat. Neurol. Scand.*, supp. *115*, 1967, 61 p.

JARVIS (J. H.). — Post-mastectomy breast phantoms. *J. nerv. ment. Dis.*, 1967, *144*, n° 4, p. 266-272.

KATZ (Ph.) et ZIGLER (E.). — Self-image disparity : a developmental approach. *J. personality Soc. Psychol.*, 1967, *5*, n° 2, p. 186-195.

KLAGES (W.), KLAGES (I.) et ANIS (A. M.). — Zur Psychopathologie des Geruschssinnes im Rahmen Schizophrener Psychosen. *Arch. Psychiat. Nervenkr.*, 1967, *209*, n° 2, p. 161-173.

LEBRUN (Y.), GUEUNING (C.) et GRAFF (G.). — Vocabulaire et schéma corporels. *Rev. Suisse Psychol.*, 1967, *26*, n° 2, p. 138-147.

LEMESLE (C.), LAFFONT (M. T.) et ALTIMI (H.). — Introduction à une étude des rapports entre schéma corporel et affectivité. *Inform. Psychiat.*, 1967, n° 8, p. 1047-1054.

LIDDON (S. C.). — Sleep paralysis and hypnagogic hallucinations. *Arch. gen. Psychiat.*, Chicago, 1967, *17*, n° 1, p. 88-96.

LO CASCIO (G.). — Considerazioni in tema di psicopatologia delle allucinazioni ipnagogiche. *Lav. Neuropsichiat.*, 1967, *40*, n° 3, p. 269-290.

LUKIANIWICZ (N.). — « Body-image » disturbances in psychiatric disorders. *Brit. J. Psychiat.*, 1967, *113*, n° 494, p. 31-47.

MCKEGNEY (F. P.). — Auditory Hallucination as a Conversion Symptom. A Theoretical Proposal with Two Case Illustrations. *Compreh. Psychiat.*, 1967, *8*, n° 2, p. 80-89.

MORRIS (F.) et YOUNG (H.). — A test of a body-image hypothesis of hand extinction in double simultaneous stimulation. *J. Consult. Clin. Psychol.*, 1967, *31*, n° 1, p. 102.

MORSIER (G. DE). — Le syndrome de Charles Bonnet. *Ann. Médico-Psychol.*, 1967, *2*, n° 5, p. 677-702.

PARHON-STEFANESCU (C.) et PROCOPIU-CONSTANTINESCU (T.). — Considérations sur l'impression de présence. *Ann. méd. Psychol.*, 1967, *2*, n° 2, p. 253-260.

PETERS (U. H.). — *Das exogene paranoid-halluzinatorische Syndrom*. Basel, New York, S. Karger, édit., 1967, 106 p.

RAPPAPORT (M.). — Competing voice messages. *Arch. gen. Psychiat.*, Chicago, 1967, *17*, n° 1, p. 97-103.

SARAVAY (S. M.) et PARDES (H.). — Auditory elementary hallucinations in alcohol withdrawal psychosis. *Arch. gen. Psychiat.*, Chicago, 1967, *16*, n° 6, p. 652-658.

SEDMAN (G.). — Experimental and phenomenological approaches to the problem of hallucinations in organic psychosyndromes. *Brit. J. Psychiat.*, 1967, *113*, p. 1115-1122.

SELVINI (M. P.). — La strutturazione della coscienza corporea. *Infanc. Anormale*, 1967, 73.

SELVINI (M.). — Contribution à la psychopathologie du vécu corporel. *Évolut. psychiat.*, p. 1967, 147-171.

SPIEGEL (J. P.). — Classification of body-messages. *Arch. gen. Psychiat. (Chicago)*, 1967, *17*, n° 3, p. 298-305.

STAFFIERI (J. R.). — A study of social stereotype of body-image in children. *J. Personality Soc. Psychol.*, 1967, *7*, n° I-1, p. 101-104.

TAKACS (L.) et VARGA (L.). — Angaben zur Rolle der Depersonalisationserscheinungen. *Nervenarzt*, 1967, *38*, n° 1, p. 24-29.

1968

AHLEID (A.). — Delirio allucinatorio a contenuto mistico di grandezza a strutturazione schizofrenosimile in alcoolisti cronici. *Lav. Neuropsichiat.*, 1968, suppl. 43, fasc. 3 *bis*, p. 1557-1574.

BASH (K. W.). — Ueber Alpha-Zustände bei entspanntem Wachleben, Traum, Halluzinose. Dammerzustand und Psychose. *Psychiat. Clin.*, Bâle, 1968, *1*, n° 3, p. 152-174.

BLOY (R.) et coll. (ouvrage collectif). — *Le réel et l'irréel*. Paris, éd. du Centurion, 1968.

BRADY (J. P.). — Hypnagogic hallucination. *J.A.M.A.*, 1968, *206*, p. 654.

CALLAO MONFERRER (V. E.) et ROJO SIERRA (M.). — Delimitacion del sindrome psicodisleptico en relacion con el sindrome delirante, in : *4e Congrès mondial de Psychiatrie (Madrid, 1966)*. Excerpta medica Foundation, 1968, t. *4*, p. 2380-2381.

CANCRINI (L.). — Depressione nevrotica e pseudoallucinazioni : Contributo clinico. *Riv. Psichiatra.*, 1968, *3*, n° 1, p. 12-26.

CENAC-THALY (H.) et coll. — Un cas de pénis fantôme chez une délirante paranoïde. *Ann. méd. Psychol.*, 1968, *2*, n° 3, p. 372-375.

CERNY (M.) et HORVAL (I.). — Alucinaciones auditivas hipnoticas : un estudio experimental. *Neurol. neuro-cirurgia Psiquiat.*, 1968, vol. *9*, p. 151-158.

CHIMENZ (B.). — Psicosi delirante schizofreniforme post-traumatica. Descrizione di un caso. *Neuropsychiatria*, 1968, *24*, n° 3, p. 577-586.

CONRAD (B.). — Zur bilateralen sensorischen Konvergenz beim Menschen : Die Wahrnehmung der Gleichzeitigkeit von rechts- und linksseitigen somatosensiblen und visuellen Reizen bei Gesunden und bei Kranken mit Grosshirnläsionen. *Arch. Psychiat. Nervenkr.*, 1968, *211*, n° 3, p. 274-288.

CRISCUOLI (P. M.). — Le manifestazioni elementari nei deliri cronici ed i meccanismi di edificazione e di espansione di essi. *Lav. Neuropsichiat.*, 1968. *42*, n° 1-2, p. 321-330.

FISCHGOLD (H.) et SAFAR (S.). — États de demi-sommeil et images hypnagogiques. *Rêve et Conscience*, 1968, Paris, P. U. F., 1968, p. 187-198.

GIANNINI (A.). — Deliri cronici sintomatici. *Lav. Neuropsichiat.*, 1968, *42*, n° 1-2, p. 382-388.

GLONING (I. et K.) et HOFF (H.). — *Neuropsychological symptoms and syndromes in lesions of the occipital lobe and the adjacent areas*. Paris, Gauthier-Villars, 1968, 98 p.

GOZZETTI (G.) et FERLINI (G. M.). — Rapporti die alterazioni di coscienza e contenuti alucinatori nelle psicosi confuso-omriche alcooliche psychiatrie 1968, *6*, p. 499.

GREGORETTI (L.). — Studio degli elementi cenestetici e dispercettivi sensoriali con particolare riguardo al problema dei rapporti reciproci tra delirio e fenomeni dispercettivi. *Lav. Neuropsychiat.*, 1968, *42*, n° 1-2, p. 331-338.

HEATON (J. M.). — Depersonalisation and the development of visual literacy. *Confin. Psychiat.*, 1968, *11*, n° 3-4, p. 177-184.

HEATON (J. M.). — *The eye. Phenomenology and Psychology of function and disorder.* Londres, Tavistock Publ., 1968.

HELMCHEN (H.). — *Bedingungskonstellationen paranoid-halluzinatorischer Syndrome.* Berlin, New York, Springer-Verlag, 1968, 104 p.

HOROWITZ (M. J.), ADAMS (J. E.) et RUTKIN (B. B.). — Visual imagery on brain stimulation. *Arch. gen. Psychiat. (Chicago)*, 1968, *19*, oct., p. 469-486.

JAFFE (D. S.). — The mechanism of projection : its dual role in object relations. *Int. J. Psychoanal.*, 1968, *49*, n° 4, p. 662-677.

JANSSON (B.). — The prognostic significance of various types of hallucinations in yound people. *Acta Psychiat. Scand.*, 1968, *44*, n° 4, p. 401-409.

KUZNETSOV (M. T.). — Sur la clinique des hallucinations réflexes (en russe, résumé en anglais). *J. Neuropathol. et Psychiat.* (Moscou), 1968, *68*, n° 6, p. 895-899.

KUZNETSOV (M. T.). — Deux cas cliniques d'Hallucinations réflexes. *Zh. Nevropath. Psikiat.*, 1968, *68*, p. 895-899.

LEWIS (A. B.). — Perception of self in borderline states. *Amer. J. Psychiat.*, 1968, *14*, n° 11, p. 1491-1498.

LO CASCIO (G.). — Conscienza ipnagogica. Congrès de Milan, 1968 (C. R. in *Il Lavoro N. P.*, *44*, 1969).

LOFGREN (L. B.). — Castration anxiety and the body ego. *Int. J. Psychoanal.*, 1968, *49*, n° 2-3, p. 408-410.

MELLINA (S.) et VIZIOLI (R.). — Argomenti di neurofisiologia clinica. Chap. XVII : Le Basi neurofisiologische delle allucinazioni. Monographie de *Il Lavoro Neuropsichiatrico*, nov. 1968.

MONTEVERDI (I.) et MARINO (A.). — Contributo allo studio della percezione negli schizofrenici. *Lav. Neuropsichiat.*, 1968, *43*, n° 1-2, p. 645-647.

PASSI TOGNAZZO (D.). — Osservazioni di un caso di allucinazione scatenata dal reattivo di Rorschach. *Psichiatria*, 1968, *6*, n° 4, p. 351-358.

PLOEGER (A.). — Persölichkeitseigentümliche Angstabwehr durch psychogene Halluzinose : Die « Realangst-Halluzinose ». *Z. Psychoth. Med. Psychol.*, 1968, *18*, n° 4, p. 134-140.

ROTH (B.) et coll.— Klinika a polygrafika (en tchèque). *Cs. Psych.*, 1968, 27-39.

ROUX (M. L.). — L'expression verbale du vécu corporel. *Rev. méd. Psychosom.*, 1968, *10*, n° 4, p. 431-438.

SCHNEK (J. M.). — An Evaluation of Hypnagogic Hallucinations. *Psychiat. Quart.*, 1968, *42*, n° 2, p. 232-234.

SCHNEK (J. M.). — Hypnotic and non-hypnotic revification with special reference to jack London's « Martin Eden ». *Psychiat. Quart.*, 1968, *42*, n° 3, p. 504-507.

SCHOBER (W.). — Zur Phänomenologie palinopsieratiger Vorgänge in der akuten Halluzinose. *Psychiat. clin. (Basel)*, 1968, *1*, p. 245-252.

SCHWARZ (L. H.) et FJELD (S. P.). — Illusions induced by the self-reflected image. *J. nerv. ment. Dis.*, 1968, *146*, n° 4, p. 277-284.

SPANOS (N.) et BARBER (T. X.). — « Hypnotic » experiences as inferred from subjective reports Auditory and visual hallucinations. *J. Exp. Research Person*, 1968, *3*, p. 136-150.

TAUBER (E. S.) et coll. — The effects of longstanding perceptual attention on the hallucinatory contents of dreams. *Psychophysiology*, 1968, *5*, p. 219.

1969

AGRESTI (E.) et GERMANO (G.). — Psicopatologia del vissuto corporeo e fallimento dell'esistenza. XXXe Congrès, Milano, oct. 1968. *Lav. Neuropsichiat.*, 1969, vol. *44*, fasc. 2, p. 610-615.

AHLHEID (A.). — Corporeita e delirio dermatozoico e di zoopatia interna. XXXe Congrès, Milano, oct. 1968. *Lav. Neuropsichiat.*, 1969, vol. *44*, fasc. 2, p. 601-604.

AHLHEID (A.). — Ipnagogie ed onirismo nelle psicosindromi organiche (a proposito di due casi clinici). XXXe Congrès, Milano, oct. 1968. *Lav. Neuropsichiat.*, 1969, vol. *44*, fasc. 2, p. 653-658.

ALEXANDER (L.). — Hypnotically Induced Hallucinations : Their Diagnostic and Therapeutic Utilization, in : *Meeting East. Psychiat. Res. Assoc. New York, 1969 (W. Keup)*, p. 155-165.

ALLEN (T. E.). — Hyperventilation and Hallucinations, in : *Meeting East. Psychiat. Res. Assoc. New York, 1969 (W. Keup)*, p. 275-276.

ALPERT (M.) et coll. — Comparison of Ditran Intoxication and Acute Alcohol Psychoses, in : *Meeting East. Psychiat. Res. Assoc. New York, 1969 (W. Keup)*, p. 245-259.

APPENZELLER (O.) et BICKNELL (J. M.). — Effects of nervous system lesions on phantom experience in amputes. *Neurology*, 1969, *19*, n° 2, p. 141-146.

ARLOW (J. A.) et BRENNER (C.). — The Psychopathology of the Psychoses : A proposed revision. *Int. J. Psycho-anal.*, 1969, *50*, n° 5, p. 5-14.

BALWIN (M.). — Neurologic Syndromes and Hallucinations, in : *Meeting East. Psychiat. Res. Assoc. New York, 1969 (W. Keup)*, p. 3-12.

BARBER (T. X.). — Hypnosis, Suggestions and Auditory Visual Hallucinations, in : *Meeting East. Psychiat. Res. Assoc. New York, 1969 (W. Keup)*, p. 167-180.

BAUER (S.). — The Function of Hallucinations : An Inquiry into the Relationship of Hallucinatory Experience to Creative Thought, in : *Meeting East. Psychiat. Res. Assoc. New York, 1969 (W. Keup)*, p. 191-203.

BENDER (L.). — The Maturation Process and Hallucinations in Children, in : *Meeting East. Psychiat. Res. Assoc. New York, 1969 (W. Keup)*, p. 95-102.

BOGLIOLO (C.), NICCOLI (F.), SUMAN (A.). — L'incidenza dei temi somatici nelle sindromi deliranti croniche. XXXe Congrès, Milano, oct. 1968. *Lav. Neuropsichiat.*, 1969, vol. *44*, fasc. 2, p. 981-990.

BOLDYREVA (S. A.). — Projection des Hallucinations des dessins de Schizophrènes. *Zh. Nevropat. Psikiat.*, 1969, *69*, p. 1575-1580.

BOLZANI (L.) et CACCIA (M.). — Racconto autobiografico di una esperienza di depersonalizzazione in un casi di psicosi allucinatoria acuta. XXXe Congrès, Milano, oct. 1968. *Lav. Neuropsichiat.*, 1969, vol. *44*, fasc. 2, p. 1139-1141.

BOURGUIGNON (E.). — Hallucination and Trance : An Anthropologist's Perspective, in : *Meeting East. Psychiat. Res. Assoc. New York (W. Keup), 1969*, p. 183-190.

BOWERS (K. S.) et GILMORE (J. B.). — Subjective

report and credibility : An inquiry involving hypnotic hallucinations. *J. abnorm. Psychol.*, 1969, *4*, nº 4, p. 443-451.

BRADY (J. P.). — The Veridicality of Hypnotic, Visual Hallucinations, in : *Meeting East. Psychiat. Res. Assoc. New York, 1969 (W. Keup)*, p. 181-182.

CASTON (J.). — Completion effects and attention in hallucinatory and nonhallucinatory patients and normal subjects. *J. nerv. ment. Dis.*, 1969, *148*, nº 2, p. 147-157.

CARDONE (S.) et OLSON (R.). — Psychophysical studies of body-image. *Arch. gen. Psychiat.*, Chicago, 1969, *21*, nº 4, p. 464-469.

CHIALAMBERTO (G.) et LO CASCIO (A.). — Contributo psicopatologico alla conoscenza della sindrome di Capgras. *Lav. Neuropsichiat.*, 1969, *45*, nº 2, p. 263-278.

COWEN (M. A.). — The Pathophysiology of Schizophrenic Hallucinosis, in : *Meeting East. Psychiat. Res. Assoc. New York (W. Keup)*, p. 387-400.

CRASKE (S.) et SACKS (B. I.). — A case of « double autoscopy ». *Brit. J. Psychiatry*, 1969, *115*, p. 343.

DI MAIO (D.). — Hallucinations olfactives et rêves. *Riv. Sper. Freniat.*, 1969, *93*, nº 5, p. 1241-1246.

D'URSO (L.) et FREZZA (V.). — Considerazioni sui repporti tra sonno-sogni ed allucinazioni nel delirium tremens. *Lav. Neuropsichiat.*, 1969, *45*, nº 2, p. 176-195.

FAURE (H.). — Les Objets dans la folie. *Hallucinations et réalité perceptive*, 2e éd. P. U. F., 1969, 279 p.

FEINBERG (I.). — Hallucinations, Dreaming and REM sleep, in : *Meeting East. Psychiat. Res. Assoc. New York, 1969 (W. Keup)*, p. 125-132.

FELDMAN (M.) et BENDER (M. B.). — Visual Illusions and Hallucinations in Parieto-Occipital lesions of the Brain, in : *Meeting East. Psychiat. Res. Assoc. New York, 1969 (W. Keup)*, p. 23-27.

FERGUSON (S.), REPORT (M.), GADNER (R.) et KASS (W.). — Similarities in mental content of psychotic states, spontaneous seizures, dreams and responses to electrical brain stimulation in patients with temporal lobe epilepsy. *Psychosom. Med.*, 1969, *31*, nº 6, p. 479-498.

FORRER (G. R.). — The Function of Hallucinated Pain, in : *Meeting East. Psychiat. Res. Assoc. New York, 1969 (W. Keup)*, p. 461-463.

GANDIGLIO (G.), ANEPETA (L.) et FERRO (F. M.). — Riflessioni su di un' esperienza delirante dissomatognosica. *Lav. Neuropsichiat.*, 1969, *45*, nº 2, p. 143-160.

GARMA (A.). — Present thoughts on Freud's theory of dream hallucination. *The Intern. J. of Psychoanal.*, 1969, vol. *50*, nº 4, p, 485-494.

GEERTSMA (R. H.). — Studies in self-cognition : An introduction. *J. nerv. ment. Dis.*, 1969, *148*, nº 3, p. 193-197.

GENTILI (C.). — Gli aspetti psicopatologici del vissuto somatico. *Riv. Sper. Freniat.*, 1969, *93*, nº 1, p. 7-20.

GERMANO (G.), BOGLIOLO (C.) et TADDEI (M.). — Psicopatologia del vissuto corporeo nei difetti postpsicotici. XXXe Congrès, Milano, oct. 1968. *Lav. Neuropsichiat.*, 1969, vol. *44*, fasc. 2, p. 625-630.

GRAHAM (K. R.). — Brightness contrast by hypnotic Hallucination. *Int. J. Clin. exp. Hypnos.*, 1969, *17*, nº 1, p. 62-73.

GANDIGLIO (G.) et FERRO (F. M.). — Prospettive critiche in tema di allucinazione e delirio. *Lav. Neuropsichiat. Monografie*, nº 2, 1969, 93 p.

GROSS et coll. — Hallucinations and Clouding of Sensorium in Acute Alcohol Withdrawal Syndromes-Dependent and Independent Relationships Including Evidence for Cultural Hallucinogenic Mechanisms, in : *Meeting East. Psychiat. Res. Assoc. New York, 1969 (W. Keup)*, p. 227-236.

HARRIS (J. E.). — Toward a Structural Theory of Hallucinations, in : *Meeting East. Psychiat. Res. Assoc. New York, 1969 (W. Keup)*, p. 379-386.

HOLDEN (J. M. C.) et ITIL (T. M.). — The Influences of the Standard Prefrontal Lobotomy Operation on Hallucinatory Phenomena Associated with Psychotomimetic Drugs. *C. R. (W. Keup) Annual Meeting East. Psychiat. Res. Assoc. New York, Nov. 1969*, New York, Plenum Press, 1970, p. 37-52.

HOLZMAN (Ph. S.). — On hearing and seeing oneself. *J. nerv. Ment. Dis.*, 1969, *148*, nº 2, p. 198-209.

HOROWITZ (M.) et ADAMS (J. E.). — Hallucinations on Brain Stimulation : Evidence for Revision of the Penfield Hypothesis, in : *Meeting East. Psychiat. Res. Assoc. New York, 1969 (W. Keup)*, p. 13-23.

ITIL (T. M.). — Changes in Digital Computer Analysed E. E. G during « Dreams « and Experimentally Induced Hallucinations, in : *Meeting East Psychiat. Res. Assoc. New York, 1969 (W. Keup)*, p. 71-94.

JARVIK (M. E.). — Drugs, Hallucinations and Memory, in : *Meeting East. Psychiat. Res. Assoc. New York. 1969 (W. Keup)*, p. 277-301.

JARVIS (J. H.). — Post-Mastectomy Breast Phantoms, in : *Meeting East. Psychiat. Res. Assoc. New York, 1969 (W. Keup)*, p. 457-460.

KEELER (M. H.). — Klüver's Mechanisme of Hallucinations as Illustrated by the Paintings of Max Ernst, in : *Meeting East. Psychiat. Res. Assoc. New York, 1969 (W. Keup)*, p. 205-208.

KEUP (W.) et coll. — *Origin and Mechanisms of Hallucinations*. C. R. Annual Meeting Eastern Psychiatric Association (New York, nov. 1969), New York, Plenum Press, 1970, 479 p.

KUBIE (L. S.). — Some aspects of the significance to psychoanalysis of the exposure of a patient to the televised audiovisual reproduction of his activities. *J. nerv. ment. Dis.*, 1969, *148*, nº 4, p. 301-309.

LAINE (E.), DELAHOUSSE (J. L.) et coll. — De l'anosognosie à la fabulation concernant l'hémicorps paralysé chez l'hémiplégique gauche. *Ann. méd. Psychol.*, 1969, *11*, nº 5, p. 672-680.

LEVITAN (H. L.). — The depersonalizing process. *Psychoanal. Quart.*, 1969, *38*, nº 1, p. 97-109.

LEWINSOHN (P. M.). — An Empirical Test of Several Popular Notions about Hallucinations in Schizophrenic Patients, in : *Meeting East. Psychiat. Res. Assoc. New York, 1969 (W. Keup)*, p. 401-404.

MARRAZZI (A. S.). — A Neuropharmacologically Based Concept of Hallucination and its Clinical Application, in : *Meeting East. Psychiat. Res. Assoc. New York, 1969 (W. Keup)*, p. 211-225.

MORSIER (G. DE). — Études sur les hallucinations. Histoire, doctrines, problèmes. I. Hallucinations et pathologie cérébrale. *J. Psychol. Norm. Pathol.*, 1969, nº 3, p. 281-318. II. Hallucinations, syndrome de Charles Bonnet et drogues psychédéliques. *J. Psychol. Norm. Pathol.*, 1969, nº 4, p. 421-452.

MORSIER (G. DE). — *Art et hallucination*, Genève, 1969.

NAVA (V.). — Considerazioni su un caso di sinestesia-XXXe Congrès, Milano, oct. 1968. *Lav. Neuropsichiat.*, 1969, vol. *44*, fasc. 2, p. 1100-1103.

NAGERA (H.). — The Imaginary Companion : Its Significance for Ego Development and Conflict Solution. *Psychoanal. Stud. Child.*, 1969, *24*, p. 165-196.

PASSOUANT (P.). — La narcolepsie. *E. M. C. Neurologie*, 1969, *1*, p. 17025 A. 10.

PAULEIKHOFF (B.) et MEISSNER (U.). — Zur Frage der Entstehung und Therapie paranoid-halluzinatorischer Psychosen im 4. Lebensjahrzehnt. *Psychiat. Clin.*, 1969, *2*, n° 2, p. 65-84.

PISANI (D.) et NIGRO (A.). — Interpretazione dello stato confusionale sulla base del meccanismo onirico. XXXe Congrès, Milano, oct. 1968. *Lav. Neuropsichiat.*, 1969, vol. *44*, fasc. 2, p. 723-725.

PORTELL (J.). — Hallucinations in Pre-Adolescent Schizophrenic Children, in : *Meeting East. Psychiat. Res. Assoc. New York, 1969 (W. Keup)*, p. 405-411.

RABKIN (R.). — Do you Things that aren't there ? Construct Validity of the Concept « Hallucinations », in : *Meeting East. Psychiat. Res. Assoc. New York, 1969 (W. Keup)*, p. 115-123.

RAINER (J. D.) et coll. — Phenomenology of Hallucinations in the Deaf, in : *Meeting East. Psychiat. Res. Assoc. New York, 1969 (W. Keup)*, p. 449-456.

REKTOR (L.) et SAHANEK (O.). — Le problème de différenciation des psychoses alcooliques et des psychoses endogènes. *Ceskoslovenska Psychiatrie*, 1969, *65*, n° 2, p. 80-84.

REMVIG (J.). — Deaf-Mutes with « Auditory » hallucinations. *Acta Psychiat. Scand.*, 1969, suppl. *210*, p. 111-120.

DE RENZIS (G.), TATAFIORE (E.) et RINALDI (F.). — Applicazione del test del differenziale semantico di Osgood in una indagine sul vissuto corporeo. XXXe Congrès, Milano, oct. 1968. *Lav. Neuropsichiat.*, 1969, vol. *44*, fasc. 2, p. 641-646.

RIZZO (M.), ROCCATAGLIATA (G.), GIBERTI (F.) et DE CAROLIS (V.). — La depersonalizzazione nella schizofrenia (XXXe Congrès, Milan, 1968). *Lav. Neuropsichiat.*, 1969, *44*, n° 2, p. 561-575.

ROTH (B.) et BRUHOVA (S.). — A clinical and polygraphic study of dreams in narcolepsie and Hypersomnia. *Activas Nervosa superior* (Tchécoslovaquie), 1969, *11*, p. 223-228.

ROUTSONIS (C. G.). — Hallucinations hémianopsiques chez des vieillards et le syndrome de Charles Bonnet. *Ann. Méd. Psychol.*, 1969, *2*, n° 2, p. 309-316.

SARAVAY (S.) et PARDES (H.). — Auditory « Elementary Hallucinations » in Alcohol Withdrawal Psychoses, in : *Meeting East. Psychiat. Res. Assoc. New York, 1969 (W. Keup)*, p. 237-244.

SCHEIBEL (M. E.) et SCHEIBEL (A. B.). — Transactional Paths in the Reticular Activating System, in : *Meeting East. Psychiat. Res. Assoc. New York (W. Keup), 1969*, p. 59-70.

SEGAL (S. J.). — Imagery and Reality : Can they be Distinguished ? in : *Meeting East. Psychiat. Res. Assoc. New York, 1969 (W. Keup)*, p. 103-113.

SOCIETA ITALIANA DI PSICHIATRIA (30e Congresso), Milan, 1968. C. R. in *Il Lavoro Psich.*, 1969, 44.

STRAUSS (J. S.). — Hallucinations and Delusions as Points on Continua Function. *Arch. Gén. Psychiat. (Chicago)*, 1969, *21*, n° 5, p. 581-585.

SULLIVAN (R.). — Experimentally induced somatognosia. *Arch. gen. Psychiat. (Chicago)*, 1969, *20*, n° 1, p. 71-77.

USHAKOV (G. K.). — Symptomatologie des états hallucinatoires et classification des Hallucinations. *Zh. Nevropat. Psikiat.*, 1969, *69*, p. 1051-1056.

VETROGRADOVA (O. P.) et RUBINSHTEIN (S. Y.). — La Perception auditive chez les Schizophrènes présentant des Hallucinations verbales. *Voprosy Psikhologyi*, 1969, *15*, p. 114-120.

WEINSTEIN (E. A.). — Relationships between Delusions and Hallucinations in Brain Disease, in : *Meeting East. Psychiat. Res. Assoc. New York, 1969 (W. Keup)*, p. 53-58.

WELMAN (A. J.). — Right-sided unilateral visual spatial agosia asomatognosia with left hemisphere lesions. *Brain*, 1969, *92*, n° 3, p. 571-580.

1970

AJURIAGUERRA (J. DE). — *Manuel de psychiatrie de l'enfant*, Paris, Masson, 1970, 714-773.

ALPERT (M.) et SILVERS (K. N.). — Perceptual characteristics distinguishing Auditory hallucinations in schizophrenia and Acute Alcoholic psychoses. *Amer. J. Psychiat.*, 1970, *127*, n° 3, p. 298-302.

BAUER (R.), HARROW (M.) et TUCKER (G. T.). — Depersonalization Phenomena in Psychiatric Patients. *Brit. J. Psychiat.*, 1970, *117*, n° 540, p. 509-515.

BENSON (D. F.) et GESCHWIND (N.). — Developmental Gerstmann syndrome. *Neurology*, 1970, *20*, n° 3, p. 293-298.

CAMPANELLA (G.). — Contributo alto studio del delirio dermatozoico (Sindrome di Ekbom). *Ospedale Psichiat.*, 1970, fasc. 4, p. 485-488.

DEWHURST (K.) et BEARD (A. W.). — Sudden Religious Conversions in Temporal Lobe Epilepsy. *Brit. J. Psychiat.*, 1970, *117*, n° 540, p. 497-507.

FERNANDEZ DE CORDOBA (E.). — Un caso de « estar en dos » con simulatanea « autoscopia en doble sentido ». *Acta luso-esp. Neuro-Psiquiat.*, 1970, p. 251-254.

FISCHER (R.). — Ueber das Rhythmisch-Ornamentale im Halluzinatorisch-Schöpferischen. *Conf. Psychiat.*, 1970, n° 1, p. 1-26.

FISCHER (R.). — Ueber das Rhythmisch-Ornamentale im Halluzinatorisch-Schöpferischen. *Colloque int. Soc. Art. Psychopathol.*, Linz, 1969 (C. R. in *Confinia Psychiatria*), 1970, *13*, p. 1-23.

FREEMAN (T.). — The Psychopathology of the Psychoses : a reply to Arlow and Brenner. *Int. J. Psychoanal.*, 1970, *51*, n° 3, p. 407-415.

GAILLARD (J. M.). — La désintégration du Schéma corporel dans les états démentiels du grand âge. *J. Psychol., Norm. Path.*, 1970, n° 4, p. 443-472.

GERSTMANN (J.). — Some Posthumous notes on the Gerstmann Syndrome. *Wien. Z. Nervenheilk.*, 1970, *28*, n° 1, p. 12-19.

GIOVANARDI-ROSSI (P.) et coll. — Dépersonnalisation et petit mal. *Congrès neurol. Psychiat. de langue française*. Milan, 1970.

GLATZEL (J.). — Zum Problem der sogenannten Pseudohalluzination Buchbesprechungen. *Fortschr. Neurol.*, 1970, *38*, n° 7, p. 348-365.

GRAY (A. L.), BOWERS (K. S.) et FENZ (W. D.). — Heart rate in anticipation of and during a negative visual hallucination. *Int. J. clin. exp. Hypnos.*, 1970, *18*, n° 1, p. 41-51.

HAUSS (K.). — *Emotionalität und Wahrnehmung. Eim experimentalpsychologischer Beitrage zur Psychopathologie der Erkentissprozesse*. Göttingen, Verlag f. Psychol., 1970, 140 p.

INOUYE (I.) et SHINUZU (A.). — The Electromyographie study of Verbal Hallucination. *J. Nerv. Ment. Dis.*, 1970, *151*, p. 415-422.

International Encyclopedia of Pharmacology and Therapeutics. *Alcohols and Derivatives*. 1970, 2 vol., éd. Pergamon Press.

KASS (W.), PREISER (G.) et JENKINS (A. H.). — Inter-Relationship of Hallucinations and Dreams in Spontaneously Hallucinating Patients. *Psychiat. Quart.*, 1970, *44*, n° 3, p. 488-499.

KEUP (W.) et coll. — Origin and Mechanisms of

hallucinations. *C. R. Annual Meeting Eastern Psychiatric Association (New York, Nov. 1969)*, New York, Plenum Press, 1970, 479 p.

LEVITAN (H. L.). — The depersonalization process. The Sense of Reality and Unreality. *Psychoanal. Quart.*, 1970, *39*, n° 3, p. 449-470.

LOKEN (A. C.) et BRODAL (A.). — A Somatotopical Pattern in the Human Lateral Vestibular Nucleus. *Arch. Gen. Neurol. (Chicago)*, 1970, *23*, n° 4, p. 350-357.

LUNN (V.). — Autoscopic phenomena, in : Studies dedicated to Erik Essen-Möller. *Acta Psychiat. Scandinav.*, Suppl. *219*, 1970, p. 118-125.

MICHAEL (J. A.) et ICHINOSE (L. Y.). — Influence of oculomotor activity on visual processing. *Brain research*, 1970, *22*, n° 2, p. 249-253.

OKUMA (T.), SUNAMI (Y.) et coll. — Dream Content Study in Chronic Schizophrenics and Normals by REMP-Awakening Technique. *Folia psychiat. neur. Jap.*, 1970, *24*, n° 4, p. 151-162.

ORDÓNEZ (A. C.). — Epilepsia y contenido vivencial. A proposito de un caso de « dreamy state ». *Act. luso-esp. Neurol. Psiquiat.*, 1970, *24*, n° 1, p. 43-50.

PALEM (R. M.), FORCE (L.) et ESVAN (J.). — Hallucinations critiques épileptiques et Délire (A propos d'un état de mal oculo-chronique). *Ann. Méd. Psychol.*, 1970, *2*, n° 2, p. 161-190.

PAZAT (P.) et GRATEAU (P.). — L'audition fantôme (Acouphène) après amputation du champ auditif par le traumatisme sonore. *Rev. oto-neuro-ophtalmol.*, 1970, *42*, n° 2, p. 81-90.

PHILIPSON (R. Y.). — *Modern Trends in Drug dependence and alcoholism*. New York, édit. Appleton, Century Croft, 1970.

REIMER (Fr.). — *Das syndrom der optischen halluzinose*. Stuttgart, G. Thieme, 1970.

SCOTT (M.). — Transitory psychotic behavior following operation for tumors of the cerebello-pontine angle. *Psychiat. Neurol. Neurochir.*, 1970, *73*, n° 1, p. 37-48.

WALTER (S.), BALZANO (E.) et coll. — Modifications de potentiels évoqués et de la photo-sensibilité provoquées par le L. S. D. chez le *Papio papio*. *Rev. Neurol.*, 1970, *122*, p. 519-521.

WARRINGTON (E. K.) et RABIN (P.). — Perceptual matching in patients with cerebral lesions. *Neuropsychologia*, 1970, *8*, n° 4, p. 475-488.

WEINBERG (H.), GREY WALTER (W.) et CROW (H. J.). — Intracerebral events, real and imaginary stimuli. *Electroencephal. clin. Neurophysiol.*,1970, *29*, p. 1-9.

WITTKOWER (E. D.). — Trance and possession states. *Int. J. Social Psychiat.*, 1970, *16*, n° 2, p. 153-160.

WOLFSON (L.). — *Le schizo et les langues*. Paris, Gallimard, 249 p.

ZIOLKO (H. U.). — Halluzinationen und Neurose. *Psyche, Stuttgart*, 1970, *24*, n° 1, p. 40-56.

1971

ALBERT (M.) et HÉCAEN (H.). — Sur certains déficits de la perception visuelle de la distance relative des objets au cours des lésions corticales unilatérales. *Revue Neurol.*, 1971, *124*, n° 2, p. 166.

ALTSHULER (K. Z.). — Studies of the Deaf : Relevance to Psychiatric Theory. *Amer. J. Psychiat.*, 1971, *127*, n° 11, p. 1521-1526.

BARBIZET (J.), HENNE (M.), DEBRAY (Q.) et DONSIMONI (A.). — Névrose obsessionnelle avec épisode délirant hallucinatoire. *Ann. Méd. Psychol.*, 1971, *2*, p. 255-282.

BERNER (C.) et coll. — Aktuelle Probleme der Wahnforschung. *Nervenarzt*, 1971, *42*, n° 10, p. 511-516.

BERNER (P.), GABRIEL (E.) et KUFFERLE (B.). — Verlauf depressiver Verstimmungen bei chronisch Wahnkranken. *Wien. Z. Nervenheilk.*, 1971, *29*, n° 3, p. 204-209.

BOURGEOIS (M.). — Hallucinations olfactives et angoisse paranoïaque. *Ann. méd. Psychol.*, 1971, *1*, p. 377-402.

BOURGEOIS (M.), BROUSTA (J.), FAVAREL-GARRIGUES (B.) et HEBERT (A.). — A propos des délires de sorcellerie. Sté Méd.-Psychol. (Séance 25 oct. 1971). *Ann. méd. Psychol.*, 1971, *2*, n° 4, p. 575-592.

BOURGUIGNON (A.). — Propos sur le rêve, la cataplexie et l'épilepsie. Voie motrice et voie psychique. *Évol. Psych.*, 1971, *36*, p. 1-11.

BRUENS (J. H.). — Psychoses in Epilepsy Symp. Biol-Psychiatric Aspects of the Epilepsies, Amsterdam, 1969). C. R. in *Psychiat. Neurol. Neurochir.*, 1971, *74*, n° 2, p. 175-192.

CARPINACCI (J. A.). — Desarrollo del aparato perceptor en un esquizofrenico. *Rev. Psychoanal.*, Buenos Aires, 1971, p. 91-134.

CARRICK MCDONALD. — A Clinical Study of Hypnagogic Hallucination. *Brit. J. Psychiat.*, 1971, *118*, n° 546, p. 543-547.

COHN (R.). — Phantom vision. *Arch. Neurology*, 1971, p. 25.

CONNOLY (F. H.) et GITTLESON (N. L.). — The relationship between Delusion of sexual changes and olfactory and gustatory Hall in Schizophrenia. *Brit. J. Psychiatry*, 1971, *119*, p. 443-444.

CUBA (J. M.). — Un caso de mutismo aquinetice y alucinosis peduncular. *Rev. Neuro-Psiquiat.*, 1971, *34*, n° 2, p. 110-120.

DORPAT (T. L.). — Phantom Sensations of Internal Organs. *Compr. Psychiat.*, 1971, *12*, n° 1, p. 27-35.

GLATZEL (J.). — Ueber das Entfremdungserbnis. *Z. Psychother. med. Psychol.*, 1971, *21*, n° 3, p. 89-99.

GLATZEL (J.). — Ueber akustische Sinnestäuschungen bei chron. Schizophrenen. *Nervenarzt*, 1971, p, 17.

GOODWIN (D. W.), ALDERSON (P.) et ROSENTHAL (R.). — Clinical Significance of Hallucinations in Psychiatric Disorders. *Arch. gén. Psychiat. (Chicago)*, 1971, *24*, n° 1, p. 76-80.

HOLE (G.). — Ueber das Gewissheitselement im Glauben und im Wahn. *Confinia Psychiat.*, 1971, *14*, n° 2, p. 65-90.

HUBER (G.). — Die « Coenästhetische Schizophrenie ». *Acta Psychiat. Scand.*, 1971, vol. *47*, fasc. 3, p. 349-362.

LEGER (J.-M.), PERON (A.) et VALLAT (J.-N.). — Aspects actuels de la sorcellerie dans ses rapports avec la psychiatrie (Peut-on parler de délire de sorcellerie ?). Sté Méd.-Psychol. (Séance 25 oct. 1971). *Ann. Méd.-Psychol.*, 1971, tome *2*, n° 4, p. 559-575.

LOWER (R. B.). — Depersonalization and the Masochistic Wish. *Psychoanal. Quart.*, 1971, *40*, p, 584.

MCALL (R. K.). — Demonosis or the Possession Syndrome. *Int. J. Social Psychiat.*, 1971, *17*, n° 2, p. 150-158.

MARTIN (P. A.). — Dynamic Considerations of the Hysterical Psychosis. *Amer. J. Psychiat.*, 1971, vol. *128*, n° 6, p. 745-747.

MORSIER (G. DE). — Nouvelle contribution à l'étude

des Hallucinations. *Psychiat. Clin.*, 1971, *4*, p. 129-144.

ROKHLINE (L. L.). — Kandinsky. Sa théorie des hallucinations. *Évol. Psych.*, 1971, *36*, p. 475-488.

SAUGUET (J.), BENTON (A. L.) et HÉCAEN (H.). — Disturbances of the body schema in relation to language impairment and hemispheric locus of lesion. *J. Neurol. Neurosurg. Psychiat.*, 1971, *34*, n° 5, p. 496-501.

SCHUCKIT (M. A.) et WINOKUR (G.). — Alcoholic Hallucinosis and Schizophrenia. A negative study. *Brit. J. Psychiat.*, 1971, *119*, n° 549-550.

SWANSON (D. W.), BOHART (Ph. J.) et SMITH (J. A.). — *The paranoid.*, Boston, Little Brown. 1972, 582 p.

THIELE (W.). — Ueber das Wesen der Leibgefülsstörungen bei den Schizophrenien. *Forschr. Neur. Psychiat.*, 1971, *39*, p. 279-287.

WESTON (M. J.) et WHITLOCK (F. A.). — « The Capgras Syndrome » Following Head Injury. *Brit. J. Psychiat.*, 1971, *119*, n° 548, p. 25-31.

WHITE (J.). — *The highest state of consciousness.* Chicago, éd., Aldine, 1971.

1972

BACH (S.). — Imaginary companions. *Psychoanal. Stud. child*, 1972, *26*, p. 159.

BARROS FERREIRA (M. QUEIROS DE). — Sommeils rapides et mouvements oculaires dans les psychoses aiguës. *Thèse*, Paris, 1972.

BERGENER (M.) et coll. — Klinische und morphologische Untersuchungen über eine familiäre Altershalluzinose. *Nervenarzt*, 1972, *43*, p. 18-33.

BLEULER (M.). — *Die schizophrenen Geistesstörungen im Sichte langjähriger Kranken und Familiengeschichten.* Stuttgart, Thieme, 1972, 673 p.

ISAKOWER (O.). — Contribution à la psychopathologie des phénomènes associés à l'endormissement. *Nouv. Rev. Psychanal.*, 1972, n° 5, p. 198-209.

LEONHARD (K.). — Ueber die Entstehung oneiroïder Zustände bei endogenen Psychosen und bei einem Hypophysentumor. *Arch. Psychiat. Nervenh.*, 1972, *215*, p. 269-292.

MORSIER (G. DE). — Les hallucinations survenant après les traumatismes cranio-cérébraux. La schizophrénie traumatique. *Ann. Méd. Psychol.*, 1972, *1*, p. 183-193.

NELDMAN (M. J.). — *Diseases of attention and perception.* Oxford, Pergamon Press, 1972, 248 p.

NOUVELLE REVUE FRANÇAISE DE PSYCHANALYSE. — *L'espace du rêve.* Paris, Gallimard, 1972, n° 5.

OESTERREICH (T. K.). — Nouvelle édition de *La possession,* Paris, Payot, 1972.

VANINI (M.) et WEISS (G.). — Disturbi della corporeita psicotica. *Riv. sper. Freniatria*, 1972, *46*, p. 32-55.

VOGEL (G. W.), BARROWCLOUGH (B.) et GIESLER (D. D.). — Limited discriminability of REM and sleep onset reports and its psychiatric implications. *Arch. gén. Psych.*, Chicago, 1972, *26*, p. 449-455.

VOTH (H. M.) et CANCRO (R.). — E. E. G. Support for the concept ego-closeness - ego-distance. *Arch. gen. Psych.*, Chicago, 1972, *26*, p. 445-448.

ZUTT (J.) et coll. — *Eingriffenheit und Besessenheit.* Bern, Munich, Franche, 1972, 180 p.

Isolement sensoriel (Travaux de 1932 à 1972).

1932-1954

COURTAUD (A.). — Living alone under polar conditions. *The Polar Record*, 1932, n° 4.

BYRD (R. E.). — *Alone.* New York, G. P. Putnams, 1938.

JACOB (H.). — *Der Erlebnisswandel bei Späterblindeten.* Hambourg, Näcke, 1949.

HERON (W.), BEXTON (W. H.) et HEBB (D. O.). — Cognitive effects of decreased variation in the sensory environment (Abstr.). *Amer. Psychol.*, 1953, *8*, p. 366.

BEXTON (W. H.), HERON (W.) et SCOTT (T. H.). — Effects of decreased variation in the sensory environment. *Cand. J. Psychol.*, 1954, *8*, p. 70-76.

HERON (W.), BEXTON (W. H.) et HEBB (D. O.). — Cognitive effects of decreased variation in the sensory environment (Abstr.). *Canad. J. Psychol.*, 1954, *8*, p. 70-76.

RITTER (C.). — *A woman in the polar night.* Londres, 1954.

1956

BRIDGER (W. H.) et GANTT (W. H.). — The effect of Mescaline on differentiated conditional reflexes. *Amer. J. Psychiat.*, 1956, *143*, p. 352-360.

HERON (W.), DOANE (B. K.) et SCOTT (T. H.). — Visual disturbance after prolonged perceptual isolation. *Canad. J. Psychol.*, 1956, *10*, mars, p. 13-18.

LILLY (J. C.). — Mental effects of reduction of ordinary levels of physical stimuli on intact healthy persons *Psychiat. Res. Rep's*, 1956, *5*, p. 1-9.

MENDELSON (J.) et LOLEY (J.). — An abnormality of mental function affecting patients with poliomyelitis in a tank-type respirator. *Tr. Am. Neurol. Assoc.*, 1956, *81*, p. 134-138.

SLOCUM (J.). — *Sailing Alone Around the World.* New York, Dover, 1956.

VERNON (J.). — Physical and social isolation. *G. A. P. Rep.*, 1956, *3*, p. 89-102.

VERNON (J. A.) et HOFFMAN (J.). — Effects on sensory deprivation on learning rote in human being. *Science*, 1956, *123*, p. 1074-1075.

1957

BLANK (H. R.). — Psychoanalysis and Blindness. *Psychoanal. Quart.*, 1957, *56*, p. 1-24.

MCKELLAR (P.). — *Imagination and thinking.* New York, Basic Books, 1957.

SCOTT (T. H.). — *Literature review on the intellectual effect of perceptual isolation.* Report H. R. 64, Dept. of National Dep. Ottawa, 1957.

SOLOMON (P.), WEXLER (D.), MENDELSON (J.) et LEIDERMAN (P.). — Modification of the conscious state in sensory deprivation. *C. R. 1er Congrès Int. Sciences Neurol.*, Bruxelles, 1957.

SOLOMON (P.), LEIDERMAN (P. H.), MENDELSON (J., et WEXLER (D.). — Sensory deprivation. A review. *Amer. J. Psychiat.*, 1957, *114*, p. 357-363.

VERNON (J. A.), MCGILL (T. E.) et GULICK (W. L.). — *Sensory deprivation*, Spec. Rap. Res. Develop. Office Singeon general DA, 1957.

VERNON (J. A.) et MCGILL (T. E.). — The effect of sensory deprivation upon rote learning. *Amer. J. Psychol.*, 1957, *70*, p. 637-639.

WEXLER (D.), MENDELSON (J.), LEIDERMAN (Ph.) et SOLOMON (P.). — Sensory deprivation a technique for studying psychiatric aspects of stress. *Naval Res. Grant. Dpt. Harvard Univ.*, 1957.

1958

BLANK (H. R.). — Dreams of the Blind. *Psychoanal. Quart.*, 1958, *27*, p. 158-174.

CAMBERARI (J. D.). — The effects of sensory isolation on suggestible and non-suggestible psychology graduate students. *Thèse Doctorat Univ.*, Utah, 1958.

GOLDBERGER (L.) et HOLT (R. R.). — Experiment interference with reality contact (perceptual isolation). *J. nerv. and ment. Dis.*, 1958, *127*, 99-112.

GRUNTHAL (E.). — Weitere Beobachtungen über phantastische. Gesichtserscheinungen bei langdauerndem Augenschluss. *Psychiat. Neurol.*, Bâle, 1968, *135*, n° 4-5, p. 269-273.

KANDEL (E. J.), MEYERS (T. I.) et MURPHY (D. B.). — Influence of prior verbalization and instructions on visual sensation reported under conditions of reduced sensory imput. *Amer. Psychol. Assoc.*, Washington, 1958, 13, août, p. 334.

KUBZANSKY (P. E.). — Methodological and conceptual problem in the study of sensory deprivation. *Amer. J. Psychol.*, 1958, *13*, p. 334.

LEIDERMAN (P. H.), MENDELSON (J.), WEXLER (D.) et SOLOMON (P.). — Sensory deprivation : clinical aspects. *Arch. Intern. Med.*, 1958, *101*, p. 389-396.

MENDELSON (J.), SOLOMON (P.) et LINDEMANN (E.). — Hallucinations of poliomyelitis patients during treatment in a respirator. *J. Nerv. ment. Dis.*, 1958, *126*, n° 5, p. 421-428.

VERNON (J.), MCGILL (T. E.) et SCHIFFMAN (H.). — Visual hallucinations during perceptual isolation. *Canad. J. Psychol.*, 1958, *12*, p. 31-34.

WEXLER (D.), MENDELSON (J.), LEIDERMAN (P. H.) et SOLOMON (P.). — Sensory deprivation : a technique for studying psychiatric aspects of stress. *Arch. Neurol. Psychiat. (Chicago)*, 1958, *79*, p. 225-233.

1959

COHEN (B. D.), ROSENBAUM (G.), DOBIE (S. I.) et GOTTLIEB (J. S.). — Sensory isolation : hallucinogenic effects of a brief procedure. *J. Nerv. ment. Dis.*, 1959, *129*, n° 5, p. 486-491.

DAVIS (J. M.), MCCOURT (W. F.) et SOLOMON (P.). — « *Sensory Deprivation* » : I. Effects of social contact; II. Effect of random visual stimulation. Annual Meeting of American Assoc. Philadelphie, 1959.

DOANE (B. K.), MAHATOO (W.), HERON (W.) et SCOTT (Th.). — Changes in perceptual function after isolation. *Canad. J. Psychol.*, 1959, *13*, p. 210-219.

HARRIS (A.). — Sensory deprivation and schizophrenia. *J. Ment. Sci.*, 1959, *105*, p. 235-237.

LEVY (E. Z.), RUFF (G.) et THALER (V. H.). — Studies in human isolation. *J. A. M. A.*, 1959, *169*, p. 236-239.

SCHUMAN (H. J.). — Traüme der Blinden. *Psychol. Prax.*, 1959, *25*, p. 16152.

SCOTT (T. H.), BEXTON (W. H.), HERON (W.) et DOANE (B. K.). — Cognitive effect of perceptual isolation. *Canad. J. Psychol.*, 1959, *13*, p. 200-209.

WEATON (J. L.). — *Fact and Fancy in sensory deprivation studies*. Air univ. USAF, Brooks AFB, Texas, 1959.

1960

DAVIS (J. M.), MCCOURT (W. F.) et SOLOMON (P.). — The effect of visual stimulation on hallucinations and other mental experiences during sensory deprivation. *Amer. J. Psychiat.*, 1960, *116*, avril, p. 889-892.

JACKSON (C. W.). — *An exploration study of the role of suggestion in research on sensory deprivation.* Unpublished doctor's dissertation Univ. Michigan, 1960.

MENDELSON (J.), KUBZANSKY (P.), LEIDERMAN (P. H.), WEXLER (D.), DUTOIT (C.) et SOLOMON (P.). — Catecholamine excretion and behavior during sensory deprivation. *Arch. gen. Psychiat. (Chicago)*, 1960, *2*, février, p. 147-155.

MENDELSON (J. H.), SIGER (L.) et SOLOMON (P.). — Psychiatric observations on congenital and acquired deafness : Symbolic and perceptual process in dreams. *Amer. J. Psychiat.*, 1960, *116*, p. 883-888.

SHURLEY (J. T.). — Profound experimental sensory isolation. *Amer. J. Psychiat.*, 1960, *117*, décembre, p. 539-545.

ZISKIND (E.) et coll. — Observations on mental symptoms in eye patched patients. Hypnagogic symptoms in sensory deprivation. *Amer. J. Psychiat.*, 1960, *116*, 893-900.

1961

AJURIAGUERRA (J. DE) et GARRONE (G.). — Désafférentation partielle et Psychopathologie. *C. R. Symposium de Bel-Air (1961)*, Paris, Masson, 1964, p. 91-157.

AZIMA (H.), VISPOS (R. H.) et AZIMA (F. J.). — « Observation on anactilic therapy during sensory deprivation », in : *Sensory deprivation* (P. SOLOMON). Cambridge, Harvard Univ. Press, 1961, p. 143-160.

BAKKER (C. B.), AMINI (F. B.). — Observations on the Psychotomimetic Effects of Sernyl. *Compreh. Psychiat.*, 1961, vol. *2*, n° 5, p. 269-280.

BENNETT (A. M. H.). — Sensory deprivation in aviation in : *Sensory deprivation* (P. SOLOMON). Harvard Univ. Press, 1961, p. 161-173.

BRUNER (J. S.). — The cognitive consequences of early sensory deprivation, in : *Sensory deprivation* (P. SOLOMON). Cambridge, Harvard Univ. Press, 1961, p. 195-207.

CATTELL (J. P.). — Deprivation and Fantasy : Early Experience, Later development and Therapeutic Connotations. *Compreh. Psychiat.*, 1961, *2*, n° 5, p. 304-309.

COHEN (S. I.), SILVERMAN (A. J.), BRESSLER (B.) et SHMAVONIAN (B.). — Practical and theoretic difficulties in « isolation » studies. *Sensory deprivation* (P. SOLOMON). Cambridge, Harvard Univ. Press, 1961.

FISKE (D. W.). — Effects of monotonous and restricted stimulations, in : *Functions of varied experience*, 1961, Dorsey Press Inc., p. 106-144.

FREEDMAN (S. J.). — Sensory deprivation : facts in search of a theory. Perceptual changes in sensory deprivation : Suggestions for a conative theory. *J. Nerv. ment. Dis.*, 1961, *132*, p. 17-21.

FREEDMAN (S. J.), GRUNEBAUM (H. U.) et GREENBLATT (M.). — Perceptual and conceptual changes in sensory deprivation, in : *Sensory deprivation* (SOLOMON). Harvard Univ. Press, 1961, p. 58-71.

GOLDBERGER (R.) et HOLT (R. R.). — Experimental Interference with reality contact. *Sensory deprivation* (P. SOLOMON). Cambridge, Harvard Univ. Press, 1961.

HERON (W.). — Cognitive and physiological effects of perceptual isolation, in : *Sensory deprivation* (P. SOLOMON). Harvard Univ. Press, 1961, p. 6-33.

KUBIE (L. S.). — « Theoretical aspects of sensory deprivation », in : *Sensory deprivation* (P. SOLOMON). Cambridge, Harvard Univ. Press, 1961, p. 208-222.

KUBZANSKY (P. E.). — The effects of reduced environmental stimulation on human behavior, in : *The manipulation of human behavior* (BIDERMAN (A. D.) et ZIMMER (H.)). New York, J. Wiley, 1961.

KUBZANSKY (P. E.) et LEIDERMAN (P. H.). — Sensory deprivation : an overview in : *Sensory deprivation* (P. SOLOMON). Cambridge, Harvard Univ. Press, 1961, p. 221-238.

LILLY (J. C.) et SHURLEY (J. T.). — Experiments in solitude in maximum achievable physical isolation with water suspension of intact, healthy persons, in : *Psychophysiological aspects of space flight* (FLAHERTY (B. E.)). New York, Colombie Univ. Press, 1961, 238-247.

LINDSLEY (D. B.). — Are there common factors in sensory deprivation, sensory distorsion and sensory overload, in : *Sensory deprivation* (P. SOLOMON). Cambridge, Harvard Univ. Press, 1961, p. 174-194.

MENDELSON (J. H.), KUBZANSKY (P. E.) et LEIDERMAN (P. H.) et coll. — Physiological and psychological aspects of sensory deprivation : a case analysis, in : *Sensory deprivation* (P. SOLOMON). Cambridge, Harvard Univ. Press, 1961, p. 91-113.

POLLARD (J. C.), JACKSON (C. W.) et coll. — *A bibliography of experimental studies of sensory deprivation with human subjects.* Mental health Research Institute Univ. of Michigan, 1961, n° 11.

RIESEN (A. H.). — Excessive arousal effects of stimulation after early sensory deprivation, in : *Sensory deprivation* (P. SOLOMON). Cambridge, Harvard Univ. Press, 1961, p. 34-40.

RUFF (G. E.), LEVY (E. Z.) et THALER (V.). — « Factors influencing the reaction to reduced sensory input », in : *Sensory deprivation* (P. SOLOMON). Cambridge, Harvard Univ. Press, 1961, p. 72-90.

SAMPAIO (B. A.), IGERT (C.). — Hallucinations visuelles d'une mélancolique aveugle. *Evolut. Psychiat.*, 1961, *26*, p. 287-321.

SOLOMON (P.) et coll. — *Sensory deprivation* (Symposium Harvard Medical School). Cambridge, Harvard Univ. Press, 1961.

VERNON (J.), MARTON (T.) et PATERSON (E.). — Sensory deprivation and hallucination. *Science*, 1961, *133*, p. 1808-1812.

VERNON (J. A.), MCGILL (T. E.), GULICK (W. L.) et CANDLAND (D. K.). — The effect of human isolation upon some perceptual and motor skills, in : *Sensory deprivation* (P. SOLOMON). Cambridge, Mas., Harvard Univ. Press, 1961, p. 41-58.

1962

AZIMA (H.), LEMIEUX (M.) et AZIMA (F. J.). — Isolement sensoriel. Étude psychopathologique et psychanalytique de la régression et du schéma corporel. *Evolut. Psychiat.*, 1962, *27*, n° 2, p. 259-282.

BARNARD (D. W.), WOLFF (H. D.) et GRAVELINE (D. E.). — Sensory deprivation under null-gravity conditions. *Amer. J. Psychiat.*, 1962, *118*, avril, p. 921-925.

BLISS (E. L.), CLARK (L. D.). — Visual hallucinations, in : *Hallucination* (WEST). C. R. Symp. Washington 1958, New York, Grune et Stratton, 1962, p. 92-107.

FREEDMAN (S. J.), GRUNEBAUM (H. U.), STARE (F. A.) et GREENBLATT (M.). — Imagery deprivation, in : *Hallucinations* (WEST). C. R. Symp. Washington 1958, New York, Grune et Stratton, 1962, p. 108-117.

HARLOW (H. F. et M.). — The effect of rearing conditions on behavior. *Bull. Menninger Clinic*, 1962, *26*, p. 213-224.

JACKSON (C. W.) et POLLARD (J. C.). — Sensory deprivation and suggestion : A theoretical approach. *Behav. Science*, 1962, *7*, p. 332-343.

LEIDERMAN (P. H.). — Imagery and sensory deprivation an experimental study. *Techn. Rept. MRL. TDR.62 68 Wright Patterson AFB Ohio*, mai 1962.

LILLY (J. C.). — The effect of sensory deprivation on consciousness, in : K. E. SCHAEFER, *Environmental effects on consciousness.* New York, MacMillan, 1962, p. 93-95.

MYERS (T. I.) et MURPHY (D. B.). — Reported visual sensation during brief exposure to reduced sensory input, in : *Hallucinations* (WEST). C. R. Symp. Washington 1958, New York, Grune et Stratton, 1962, p. 118-124.

SHURLEY (J. T.). — Hallucinations in sensory deprivation and sleep deprivation, in : *Hallucinations* (WEST). C. R. Symp. Washington 1958, New York, Grune et Stratton, 1962, p. 87-92.

SHURLEY (J. T.). — Mental imagery in profound experimental sensory isolation, in : *Hallucinations* (WEST). C. R. Symp. Washington 1958, New York, Grune et Stratton, 1962, p. 153-157.

SILVERMAN (A. J.), COHEN (S. I.), BRESSLER (B.) et SHMAVONIAN (B. M.). — Hallucinations in sensory deprivation, in : *Hallucinations* (WEST). C. R. Symp. Washington 1958, New York, Grune et Stratton, 1962, p. 125-134.

SMITH (S.). — Clinical aspects of perceptual isolation. *Proc. Royal. Soc. Med.*, 1962, *55*, 1003-1005.

SOLOMON (P.) et MENDELSON (J.). — Hallucinations in sensory deprivation, in : *Hallucinations* (WEST). C. R. Symp. Washington 1958, New York, Grune et Stratton, 1962, p. 135-145.

VERNON (J. A.) et MCGILL (T. E.). — Sensory deprivation and hallucinations, in *Hallucinations* (WEST). C. R. Symp. Washington 1958, New York, Grune et Stratton, 1962, p. 146-152.

ZISKIND (E.) et AUGSBURG (T.). — Hallucinations in sensory deprivation. Method or madness ? *Sciences*, 1962, *137*, 992-998.

1963

BARTE (H.). — L'isolement sensoriel. *Thèse*, Paris, 1963.

EY (Henri) et BARTE (H.). — L'isolement sensoriel. *Presse Méd.*, 1963, *71*, n° 34, p. 1673-1678.

HANNA (T. D.), BURNS (N. M.) et TILLER (P. R.). — Behaviored and physiological responses to varying periods of sensory deprivation. *Bull. Med. Lab. U. S. A. Noval Air, Center Philadelphia*, 1963.

NAGATSUKA (K.) et coll. — Studies of sensory deprivation. *Tohoku Psychol. Folie*, 1963, *22*, 5-13; 1964, *22*, 57-63; 1965, *23*, 56-59.

PAOLI (Marcel). — Considération sur le rôle possible de l'isolement sensoriel en psychothérapie. *Thèse de la Fac. Méd. Bordeaux.* Bordeaux, Drouillard, 1963.

RACAMIER (P. C.). — Sur la privation sensorielle et sur les choses qui nous entourent. *Psychiat. de l'Enfant*, 1963, *6*, p. 255-279.

SCHULTZ (D. P.). — *Sensory restriction Effects of behavior*. New York, édit. Acad. Press, 1963.

ZUBEK (J. P.), WELCH (G.) et SAUNDERS (M. G.). — Electroencephalographic changes during and after 14 days of perceptual deprivation. *Science*, 1963, *139*, p. 490-492.

1964

AJURIAGUERRA (J. DE) (sous la direction de). — Symposium Bel-Air, Genève. Septembre 1964, *Désafférentation expérimentale et clinique*, 342 p.

COHEN (S.) et EDWARDS (A. E.). — In : *Recent Advances in Biological Psychiatry* (J. WORTIS), New York, Plenum Press, 1964, p. 139.

LINDSLEY (D. B.). — Diurnal activity, behavior and EEG responses in visually deprived monkeys. *Ann. N. Y. Acad. Sci.*, 1964, *117*, p. 564-587.

ŠVÁK (L.) et GROSS (J.). — *Bibliography of sensory deprivation and social isolation.* Prague, Czechoslovakia : Psychiatric Research Institute, 1964. Texte dactylographié (Bibliothèque Hôp. Sainte-Anne).

ZUCKERMAN (M.). — Perceptual isolation on a Stress situation. *Arch. gen. Psychiat. (Chicago)*, 1964, *11*, p. 255-270.

ZUCKERMAN (M.) et COHEN (N.). — In suggestion the source of reported visual sensations in perceptual isolation ? *J. abnorm. Soc. Psychol.*, 1964, *68*, p. 655-660.

ZUCKERMAN (M.) et COHEN (N.). — Sources of reports of visual and auditory sensations in perceptual isolation. *Psychol. Bull.*, 1964, *62*, p. 1-20.

ZUCKERMAN (M.), LEVINE (S.) et BIASE (V.). — Stress response in total and partial perceptual isolation. *Psychosom. Med.*, 1964, *26*, p. 250-260.

1965

AJURIAGUERRA (J. DE). — C. R. du Symposium Bel-Air II-Genève (1964). Genève, Georg, 1965, et Paris, Masson, 1965.

COOPER (G. D.), ADAMS (H. B.) et COHEN (L. D.). — Personality changes after sensory deprivation. *J. Nerv. Ment. Dis.*, 1965, *140*, p. 103-118.

INGLIS (J.). — Sensory deprivation and cognitive disorder. *Brit. J. Psychiat.*, 1965, *111*, p. 309-315.

SCHAEFER (T., Jr.) et BERNICK (N.). — Sensory deprivation and its effects of perception. *Proc. Amer. Psychopath. Ass.*, 1965, *53*, 203-221.

SCHULTZ (D. P.). — *Sensory restriction. Effects of behavior*. New York, Acad. Press, 1965.

SHORT (R. R.) et OSKAMP (S.). — Lack of suggestion effects on perceptual isolation (sensory deprivation) phenomena. *J. Nerv. Ment. Dis.*, 1965, *141*, p. 190-194.

1966

AHLHEID (A.). — Sindrome dermatozoica e privazione sensoriale. *Il Lavoro Neurops.*, 1966, *38*, n° 1, p. 29-46.

DAVENPORT (R. K.), MENZEL (E. W.) et ROGERS (C. M.). — Effects of severe isolation on « Normal » Juvenil chimpanzees. *Arch. gen. Psychiat. (Chicago)*, 1966, *14*, février, p. 134-138.

FRASER (T. M.). — The effects of confinment as a factor in manned space flight (NASA Contractor CR.511, juillet 1966), p. 391-392.

GOLDBERGER (L.). — Experimental isolation : an overview. *Amer. J. Psychiat.*, 1966, *122*, janvier, p. 774-782.

RIESEN (A. H.). — Sensory deprivation, in : *Progress Physiol. Psychology* (STELLAT (E.) et SPRAGUE (J. M.)). New York, Academic Press, 1966, vol. *1*, p. 117-147.

ROSENZWEIG (N.) et GARDNER (L.). — The role of input relevance in sensory isolation. *Amer. J. Psychiat.*, 1966, *122*, février, p. 920-927.

RUFF (G. E.). — Isolation and Sensory Deprivation, in : S. ARIETI, *Amer. Handbook of Psychiatry*, 1966, t. *3*, p. 362-376.

1967

COMER (N. L.), MADOW (L.) et DIXON (J. J.). — Observations of sensory deprivation in a life-threatening situation. *Amer. J. Psychiat.*, 1967, *124*, août, p. 164-169.

SOGIMOTO (S.). — The effect of prolonged Jack of sensory deprivation. *Jap. J. Acrop. Med. and Psychol.*, 1967, *4*, p. 61-66.

1968

LEFF (J. P.). — Perceptual phenomena and personality in sensory deprivation. *Brit. J. Psychiat.*, 1968, *114*, p. 1499-1508.

MARKS (J.), GARLINGTON (W.), GANZER (V.), COLLINS (L. G.) et JOHNSON (D. R.). — Personal differences in perceptual deprivation. *Arch. gen. Psychiat. (Chicago)*, 1968, *19*, août, p. 146-154.

WEINSTEIN (S.) et coll. — Bibliography of sensory deprivation and perceptual deprivation, isolation and related areas. *Percept. mot. Skills*, 1968, *26*, p. 1119-1163.

WULFFETEN PALTHE (P. M.). — Time sense in isolation. *Psych. Neurol. Neurochir.*, 1968, *71*, n° 3, p. 221-242.

ZUBEK (J. P.). — Efectos de la privacion sensorial y perceptiva prologada. *Neurol. Neurocirg. Psiquiat.*, 1968, *9*, n° 1, p. 15-28.

ZUZNETSOV (O. N.) et LEBEDEV (V. I.). — États mentaux inhabituels. Interprétation de leur nature (en russe). *Voprosy Filosofii*, 1968, *22*, n° 9, p. 97-108.

1969

HARRISON (A.), LAIRY (G. C.) et LEGER (E. M.). — E. E. G. et privation visuelle. *Rev. Neurol.*, 1969, *120*, p. 463.

MEHL (M. M.) et CROMWELL (R. L.). — The effect of brief sensory deprivation and sensory stimulation

on the cognitive functioning of chronic schizophrenics. *J. Nerv. Ment. Dis.*, 1969, *148*, n° 6, p. 586-595.

Pishkin (V.) et Shuriey (J.). — Hydro-hypodynamic sensory isolation effects on concept identification. *J. Exp. Psychol.*, 1969, *82*, n° 2, p. 198-204.

Siva Sankar (D. V.), Rozsa (P. W.) et Geisler (A.). — Chromosome Breakage in Children Treated with LSD-25 and UML-491. *Comprehensive Psychiatry*, 1969, vol. *10*, n° 5, p. 406-410.

Sperber (M. A.). — Sensory deprivation in Autoscopic illusion and Joseph Conrad's « The Secret Sharer ». *Psychiat. Quart.*, 1969, *43*, n° 4, p. 711-718.

Suedfeid (P.). — Sensory deprivation stress : birth order and instructional set as interacting variables. *J. Person. Soc. Psychol.*, 1969, *11*, n° 1, p. 70-74.

Ziskind (E.). — Sensory Deprivation in Life Situations. *C. R. (W. Keup) Annual Meeting East. Psychiat. Res. Assoc. New York, Nov. 1969*, New York, Plenum Press, 1970, p. 149-154.

Zubek (J. P.). — *Sensory deprivation*, Fifteen year of New York, éd. Appleton Century Crofts, 1969, 409 p.

Zuckerman (M.). — Reported Sensations and Hallucinations in Sensory Deprivations-Research Data Pertinent to Thirteen Hypotheses and a Reformulation. *C. R. (W. Keup) Annual Meeting East. Psychiatric Research Assoc. New York, Nov. 1969*, New York, Plenum Press, 1970, p. 133-148.

1970

Burgermeister (J. J.). — Privation Sensorielle. *Confrontations Psychiatriques*, 1970, p. 279-297.

Carlini (E. A.), Santos (M.), Claussen (U.), Bieniek (D.) et Korte (F.). — Structure Activity Relationship of Four Tetrahydrocannabinols and the Pharmacological Activity of Five Semi-Purified Extracts of Cannabis sativa. *Psychopharmacologia*, 1970, vol. *18*, fasc. 1, p. 82-93.

Clark (L. D.), Hughes (R.) et Nakashima (E. H.). — Behavioral Effects of Marihuana. *Arch. General Psychiatry*, Chicago, 1970, vol. *23*, n° 3, p. 193-198.

Defer (B.), Billiard-Grasser (Mme) et Diehl (M.-L.). — A propos de l'épidémiologie du cannabisme en France. Société Médico-Psychologique (Séance du 25 mai 1970). *Ann. Médico-Psychol.*, 1970, t. *2*.

Desanti (D.). — San Francisco : Des hippies pour Fourier. Charles Fourier. *Topique*, 1970, n° 4-5, p. 205-212.

Glass (G. S.) et Bowers (M. B.). — Chronic Psychosis Associated with Long-Term Psychotomimetic Drug Abuse. *Arch. Gen. Psychiat.*, Chicago, 1970, vol. *23*, n° 2, p. 97-103.

Gregory (R. L.) et Wallace (J. G.). — Perceptual implications of recovery from blindness in man, in : *La fonction du regard* (C. R. Colloque, Paris, mai 1969), éd. INSERM, 1971, p. 243-276.

Gross (J.), Burchard (J. M.) et Kempe (P.). — Sensorische Deprivation eine spezielle form der Verhaltensforschung. *Psychiat. Neurol. Neurochir.*, 1970, *73*, n° 3, p. 189-199.

Harrison (A.), Lairy (G. C.), Leger (E. M.) — E. E. G. et privation visuelle. *J. E. E. G. Clin. Neurophysiol.*, 1970, *29*, n° 1, p. 20-37.

Landon (M.) et Fischer (R.). — On similar Linguistic Structures in Creative Performance and Psilocybin-induced Experience. *Confinia Psychiatrica*, 1970, vol. *13*, n° 2, p. 115-138.

MacNeil (L. W.) et Rule (B. G.). — Effects of conceptual Structure on Information preference under sensory-deprivation conditions. *J. Personal. Soc. Psychol.*, 1970, *16*, n° 3, p. 530-535.

Madow (L.) et Snow (L. H.). — *The psychodynamic implications of physiological on sensory deprivation.* Springfield, Ch. Thomas, 1970.

Nahas (G.) et Vourc'h (G.). — Les toxiques dérivés de *Cannabis sativa. Presse Médicale*, 1970, *78*, n° 38, p. 1679-1684.

Wikler (A.). — Clinical and Social Aspects of Marihuana Intoxication. *Arch. Gen. Psychiat.*, Chicago, 1970, vol. *23*, n° 4, p. 320-325.

1971

Altshuler (K. Z.), Rainer (J. D.), Fitzgerald (R. G.) et Freedman (D. A.). — « Sensory Deprivation », in : *Amer. J. Psychiat.*, 1971, *127*, p. 1521.

Ferrari (G.), Giordani (L.) et Muscatello (C. F.). — La patologia da privazione sensoriale. *Riv. sper. Freniat.*, 1971, *95*, n° 4, p. 686-720.

Karlsson (J.-C.) et Sjostrand (J.). — Effect of deprivation of light on axonal transport in retinal ganglion cells of the rabbits. *Brain Research*, 1971, *29*, p. 315-330.

MacDougall (J. C.) et Rabinovitch (M. S.). — Early Auditory Deprivation and Sensory Compensation. *Develop. Psychol.*, 1971, *5*, n° 2, p. 368.

Solomon (P.) et Kierman (S. T.). — Sensory Deprivation. *Amer. J. Psychiat.*, 1971, *127*, n° 11, p. 1546-1547.

Tees (R. C.). — Luminance and luminous flux discrimination in rats after early visual deprivation. *J. Comp. physiol. Psychol.*, 1971, *74*, n° 2, p. 292-297.

1972

Ludwig (A. M.). — Psychedelic effects produced by sensory overload. *Amer. J. of Psychiatry*, 1972, *128*, p. 1294-1297.

Hallucinogènes (Travaux de 1940 à 1972)

1940-1951

Stockings (T.). — A clinical study of the Mescaline Psychosis, with special reference to the Mechanism of the genesis of Schizophrenic and other Psychotic States. *J. Ment. Sci.*, 1940, *86*, p. 29-47.

Henry (Jules). — Doll play of Pilagia Indian children; an experimental and field analysis of the behavior of the Pilagia Indian children. *N. Y. Am. Othopsychiat. Ass.*, 1944, *4*; *J. Nerv. Ment. Dis.*, 1947, *105*, p. 686-688.

Stoll (W. A.). — Lysersäure-diäthylamid ein Phantastikum aus der Mutterkorngruppe. *Schweiz. Arch. Neurol. Psychiat.*, 1947, *60*, p. 1.

BECKER (A. M.). — Zur Psychopathologie der Lysergsäurediäthylamidwirkung. *Wien. Z. Nervenheilk.*, 1949, *2*, n° 4, p. 402-440.

GION CONDRAU. — Klinische Erfahrungen an Geisteskranken mit Lysergsäure-Diäthylamid. *Acta Psychiat. Neurol.*, 1949, *24*, p. 9-32.

DELAY (J.) et GERARD (H. I.). — Les illusions de la Mescaline. *Encéphale*, 1950, p. 55-63.

GARDIKAS (C. G.). — Hashish and crime. *Encephalos* (Grec), 1950, p. 201-210.

THALE (Th.), GABRIO (B. W.) et SALOMON (K.). — Hallucination and imagery induced by mescaline. *Amer. J. Psychiat.*, 1950, *106*, mars, p. 686-691.

DELAY (J.), GERARD (H.) et RACAMIER (P. C.). — Les synesthésies dans l'intoxication mescalinique. *Encéphale*, 1951, p. 1-10.

FISCHER (R.), GEORGI (F.) et WEBER (R.). — Psychophysische Korrelationen. VIII. Modellversuche zum Schizophrenieproblem Lysergsäurediäthylamid und Mezcalin. *Schweiz. Med. Wschr.*, 1951, *81*, p. 817.

FORRER (G. R.) et GOLDNER (R. D.). — Experimental physiological studies with lysergic acid diethylamide (LSD-25). *Arch. Neurol. Psychiat. (Chicago)*, 1951, *65*, p. 581.

LUCENA (J.). — La symptomatologie du Cannabisme. *Neurobiologia*, 1951, p. 17.

WEYL (B.). — Versuch einer psychopathologischen Analyse der LSD-Wirkung. *Thèse* de Fribourg, 1951.

WINTER (C. A.) et FLATAKER (L.). — Effect of antihistaminic drugs upon performance of trained rats. *J. Pharmacol. exper. Therap.*, 1951, *101*, p. 156.

WITT (P. N.). — d-Lysergsäure-diäthylamid (LSD-25) im Spinnentest. *Experientia (Basel)*, 1951, *7*, p. 310-311.

1952

ALEMA (G.). — Allucinazioni da acido lisergico in cieco senza bulbi oculari. *Riv. Neurol.*, 1952, *22*, sept.-oct., p. 720-733.

BELSANTI (R.). — Modificazioni neuro-psico-biochimiche indotte dalla dietilamide dell'acido lisergico in schizofrenici e frenastenici. *Acta Neurol.* (Naples), 1952, *7*, n° 3, p. 340-349.

BLICKENSTORFER (E.). — Zum ätiologischen Problem der Psychosen vomakuten exogenen Reaktiontypus. *Arch. Psychiat. Nervenkr.*, 1952, *188*, p. 226-236.

DELAY (J.), LHERMITTE (F.), VERDEAUX (J.). — Modifications de l'électrocorticogramme du lapin par la diéthylamide de l'acide D-lysergique (LSD-25). *Rev. Neurol.*, 1952, *86*, n° 2, p. 81-88.

GIRAUD (G.) et LATOUR (H.). — Regards parallèles sur l'ergotisme historique et sur la dissociation expérimentale moderne de ses composantes. *Bull. Acad. Méd. Paris*, 1952, *136*, p. 492-500.

HOCH (P. H.), CATTELL (J. P.) et PENNES (H. H.). — Effects of mescaline and lysergic acid (L. S. D. 25). *Amer. J. Psychiat.*, 1952, *108*, février, p. 579-584.

JACKSON DESHON (H.), RINKEL (M.) et SOLOMON (H. C.). — Mental changes experimentally produced by LSD. *Psychiat. Quarterly*, 1952, *26*, p. 33.

LASZLO MATEFI (von). — Mescalin- und Lysergsäurediäthylamid-Rausch. *Conf. Neurol.*, 1952, *12*, n° 3, p. 146-177.

OSMOND (H.) et SMYTHIES (J.). — Schizophrenia : a new approach. *J. Ment. Sci.*, 1952, *98*, n° 411, p. 309-315.

POLINI (A.), MAFFEZZONI (G.). — Le variazioni dell' attivita colinergica del tessuto cerebrale per effetto della bulbocapnina della mescalina e della dietilamide dell'acido lisergico. *Sistem nerv.*, 1952, *4*, p. 578.

RINKEL (M.), DESBON (H. J.), HYDE (R. W.) et SOLOMON (H. C.). — Experimental schizophrenia-like symptoms. *Amer. J. Psychiat.*, 1952, p. 572-578.

STOLL (W. A.). — Rorschach-Versuche unter L. S. D. Wirkung. *Rorschachiana*, 1952, *1*, n° 3, p. 1952.

1953

ALLAIX (D.). — Remarques psychopathologiques au sujet de l'intoxication expérimentale par la mescaline. *Thèse*, Paris, 1953, in-4°, dact., 58 p.

ARNOLD (O. H.) et HOFF (H.). — Untersuchungen über die Wirkungsweise von Lysergsäurediäthylamid. *Wien. Z. Nervenheilk.*, 1953, *6*, n° 2, p. 129-150.

BRADLEY (P. B.), ELKES (J.). — The effect of amphetamine and D-lysergic acid diethylamide (LSD-25) on the electrical activity of the brain of the conscious cat. *J. Physiol.*, 1953, *120*, 13 p.

BRADLEY (P. B.), ELKES (C.) et ELKES (J.). — On some effects of lysergic acid diethylamide (LSD 25) in normal volunteers. *J. Physiol.*, 1953, *121*, 50 p.

BUSCAINO (G. A.). — Modificazioni biochimiche, elettroencefalografiche, istochimiche ed istopatologiche, in cani, durante l'intossicazione sperimentale acuta e cronico da dietilamide dell'acido lisergico. *Acta Neurol. (Naples)*, 1953, *8*, n° 5, p. 641-695.

GADDUM (J. H.). — Antagonism between lysergic acid diethylamide and 5-Hydroxytryptamine. *J. Physiol.*, 1953, *121*, 15 p.

GASTAUT (H.), FERRER (S.) et CASTELLS (C.). — Action de la diéthylamide de l'acide d-lysergic sur les fonctions psychiques et l'EEG. *Confin. Neurol.*, 1953, *13*, n° 2, p. 102-120.

HYDE (R. W.), MERING (VON O.) et MORIMOTO (K.). — Hostility in the lysergic psychosis. *J. Nerv. Ment. Dis.*, 1953, *118*, p. 266.

MAYER-GROSS (W.), MCADAM (W.) et WALKER (J. W.). — Further observations on the effects of lysergic acid diethylamide. *J. Ment. Sci.*, 1953, *99*, p. 804.

ROTHLIN (E.). — *Die Zentralnervösen Wirkungen von Heilmitteln.* Stuttgart, G. Thieme, 1953, 39 p.

WALTHER-BUËL (H.). — Ueber Pharmakopsychiatrie. *Schweiz. med. Wschr.*, 1953, *83*, p. 483.

1954

ABRAMSON (H. A.) et coll. — Bioassays for LSD-25. *Ann. Rep. Biol. Lab., Cold Spring Harbor*, 1954-1955, p. 40.

CATTELL (J. P.). — The influence of mescaline on psychodynamic material. *J. Nerv. Ment. Dis.*, 1954, n° 3, p. 233-244.

CLARK (L. C.), FOX (R. P.), BENINGTON (F.) et MORIN (R.). — Effect of mescaline, lysergic acid diethylamide, and related compounds on respiratory enzyme activity of brain homogenates. *Fed. Proc.*, 1954, *13*, p. 27.

DELAY (J.), PICHOT (P.), LAINE (B.) et PERSE (J.). — Les modifications de la personnalité produites par la diéthylamide de l'acide lysergique (LSD-25). Étude par le test de Rorschach. *Ann. méd. Psychol.*, 1954, *112*, 11, p. 1.

DELAY (J.), PICHOT (P.), LEMPERIERE (Th.) et SADOUN (R.). — Psychoses amphétaminiques et pseudo-psychoses amphétaminiques. *Ann. méd. Psychol.*, 1954, *2*, p. 51-57.

DENBER (H.) et MERLIS (S.). — A note on some therapeutic implications of the mescaline-induced state. *Psychiat. Quart.*, 1954, *28*, p. 635-640.

ELKES (J.), ELKES (C.), BRADLEY (P. B.). — The effect of some drugs on the electrical activity of the brain and on behaviour. *J. Ment. Sci.*, 1954, *100*, p. 125.

GAMNA (G.), BONFANTE (B.) et VILLATA (E.). — Autoesperienze con LSD. *Rass. Stud. Psichiat.*, 1954, *43*, n° 5, p. 979-988.

GERONIMUS (L. H.), ABRAMSON (H. A.), INGRAHAM (L. J.) et SKLAROFSKY (B.). — Effects of LSD-25. *Ann. Rep. Biol. Lab., Cold Spring Harbor*, New York, 1954, 1955, p. 36.

GRAHAM (J. D. P.), ALAA IDEEN KHALIDI. — The actions of D-lysergic acid diethylamide (L. S. D. 25). Part. 2 : Central actions. *J. Fac. Med. Iraq.*, 1954, *18*, p. 35.

HOFFER (A.), OSMOND (H.) et SMYTHIES (J.). — Schizophrenia : a new approach. II. Result of a year's research. *J. Ment. Sci.*, 1954, t. *100*, p. 29-45.

HUXLEY (A.). — *The doors of perception*. New York, Harper, 1954.

LANDIS (C.) et CLAUSEN (J.). — Certain effects of Mescaline and lysergic acid on psychological functions. *J. Psychol.*, 1954, *38*, n° 1, p. 211-221.

PENNES (H. H.). — Clinical reactions of schizophrenics to sodium amytal, pervitin hydrochloride mescaline sulfate, and d-lysergic acid diethylamide (LSD-25). *J. Nerv. Ment. Dis.*, 1954, *119*, p. 95.

RINKEL (M.), HYDE (R. W.) et SOLOMON (H. C.). — Experimental Psychiatry. III. A chemical concept of psychosis. *J. Nerv. Syst.*, 1954, *15*, p. 259.

SANDISON (R. A.), SPENCER (A. M.) et WHITELAW (J. D. A.). — The therapeutic values of L. S. D. in mental illness. *J. Ment. Sci.*, 1954, *100*, p. 491-507.

SANDISON (R. A.). — Psychological aspects of the L. S. D. treatment of the neuroses. *J. Ment. Sci.*, 1954, t. *100*, avril, p. 508-515.

SLOANE (B.) et LOVETT DOUST (J. W.). — Psychophysiological investigations in experimental psychoses : results of the exhibition od D-Lysergic acid diethylamide to psychiatric patients. *J. Ment. Sci.*, 1954, *100*, p. 129-144.

STOLL (A.), RUTSCHMANN (J.) et HOFMAN (A.). — Ueber die Synthese von ^{14}C-Diäthylamin und ^{14}C-Lysergsäure-diäthylamid. *Helvetica Chimica Acta*, 1954, *37*, n° 3, p. 820-824.

THOMPSON (R. H. S.), TICKNER (A.) et WEBSTER (G. R.). — Cholinesterase inhibition by lysergic acid diethylamide. *Biochem. J.*, 1954, *58*,

WIKLER (A.). — Clinical and electroencephalographic studies on the effects of Mescaline N-Allylnor-Morphine and Morphine in Man. *J. Nerv. Ment. Dis.*, 1954, *120*, n° 3-4, p. 157-175.

WOOLLEY (D. W.) et SHAW (E.). — Neurophysiological aspects of serotonin. *Brit. Med. J.*, 1954, *122*, juillet, p. 17.

1955

ABRAMSON (H. A.), JARVIK (M. E.) et HIRSCH (M. W.). — Lysergic acid diethylamide (LSD-25). X. Effect on reaction time to auditory and visual stimuli. *J. Psychol.*, 1955, *40*, p. 39.

ABRAMSON (H. A.), KORNETSKY (C.), JARVIK (M. E.), KAUFMAN (M. R,) et FERGUSON (M. W.). — Lysergic acid diethylamide (LSD-25), XI. Content analysis of clinical reactions. *J. Psychol.*, 1955, *40*, p 53.

ARNOLD (O. H.) et HOFMANN (G.). — Untersuchungen über Bernsteisäureeffekte bei LSD-25 Vergiftungen und Schizophrenien. *Wien Z. Nervenhk.*, 1955, *11*, p. 92.

BELSANTI (R.). — Nuove ricerche in psichiatria sperimentale con la dietilamide dell'acido lisergo. *Acta Neurol. (Napoli)*, 1955, *10*, n° 4, p. 460-466.

BERLIN (L.), GUTHRIE (Th.), WEIDER (A.), GOODELL (H.) et WOLFF (H. G.). — Studies in human cerebral function : the effects of mescaline and lysergic acid on cerebral processes pertinent to creatine activity. *J. Nerv. Ment. Dis.*, 1955, *122*, n° 5, p. 487-491.

BOYD (E. S.), ROTHLIN (E.) et coll. — Preliminary studies on the metabolism of lysergic acid diethylamide. *J. Pharmacol. Exp. Therap.*, 1955, *113*, p. 6.

BOYD (E. S.), ROTHLIN (E.), BONNER (J. F.), SLATER (I. H.) et HODGE (H. C.). — Preliminary studies of the metabolism of lysergic acid diethylamide using radioactive carbon-marked molecules. *J. Nerv. Ment. Dis.*, 1955, *122*, n° 5, p. 470-471.

CERLETTI (A.) et ROTHLIN (E.). — Role of 5-Hydroxytryptamine in Mental Diseases and its Antagonism to Lysergic Acid Derivatives. *Nature*, 1955, *176*, p. 785-786.

CHOLDEN (L. S.), KURLAND (A.) et SAVAGE (C.). — Clinical reaction and tolerance to L. S. D. in chronic schizophrenia. *J. Nerv. Ment. Dis.*, 1955, *122*, n° 3, p. 211-221.

COOPER (H. A.). — « Hallucinogenic Drugs ». *Lancet*, 1955, p. 1078.

DENBER (H. C. B.) et MERLIS (S.). — Studies on mescaline. I. Action in schizophrenic patients. *Psychiat. Quart.*, 1955, *29*, p. 421-429.

DENBER (H. C. B.) et MERLIS (S.). — Studies on mescaline. VI. Therapeutic aspects of the mescaline chlorpromazine combination. *J. Nerv. Ment. Dis.*, 1955, *122*, p. 463-469.

DENBER (H. C. B.). — Studies on mescaline. III. Action in epileptics. *Psychiat. Quart.*, 1955, *29*, p. 433-438.

EVARTS (E. V.) et HUGHES (J. R.). — Effects of physiological subnormality and LSD on postetatic potentiation of lateral potentials. *Amer. J. Physiol.*, 1955, *182*, p. 614.

EVARTS (E. V.), LANDAU (W.), FREYGANG (W.) et MARSHALL (W. H.). — Some effects of lysergic acid diethylamide and bufotenine on electrical activity in the cat's visual system. *Amer. J. Physiol.*, 1955, *182*, p. 594.

EVARTS (E. V.) et MARSHALL (W. H.). — The effects of lysergic acid diethylamide on the excitability cycle of the lateral geniculate. *Transact. Am. Neurol. Assoc.*, 1955, *80*, p. 58.

FABING (H. D.). — Experimental compound Mer-17 (Frenquel) : a new blocking agent against the development of LSD-25 psychosis. *Psychiat. Res. Rep.*, 1955, *1*, p. 140.

FABING (H. D.). — Frenquel a blocking agent against experimental LSD-25 and mescaline psychosis. Preliminary note on its clinical application. *Neurology*, 1955, *5*, p. 319.

FREDERKING (W.). — Intoxicant drugs (mescaline and lysergic acid diethylamide) in psychotherapy. *J. Nerv. Ment. Dis.*, 1955, *121*, n° 3, p. 262-266.

GIBERTI (F.), GREGORETTI (L.). — Prime esperienze di antagonismo psicofarmacologico. Psicosi sperimentale da LSD e trattamento con cloropromazina e reserpina. *Sistema Nerv.*, 1955, *7*, p. 301.

HIRSCH (J.) et QUINTO-MURO (E.). — Psiquiatria

experimental con L. S. D. *Arch. Venez. Psiquiat. Neurol.*, 1955, *1*, p. 24-29.

HOFFER (A.). — Nicotinic acid modified lysergic acid diethylamide psychosis. *J. Ment. Sci.*, 1955, *101*, nº 422, p. 12.

ISBELL (H.), FRASER (H. F.), WILKLER (A.) et BELLEVILLE (R. E.). — Tolerance to diethylamide of lysergic acid (LSD-25). *Fed. Proc.*, 1955, *14*, p. 354.

JARVIK (M. E.), ABRAMSON (H. A.), HIRSCH (M. W.). — Lysergic Acid Diethylamide (LSD-25). IV. Effect on Attention and Concentration. *J. Psychol.*, 1955, *39*, p. 373-383.

JARVIK (M. E.), ABRAMSON (H. A.), HIRSCH (M. W.). — Lysergic acid diethylamide (LSD-25). VI. Effect upon recall and recognition of various stimuli. *J. Psychol.*, 1955, *39*, p. 443.

JARVIK (M. E.), ABRAMSON (M. E.), HIRSCH (M.) et EWALD (A. T.). — Lysergic Acid Diethylamide (LSD-25). VIII. Effect on Arithmetic test Performance. *J. Psychol.*, 1955, *39*, p. 465-473.

LANZ (VON U.), CERLETTI (A.) et ROTHLIN (E.). — Ueber die Verteilung des Lysergsäurediäthylamids im Organismus. *Helv. Physiol. Acta*, 1955, *13*, p. 207-216.

LEVINE (A.), ABRAMSON (H. A.), KAUFMAN (M. R.), MARKHAM (S.) et KORNETSKY (C.). — Lysergic acid diethylamide (LSD-25). XIV. Effect on personality as observed in psychological tests. *J. Psychol.*, 1955, *40*, p. 351-366.

LEVINE (A.), ABRAMSON (H. A.), KAUFMAN (M. R.), MARKHAM (S.). — Lysergic acid diethylamide (LSD-25). XVI. The effect on intellectual functioning as measured by the Wechsler-Bellevue intelligence scale. *J. Psychol.*, 1955, *40*, p. 385-395.

MARRAZZI (A. S.) et HART (E. R.). — Evoked cortical responses under the influence of hallucinogens and related drugs. *Electroenceph. Clin. Neurophysiol.*, 1955, *7*, p. 146.

MARRAZZI (A. S.) et HART (E. R.). — Relationship of hallucinogens to adrenergic cerebral neurohumors. *Science*, 1955, *121*, p. 365.

MARRAZZI (A. S.) et ROSS HART (E.). — The possible role of inhibition at adrenergic synapses in the mechanism of hallucinogenic and related drug actions. *J. Nerv. Ment. Dis.*, 1955, *122*, p. 453-457.

MERLIS (S.) et HUNTER (W.). — Studies on mescaline. II. Electro-encephalogram in schizophrenics. *Psychiat. Quart.*, 1955, *29*, p. 430-432.

PERETZ (D.), SMYTHIES (J.) et GIBSON (W.). — A new hallucinogen-3,4,5, trimethoxyphenyl *b*-aminopropane. *J. Ment. Sci.*, 1955, *101*, p. 317-329.

POLONI (A.). — Serotonina e schizofrenia. *Il Cervello*, 1955, *31*, p. 355.

PORTELLA (N.). — Investigacoes coma dietilamida do acido lysergico. *J. Brasil Neurol.*, 1955, *4*, p. 407-418.

PURPURA (D. P.). — Electrophysiological analysis of psychotogenic drug action on the evoked potentials of the cat's brain. *Trans. Amer. neurol. Ass.*, 1955, *80*, p. 60.

RINALDI (F.) et HIMWICH (H. E.). — The cerebral electrographic changes induced by L. S. D. and mescaline are corrected by Frenquel. *J. Nerv. Ment. Dis.*, 1955, *122*, p. 424-432.

RINKEL (M.), HYDE (R. W.) et SOLOMON (H. C.). — Experimental psychiatry. IV. Hallucinogens : tools in experimental psychiatry. *Dis. Nerv. System*, 1955, *16*, p. 229-232.

ROUBÍCEK (J.), SRNEC (J.). — Experimentální psychosa vyvolana LSD (Experimentelle, durch LSD hervorgerufene Psychose). *Čas. Lék. cesk.*, 1955, *44*, p. 189.

SACCHI (U.), BONAMINI (F.), DOLCE (G.), GARELLO (L.). — Dietilamide dell'acido lisergico e catalessia da 5-idrossitriptamina nel cane. *Bull. Soc. ital. biol. Sper.*, 1955, *31*, p. 665.

SANGUINETI (I.), NEGRI (V. U.) et LARICCHIA (R.). — Ritmi elettrici dopo somministrazione di mescalina e di acido lisergico (L. S. D.) in malati di mente. *Riv. sper. Freniat.*, 1955, *79*, p. 771-799.

SAURI (J.) et ONORATO (A.). — Las esquizofrenicas y la dietilamida del acido D lisergico (L. S. D.). I. Variaciones del estado de animo. *Acta Neuropsiquiat. Argentina*, 1955, *1*, p. 469-476.

SCHWARZ (B. E.), BICKFORD (R. G.) et ROME (H. P.). — Reversibility of induced psychosis with chlorpromazine. *Proc. Staff Meet. Mayo clin.*, 1955, *30*, p. 407.

SHORE (P. A.), SILVER (S. L.), BRODIE (B. B.). — Interaction of reserpine, serotonin, and lysergic acid diethylamide in brain. *Science*, 1955, *122*, p. 284.

SLATER (I. H.), DAVIS (K. H.), LEARY (D. E.) et BOYD (E. S.). — The action of serotonin and lysergic acid diethylamide on spinal reflexes. *J. Pharmacol. Exp. Therap.*, 1955, *113*, p. 48.

THOMPSON (R. H. S.), TICKNER (A.) et WEBSTER (G. R.). — The action of lysergic acid diethylamide on mammalian cholinesterases. *Brit. J. Pharmacol.*, 1955, *10*, p. 61.

TONINI (G.). — Particolari aspetti delle azioni centrali delle ammidi dell'acido lisergico e della 5-Idrossitriptamina. *Boll. Soc. Ital. Biol. sper.*, 1955, *31*, p. 768.

TONINI (G.) et MONTANARI (C.). — Effects of experimentally induced psychoses on artistic expression. *Confin. Neurol. (Bâle)*, 1955, *15*, nº 4, p. 225-239.

TURNER (W. M. J.), MERLIS (S.), CARL (A.). — Concerning theories of indoles in Schizophrenigenesis. *Amer. J. Psychiat.*, 1955, *112*, p. 466-467.

WOOLLEY (D. W.). — Production of abnormal (psychotic ?) behavior in mice with lysergic acid diethylamide, and its partial prevention with cholinergic drugs and serotonin. *Proc. Nat. Acad. Sci.*, Wash., 1955, *41*, p. 338-344.

1956

ABRAMSON (H. A.). — *Some observations on normal volunteers and patients*, in : CHOLDREN (L.), éd., *Lysergic Acid Diethylamide and Mescaline in Experimental Psychiatry*. New York, Grune et Stratton, 1956, p. 51-54.

ARDIS (J. A.) et MCKELLAR (P.). — Hypnagogic imagery and mescaline. *J. Ment. Sci.*, 1956, *102*, p. 22.

AXELROD (J.), BRADY (R. O.), WITKOP (B.) et EVARTS (E. V.). — Metabolism of lysergic acid diethylamide. *Nature*, 1956, *178*, p. 143.

BELLEVILLE (R. E.). — MMPI score changes induced by lysergic acid diethylamide (LSD-25). *J. Clin. Psychol.*, 1956, *12*, p. 279.

BERCEL (N. A.), TRAVIS (L. E.), OLINGER (L. B.) et DREIKURS (E.). — Modele psychoses induced by L. S. D. 25 in normals. *Arch. Neurol. Psychiat. (Chicago)*, 1956, *75*, p. 588-611.

BERDE (VON B.) et CERLETTI (A.). — Ueber den Melanophoreneffekt von D-Lysergsäure-diäthylamid und verwandten Verbindungen. *Helv. Physiol. Acta*, 1956, *14*, p. 325-333.

BLEULER (M.). — The Role Serotonin in the Patho-

genesis of Schizophrenia : A Critique. *German Medical Monthly*, 1956, *1*, n° 9, p. 272-275.

BOOR (W. DE). — *Pharmakopsychologie und Psychopathologie*. Berlin, Göttingen, Heidelberg, Springer, 1956, 291 p.

BRADLEY (P. B.) et HANCE (A. J.). — The effects of intraventricular injections of drugs on the electrical activity of the brain of the conscious cat. *E. E. G. Clin. Neurophysiol.*, 1956, *8*, p. 699.

BRADLEY (P. B.), HANCE (A. J.). — The effects of intraventricular injections of D-lysergic acid diethylamide (LSD-25) and 5-hydroxytryptamine (serotonin) on the electrical activity of the brain of the conscious cat. *J. Physiol.*, 1956, *132*, 50 p.

BRIDGER (W. H.) et GANTT (W. H.). — The effect of mescaline differential reflexes. *Amer. J. Psychiat.*, 1956, *113*, p. 352-360.

CALLIERI (B.) et RAVETTA (M.). — Contributo allo studio psicopatologico degli effetti della monoetilamide dell'acido lisergico. *Arch. Psicol. Neurol. Psichiat.*, 1956, *17*, n° 1, p. 43-79.

CARO (D.). — Modificazioni elettroencefalografiche provocate dalla dietilamine dell acido lisergico nell'uomo durante il sonno anestetico. *Lav. Neuropsichiat.*, 1956, *18*, n° 2, p. 491-514.

CARO (D. DE). — Modificazioni elettroencefalografiche provocate dalla L. S. D. nell'nomo. *Acta Neurol. (Naples)*, 1956, *11*, n° 1, p. 144-156.

CERLETTI (A.). — Lysergic acid diethylamide (LSD) and related compounds, in : *Neuropharmacology; transactions of the second Conference (Abramson H. A.), Princeton, N. J., mai 1955*. New York, J. Macy, Jr., Foundation, 1956, p. 9.

CHOLDEN (L.). — *Lysergic acid diethylamide and mescaline in experimental psychiatry*. New York, Londres, Grune et Stratton, 1956, 85 p.

CLARK (L. D.). — Firther studies of the psychological effects of Frenquel and a critical review of previous reports. *J. Nerv. Ment. Dis.*, 1956, *123*, p. 557.

CLARK (L. D.) et CLARK (L. S.). — The effects of cortisone on L. S. D. 25. Intoxication in schizophrenic patients. *J. Nerv. Ment. Dis.*, 1956, *123*, p. 561-562.

CLINE (H. S.) et FREEMAN (H.). — Resistance to lysergic acid in schizophrenic patients. *Psychiat. Quart.*, 1956, *30*, n° 4, p. 676-683.

COOK (L.) et WEIDLEY (E.). — Behavioral effects of some psychopharmacological agents. *Ann. N. Y. Acad. Sci.*, 1956, *66*, p. 740-752.

DELAY (J.), DENIKER (P.), THUILLIER (J.), RACLOT (M.) et ROPERT (M.). — Modifications végétatives et humorales du choc mescalinique (Soc. Méd.-Psychol. Séance du 25-6-1956). *Ann. Médico-Psychol.*, 1956, juil., p. 292-299.

DELAY (J.), DENBER, DENIKER (P.), RACLOT (M.) et ROPERT (M.). — Deux auto-observations d'intoxication mescalinique expérimentale (Soc. Méd.-Psychol. Séance du 25-6-1956). *Ann. Médico-Psychol.*, 1956, juil., p. 306-309.

DELAY (J.), DENIKER (P.), RACLOT (M.) et ROPERT (M.). — La mescaline chez les malades mentaux (Soc. Méd.-Psychol. Séance du 25-6-1956). *Ann. Médico-Psychol.*, 1956, *2*, juil., p. 300-305.

DENBER (H. C. B.). — Studies on mescaline. VII. The role of anxiety in the mescaline-induced state and its influence on the therapeutic result. *J. Nerv. Ment. Dis.*, 1956, *124*, n° 1, p. 74-77.

EVARTS (E. V.). — Some effects of bufotomine acid diethylamide on the Monkey. *Arch. Neurol. Psychiat. (Chicago)*, 1956, *75*, p. 49-53.

EVARTS (E. V.). — Some effects of Bufotenine and Lysergic Acid Diethylamide on the Monkey. *Arch. Neurol. Psychiat.*, 1956, *75*, n° 6, p. 49-53.

FELSINGER (V.), LASAGNA (L.), BEECHER (H. K.). — The response of normal men to lysergic acid derivatives (di- and mono-ethyl amides). Correlation of personality and drug reactions. *J. Clin. Exper. Psychopathol.*, 1956, *17*, p. 414.

FISH (M. S.) et HORNING (E. C.). — Studies of hallucinogenic snuffs. *J. nerv. ment. Dis.*, 1956, *124*, p. 33-37.

FRIED (G. H.) et ANTOPOL (W.). — The effects of psychotomimetic compounds on human cholinesterase. *Anat. Rec. Philadelphia*, 1956, *125*, p. 610.

GADDUM (J. H.). — *Recent work on 5-hydroxytryptamine and lysergic acid derivatives* (20e congrès int. de Physiol., Bruxelles, 1956, p. 442).

GADDUM (J. H.) et VOGT (M.). — Some central actions of 5-hydroxytryptamine and various antagonists. *Brit. J. Pharmacol.*, 1956, *11*, p. 175.

GINZEL (K. H.), MAYER-GROSS (W.). — Prevention of psychological effects of d-lysergic acid diethylamide (LSD 25) by its 2-brom derivative (Bol 148). *Nature*, 1956, *178*, p. 210.

HIMWICH (H. E.). — *The effect of Frenquel on E. E. G. changes produced by LSD-25 and mescaline* (from « Lysergic acid diethylamide and mescaline in experimental psychiatry »). New York, Londres, Grune et Stratton, édit., 1956, p. 19.

HIRSCH (M. W.), JARVIK (M. E.), ABRAMSON (H. A.). — Lysergic acid diethylamide (LSD-25). XVIII. Effects of LSD-25 and six related drugs upon handwriting. *J. Psychol.*, 1956, *41*, p. 11.

HOFFER (A.). — *Studies with niacin and LSD* (from « Lysergic acid diethylamide and mescaline in experimental psychiatry »), New York, Londres, 1956, p. 44.

HURST (L. A.), REUNING (H.), VAN WYK (A. J.) et coll. — Experiences with D-lysergic acid diethylamide (LSD). A symposium. *S. Afr. J. Lab. Clin. Med.*, 1956, *2*, n° 4, p. 289-310.

ISBELL (H.). — Effect of chlorpromazine, reserpine and « Frenquel » on LSD reaction. *Fed. Proc.*, 1956, *15*, p. 442.

JARVIK (M. E.). — Mechanism of action of lysergic acid diethylamide, serotonin and related drugs, in : *Psychopharmacology*, ed. N. S. Kline, 1956, p. 145.

KELLER (D. L.) et UMBREIT (W. W.). — Chemically altered « permanent » behavior patterns in fish and their cure by reserpine. *Science*, 1956, *124*, p. 407.

KILLAM (K. F.) et KILLAM (E. K.). — The action of lysergic acid diethylamide on central afferent and limbic pathways in the cat. *J. Pharmacol. exp. Therap.*, 1956, *116*, p. 35.

KONZETT (H.). — The effects of 5-hydroxytryptamine and its antagonists on tidal air. *Brit. J. Pharmacol.*, 1956, 11, p. 289.

MARIATEGUI (J.). — Psicopatologia de la intoxicacion experimental con la L. S. D. *Rev. Neuro-Psiquiat.*, 1956, *19*, n° 4, p. 474-517.

MERLIS (S.) et DENBER (H. C. B.). — Studies on mescaline. V. Electroencephalographic evidence for the antagonism between mescaline and chlorpromazine hydrochloride. *J. Nerv. Ment. Dis.*, 1956, *123*, p. 542-545.

MILKOVIC (S.) et SUPEK (Z.). — Ueber die Wirkung von 5-Oxytryptamin (Serotonin) und Lysergsäurediäthylamid (LSD) auf das Hypophysen-Nebennierenrinde-System. *Arch. Exp. Pathol. Pharmacol.*, 1956, *228*, p. 146.

PASSOUANT (P.), PASSOUANT FONTAINE (T.) et CADIL-

HAC (J.). — Action du L. S. D. 25 sur le comportement et les rythmes corticaux et rhinencéphaliques du chat chronique. *C. R. Soc. Biol. (Paris)*, 1956, *150*, n° 12, p. 2237-2241.

PETERS (J. J.) et VONDERAHE (A. R.). — Behavior of the salamander under the influence of LSD-25 and Frenquel, and accompanying electrical activity of brain and spinal cord. *J. Nerv. Ment. Dis.*, 1956, *124*, p. 69.

POSTEL (J.) et COSSA (P.). — La thérapeutique par la psychose induite (mescaline et chlorpromazine). *Ann. Médico-Psychol.*, 1956, *2*, juil., p. 254-282.

PURPURA (D. P.). — Electrophysiological analysis of psychotogenic drug action. *Arch. gen. Psychiat. (Chicago)*, 1956, *75*, p. 122-143.

RINALDI (F.). — The experimental electroencephalographic approach to psychopharmacology. *Psychiat. Res. Rep.*, 1956, *4*, p. 1.

ROTHLIN (E.) et coll. — LSD vegetative Effekten. *Experientia*, 1956, *12*, 154.

ROVETTA (P.). — Effect of mescaline and L. S. D. on evoked response especialy of the optic system of the cat. *Electroenceph. Clin. Neurophysiol.*, 1956, *8*, p. 15-24.

SALVATORE (S.) et HYDE (R.). — Progression of effects of lysergic acid diethylamide (L. S. D.). *Arch. Neurol. Psychiat. (Chicago)*, 1956, *76*, p. 50-59.

SANGINETI (I.), ZAPPAROLI (G.) et LARICCHIA (R.). — Studio clinico-biologico dele reazioni indotte dal solfato di mescalina e dall'acido lisergico (L. S. D. 25) in malati di mente. *Riv. Sper. Freniat.*, 1956, *80*, p. 887-918.

SAVAGE (C.), CHOLDEN (L.). — Schizophrenia and the model psychoses. *J. Clin. Exper. Psychopath.*, 1956, *17*, p. 405.

SAVINI (E. C.). — The antagonism between 5-hydroxytryptamine and certain derivatives of lysergic acid. *Brit. J. Pharmacol.*, 1956, *11*, p. 313.

SCHWARZ (B. E.), SEM-JACOBSEN (C. W.), PETERSEN (M. C.). — Effects of mescaline, LSD-25 and adrenochrome on depth electrograms in man. *Arch. Neurol. Psychiat. (Chicago)*, 1956, *75*, p. 579.

SCHWARZ (B.), WAKIN (K.), BICKFORD (R.) et LICHTENHELD (F.). — Behavioral and E. E. G. effects of hallucinogenic drugs. *Arch. Neurol. Psychiat. (Chicago)*, 1956, *75*, p. 83-90.

SEM-JACOBSEN (C. W.). — Depth electrographic studies of the activity in the human brain and the effect of some drugs (including mescalin LSD-25 and Chlorpromazine). *E. E. G. Clin. Neuro-physiol.*, 1956, *8*, p. 717.

SJOERDSMA (A.), KORNETSKY (C.) et EWARTS (E.). — Lysergic acid diethylamide in patients with excess serotonin. *Arch. Neurol. Psychiat. (Chicago)*, 1956, *75*, p. 488-492.

SLOCOMBE (A. G.). — Effects of lysergic acid diethylamide and related amines on the electrical activity of the rat brain. *Fed. Proc.*, 1956, *15*, p. 172.

SLOCOMBE (A. G.), HOAGLAND (H.) et TOZIAN (L. S.). — Effects of certain indole amines on electrical activity of the nervous system. *Amer. J. Physiol.*, 1956, *185*, p. 601.

SOKOLOFF (L.), PERLIN (S.), KORNETSKY (C.), KETY (S. S.). — Effects of lysergic acid diethylamide on cerebral circulation and metabolism in man. *Fed. Proc.*, 1956, *15*, p. 174.

SOLMS (H.). — Chemische Struktur und Psychose bei Lysergsäurederivaten. *Zbl. Neurol. Psychiat.*, 1956, *137*, p. 137.

STURTEVANT (F. M.) et DRILL (V. A.). — Behavioral effects of LSD injected into the lateral ventricle of the brain of cats. *Anat. Rec. Philadelphia*, 1956, *125*, p. 607.

WINTER (C. A.) et FLATAKER (L.). — Effects of lysergic acid diethylamide upon performance of trained rats. *Proc. Soc. Exp. Biol. Med.*, 1956, *92*, p. 285,

WITT (P. N.). — *Die Wirkung von Substanzen auf den Netzbau der Spinne als biologischer Test.* Berlin, Göttingen, Heidelberg, Springer, édit., 1956.

YAMADA (T.) et TAKUMI (A.). — Histamine effect upon the symptoms of L. S. D. 25 intoxication. *Folia Psychiat. Neurol. jap.*, 1956, *10*, n° 2, p. 163-172.

ZEHNDER (K.) et CERLETTI (A.). — Hemmung der Menschenserum-Pseudocholinesterase durch Lysergsäurediäthylamid. *Helv. Physiol. Acta*, 1956, *14*, p. 264-268.

1957

ABRAMSON (H. A.), SKLAROFSKY (B.), BARON (M. O.) et GETTNER (H. H.). — L. S. D. antagonists. *Arch. Neurol. Psychiat. (Chicago)*, 1957, *77*, avril, p. 439-445.

ABRAMSON (H. A.). — Verbatim recording and transference studies with lysergic acid diethylamine (L. S. D. 25). *J. Nerv. Ment. Dis.*, 1957, *125*, p. 444.

APTER (J. T.) et PFEIFFER (C. C.). — The effect of the hallucinogenic drugs LSD-25 and mescaline on the electroretinogram. *Ann. N. Y. Acad. Sci.*, 1957, *66*, p. 508.

AXELROD (J.), BRADY (R. O.) et coll. — The distribution and metabolism of lysergic acid diethylamide. *Ann. N. Y. Acad. Sci.*, 1957, *66*, p. 435.

BAMBAREN (C. V.). — La prueba de bender en la intoxicacion experimental con la L. S. D. 25. *Rev. Neuro-Psiquiat.*, 1957, *20*, n° 4, p. 588-607.

BELUFFI (M.). — Caratteristica azione della L. S. D. sandoz su di particolare ceppo di ratti albini con risultante attivazione di peculiari anomale latenze motorie. *Nevrasse*, 1957, *7*, n° 3, p. 305-314.

BENTE, ITIL et SCHMID. — Elektrencephalographische Studien zur Wilkungsweise des LSD 25. *Zbl. Neurol. Psychiat.*, 1957, *140*, p. 25.

BLOUGH (D. S.). — Effect of lysergic acid diethylamide on absolute visual threshold of the pigeon. *Science*, 1957, *126*, p. 304.

BLOUGH (D. S.). — Some effects of drugs on visual discrimination in the pigeon. *Ann. N. Y. Acad. Sci.*, 1957, *66*, p. 733.

BOARDMAN (W. K.), GOLDSTONE (S.) et LHAMON (W. T.). — Effects of lysergic acid diethylamide (L. S. D.) on the time sense of normals. *Arch. gen. Psychiat. (Chicago)*, 1957, *78*, n° 3, p. 321-324.

BOGDANSKI (D. F.) et SPECTOR (S.). — Comparison of central actions of cocaine and LSD. *Fed. Proc.*, 1957, *16*, p. 284.

BRADLEY (P. B.). — Recent observations on the action of some drugs in relation to the reticular formation of the brain. *E. E. G. Clin. Neuro-physiol.*, 1957, *9*, p. 372.

BRADLEY (P. B.), ELKES (J.). — The effects of some drugs on the electrical activity of the brain. *Brain*, 1957, *80*, p. 77.

BRODIE (B. B.). — *Neuropharmacology*. In Transactions of the third Conf. New York, Josiah Macy, Jr. Foundation, 1957, p. 323.

BURTON (R. M.). — The analeptic action of lysergic acid diethylamide on reserpine-sedated mice. *Ann. N. Y. Acad. Sci.*, 1957, *66*, p. 595.

CAHN (J.), HEROLD (M.), DUBRASQUET (M.), ALANO (J.), BARRE (N.) et BURET (J. P.). — Contribution à un concept biochimique des psychoses expérimentales. I. Effets du diéthylamide de l'acide lysergique sur le bilan humoral et le métabolisme cérébral du lapin *in vivo*. *C. R. Soc. Biol. (Paris)*, 1957, *151*, n° 11, p. 1820-1822.

CALLIERI (B.) et RAVETTA (M.). — Esperienze psicopatologiche sull'azione combinata della mono e della dietilamide del l'acido lisergo (L. S. D. 25). *Riv. sper. Freniat.*, 1957, *81*, n° 2, p. 267-313.

CHAUCHARD (P.) et MAZOUE (H.). — Effets sur l'excitabilité des centres nerveux de la sérotonine et de la diéthylamide de l'acide lysergique (L. S. D. 25). *C. R. Soc. Biol. (Paris)*, 1957, *151*, p. 463-464.

CLARK (L.) et BLISS (E. L.). — Psychopharmacologica studies of lysergic acid diethylamide (L. S. D. 25) intoxication. *Arch. gen. Psychiat. (Chicago)*, 1957, *78*, déc., p. 653-655.

DAY (J.). — The role and reaction of the psychiatrist in L. S. D. therapy. *J. Nerv. Ment. Dis.*, 1957, *125*, n° 3, p. 437-438.

DENBER (H. C. B.) et RINKEL (M.). — Psychodynamic and therapeutic aspects of mescaline and lysergic acid diethylamide. *J. Nerv. Ment. Dis.*, 1957, *125* p. 423-424.

DENIKER (P.). — Biological changes in man following intravenous administration of mescaline. *J. Nerv. Ment. Dis.*, 1957, *125*, n° 3, p. 427-431.

DE ROPP (R. S.). — *Drugs and the mind.* New York, St. Martin's Press, 1957, 310 p.

DIMASCIO (A.), GREENBLATT (M.) et HYDE (R. W.). — A study of the effects of L. S. D. : physiologic and psychological changes and their interrelations. *Amer. J. Psychiat.*, 1957, *114*, n° 4, p. 309-317.

DIMASCIO (A.), SUTER (E.), HYDE (R. W.) et GREENBLATT (M.). — Physiological effects of L. S. D. : report of a detailed investigation in one subject. *Psychiat. Quart.*, 1957, *31*, n° 1, p. 57-71.

ÉDITORIAL. — Prisoners aid mental study in drug tests. *Scope Weekly*, 1957, *2*, p. 1.

ELDER (J. T.), GOGERTY (J. H.), DILLE (J. M.). — Survey of d-lysergic acid diethylamide (LSD) antagonists. *Fed. Proc.*, 1957, *16*, p. 293.

ELKES (J. L.). — *Trans. 3e Conf. Neuropharmacology.* Josiah Macy jr. Fnd, New York, 1957, p. 205.

FRIED (G. H.), ANTOPOL (W.). — Potentiation of pseudocholinesterase by serotonin and LSD. *Fed. Proc.*, 1957, *16*, p. 357.

GADDUM (J. H.). — Serotonin-LSD interactions. *Ann. N. Y. Acad. Sci.*, 1957, *66*, p. 643.

GAMNA (G.), GANDIGLIO (G.) et RIVOLTA (A.). — Modificazioni di indici vegetativi in un gruppo di schizophreniche e di distimiche prodotte dalla etilamide dell'acido D-lisergico. *Note Psichiat.*, 1957, *50*, n° 1, p. 111-128.

GARATTINI (S.) et GHETTI (V.). — Psychotropic drugs (*Symposium on psychotropic Drugs*, Milan, mai, 1957). Amsterdam, Londres, New York, Princeton, Elsevier Publ., 1957.

GEIGER (R. S.). — Effect of lysergic acid diethylamide (LSD 25) and serotonin on adult cortical brain cells in tissue culture. *Fed. Proc.*, 1957, *16*, p. 44.

GREINER (T.), BURCH (N. R.) et EDELBERG (R.). — Threshold doses of LSD in human subjects. *Fed. Proc.*, 1957, *16*, p. 303.

HERMAN (C. B.), DENBER (M. D.) et RINKEL (M.). — Psychodynamic and therapeutic aspects of mescaline and lysergic acid diethylamide. *J. Nerv. Ment. Dis.*, 1957, *125*, n° 3, p. 423-424.

HOAGLAND (H.). — A review of biochemical changes induced *in vivo* by lysergic acid diethylamide and similar drugs. *Ann. N. Y. Acad. Sci.*, 1957, *66*, p. 445.

HOCH (P. H.). — Remarks on L. S. D. and mescaline. *J. Nerv. Ment. Dis.*, 1957, *125*, n° 3, p. 442-444.

HOCH (P. H.) et ZUBIN (J.). — *Experimental Psychopathology.* New York, Londres, Grune et Stratton, 1957, 275 p.

ISBELL (H.) et LOGAN (C. R.). — Studies on the diethylamide of lysergic acid (L. S. D. 25). *Arch. Neurol. Psychiat. (Chicago)*, 1957, *77*, avril, p. 350-358.

KIES (M.), HORST (D.), EVARTS (E. V.) et GOLDSTEIN (N. P.). — Antidiuretic effect of lysergic acid diethylamide in humans. *Arch. Neurol. Psychiat. (Chicago)*, 1957, *77*, mars, p. 267-269.

KORNETSKY (C.). — Relation of physiological and psychological effects of lysergic acid diethylamide. *Arch. Neurol. Psychiat. (Chicago)*, 1957, *77*, n° 6, p. 657-658.

KORNETSKY (C.), HUMPHRIES (O.). — Relationship between effects of a number of centrally acting drugs and personality. *Arch. Neurol. Psychiat. Chicago*, 1957, *77*, p. 325.

LIEBERT (R. S.), WAPNER (S.) et WERNER (H.). — Studies in the effects lysergic-acid diethylamide (L. S. D. 25). *Arch. Neurol. Psychiat. (Chicago)*, 1957, *77*, févr., p. 193-201.

LITTLE (K. D.), DISTEFANO (D.), LEARY (D. E.). — LSD and serotonin effects on spinal reflexes in the cat. *J. Pharmacol. Exp. Therap.*, 1957, *119*, p. 161.

MARIATEGUI (J.) et ZAMBRANO (M.). — Psicosindromes experimentales con los derivados del acido lisergico. *Rev. Neuro-Psiquiat.*, 1957, *20*, n° 4, p. 451-474.

MEIER (R.), TRIPOD (J.) et WIRZ (E.). — Classification d'une série d'antagonistes de la sérotonine et analyse de ses points d'attaque vasculaire périphériques. *Arch. Int. Pharmacodyn. thérap.*, 1957, *109*, p. 55.

MERLIS (S.). — The effects of mescaline sulfate in chronic schizophrenia. *J. Nerv. Ment. Dis.*, 1957, *125*, n° 3, p. 432-434.

MILLER (A. I.), WILLIAMS (H. L.), MURPHREE (H. B.). — Niacin, niacinamide, or atropine versus LSD-25 model psychoses in human volunteers. *J. Pharmacol. Exper. Therap.*, 1957, *119*, p. 169.

MONROE (R. R.), HEATH (R. G.), MICKLE (W. A.) et LLEWELLYN (R. C.). — Correlation of rhinencephalic electrograms with behavior. *Electroencephal. Clin. Neurophysiol.*, 1957, *9*, p. 623-642.

PIERRE (R.). — Effets sur l'E. E. G. du lapin d'une intoxication chronique ou aiguë par la diéthylamide de l'acide lysergique (LSD 25). *C. R. Soc. Biol.*, 1957, n° 4, p. 698.

PRIORI (R.). — Esperienza interiore e linguaggio nella (Model psychosis) indotta da L. S. D. 25. *Lav. Neuropsichiat.*, 1957, *21*, n° 2, p. 209-224.

PURPURA (D. P.). — Experimental analysis of the inhibitory action of lysergic acid diethylamide on cortical dentritic activity. *Ann. New York Acad. Sci.*, 1957, *66*, p. 515-536.

RINKEL (M.). — Pharmacodynamics of L. S. D. and mescaline. *J. Nerv. Ment. Dis.*, 1957, *125*, n° 3, p. 424-427.

ROPERT (M.). — *La mescaline en psychiatrie clinique et expérimentale.* Thèse de Paris, 1957, Dact., 427 p.

ROTHLIN (E.). — Pharmacology of L. S. D. and some of its related compounds. *The Journal of Pharm. and Pharmacol.*, 1957, *9*, 569-587.

ROTHLIN (E.). — Lysergic acid diethylamide and related substances. *Ann. N. Y. Acad. Sci.*, 1957, *66*, p. 668.

SAVAGE (C.). — The resolution and subsequent remobilization of resistance by L. S. D. in psychotherapy. *J. Nerv. Ment. Dis.*, 1957, *125*, n° 3, p. 434-437.

SHERWOOD (W. K.). — Experience with « B. G. E. » a naturally occurring indole compound. *J. Nerv. Ment. Dis.*, 1957, *125*, n° 3, p. 490-491.

SLATER (P. E.), MORIMOTO (K.) et HYDE (R. W.). — The effect of group administration upon Symptom formation under L. S. D. *J. Nerv. Ment. Dis.*, 1957, *125*, n° 2, p. 312-315.

SOGLIANI (G.) et SAGRIPANTI (P.). — La dietilamide dell'acido lisergico e la mescalina in psichiria. *Neuropsichiatria*, 1957, *13*, n° 4, p. 449-507.

SOKOLOFF (L.), PERLIN (S.), KORNETSKY (C.) et KETY (S. S.). — The effects of *d*-lysergic acid diethylamide on cerebral circulation and overall metabolism. *Ann. N. Y. Acad. Sci.*, 1957, *66*, p. 468-477.

STEVENSON (I.) et SANCHEZ (A. J.). — The antidotal action of sodium succinate in the mescaline psychosis. *Amer. J. Psychiat.*, 1957, *114*, n° 4, p. 328-332.

STEVENSON (I.). — Comments on the psychological effects of mescaline and allied drugs. *J. Nerv. Ment. Dis.*, 1957, *125*, n° 3, p. 438-442.

SUTTER (J. M.), PELICIER (Y.) et SCOTTO (J. C.). — Les substances hallucinogènes. *Encyclopédie médico-chirurgicale, Psychiat.*, 1957, p. 37630 F 10.

Symposium de Milan sur les substances psychotropes (9-11 mai 1957).

TAESCHLER (M.) et CERLETTI (A.). — Some observations on the interaction of reserpine and LSD. *J. Pharmacol. Exp. Therap.*, 1957, *121*, n° 2.

VOGT (M.), GUNN (C. G.), SAWYER (C. H.). — Electroencephalographic effects of intraventricular 5-HT and LSD in the cat. *Neurology*, 1957, *7*, p. 559.

WARD (R. H.). — *A Drug-Taker's Notes*. Londres, V. Gollencz. Ltd., 1957.

WEIDMANN (H.). — Die Wirkung von D-Lysergsäure-diäthylamid ind 5-Hydroxytryptamin auf spinal Reflexe. *Helvet. Physiol. Pharmacol. Acta*, 1957, *15*, p. 43.

WEIDMANN (VON H.) et CERLETTI (A.). — Die Wirkung von D-Lysergsäure-diäthylamid und 5-Hydrotryptamin (Serotonin) auf spinale Reflex der Katze. *Helv. Physiol. Acta*, 1957, *15*, p. 376-383.

WINTER (C. A.), FLATAKER (L.). — Further experiments on the performance of trained rats treated with lysergic acid diethylamide. *J. Pharmacol. exp. Therap.*, 1957, *119*, p. 194.

YAMADA (T.), TSUNODA (T.) et TAKASHINA (K.). — Accentuation of L. S. D. 25 : effect through antihistaminica. *Folia Ps. Neuro. Jap.*, 1957, p. 266-273.

1958

ABRAMSON (H. A.) et coll. — L. S. D. antagonists. *Arch. Neurol. Psychiat. (Chicago)*, 1958, *79*, févr., p. 201-207.

AMES (F.). — A clinical and metabolic-study of acute intoxication with cannabis sativa and its role in the model psychoses. *J. Ment. Sci.*, 1958, *104*, oct., p. 972-999.

APTER (J. T.). — Analeptic action of lysergic acid diethylamine (L. S. D. 25) against pentobarbital. *Arch. Neurol. Psychiat. (Chicago)*, 1958, *79*, juin, p. 711-715.

BARUK (H.), LAUNAY (J.), BERGES (J.), PERLES (R.) et CONTE (C.). — Effets neuro-psychiques chez l'animal, de quelques dérivés indoliques : sérotonine, tryptamine, acide B-indol acétique et indol (Soc. Méd.-Psychol. Séance ordinaire). *Ann. Médico-Psychol.*, 1958, *1*, janv., p. 115-127.

BARUK (H.), LAUNAY (J.), BERGES (J.), PERLES (R.) et CONTE (C.). — Étude préliminaire de l'action du LSD 25 chez les animaux, catatonie expérimentale chez le pigeon. *Ann. Méd.-Psychol.*, 1958, *1*, p. 127-134.

BENTE (D.) et SCHMID (E. E.). — Elektroencephalographische studien zur wirkungsweise des L. S. D. 25. *Psychiat. Neurol. (Basel)*, 1958, *135*, n° 4-5, p. 272-284.

BÖSZÖRMÉNYI (Z.) et SZARA (St.). — Dimethyltryptamine experiments with psychotics. *J. Ment. Sci.*, 1958, *104*, n° 435, p. 445-453.

BRENGELMANN (J. C.), LAVERTY (S. G.) et LEWIS (D. J.). — Differential effects of lysergic acid and sodium amytal on immediate memory and expressive movement. *J. Ment. Sci.*, 1958, *104*, n° 434, p. 144-152.

BRENGELMANN (J.). — Effects of L. S. D. 25 on tests personality. *J. Ment. Sci.*, 1958, *104*, oct., p. 1226-1236.

BRENGELMANN (J. C.), PARE (C. M. B.) et SANDLER (M.). — Alleviation of the psychological effects of L. S. D. 25 in man by 5-hydroxytryptophan. *J. Ment. Sci.*, 1958, *104*, p. 1237-1244.

CAHN (J.), HEROLD (M.), DUBRASQUET (M.), ALANO (J.), BARRE (N.) et BURET (J. P.). — Contribution à un concept biochimique des psychoses expérimentales. IV. Prévention des modifications du métabolisme cérébral induites par l'intoxication chronique au L. S. D. 25 chez le lapin *in vivo*. Action de l'A. T P. et de l'acide ascorbique. *C. R. Soc. Biol. (Paris)*, 1958, *152*, n° 1, p. 21-23.

CAHN (J.), HEROLD (M.), DUBRASQUET (M.), ALANO (J.), BARRE (N.) et BURET (J. P.). — Contribution à un concept biochimique des psychoses expérimentales. VII. Action du N-thiodiphényl-carbamyl pipérazine (5501 M. D.) et de la chlorpromazine sur les perturbations du bilan humoral et du métabolisme cérébral provoquées par l'administration de L. S. D. 25 chez le lapin *in vivo*. *C. R. Soc. Biol. (Paris)*, 1958, *152*, n° 3, p. 483-485.

CAHN (J.) et HEROLD (M.). — Contribution à un concept biochimique des psychoses expérimentales. VIII. Action de l'iproniazide (Marsilid) de la désoxyéphédrine (Pervitine) et de la diéthylamide de l'acide lysergique (L. S. D. 25) sur le bilan humoral et le métabolisme cérébral du lapin vigile. *C. R. Soc. Biol. (Paris)*, 1958, *152*, n° 11, p. 1479-1481.

CAHN (J.), DUBRASQUET (M.), BARRE (N.), ALANO (J.) et BRETON (Y.). — Contribution à un concept biochimique des psychoses expérimentales. IX. Action sur le bilan humoral et le métabolisme cérébral du lapin vigile de l'administration chronique du désoxyéphédrine (Pervitine) et l'iproniazide (Marsilid). *C. R. Soc. Biol. (Paris)*, 1958, *152*, n° 12, p. 1671-1673.

CARGNELLO (D.) et LUKINOVICH (N.). — Lo psicoma da L. S. D. Gli aspetti psicopatologici della intossicazione sperimentale da L. S. D. nei normali. *Arch. Psicol. Neurol. Psichiat.*, 1958, *19*, n° 2, p. 141-194.

CARO (D.) et MULAS (M.). — Contributo alla conoscenza degli effetti dell'acido lisergo sull'attività elettrica corticale del coniglio. *Lav. Neuropsichiat.*, 1958, *23*, p. 46-58.

CASTALDI (G.), DE RENZI (E.), MANZINI (B.), FRANICESCHINI (B.) et FADIGA (E.). — In tema di psicosmodello osservazioni chimiche, sperimentali e

cliniche sull'adrenocromo. *Riv. Patol. Nerv. Ment.*, 1958, *79*, n° 1, p. 225-235.

COHEN (S.), FICHMAN (L.) et GROVER-EISNER (B.). — Subjective reports of lysergic acid experiences in a context of psychological test performance. *Amer. J. Psychiat.*, 1958, *115*, juil., p. 30-35.

DELAY (J.) et BENDA (Ph.). — L'expérience lysergique L. S. D. 25. A propos de 75 observations cliniques. *Encéphale*, 1958, *47*, n° 3, p. 169-209.

DELAY (J.) et BENDA (Ph.). — L'expérience lysergique L. S. D. 25. A propos de 75 observations cliniques. *Encéphale*, 1958, n° 4, p. 309-344.

DENBER (H. C. B.). — Studies on mescaline. VIII. Psychodynamic observations. *Amer. J. Psychiat.*, 1958, *115*, sept., p. 239-244.

FELD (M.), GOODMAN (J. R.) et GUIDO (J. A.). — Clinical and laboratory observations on LSD-25. *J. Nerv. Ment. Dis.* 1958, *126*, n° 2, p. 176-183.

FREEDMAN (D. X.). — Patterns of tolerance to lysergic acid diethylamide and mescaline in rats. *Science*, 1958, *127*, p. 1173-1174.

FREEMAN (H.). — Pupil dilatation in normal and schizophrenic subjects following lysergic acid diethylamine ingestion. *Arch. Neurol. Psychiat. (Chicago)*, 1958, *79*, mars, p. 341-344.

GATTUSO (R.). — *Olpetto e Neuropatie*. Catania, Univ. Catania, 1958, p. 619-640.

GIBERTI (F.), GREGORETTI (L.) et SORIANI (S.). — Aspetti psicopatologici e rilievi clinici nello studio famacopsichiatrico delle sindromi-ossesive e fobiche (Ricerche con iderivati dell'acido l i s e r g i c o L. S. D. 25 e L. A. E. 32). *Note Psichiat. (Pesaro)*, 1958, *51*, p. 485-508.

GREINER (T.), BURCH (N. R.) et EDELBERG (R.). — Psychopathology and psychophysiology of minimal, L, S. D. 25 dosage. *Arch. Neurol. Psychiat. (Chicago)*, 1958, *79*, févr., p. 208-210.

HARLEY-MASON (J.). — The Metabolism of Mescalin in the Human. II. Delayed clinical reactions to Mescalin. *Confin. Neurol.*, 1958, *18*, n° 2, p. 152-155.

HEROLD (M.), CAHN (J.), DUBRASQUET (M.) et coll. — Contribution à un concept biochimique des psychoses expérimentales. V. Prévention des modifications du métabolisme cérébral induites par l'intoxication chronique du L. S. D. 25 chez le lapin *in vivo*. Action de l'adrénaline de l'éphédrine, de la phentolamine du bromure de pyridostigmine. *C. R. Soc. Biol. (Paris)*, 1958, *152*, n° 1, p. 45-49.

HOFMANN (A.), HEIM (R.), BRACK (R.) et KOREL (H.). — Psilocybin, ein psychotroper Wirkstoff aus dem mexicanischen rauschpilz psilocybe mexicana heim. *Experientia*, 1958, *14*, p. 107.

LIEBERT (R. S.), WERNER (H.) et WAPNER (S.). — Studies in the effect of lysergic acid diethylamide (L. S. D. 25). *Arch. Neurol. Psychiat. (Chicago)*, 1958, *79*, mai, p. 580-584.

OSTFELD (A. M.), ABOOD (M. G.) et MARCUS (D. A.). — Studies with ceruloplasmin and a new hallucinogen. *Arch. Neurol. Psychiat. (Chicago)*, 1958, *79*, mars, p. 317-322.

RUIZ OGARA (C.). — *Las psicosis experimentales*. Barcelona, Frontis éd., 1958, 29 p.

SILVERSTEIN (A. B.) et KLEE (G. D.). — Effects of lysergic acid diethylamide (L. S. D. 25) on intellectual functions. *Arch. Neurol. Psychiat. (Chicago)*, 1958, *80*, oct., p. 477-480.

THUILLIER (J.), NAKAJIMA (H.), RUMPF (P.) et THUILLIER (G.). — Action sur le système nerveux central d'analogies structurales simplifiées du L. S. D. 25, dérivée de l'arécaïdinamide. *C. R. Soc. Biol. (Paris)*, 1958, *151*, n° 1, p. 24-27.

VOJTECHOVSKY (M.). — A psychosis caused by benactyzin intoxications. *Acta Psychiat. Neurol. Scand.*, 1958, *33*, p. 514-518.

WASSON (V. P.) et WASSON (R. G.). — *Mushrooms, Russia and History*, New York, Panthéon, 1958.

WEISS (B.), ABRANSON (H. A.) et BARON (M. O.). — Lysergic acid diethylamide (L. S. D. 25). *Arch. Neurol. Psychiat. (Chicago)*, 1958, *80*, sept., p. 345.

1959

ABOOD (L. G.) et RINALDI (F.). — Studies with a tritium labeled psychotomimetic agent. *Psychopharmacologia (Berlin)*, 1959, *1*, p. 117-123.

ARONSON (H.), SILVERSTEIN (A. B.) et KLEE (G. D.). — Influence of lysergic acid diethylamide (L. S. D. 25) on subjective time. *Arch. Gen. Psychiat. (Chicago)*, 1959, *1*, p. 469-472.

BALESTRIERI (A.) et FONTANARI (D.). — Acquired and crossed tolerance to mescaline L. S. D. 25 and B. O. L. 148. *Arch. gen. Psychiat. (Chicago)*, 1959, 1, p. 279-282.

BEN-AVI (Avrum). — Zen Buddhism, in : ARIETI (S.), *American Handbook of Psychiatry*, 1959, *2*, 1816-1820.

BENDA (Ph.) et ORSINI (Mlle F.). — Étude expérimentale de l'estimation du temps sous L. S. D. 25 (Soc. Méd.-Psychol. Séance du 23-2-1959). *Ann. Médico-Psychol.*, 1959, *1*, mars, p. 550-557.

BENDA (Ph.) et ORSINI (Mlle F.). — A propos de l'étrangeté temporo-spatiale sous L. S. D. 25 (Soc. Méd.-Psychol. Séance du 13-7-1959). *Ann. Médico-Psychol.*, 1959, oct., p. 525-532.

BRAINES (C. H.) et coll. — In *Biophysical research in psychiatry* (éd. C. H. Braines), 1959, p. 178, U. S. S. Moscow, Inst. Psychiat. Acad. Sci.

CAZENEUVE (J.). — Le peyotlisme au Nouveau Mexique. *Rev. Philosoph.*, 1959, *149*, p. 169-182.

CHWELOS (N.), BLEWETT (D. B.), SMITH (C. M.) et HOFFER. — Use of *d*-lysergic acid diethylamide in the treatment of alcoholism. *Quart. J. Stud. Alcohol.*, 1959, *20*, p. 577-590.

COLLIER (G.) et MARTIN (A.). — Essais de la sérotonine en clinique psychiatrique. *Ann. Médico-Psychol.*, 1959, *2*, oct., p. 491-508.

DE CUNHA-LOPES (I.). — Aspectos actuales de las toxicomanias en el Brasil. *Rev. Neuro-Psiquiat.*, 1959, *22*, p. 320-345.

CUTNER (M.). — Analytic work with L. S. D. 25. *Psychiat. Quart.*, 1959, *33*, p. 715-757.

DELAY (J.), PICHOT (P.) et LEMPERIÈRE (T.). — La psilocybine. Historique, pharmacophysiologie, clinique. *Presse Méd.*, 1959, *67*, n° 47, p. 1731-1733.

DELAY (J.), PICHOT (P.), LEMPERIÈRE (T.), NICOLAS-CHARLES (Mlle P.) et QUETIN (Mlle A. M.). — Les effets somatiques de la psilocybine (Soc. Méd.-Psychol. Séance du 26-4-1959). *Ann. Médico-Psychol.*, 1959, *1*, mai, p. 891-899.

DELAY (J.), PICHOT (P.), LEMPERIÈRE (T.), NICOLAS-CHARLES (Mlle P.) et QUETIN (Mlle A. M.). — Les effets psychiques de la psilocybine et les perspectives thérapeutiques (Soc. Méd.-Psychol. Séance du 27-4-1959). *Ann. Médico-Psychol.*, 1959, mai, p. 899-907.

DELAY (J.), THUILLIER (J.), NAKAJIMA (H.) et DURANDIN (M. C.). — Action de la psilocybine sur le comportement des souris normales et des souris I. D. P. N. Comparaison avec les monoéthylamide (L. A. E.) et diéthylamide (L. S. D. 25) de l'acide

lysergique. *C. R. Soc. Biol. (Paris)*, 1959, *153*, p. 244-248.

DETMAN (K. S.) et WHITTLESEY (R. B.). — Comparison of the L. S. D. 25. Experience and *delirium tremens*. *Arch. Gen. Psychiat. (Chicago)*, 1959, *1*, p. 47-57.

DOMARUS (E. VON). — Religion, in : *American Handbook of Psychiatry*, 1959, p. 1802-1810.

EVANS (F. T.). — The effect of several psychotomimetic drugs on human serum cholinesterase. *Psychopharmacologia (Berlin)*, 159, *1*, p. 231-240.

FUSTER (J. M.). — Lysergic acid and its effects on visual discrimination in monkeys. *J. Nerv. Ment. Dis.*, 1959, *129*, n° 3, p. 252-256.

HIMWICH (H. E.) et coll. — In : *Biological Psychiatry* (J. H. MASSERMAN), New York, Grune et Stratton, 1959, p. 27.

HIMWICH (H. E.), VAN METER (W. G.) et OWENS (H.). — Drugs used in the treatment of the depressions. In : *Biological Psychiatry*. Masserman (J. H.), p. 27-52, New York, Grune et Stratton, 1959.

HOFMANN (A.), HEIM (R.), BRACK (A.), KOBEL (H.), FREY (A.), OTT (H.), PETRZILKA (Th.) et TROXLER (F.). — Psilocybin und psilocin sweipsychotrope wirkstoffe aus mexikanischen Rauschpilzen. *Helv. Chim. Acta*, 1959, *42*, p. 1557-1572.

ISBELL (H.), LOGAN (C. R.) et MINER (E. J.). — Studies on lysergic acid diethylamide (L. S. D. 25). *Arch. Neurol. Psychiat. (Chicago)*, 1959, *81*, janv., p. 20-27.

ISBELL (H.), MINER (E. J.) et LOGAN (C. R.). — Relationships of psychotomimetic to anti-serotonin potencies of congeners of lysergic acid diethylamine (L. S. D. 25). *Psychopharmacologia (Berlin)*, 1959, *1*, p. 20-28.

ISBELL (H.). — Comparison of the reactions induced by psilocybin and L. S. D. 25 in man. *Psychopharmacologia (Berlin)*, 1959, *1*, p. 29-38.

ISBELL (H.), MINER (E. J.) et LOGAN (C. R.). — Cross tolerance between D-2-brom-lysergic acid diethylamide (BOL-148) and the D-diethylamide of lysergic acid (L. S. D. 25). *Psychopharmacologia (Berlin)*, 1959, *1*, p. 109-116.

LUCENA (J.). — La symptomatologie du cannabisme. *Neurobiologia (Recife)*, 1959-1960-1961, 22-23-24.

MARIATEGUI (J.) et ZAMBRANO (M.). — Acerca del empleo de drogas alucinogenas en el Peru. *Rev. Neuro-Psiquiat.*, 1959, *22*, n° 1, p. 27-34.

MASCIANGELO (P. M.). — Osservazioni clinico-sperimentali sulle modificazioni indotte dall' L. S. D. 25 nella personalita epilettica. *Riv. sper. Freniat.*, 1959, *83*, p. 750-755.

MAYER-GROSS (W.). — Adolf Meyer research lecture : model psychoses, their history, relevancy and limitations. *Amer. J. Psychiat.*, 1959, *115*, févr., p. 673-682.

MELANGER (B.) et MARTENS (S.). — Experimental studies on taraxein and L. S. D. *Acta Psychiat. Neurol. Scand.*, 1959, *34*, suppl. n° 136, p. 344-347.

MOKRASCH (L. C.) et STEVENSON (I.). — The metabolism of mescaline with a note on correlations between metabolism and psychological effects. *J. Nerv. Ment. Dis.*, 1959, *129*, n° 2, p. 177-183.

MONNIER (M.). — The effect of the action of psilocybin on the rabbit brain. *Experientia (Basel)*, 1959, *15*, n° 8, p. 321-323.

MORSELLI (G. E.). — Expérience mescalinique et vécu schizophrénique. *Évolut. Psychiat.*, 1959, n° 2, p. 275-282.

NASH (H.). — The design and conduct of experiments on the psychological effects of drugs. *J. Nerv. Ment. Dis.*, 1959, *128*, n° 2, p. 129-147.

ORSINI (F.) et BENDA (Ph.). — Étude expérimentale du ralentissement de la performance sous L. S. D. 25 (Soc. Méd.-Psychol. Séance du 13-7-1959). *Ann. Méd.-Psychol.*, 1959, *2*, p. 519-524.

OSFELD (A.), VISOTSKY (H.), ABOOD (L.) et LEBOVITZ (B.). — Studies with a new hallucinogen. *Arch. Neurol. Psychiat. (Chicago)*, 1959, *81*, p. 256-263.

PFEIFER (C. C.), MURPHREE (H. B.), JENNEY (E. H.), ROBERTSON (M. G.), RANDALL (A. H.) et BRYAN (L.). — Hallucinatory effect in man of acetylcholine inhibitors. *Neurology*, 1959, *9*, n° 4, p. 249-250.

ROJO-SIERRA (M.). — Terapeutica lisergica en ciertos sindromes obsesivos y neurosis sexuales. *Act. luso-esp. Neurol. Psiquiat.*, 1959, *18*, n° 2, p. 108-113.

SOKAMOTO (K.). — L. S. D. 25, mescaline induced psychosis catecholamine metabolism. *Folia Psychiat. Neurol. Jap.*, 1959, *13*, p. 257-261.

TURNER (W. J.), MERLIS (S.). — Effect of some Indolealkylamines on Man. *Arch. Neurol. Psychiat. (Chicago)*, 1959, *81*, p. 121-129.

WAPNER (S.) et KRUS (D. M.). — Behavioral effects of lysergic diethylamide (L. S. D. 25). *Arch. Neurol. Psychiat. (Chicago)*, 1959, *1*, oct., p. 417-419.

WEINTRAUB (W.), SILVERSTEIN (A. B.) et KLEE (G. D.). — The effect of L. S. D. on the associative processes. *J. Nerv. Ment. Dis.*, 1959, *128*, n° 5, p. 409-414.

1960

ABRAMSON (H. A.) et SKLAROFSKY (B.). — Antagonists. *Arch. gen. Psychiat. (Chicago)*, 1960, *2*, 89-93.

ABRAMSON (H. A.). — Lysergic acid diethylamide (L. S. D. 25). XXXI. Comparison by questionnaire of psychotomimitic activity of congeners on normal subjects and drug addicts. *J. Ment. Sci.*, 1960, *106*, p. 1120-1123.

ABRAMSON (H. A.). — Lysergic acid diethylamide (L. S. D. 25). XXX. Questionnaire technique with notes on its use. *J. Psychol.*, 1960, *49*, n° 1, p. 57-65.

ALVAREZ (F. U.). — Psiquiatria y farmacologia en el momento actual. *Act. luso-esp. Neurol. Psiquiat.*, 1960, *19*, n° 2, p. 119-136.

ALVAREZ (L. G.), ALBERTO (A.) et coll. — Psicoterapia de grupo y dietilamina del acido lisergico. *Acta Neuro-Psyquiat. Argentina*, 1960, *4*, n° 3, p. 258-261.

ARONSO (H.) et KLEE (G. D.). — Effect of lysergic acid diethymamide (L. S. D. 25) on impulse control. *J. Nerv. Ment. Dis.*, 1960, *131*, n° 6, p. 536-539.

BARUK (H.). — Psychopathologie, psychophysiologie et psychopharmacologie. *Bull. Psychol.*, 1960, *14*, p. 11-14.

BECK (S. J.). — S. R. 2 : affect autonomy in schizophrenia. *Arch. gen. Psychiat. (Chicago)*, 1960, *2*, avril, p. 408-420.

BOLIN (R. R.). — Psychiatric manifestations of artane toxity. *J. Nerv. Ment. Dis.*, 1960, *131*, n° 3, p. 256-259.

BÖSZÖRMENYI (Z.). — Creative urge as an after effect of model psychoses. *Conf. Psychiat.*, 1960, *3* p. 117-126.

CHANDLER (A. L.) et HARTMAN (M. A.). — Lysergic acid diethylamide (L. S. D. 25) as a facilitating agent in psychotherapy. *Arch. gen. Psychiat. (Chicago)*, 1960, *2*, mars, p. 286-299.

COHEN (S.). — Lysergic acid diethylamide : side effects and complications. *J. Nerv. Ment. Dis.*, 1960, *130*, n° 1, p. 30-40.

DURAND (V. J.). — Diéthylamide de l'acide lysergique

et Psychiatrie. *Ann. Médico-Psychol.*, 1960, *1*, mars, p. 401-526.

EYSENCK (H. J.) et EASTERBROOK (J. A.). — Drugs and personality. VI. The effects of stimulant and depressant drugs upon body sway (Static ataxia). *J. Ment. Sci.*, 1960, *106*, p. 831-834.

EYSENCK (H. J.) et EASTERBROOK (J. A.). — Drugs and personality. VII. The effects of stimulant and depressant drugs upon pupillary reactions. *J. Ment. Sci.*, 1960, *106*, p. 835-841.

EYSENCK (H. J.) et EASTERBROOK (J. A.). — Drugs and personality. VIII. The effects of stimulant and depressant drugs on visual after-effects of a rotating spiral. *J. Ment. Sci.*, 1960, *106*, p. 842-844.

EYSENCK (H. J.) et EASTERBROOK (J. A.). — Drugs and personality. IX. The effects of stimulant and depressant drugs upon visual figural after-effects. *J. Ment. Sci.*, 1960, *106*, p. 845-851.

EYSENCK (H. J.) et EASTERBROOK (J. A.). — Drugs and personality. X. The effects of stimulant and depressant drugs upon kinaesthetic after-effects. *J. Ment. Sci.*, 1960, *106*, p. 852-854.

EYSENCK (H. J.) et EASTERBROOK (J. A.). — Drugs and personality. XI. The effects of stimulant and depressant drugs upon auditory flutter fusion. *J Ment. Sci.*, 1960, *106*, p. 855-857.

GORHAM (D. R.) et OVERALL (J. E.). — Drug-action profiles based on an Abbreviated psychiatric rating scale. *J. Nerv. Ment. Dis.*, 1960, *131*, déc., p. 528-535.

HAMILTON (C. L.). — Effects of L. S. D. 25 and amphetamine on a running response in the rat. *Arch. Gen. Psychiat. (Chicago)*, 1960, *2*, janv., p. 104-109.

HIMWICH (W. A.) et COSTA (E.). — Behavioral changes associated with changes in concentrations of brain serotonin. *Fed. Proc.*, 1960, *19*, déc., p. 838-845.

HOFFER (A.) et CALLBECK (M. J.). — Drug-induced schizophrenia. *J. Ment. Sci.*, 1960, *106*, p. 138-159.

HOLLAND (H. C.). — Drugs and personality. XII. A comparison of several drugs by the flicker-fusion method. *J. Ment. Sci.*, 1960, *106*, p. 858-861.

HOLLISTER (L. E.), PRUSMACK (J. J.), PAULSEN (A.) et ROSENQUIST. — Comparison of three psychotropic drugs (psilocybin, J. B. 329, and I. T. 290) in volunteer subjects. *J. Nerv. Ment. Dis.*, 1960, *131*, n° 5, p. 428-434.

IDESTRÖM (C. M.). — Experimental psychologic methods applied in psychopharmacology. *Acta Psychiat. Neurol. Scand.*, 1960, *35*, n° 3, p. 302-313.

JARVIK (M. E.) et CHOROVER (S.). — Impairment by lysergic acid diethylamide of accuracy in performance of a delayed alternation test in monkeys. *Psychopharmacologia (Berlin)*, 1960, *1*, p. 221-230.

KEY (B. J.). — The effect of Chlorpromazine and Lysergic acid Diethylamide on conditioned avoidance responses. *C. R. 2e Meeting, Coll. Int. Neuro-Pharmacol. (Bâle, 1960)*, Amsterdam, Elsevier, 1961, p. 158.

KLEE (G. D.), BERTINO (J.), CALLAWAY (E.) et WEINTRAUB (W.). — Clinical studies with L. S. D. 25 and two substances related to serotonin. *J. Ment. Sci.*, 1960, *106*, p. 301-308.

LEBOVITS (B. Z.), VISOTSKY (H. M.) et OSTFELD (A. M.). — L. S. D. and J. B. 318 : a comparison of two hallucinogens. *Arch. gen. Psychiat. (Chicago)*, 1960, *2*, p. 390-407.

LEBOVITS (B. Z.), VISOTSKY (H. M.) et OSTFELD (A. M.). — Lysergic acid diethylamide (L. S. D. 25) and J. B. 318 : a comparison of two hallucinogens. *Arch. gen. Psychiat. (Chicago)*, 1960, *3*, août, p. 176-187.

MALITZ (S.), WILKENS (B.), ROEHRIG (C.) et HOCH (P. H.). — A clinical comparison of three related hallucinogens. *Psychiat. Quart.*, 1960, *34*, p. 333-345.

MANZINI (B.) et SARAVAL (A.). — L'intossicazione sperimentale da L. S. D. ed i suoi rapporti con la schizofrenia. *Riv. sper. Freniat.*, 1960, *84*, p. 589-618.

MASURA (M.) et DORPAT (Th. L.). — Urinary aromatic metabolites in normal subjects after L. S. D. *J. Nerv. Ment. Dis.*, 1960, *130*, n° 3, p. 224-229.

ORSINI (F.) et BENDA (Ph.). — L'épreuve du dessin en miroir sous L. S. D. 25 (Soc. Méd.-Psychol. Séance du 28-3-1960). *Ann. Médico-Psychol.*, 1960, *1*, avril, p. 809-816.

QUETIN (A. M.). — *La psilocybine en psychiatrie clinique expérimentale.* Thèse de Paris, 1960, 157 p.

ROSS (S.) et COLE (J. O.). — Psychopharmacology. *Ann. Rev. Psychol.*, 1960, *11*, p. 415-438.

SALVATORE (S.). — Some related factors of the L. S. D. 25 reactions. *Psychiat. Quart.*, 1960, *34*, n° 2, p. 236-251.

SHRIRAHASHI (H.). — Electroencephalographic study of mental disturbances experimentally induced by L. S. D. 25. *Folia Psychiat. Neurol. Jap.*, 1960, *14*, n° 2, p. 140-155.

SMYTHIES (J. R.) et LEVY (C. K.). — The comparative psychopharmacology of some mescaline analogues. *J. Ment. Sci.*, 1960, *106*, p. 531-536.

SOULAIRAC (A.). — Neurochimie des comportements et quelques problèmes de psychopharmacologie. *Bull. Psychol.*, 1960, *13*, p. 312-325.

SPRINCE (H.) et LICHTENSTEIN (I.). — Choline antagonism to indolic psychotomimetic compounds. *Arch. gen. Psychiat. (Chicago)*, 1960, *2*, avril, p. 385-389.

VINCHON (J.) et coll. — *La drogue.* Les cahiers de la Tour Saint-Jacques, Paris, éd. Roudil, 1960.

WEISS (G.). — Hallucinogenic and narcotic-like effects of powdered myristica (Nutmeg). *Psychiat. Quart.*, 1960, *34*, p. 346-356.

1961

BAKKER (C. B.) et AMINI (F. B.). — Psychotomimetic Effects of Sernyl. *Compr. Psychiat.*, 1961, *2*, p. 269.

BENDA (Ph.) et ORSINI (F.). — Fluctuations du niveau d'efficience sous L. S. D. 25. *Neuropsychopharmacologia (Berlin)*, 1961, *2*, p. 339-350.

DAVIS (J. M.), MCCOURT (W. F.), COURTNEY (J.) et SOLOMON (P.). — Sensory deprivation. *Arch. gen. Psychiat. (Chicago)*, 1961, *5*, juil., p. 84-90.

DENBER (H. C. B.). — Studies on mescaline. XI. Biochemical findings during the mescaline-induced state with observations on the blocking action of different psychotropic drug. *Psychiat. Quart.*, 1961, *35*, p. 18-48.

EDWARDS (A. E.) et COHEN (S.). — Visual illusion tactile sensibility and reaction time under L. S. D. 25. *Psychopharmacologia (Berlin)*, 1961, *2*, p. 297-303.

ESECOVER (H.), MALITZ (S.) et WILKENS (B.). — Clinical profiles of paid normal subjects volunteering for hallucinogen drug studies. *Amer. J. Psychiat.*, 1961, *117*, avril, p. 910-915.

GOLBERGER (L.) et HOLT (R. R.). — *Experimental interference with reality contact* (Symp. « Sensory deprivation » Boston, 1958). Harward Univ. Press, 1961.

HAWKINS (D. R.), PACE (R.), PASTERNACK (B.) et SANDIFER (M. G.). — A multivariant psychopharmacologic study in normals. *Psychosom. Méd.*, 1961 *23*, n° 1, p. 1-17.

KLEE (G. D.), BERTINO (J.), WEINTRAUB (W.) et CALLAWAY (E.). — The influence of varying dosage on the effects of lysergic acid diethylamide (LSD-25) in humans. *J. Nerv. Ment. Dis.*, 1961, *132*, p. 405-409.

MACKELLOR (P.). — Mescalin and human thinking. In : *C. R. a Symp. Royal Med. Psych. Soc., 1961.* C. R. éd. Lewis, Londres, 1963.

MARRAZZI (A. S.). — Inhibition as a determinant of synaptic and Behavorial Patterns. *Ann. New York Acad. Sci.*, 1961, *92*, n° 3, p. 990-1003.

PAUK (Z. D.) et SHAGASS (C.). — Some Test findings associated with susceptibility to psychosis induced by Lysergic Acid Diethylamide. *Compr. Psychiat.*, 1961, *2*, n° 4, p. 188-195.

PICHOT (P.). — Structure de la personnalité et appréciation des modifications psychologiques produites par les drogues psychotropes. *Rev. Psychol. Appliquée norm. et Pathol.*, 1961, *11*, n° spéc., p. 353-360.

POECK (K.). — Methodische probleme bei neuropharmakologischen Untersuchungen. *Nervenarzt*, 1961, *32*, n° 1, p. 15-22.

ROTHLIN (E.). — Proceedings of the second meeting of the Collegium int. Neuro-Psychopharmacologicum (Basle, 1960). *Neuro-Psychopharmacology*, 1961, *2*, Amsterdam, London, New York, Princeton, éd. Elsevier Publishing Company.

RUMMLE (W.) et GNIRSS (F.). — Untersuchungen mit Psilocybin, einer psychotropen Substanz aus Psilocybe Mexicana. *Schweiz. Arch. Neurol. Psychiat.*, 1961, *87*, n° 2, p. 365-385.

SANKAR (D. V.), GOLD (E.) et SANKAR (D. B.). — Metabolic effects of psychoactive drugs. *Recent Advances Biol. Psychiat.*, 1961, *4*, p. 247-256.

SCHIFFER (K. H.). — Exogenes halluzinatorisches Syndrom mit Wahnbildung als Psychose-Modell. *Arch. Psychiat. Nevrenkr.*, 1961, *202*, n° 3, p. 305-330.

TAYLOR (E. K.) et NEVIS (E. C.). — Personel selection. *Ann. Rev. Psychol.*, 1961, *12*, p. 389-412.

1962

ARONSON WATERMANN et coll. — The effect of D-lysergic acid diethylamide (L. S. D. 25) on learning and retention. *J. Clin. Exp. Psychopathol.*, 1962, p. 17-23.

BARAHONA FERNANDES (H. J. DE). — A farmacopsicoterapia como experiencia psicologica. *Act. Luso-esp. Neurol. Psiquiat.*, 1962, *21*, n° 3, p. 259-274.

BILZ (R.). — Ammenschlaf-Experiment und Halluzinose. *Nervenarzt*, 1962, *33*, n° 2, p. 49-60.

BÖSZÖRMENYI (Z.). — Ueber die psychotherapiefordernde Wirkung einiger halluzinogener Substanzen. *Acta Psychoth. Psychosom.*, 1962, *10*, n° 5, p. 343.

BRODIE (B. B.) et COSTA (E.). — *Psychopharmacol. Serv. Cent. Bull.*, 1962, *2*, p. 1.

BUSCAINO (V. M.). — Série d'articles dans les *Acta Neurol.* (Naples), 1962 et 1963.

BUTTERWORTH (A. T.). — Some aspects of an office practice utilizing L. S. D. 25. *Psychiat. Quart.*, 1962, *36*, n° 4, p. 734-753.

COHEN (S.) et DITMAN (K. S.). — Complications associated with lysergic diethylamide. *J. Amer. Med. Assoc.*, 1962, *181*, p. 161-162.

COSTA (E.), GESSA (G. L.), HIRSCH (C.), KUNTZMAN (R.) et BRODIE (B. B.). — On current status of serotonine a brain neurohormone and in action of reserpinelike drugs. *Ann. N. Y. Acad. Sci.*, 1962, *96*, p. 118-133.

CURTIS (D. R.) et DAVIS (R.). — Pharmacological studies upon neurones of the lateral geniculate nucleus of the cat. *Brit. J. Pharmacol.*, 1962, *18*, p. 217-246.

FLUGEL (F.) et ITIL (T.). — Klinisch-Elektrencephalographische Untersuchungen mit « Verwirrtheit » Hervorrufenden Substanzen. *Psychopharmacologia (Berlin)*, 1962, *3*, p. 79-98.

FOGEL et HOFFER. — The use hypnosis to interrupt and to reproduce an L. S. D. 25 experience. *J. Clin. Exp. Psychol.*, 1962, p. 11-16.

FREEDMAN (D. X.) et GIARMAN (N. J.). — L. S. D. 25 and the status and level of brain serotonin. *Ann. N. Y. Acad. Sci.*, 1962, *96*, p. 98-107.

GRAHAM (H.) et PETERS (H.). — Durch Psychopharmaka induzierte und provozierte Psychosen, ihre Psychopathologie und ihre therapeutische Bedeutung. *Nervenarzt*, 1962, *33*, n° 9, p. 398-403.

GREGORETTI (J.) et SINISI (C.). — Indagini farmacopsichiatriche con psilocybina. *Riv. Sper. Freniat.*, 1962, *86*, n° 4, p. 846-860.

HERTLE (F.), ZIPF (K. E.) et BROGHAMMER (H.). — Beobachtungen über Stoffwechselverhalten, Muskeltonus und einige Kreislaufgrössen beim Menschen unter L. S. D. 25 Einwirkung. *Arch. Psychiat. Nervenkr*, 1962, *202*, n° 6, p. 569-591.

HOLLISTER (L.). — *C. R. Acad.*, New York, 1962.

HOLLISTER (L. E.) et HARTMAN (A. M.). — Mescaline LSD and Psylocybine comparison of clinical Syndrome. *Compr. Psychiat.*, 1962, *3*, p. 235-241.

IRANYI (K.). — L. S. D.-Untersuchungen an E. S. behandelten Schizophrenen. *Schweiz. Arch. Neurol. Psychiat.*, 1962, *89*, n° 2, p. 413-425.

KALBERER (F.), KREIS (W.) et RUTSCHMANN (J.). — The fate of psicosin in the rat. *Biochem. Pharmacol.*, 1962, *11*, p. 261-269.

KEY (B. J.). — Hallucinogens, in : *C. R. Meeting coll. int. Neuropharmacol.*, Amsterdam, Elsevier, 1962.

KUBIE (L. S.).— The concept of dream deprivation : a critical analysis. *Psychosom. Méd.*, 1962, *24*, n° 1, p. 62-65.

LANTER (R.), WEIL (J.) et Mlle ROTH (M.). — Note à propos de l'utilisation diagnostique et thérapeutique des drogues hallucinogènes (mescaline, L. S. D. 25) (Soc. Méd.-Psychol. Séance du 25-6-1962). *Ann. Médico-Psychol.*, 1962, *2*, juil., p. 244-252.

LEBOVITS (B. Z.), VISOTSKY (H. M.) et OSFELD (A. M.). — L. S. D. and J. B. 318 : a comparison of two hallucinogens. *Arch. gen. Psychiat. (Chicago)*, 1962, *7*, n° 1, p. 39-45.

LINTON (H. B.) et LANGS (R.). — Placebo reactions in a study of lysergic acid diethylamide (L. S. D. 25). *Arch. gen. Psychiat. (Chicago)*, 1962, *6*, mai, p. 369-383.

LINTON (H. B.) et LANGS (R. J.). — Subjective reactions to lysergic acid diethylamide (L. S. D. 25). *Arch. gen. Psychiat. (Chicago)*, 1962, n° 6, p. 352-368.

LUBY (E.), GOTTLIEB (J.), COHEN (B.), ROSENBAUM (G.) et DOMINO (E.). — Model psychoses and schizophrenia. *Amer. J. Psychiat.*, 1962, *119*, juil., p. 61-67.

MICHELETTI (V.), BIGNOTTI (N.) et ZELIOLI LANZINI (F.). — Rivista sintetica e contributo personale allo studio delle schizofrenie posttraumatiche. *Riv. Sper. Freniat.*, 1963, *32*, n° 3, p. 1033-1058.

MORGENSTERN (F. S.), BEECH (H. R.) et DAVIES (B. M.). — An investigation of drug induced sensory disturbances. *Psychopharmacologia (Berlin)*, 1962, *3*, p. 193-201.

SAVAGE (Ch.), TERRILL (J.) et JACKSON (D. D.). — L. S. D. transcendence and the new beginning· *J. Nerv. Ment. Dis.*, 1962, *135*, n° 5, p. 425-439.

SIGG (B. W.). — Le cannabisme chronique. *Thèse*, Paris, 1963.

URSIN (H.). — The lack of effect of L. S. D. 25 on amygdamoid and cortical attention responses. *Psychopharmacologia (Berlin)*, 1962, *3*, n° 5, p. 317-330.

VEIGA (E. P.) et PINHO (A. R.). — Contribuiçao ao estudo do marihuana en Bahia. *Neurobiologia*, 1962, *25*, n° 1-2, p. 38-68.

WALTERS (C.), SHURLEY (J. T.) et PARSONS (O. A.). — Differences in male and female responses to underwater sensory deprivation : an exploratory study. *J. Nerv. Ment. Dis.*, 1962, *135*, n° 4, p. 302-310.

WILKENS (B.), MALITZ (S.) et ESECOVER (H.). — Clinical observations in identical twins. *Amer. J. Psychiat.*, 1962, *118*, mars, p. 815-818.

WOLBACH (A. B.), ISBELL (H.) et MINER (E. J.). — Cross tolerance between mescaline and L. S. D. 25 with a comparison of the mescaline and L. S. D. reactions. *Psychopharmacologia (Berlin)*, 1962, *3*, p. 1-14.

WOLBACH (A. B.), MINER (E. J.) et ISBELL (H.). — Comparison of psilocin with psilocybin, mescaline and L. S. D. 25. *Psychopharmacologia (Berlin)*, 1962, *3*, n° 3, p. 219-223.

WOOLLEY (D. W.) et CAMPBELL (N. K.). — Serotonin-like and antiserotonin properties of psilocybin and psilocin. *Science*, 1962, *136*, p. 777-778.

1963

BENOIT (J. C.). — Les substances hallucinogènes. *La Semaine des Hôpitaux*, 1963, *46*, p. 2184-2189.

CHESSICK (R. D.), KRONHOLM (J.) et MAIER (G.). — Effect of lysergic acid diethylamide (L. S. D. 25) and other drugs on tropical fish. *J. Nerv. Ment. Dis.*, 1963, *137*, oct., p. 389-394.

COHEN (S.) et DITMAN (K. S.). — Prolonged adverses reactions to lysergic acid diethylamide. *Arch. gen. Psychiat. (Chicago)*, 1963, *8*, n° 5, p. 475-480.

CROCKET (R.), SANDISON (R. A.) et WALK (A.). — *Hallucinogenic drugs and their psychotherapeutic use* (C. R. de la réunion de la Royal Medico-Psychol. Assoc. Londres, 1961). Londres, éd. H. K. Lewis, 1963.

ENGELHARD (D.), FREEDMAN (N.), HANKOFF (D.), MANN (D.) et MARGOLIS (R.). — Long-term Drug-induced symptom modification in schizophrenic out patients. *J. Nerv. Ment. Dis.*, 1963, *137*, p. 231.

FISH (F.). — The unitary psychosis. A neurophysiological model. *Confin. Psychiat.*, 1963, *6*, p. 156.

FREEDMAN (D. X.). — Psychotomimetic drugs and brain biogenic amines. *Amer. J. Psychiat.*, 1963, *119*, mars, p. 843-850.

FREEDMAN (D. X.) et GIARMAN (N. J.). — Brain amines electrical activity. *EEG and Behavior*, New York, Basic Books, 1963.

FREYHAN (F. A.) et MAYO (J. A.). — Concept of a model psychiatric clinic. *Amer. J. Psychiat.*, 1963, *120*, sept., p. 222-227.

GOLDSTEIN (L.), MURPHREE (H. B.) et PFEIFFER (C. C.). — Quantitative electroencephalography in man as a measure of CNS stimulation. *Ann. N. Y. Acad. Sci.*, 1963, *107*, n° 3, p. 1045-1056.

GRINKER (R. R.). — Lysergic acid diethylamide. *Arch. gen. Psychiat. (Chicago)*, 1963, *8*, n° 5, p. 425.

HARTMAN (A. M.) et HOLLISTER (L. E.). — Effect of mescaline, lysergic acid diethylamide and psilocybin on color perception. *Psychopharmacologia (Berlin)*, 1963, *4*, n° 6, p. 441-451.

HELMCHEN (H.). — Ueber zentralnervöse Dekompensation bei psychiatrischer Pharmakotherapie als Beitrag zur experimentellen Psychiatrie. *Fortschr. Neurol. Psychiat.*, 1963, n° 3, p. 160-175.

JARRARD (L. E.). — Effects of L. S. D. on operant behavior in the rat. *Psychopharmacologia (Berlin)*, 1963, *5*, p. 39-46.

KAFKALIDIS (A.). — Application thérapeutique de la diéthylamide de l'acide D-lysergique (délyside ou L. S. D. 25) sur les psychonévroses. *Ann. Médico-Psychol.*, 1963, *2*, n° 2, p. 191-200.

KELM (H.), JENSEN (S. E.) et RAMSAY (R. W.). — The figural after-effect and lysergic acid diethylamide (L. S. D. 25). *J. Nerv. Ment. Dis.*, 1963, *137*, déc., p. 557-560.

KJAERBYE KRISTENSEN (K.). — L. S. D. treatment in a Copenhagen department of admission (13e Congrès Scand. de Psychiat. Finlande, 1962). Suppl .. *169*, *Acta Psychiat. Scand.*, 1963, p. 161-166.

LLEE (G. D.). — Lysergic acid diethylamide (L. S. D. 25) and ego functions. *Arch. gen. Psychiat. (Chicago)*, 1963, *8*, n° 5, p. 461-474.

KRUS (D. M.), WAPNER (S.), FREEMAN (H.) et CASEY (T. M.). — Differential behavioral responsivity to L. S. D. 25. *Arch. gen. Psychiat. (Chicago)*, 1963, *8*, n° 6, p. 557-563.

LEARY (T.), LITWIN (C. H.) et METZNER (R.). — Reactions to psilocybin administered in a supportive environment. *J. Nerv. Ment. Dis.*, 1963, *137*, n° 6, p. 561-573.

LEUNER (H.). — Die Psycholytische Therapie : Klinische Psychotherapie mit Hilfe von L. S. D. 25 und verwandten Substanzen. *Z. Psychother. Med. Psychol.*, 1963, *13*, n° 2, p. 57-64.

MCGAUGH (J. L.), BARAN (L. DE) et LONGO (V. G.). — Electroencephalographic and behavioral analysis of drug effects on an instrumental reward discrimination in rabbits. *Psychopharmacologia (Berlin)*, 1963, *4*, p. 126-138.

PEREZ MORALES (F.). — Psicoterapia y L. S. D. 25. III. *Acta Psiquiat. Psicol. Argent.*, 1963, *9*, n° 3, p. 226-232.

ROBINSON (J. T.), DAVIES (L. S.), SACK (E. L. N. S.) et MORRISSEY (J. D.). — A controled trial of abreaction with lysergic acid diethylamide (L. S. D. 25). *Brit. J. Psychiat.*, 1963, *109*, n° 458, p. 46-53.

ROSENBERG (D. E.), WOLBACH (A. B.), MINER (E. J.) et ISBELL (H.). — Observations on direct and cross tolerance with L. S. D. and D-amphetamine in man. *Psychopharmacologia (Berlin)*, 1963, *5*, p. 1-15.

ROY (R.) et GRINKER (S.). — Lysergic acid diethylamide. *Arch. Gen. Psychiat. (Chicago)*, 1963, *8*, n° 5, p. 425.

SIGG (B. W.). — *Le cannabisme chronique, fruit du sous-développement et du capitalisme*. Monographie dactylographiée n° 542-31 de la Bibliothèque de l'hôpital Sainte-Anne, Paris, 1963.

SLATER (P. E.), MORIMOTO (K.) et HYDE (R. W.). — The effects of L. S. D. upon group interaction. *Arch. gen. Psychiat. (Chicago)*, 1963, *8*, n° 6, p. 564-571.

TOSCANO AGUILAR (M.). — La psilocybine : perspectives d'utilisation en psychiatrie clinique. *Acta Neurol. Psychiat. Belg.*, 1963, *63*, n° 2, p. 114-131.

WIART (Cl.). — Auto-observation de deux intoxications expérimentales par la psilocybine. *Conf. Psychiat. (Basel)*, 1963, *6*, n° 2-3, p. 171-180.

1964

AGATHON (N.). — Intérêt de la méthode des images consécutives dans l'étude de l'action des drogues psychotropes. *Rev. Neuropsychiat. Inf.*, 1964, *12*, n° 3, p. 209-216.

AJURIAGUERRA (J. DE) et JAEGGI (F.). — *Le poète Henri Michaux et les drogues hallucinogènes (dessins d'Henri Michaux faits sous l'influence de la Mescaline)*. Bâle, édit. Sandoz, 1964, 68 p.

BENITEZ (F.). — *Los Hongos alucinants.* Mexico, Era, 1964, 126 p.

CHESSICK (R. D.), HAERTZEN (C. A.) et WIKLER (A.). — Tolerance to L. S. D. 25 in schizophrenic subjects. *Arch. Gen. Psychiat. (Chicago)*, 1964, *10*, n° 6, p. 653-658.

COHEN (S.). — *Drugs of hallucination.* Londres, éd. Secker et Warbug, 1964, 269 p.

COHEN (S.). — *L. S. D. 25*, trad. fr. M. C. PASQUIER et D. R. DUVAL. Préface J.-F. HELD, Paris, Gallimard, 1964, 206 p.

GAMNA (G.). — Modificazioni dei disegni di Schizofrenici par effetto della dietilamide dell'acido lisergico e della psilucibina. *Ann. Neurol. Psichiat.*, 1964, *58*, n° 2, p. 177-183.

GORODETSKY (C. W.) et ISBELL (H.). — A comparison of 2,3-dihydro-lysergic acid diethylamide with L. S. D. 25. *Psychopharmacologia (Berlin)*, 1964, *6*, n° 3, p. 229-233.

HOFFMAN (M.). — Drug Addiction and « Hypersexuality » Related Modes of Mastery. *Compreh. Psychiat.*, 1964, *5*, n° 4, p. 262-270.

HOLLISTER (L. E.), SJOBERG (B. M.). — Clinical syndromes and biochemical alterations following mescaline, lysergic acid diethylamide, psilocybin and a combination of the three psycho-drugs. *Comprehens. Psychiat.*, 1964, *5*, n° 3, p. 170-178.

JACOB (J.), LAFILLE (C.), LOISEAU (P.), ECHINARD-GARIN (P.) et BARTHELEMY (C.). — Recherches concernant la caractérisation et la différenciation pharmacologiques des drogues hallucinogènes (dérivés indoliques et mescaline, nalorphine, anticholinergiques centraux, phényclidine). *Encéphale*, 1964, *53*, n° 4, p. 520-535.

KENNA (J. C.) et SEDMAN (G.). — The subjective experience of time during lysergic acid diethylamide (L. S. D. 25) intoxication. *Psychopharmacologia (Berlin)*, 1964, *5*, n° 4, p. 280-288.

KEY (B. J.). — The effect of L. S. D. 25 on the interaction between conditioned and non-conditioned stimuli avoidance situation. *Psychopharmacologia (Berlin)*, 1964, *6*, n° 5, p. 319-326.

KEY (B. J.). — Alterations in the generalisation of visual stimuli induced by lysergic acid diethylamide in cats. *Psychopharmacologia (Berlin)*, 1964, *6*, n° 5, p. 327-337.

KLEIN (D. F.). — Delineation of two drug-responsive anxiety syndromes. *Psychopharmacologia (Berlin)*, 1964, *5*, n° 6, p. 397-408.

KURAMOCHI (H.) et TAKAHASHI (R.). — Psychopathology of L. S. D. intoxication. *Arch. Gen. Psychiat. (Chicago)*, 1964, *11*, n° 2, p. 151-161.

LEVINE (J.) et LUDWIG (A.). — The L. S. D. Controversy. *Compreh. Psychiat.*, 1964, *5*, n° 5, p. 314-321.

LINTON (H. B.), LANGS (R. J.) et PAUL (I. H.). — Retrospective alterations of the L. S. D. 25 experience. *J. Nerv. Ment. Dis.*, 1964, *138*, mai, p. 409-423.

LINTON (H. B.) et LANGS (R. J.). — Empirical dimensions of L. S. D. 25 reaction. *Arch. Gen. Psychiat. (Chicago)*, 1964, *10*, n° 5, p. 469-485.

LOPEZ DE LERMA PENASCO (J.). — Intoxication por haschisch. *Act. Luso-esp. Neurol. Psiquiat.*, 1964, *23*, n° 4, p. 225-240.

MARRAZZI (A. S.), HART (E.) et CHALMER (R. K.). — Do psychogens and tranquilizers have special brain item action ? *Amer. J. Psychiat.*, 1964, *120*, févr., p. 762-764.

MARTIN (A. J.). — L. S. D. analysis. *Int. J. Soc. Psychiat.*, 1964, *10*, n° 3, p. 165-169.

MARTIN (A. J.). — A case of early paranoiad psychosis treated by lysergic acid diethylamide (L. S. D.). *Acta Psychoth. Psychosom.*, 1964, *12*, n° 2, p. 119-130.

MCGLOTHLIN (W. H.), COHEN (S.) et MCGLOTHLIN (M. S.). — Short-term effects of L. S. D. on anxiety, attitudes and performance. *J. Nerv. Ment. Dis.*, 1964, *139*, n° 3, p. 266-273.

MORSELLI (G. E.). — Tossicosi mescalinica e patologia intuitivo-expressiva. *Ann. Neurol. Psichiat.*, 1964, *58*, n° 2, p. 185-189.

MORSELLI (P.) et ZARATTINI (F.). — Studio della reattivita neuronale nella intossicazione acuta da L. S. D. 25. *Lav. Neuropsichiat.*, 1964, *34*, n° 1-2, p. 40-57.

NAKAJIMA (H.), GRANDJEAN (J. L.), L'HUILLIER (J.) et THUILLIER (J.). — Antagonisme expérimental de la chlorpromazine et de la thioridazine vis-à-vis de certains effets du lysergide. *Encéphale*, 1964, *53*, n° 1 *bis*, p. 131-141.

NANDY (K.) et BOURN (G. H.). — The effects of D-lysergic and diethylamide tartrate (L. S. D. 25) on the cholinesterases and monoamine oxidase in the spinal cord a possible factor in the mechanism of hallucination. *J. Neurol. Neurosurg. Psychiat.*, 1964, *27*, n° 3, p. 259-267.

ORGANISATION MONDIALE DE LA SANTÉ (O. M. S.). — *Serv. Rapp. Tech.*, 1964, *273*, 12.

REDA (G. C.), VELLA (G.), CANCRINI (L.) et D'AGOSTINO (E.). — Studio clinico e psicopatologico della psilocibina. *Riv. Sper. Freniat.*, 1964, *88*, n° 1, p. 7-76.

ROSENBERG (D. E.), ISBELL (H.), MINER (E. J.) et LOGAN (C. R.). — The effect of N,N-dimethyltryptamine in human subjects tolerance to lysergic acid diethylamide. *Psychopharmacologia (Berlin)*, 1964, *5*, n° 3, p. 217-227.

ROSENTHAL (S. H.). — Persistent Hallucinosis following repeated administration of hallucinogenic drugs. *Amer. J. Psychiat.*, 1964, *121*, n° 3, p. 238-244.

SMYTHIES (J. R.) et SYKES (E. A.). — The effect of mescaline upon the conditioned avoidance response in the rat. *Psychopharmacologia (Berlin)*, 1964, *6*, n° 3, p. 163-172.

STROMGREN (E.). — Psychoses caused by neuroleptics. *Encéphale*, 1964, *53*, n° 1 *bis*, p. 170-174.

THUILLIER (J.), NAKAJIMA (H.), GRANDJEAN (J. L.) et L'HUILLIER (J.). — Propriétés psychoanaleptiques des hallucinogènes en pharmacologie expérimentale. *Encéphale*, 1964, *53*, n° 4, p. 536-542.

THUILLIER (J.). — Action of psychotogenic drugs in animals and man. In : *Congrès Neuro-Psycho-Pharmacol. (Birmingham)*, 1964, *4*, p. 103-114.

TOLAN (E. J.) et LINGL (F. A.). — « Model psychosis » produced by inhalation of gasoline fumes. *Amer. J. Psychiat.*, 1964, *120*, févr., p. 757-761.

ULLMAN (W. H.). — Halluzinogene, die modernen Sirenen. Bewusste, selbst induzierte Bewusstseinsstörungen. Bericht über und Warnung vor einer neuen Gefahr. *Med. Welt.*, 1964, n° 17, p. 977-980.

VANGGAARD (Th.). — Indications and counterindications for L. S. D. treatment. *Acta Psychiat. Scand.*, 1964, *40*, n° 4, p. 427-437.

WILSON (R. E.) et SHAGASS (Ch.). — Comparison of two drugs with psychotomimetic effects L. S. D. and ditran. *J. Nerv. Ment. Dis.*, 1964, *138*, p. 277.

1965

ADEG (W. R.), PORTER (R.), WALTER (D. O.) et BROWN (T. S.). — Prolonged effects of L. S. D. on E. E. G. Records during discriminative performance in cat; evaluation by computer analysis. *Electro-enceph. Clin. Neurophysiol.*, 1965, *18*, n° 1, p. 25-35.

BELL (D. S.). — Comparison of amphetamine psychosis and schizophrenia. *Brit. J. Psychiat.*, 1965, *111*, n° 477, p. 701-707.

CHOPRA (R. N.) et (I. C.). — *Drug addiction : with Special reference to India.* New Delhi, Dehli Press, Rafi Marg, 1965, 264 p.

EBIN (D.). — *The Drug Experience.* New York, édit. Grove, 1965, 385 p.

GREEN (W. J.). — The effect of L. S. D. on the sleep-dream cycle. *J. Nerv. Ment. Dis.*, 1965, *140*, n° 6, p. 417-426.

HOLAN (G.). — *Nature*, 1965, *206*, p. 311.

HUBACH (H.) et SCHILLING (R.). — Dämmerzustände durch Psychopharmaka. *Psychopharmacologia (Berlin)*, 1965, *7*, n° 5, p. 366-373.

KEELER (M. H.). — The effects of psilocybin on a test of after-image perception. *Psychopharmacologia (Berlin)*, 1965, *8*, n° 2, p. 131-139.

KNUDSEN (K.). — Homicide after treatment with L. S. D. *Acta Psychiat. Scand.*, 1965, *180*, p. 389-395.

KOHN (B.) et BRYDEN (M. Ph.). — The effect of lysergic acid diethylamide (L. S. D. 25) on perception with stabilized images. *Psychopharmacologia (Berlin)*, 1965, *7*, n° 5, p. 311-320.

LEVINE (J.) et LUDWIG (A. M.). — Alterations in consciousness produced by combinations of L. S. D., hypnosis and psychotherapy. *Psychopharmacologia (Berlin)*, 1965, *7*, n° 2, p. 123-137.

MARRAZZI (A. S.) et coll. — In *Recent advances in Biological Psychiatry*, p. 164, New York, Grune et Stratton, 1965, 241 p.

SAVAGE (Ch.) et STOLAROFF (M. J.). — Clarifying the confusion regarding L. S. D. 25. *J. Nerv. Ment. Dis.*, 1965, *140*, n° 3, p. 218-221.

SCHULTZ (D. P.). — *Sensory restriction. Effects of behavior.* New York, édit. Acad. Press, 1965

SEDMAN (G.) et KENNA (J. C.). — The use of L. S. D. 25 as a diagnostic aid in doubtful cases of schizophrenia. *Brit. J. Psychiat.*, 1965, *111*, n° 470, p. 96-100.

SERAFITINIDES (E. A.). — The significance of the temporal lobes and of hemispheric dominance in the production of the L. S. D. 25 symptomatology in man : a study of epileptic patients before and after temporal lobectomy. *Neuropsychologia*, 1965, *3*, n° 1, p. 69-80.

SERAFITINIDES (E. A.). — The E. E. G. effects of L. S. D. 25 in epileptic patients before and after temporal lobectomy. *Psychopharmacologia (Berlin)*, 1965, *7*, n° 6, p. 453-460.

SJOBERT (B. M.) et HOLLISTER (L. E.). — The effects of psychotomimetic drugs on primary suggestibility. *Psychopharmacologia (Berlin)*, 1965, *8*, n° 4, p. 251-262.

URBAN (H.). — Psychosen nach Methypentinol-Gebrauch. *Dtsch. Med. Wschr.*, 1965, *90*, n° 9, p. 391-394.

WOLSTENHOLME (G. E. W.) et KNIGHT (J.). — *Haschich in Chemistry and Pharmacology.* Ciba Foundation n° 21, Londres, Ed. Churchill, 1965.

YAP (P. M.). — Koro-A Culture-bound Depersonalization Syndrome. *Brit. J. Psychiat.*, 1965, *111*, p. 43-50.

1966

ALBUQUERQUE FORTES (J. R. DE), OLIVEIRA BASTOS (F. DE) et VAZ DE ARRUDA (P.). — Estudio comparativeo de la accion psicofarlacologia del L. S. D. 25 de la psilocibina en los alcoholicos cronicos. *4e Congrès Mondial de Psychiatrie (Madrid, 1966).* C. R., 1968, *3*, p. 2010-2013.

ARENDSEN HEIM (G. W.). — The psychedelic experience a new value in psychotherapy. *4e Congrès Mondial de Psychiat.* (Madrid, 1966). C. R., 1968, *4*, p. 2902-2903.

ARIETI (S.). — Creativity and its Cultivation : Relation to Psychopathology and Mental Health. *Amer. Handbook Psychiat.*, 1966, *3*, p. 722-742.

BAER (G.). — Statistical results on reactions of normal subjects to the psilocybin derivatives Cey 19 and CZ 74. In : *Congrès Neuro-Psychopharmacol.* (Washington, 1966), *5*, p. 400-404. C. R. Excerpta Medica Foundat. 1967.

BAUER (A.). — Verlaufsanalyse der durch Zentral-anticholinergist wirkende Substanzen erzeugten Psychosen an Hand von 70 Fällen. *Arzneimittel-Forschung*, 1966, *16*, n° 2 *a*, p. 233-234.

BENSOUSSAN (P. A.), JOANNIDES (A. A.) et SOUBRIER (J. P.). — Note sur quelques accidents de l'usage incontrôlé des psychodysleptiques et à propos de l'expérience psychédélique. *Annales Médico-Psychologiques*, 1966, *2*, I, p. 90-103.

BENSOUSSAN (P. A.) et JOANNIDES (A. A.). — A propos de l'expérience psychédélique. (Soc. Méd.-Psychol. Séance du 23-5-1966). *Ann. Médico-Psychol.*, 1966, *2*, n° 1, p. 98-103.

BOROFFKA (A.). — Indian hemp and psychosis : observations on patients in Nigeria. *4e Congrès Mondial de Psychiat.* (Madrid, 1966). C. R. 1968, *3*, p. 1360-1362.

BUTTERS (N.). — The effect of L. S. D. 25 on spatial and stimulus perseveratrice tendencies in rats. *Psychopharmacologia (Berlin)*, 1966, *8*, n° 6, p. 454-460.

CALLAO MONFERRER (V. E.) et ROJOSIERRA (M.). — Delimitacion del sindrome psicodisleptico en relacion con el sindrome delirante. *Congrès de Psychiatrie* (Madrid, 1966), *4*, p. 2380-2381.

CHARALAMPOUS (K. D.). — Clinical and metabolic studie of B-phenylethylamines-mescaline and B-(3,4-dimethoxyphenyl) ethylamine. *4e Congrès Psychiat.* (Madrid, 1966), t. *4*, p. 2337-2339.

CHARALAMPOUS (K. D.), WALKER (K. E.) et KINROSS-WRIGHT (J.). — Metabolic fate of mescaline in man. *Psychopharmacologia (Berlin)*, 1966, *9*, n° 1, p. 48-63.

COHEN (S.). — A classification of L. S. D. complications. *Psychosomatics*, 1966, *7*, p. 182-186.

EGGERT (D. C.) et SHAGASS (C.). — Clinical prediction of insightful response to a single large dose of L. S. D. *Psychopharmacologia (Berlin)*, 1966, *9*, n° 4, p. 340-346.

ESPIN MONTANEZ (J.). — Comentarios en Torno a los fumadores de Kif. *4e Congrès Mondial de Psychiat.* (Madrid, 1966). C. R. 1968, *3*, p. 1366-1367.

FINK (M.) et ITIL (T.). — Anticholinergic hallucinogens and their interaction with centrally active drugs. In : *Congrès Neuro-Psycho-Pharmacol.* (Wash-

ington 1966), *5*, p. 381. C. R. Excerpta med. Found. 1967.

FINK (M.), SIMEON (J.), HAQUE (W.) et ITIL (T.). — Prolonged adverse reactions to L. S. D. in psychotic subjects. *Arch. Gen. Psychiat. (Chicago)*, 1966, *15*, nº 5, p. 450-454.

FLORES (J. R.). — Psicosindrome experimental con psilocibina. *Rev. Neuro-Psiquiat.*, 1966, *29*, nº 1, p. 45-70.

HEBBARD (F. W.) et FISCHER (R.). — Effect of psicocybin, L. S. D., and mescaline on small, involuntary eye movements. *Psychopharmacologia (Berlin)*, 1966, *9*, nº 2, p. 146-156.

KATZ (M. M.), WASKOW (I. E.) et OLSSON (J.). — Characterizing the Psychological state produced by L. S. D. In : *Congrès Neuro-Psycho-Pharmacol.* (Washington, 1966), *5*, p. 398-399.

KOROLENKO (C. P), VOLKOV (P. P.), EVCEEVA (T. A.) et SHMATKO (N. S.). — La psychopathologie expérimentale et sa signification pour la recherche clinique des psychoses exogènes. *Évolut. Psychiat.*, 1966, *31*, nº 4, p. 777-785.

LEUNER (H.). — Psychotherapie mit Hilfe von Halluzinogenen. *Arzneimittelforschung*, 1966, *16*, nº 2, p. 253-255.

LEVINE (J.) et LUDWIG (A. M.). — The clinical effects of psychedelic agents. *Clinical Medecine*, 1966, *73*, p. 21-24.

LONGO (V. G.) et SCOTTI DE CAROLIS (A.). — Anticholinergic hallucinogenics : laboratory results versus clinical trials. In : *Congrès Neuro-Psycho-Pharmacol.* (Washington, 1966), *5*, p. 377. C. R. Excerpta Med. Found., 1967.

MCGLOTHLIN (W. H.), COHEN (S.) et MCGLOTHLIN (M. S.). — Personality and attitude changes in volunteer subjects following repeated administration of L. S. D. In : *Congrès Neuro-Psycho-Pharmacol.* (Washington, 1966), *5*, p. 425-434, Excerpta Medica Foundat., 1967.

MIYOSHI (A.). — Psychological study of Psilocybin Psychoses. Comparison with the LSD Psychosis. *Psychiat. Neurol. Japonica*, 1966, p. 826-846.

MUZIO (J. N.), ROFFWARG (H. P.) et KAUFMAN (E.). — Alterations in the nocturnal sleep cycle resulting from L. S. D. *Electroenceph. Clin. Neurophysiol.*, 1966, *21*, nº 4, p. 313-324.

PEREZ MORALES (F.). — Psicoterapia y LSD. *4ᵉ Congrès mondial Psychiat.* (Madrid, 1966), édit. 1968, t. *4*, p. 2867-2869.

PINELLI (P.) et SAVOLTI (F.). — Aspetti neurofisiologici dell'azione degli psicofarmaci (29ᵉ Congrès nat. de la Soc. italienne de Psychiatrie, 1966). *Lav. Neuropsichiat.*, 1968, *42*, p. 150-213.

RESNICK (O.), KRUS (D. M.) et RASKIN (M.). — L. S. D. 25 drug interactions in man. In : *Congrès Neuro-Psycho-Pharmacol.* (Washington, 1966), *5*, p. 1103-1107. C. R. Excerpta Med. Found., 1967.

RODIN (E.) et LUBY (E.). — Effects of L. S. D. on the E. E. G. and photic evoked responses. *Arch. Gen. Psychiat.*, Chicago, 1966, *14*, p. 435-441.

ROUGEUL (A.). — Electrocortigramme « de sommeil » provoqué par deux hallucinogènes chez le chat vigile. *Acta Neurol. Psychiat. Belg.*, 1966, *66*, 12, p. 1023-1029.

ROUGEUL (A.), VERDEAUX (J.) et BUSER (P.). — Significations des tracés corticaux « de sommeil » induits chez le chat vigile par trois hallucinogènes. (Soc. E. E. G. et Neurophysiol. Séance du 30-11-1966). *Rev. Neurol.*, 1966, *115*, nº 1, p. 181-184.

RUFF (G. E.). — Isolation and Sensory Deprivation. *Amer. Handbook Psychiat.*, 1966, *3*, p. 362-376.

SANTOS (M.), SAMPAIO (M. R. P.), FERNANDES (N. S. et CARLINI (E. A.). — Effects of cannabis sativa (marihuana) on the fighting behavior of mice. *Psychopharmacologia (Berlin)*, 1966, *8*, nº 6, p. 437-444.

SHAGASS (C.), BITTLE (R. M.) et EGGERT (D. C.). — Clinical prediction of therapeutic effects of L. S. D. : a follow-up study. *4ᵉ Congrès de Psychiat.* (Madrid, 1966). C. R., 1968, *3*, p. 2014-2016.

SILVERMAN (A. P.). — Barbiturates, lysergic, acid diethylamide, and the social behaviour of laboratory rats. *Psychopharmacologia (Berlin)*, 1966, *10*, nº 2, p. 155-171.

SIMMONS (J. Q.), LEIKEN (S.), LOVAAS (O. I.), SCHAEFFER (B.) et PERLOFF (B.). — Children and adolescents. Modification of autistic behavior with L. S. D. 25. *Amer. J. Psychiat.*, 1966, *122*, mai, p. 1201-1211.

SMYTHIES (J. R.) et SYES (E. A.). — Structure-activity relationship studies on mescaline : the effect of dimethoxyphenylethylamine and N : N-dimethyl mescaline on the conditioned avoidance response in the rat. *Psychopharmacologia (Berlin)*, 1966, *8*, nº 5, p. 324-330.

SMYTHIES (J. R.), SYKES (E. A.) et LORD (C. P.). — Structure activity relationship studies on mescaline. II. Tolerance and cross-tolerance between mescaline and its analogues in the rat. *Psychopharmacologia (Berlin)*, 1966, *9*, nº 5, p. 434-446.

SNYDER (S. H.) et REIVICH (M.). — Regional localization of L. S. D. in monkey brain. *Nature*, 1966, *209*, 5028, p. 1093-1095.

SOLOMON (D.) et coll. — *The marihuana papers.* New York, Bobbs-Merril, 1966, 448 p.

TURNS (D.) et DENBER (H. C. B.). — Mescalin und psychotherapie. *Arzneimittelforschung*, 1966, *16*, nº 2 *a*, p. 251-253.

UNGENLEIDER (J. T.), FISCHER (D.) et MULLER (M.). — The dangers of L. S. D. *J. A. M. A.*, 1966, *197*, 6, p. 389-392.

VAILLANT (G. E.). — Drug dependance. A twelve-year follow-up of New York narcotic additics. IV. Some characteristics and determinants of abstinence. *Amer. J. Psychiat.*, 1966, *123*, nov., p. 573-585.

VINAR (O.). — Conditioning in L. S. D. Induced state and influence of neuroleptics. In : *Congrès Neuro-Psycho-Pharmacol.* (Washington, 1966), *5*, p. 889-894. C. R. Excerpta Med. Found., 1967.

VOJTECHOVSKY (M.), VITEK (V.) et RYSANEK. — Experimentelle Psychose nach Verabreichung von Benactyzin. *Arzneimittel-Forsch.*, 1966, *16*, p. 240.

ZIOLKO (H. U.). — Persönlichkeitsabhängige Veränderungen in der experimentellen psychose durch lysergsaüre diäthylamid. *Arzneimittelforschung*, 1966, *16*, nº 2, p. 251-259.

1967

ALEXANDER (G.). — L. S. D. : Injection early in pregnancy produces abnormalities in offspring of rats. *Science*, 1967, *157*, juil., p. 459-460.

ARNOLD (G.). — Toxicomanies au L. S. D. et autres drogues hallucinogènes. *Médecine et Hygiène*, 1967, *26*, p. 220.

ATSCHKOVA (M.). — Experimentelle LSD-Psychosen bei Schwachsinningen. *Congrès de Pédopsychiatr.* (Wiesbaden, 1967), p. 423-425.

BERNINGER (H.). — Zur « psychedelischen » Wirkung und zum Chemischen Nachweis von L. S. D. *Archiv für Kriminologie*, 1967, *139*, p. 37-45.

BECHER (D. I.), APPEL (J. B.) et FREESMAN (D. X.). — Some effects of lysergic acid diethylamide on visual discrimination in pigeons. *Psychophar.* (Berlin), 1967, *11*, n° 4, p. 354-364.

BENSOUSSAN (P. A.) et JOANNIDES (A. A.). — A propos de l'expérience psychédélique (Soc. Méd. Psychol. Séance du 19-12-1966). *Ann. Médico-Psychol.*, 1967, *1*, n° 1, p. 112-116.

BOWERS (M.), CHIPMAN (A.), SCHARTZ (A.) et DANN (O. T.). — Dynamic of psychedelic drug abuse. *Arch. Gen. Psychiat. (Chicago)*, 1967, *16*, n° 5, p. 560-566.

BUCKMAN (J.). — Theoretical aspects of L. S. D. therapy. *Int. J. Soc. Psychiat.*, 1967, *8*, n° 2, p. 126-138.

COHEN (M. M.), MARINELLO (M. J.) et BACK (N.). — Chromosomal damages in human leucocytes induced by L. S. D. *Science*, 1967, *155*, mars, p. 1417-1419.

CORNE (S. J.) et PICKERING (R. W.). — A possible correlation between drug-induced hallucinations in man and a behavioural response in mice. *Psychopharmacologia (Berlin)*, 1967, *11*, n° 1, p. 65-68.

COUNCIL ON MENTAL HEALTH AND COMMITTEE ON ALCOHOLISM AND DRUG DEPENDANCE. DEPENDANCE ON L. S. D. AND OTHER HALLUCINOGENIC DRUGS. *J. A. M. A.*, 1967, *202*, 1, p. 47-50.

DITMAN (K. S.), TIETZ (W.), PRINCE (B. S.), FORGY (E.) et MOSS (T.). — Harmful aspects of L. S. D. Experience. *J. Nerv. Ment. Dis.*, 1967, *145*, n° 6, p. 464-474.

FAILLACE (L. A.), VOURLEKIS (A.) et SZARA (S.). — Clinical evaluation of some hallucinogenic tryptamine derivatives. *J. Nerv. Ment. Dis.*, 1967, *145*, n° 4, p. 306-313.

FROSCH (W. A.), ROBBINS (E.), ROBBINS (L.) et STERN (M.). — Motivation for self-administration of L. S. D. *Psychiat. Quart.*, 1967, *41*, n° 1, p. 56-61.

GINESTET (D.). — Les substances hallucinogènes. *Cahiers de l'Hôp. H.-Rousselle*, 1967, n° 2, p. 45-52.

GLICKMAN (L.) et BLUMENFIELD (M.). — Psychological determinants of « L. S. D. reactions ». *J. Nerv. Ment. Dis.*, 1967, *145*, n° 1, p. 79-83.

GUEY (J.), REGIS (H.), SAIER (J.) et TASSINARI (A.). — Modifications du potentiel évoqué visuel moyen chez l'homme sous l'effet de la mescaline. *Psychol. Franç.*, 1967, *12*, n° 1, p. 15-25.

HENSALA (J. D.), EPSTEIN (L. J.) et BLACKER (K. H.). — L. S. D. and psychiatric impatients. *Arch. Gen. Psychiat.*, Chicago, 1967, *16*, n° 5, p. 554-559.

HERRERA (T.). — Consideraciones sobre el efecto de los hongos alucinogenos mexicanos. *Neurol. Neurocirg. Psiquiat. (Mexico)*, 1967, *8*, n° 2, p. 101-123.

HIVERT (P. E.) et SCHAUB (S.). — Nouvelles intoxications chez les « Beatnicks ». *Annales de Médecine Légale*. Numéro spécial, 7 (décembre 1967), p. 484-485.

HOFFER (A.) et OSMOND (H.). — *The hallucinogenes*. New York and London, Academic Press, 1967, 626 p.

HOLLISTER (L. E.) et MOORE (F.). — Urinary cathecholamine excretion following lysergic acid diethylamide in man. *Psychopharmacologia (Berlin)*, 1967, *11*, n° 3, p. 270-275.

IRWIN (S.) et EGOZCUE (J.). — *J. Anor. Med. Assoc.*, 1967, *201*, p. 24.

KAST (E.). — Attenuation of anticipation : a therapeutic use of lysergic acid diethylamide. *Psychiat. Quart.*, 1967, *41*, n° 4, p. 646-657.

KEELER (M. H.) et REIFLER (C. B.). — Suicide during an L. S. D. reaction. *Amer. J. Psychiat.*, 1967, *123*, janv., p. 884-885.

KLEBER (H. D.) — Prolonged adverse reactions from unsupervised use of hallucinogenic drugs. *J. Nerv. Ment. Dis.*, 1967, *144*, n° 4, p. 308-319.

LANGS (R. J.). — Stability of earliest memories under L. S. D. 25 and placebo. *J. Nerv. Ment. Dis.*, 1967, *144*, n° 3, p. 171-184.

LONGO (V. G.). — Contribution à l'étude des effets centraux des médicaments hallucinogènes et psychotomimétiques. In : *Actualités Neurophysiol.*, 1967, 7e série, p. 203-216.

LOUGHMANN (W. P.) et coll. — Leukocytes of human types exposed to LSD : Lock and chromosomal damage. *Science*, 1967, *158*, p. 508-510.

MASTERS (R. E. L.) et HOUSTON (J.). — *The Variety of Psychedelic experience*. Holborn, Antony Blond, 1967, 326 p.

MCGLOTHLIN (W.), COHEN (S.) et MCGLOTHLIN (M. S.). — Long lasting effects of L. S. D. on normals. *Arch. Gen. Psychiat.*, Chicago, 1967, *17*, n° 5, p. 521-532.

MIDDLEFELL (R.). — The effects of L. S. D. on body sway suggestibility in a group of hospital patients. *Brit. J. Psychiat.*, 1967, *113*, n° 496, p. 277-280.

OLIEVENSTEIN (Sami). — *Contribution à l'étude du LSD 25 en clinique psychiatrique*. Thèse de Paris, 1967, éd. A. G. E. M. P., 67 p.

PETERS (H. H.). — *Das exogene paranoid halluzinatorische Syndrom*. Bibliotheca Psychiatrica et Neurologica. Fasc. 131. Basel, New York, Karger, 1967.

PROCTOR (C. D.), ASHLEY (L. G.), POTTS (J. L.) et DENEFIELF (B. A.). — Effect of hallucinogenic anticholinergic agents on D-amphetamine toxcity for aggregated mice. *Brain research*, 1967, *6*, n° 4, p. 647-653.

SCHIPKOWENSKY (N.). — Zur Nosologischen Problematik des Pathologischen Rausches. *Wien. Z. Nervenheilk.*, 1967, *225*, n° 274, p. 415-428.

SHAGASS (Ch.) et BITTLE (R. M.). — Therapeutic effects of L. S. D. : a follow-up study. *J. Nerv. Ment. Dis.*, 1967, *144*, n° 6, p. 471-478.

SMYTHIES (J. R.), BRADLEY (R. J.), JOHNSTON (V. S.), BENINGTON (F.), MORIN (R. D.) et CLARK (L. C.). — Structure-activity relationship studies on mescaline. III. The influence of the methoxy groups. *Psychopharmacologia (Berlin)*, 1967, *10*, n° 5, p. 379-387.

SZARA (S.). — The hallucinogenic drugs curse or blessing ? *Amer. J. Psychiat.*, 1967, *123*, juin, p. 1513-1518.

WEBER (K.). — Veränderungen des Musikerlebens in der esperimentellen Psychose (Psilocybin). *Conf. Psychiat.*, 1967, *10*, n° 3-4, p. 139-176.

ZEGANS (L. S.), POLLARD (J. C.) et BROWN (D.). — The effects of L. S. D. 25 on creativity and tolerance to regression. *Arch. Gen. Psychiat.*, Chicago, 1967 *16*, p. 740.

ZELLWEGER (H.), MCDONALD (J. S.) et ABBO (G.). — Is lysergic-acid diethylamide a teratogen ? *Lancet*, 1967, *2*, p. 1066-1068.

1968

AGHAJANIAN (G. K.) et FREEDMAN (D. X.). — Biochemical and morphological aspects of LSD pharmacology, in : *Psychopharmacology* (Directeur D. H. Efron). A review of Progress 1957-1967 (Healt Service Publication n° 1836), Washington U. S. Govt-Printing office, 1968.

An interim Guide to the Cannabis (Marihuana) Litterature (R. E. Popham), Toronto, Addiction Research Foundation, 1968.

ANGST (J.). — Psychiatrische Pharmakogenetik. In : *Modern Problems of Pharmacopsychiatry*, vol. *1* (éd. Freyhan, Petrilowitsch et Pichot), p. 260-272. Basel, New York, Karger, 1968.

ATSCHKOVA (M.). — Experimentelle L. S. D.-psychosen bei Schwachsinnegen. In : *3e Congrès Européen de Pédopsychiatrie* (Wiesbaden, mai 1967). New York, Karger, 1968, p. 423-425.

BOBON (D. P.). — Pour ou contre la Marihuana. Cf. *Colloque sur les hallucinogènes,* Québec, septembre 1968.

BRAU (J. L.). — *Histoire de la drogue*. Paris, éd. Tchou, 1968, 310 p.

BRICKMAN (H. R.). — The psychedelic « Hip scene » : return of the death instinct. *Amer. J. Psychiat.*, 1968, *125*, déc., p. 766-772.

CALLEIRI (B.). — Stato attuale sulle conoscenze degli effetti psicopatologici dei farmaci psicodislettici. *Lav. Neuropsichiat.*, 1968, *42*, n° 1-2, p. 290-305.

CASPER (E.) et coll. — Marihuana use in Vietnam. *U. S. A. RV Medical Bull.*, 1968, *11*, p. 56-59.

CHARALAMPOUS (K. D.). — Clinical and metabolic studie of B-phenylethylamines-mescaline and B-(3,4-dimethoxyphenyl)-ethylamine, in : *4e Congrès de Psychiatrie (Madrid, 1966)*. Excerpta medica Foundation, 1968, t. *4*, p. 2377-2379.

CLARK (L. D.) et NAKASHIMA (E. N.). — Experimental Studies of Marihuana. *Amer. J. Psychiat.*, 1968, *125*, n° 3, p. 379-384.

COLLINS (B.). — L. S. D. lion loses to M. I. T. mauler. *Psychiat. Quart.*, 1968, *42*, n° 1, p. 104-106.

DENIKER (P.). — Drogues hallucinogènes et Toxicomanies modernes. *Rev. Prat.*, 1968, *18*, n° 18, p. 2747-2755.

DENSON (R.). — Lysergide therapy and the mauve factor. *Acta Psychiat. Scand.*, 1968, *44*, n° 3, p. 280-288.

DU MESNIL DU BUISSON (E.). — Le L. S. D. contexte chimique et pharmacologique. Perspectives scientifiques. *Bull. Psychol.*, 1968, *21*, n° 12, p. 751-761.

EY (H.). — Expérience « psychédélique ». Expérience « métaphysique » et expérience « délirante ». In : *66e Congrès de Psychiat.* (Clermont-Ferrand, sept., 1968). Paris, Masson, éd., 1968, p. 439-444.

FREEDMAN (D. X.). — On the use and abuse of L. S. D. *Arch. Gen. Psychiat. (Chicago)*, 1968, *18*, n° 3, p. 330-347.

HEIM (E.), HEIMANN (H.) et LUKACS (G.). — Die psychische Wirkung der mexikanischen Drogue « Ololiuqui » am Menschen. *Psychopharmacologia (Berlin)*, 1968, *13*, n° 1, p. 35-48.

HERRIDGE (C. F.) et O'BROOK (M. F.). — Ephedrine Psychosis. *Brit. med. J.*, 1968, *2*, p. 5598.

HOLLISTER (L. E.). — *Chemical Psychoses LSD on related drugs*. Springfield, Thomas, Ill., 1968.

HUFFMAN (E.). — Which soldiers break down ? *Bull. Meninger Clin.*, 1968, *11*, p. 56-59.

KALANT (O. J.). — *An interim Guide to the cannabis (marihuana) literature*. Addiction research foundation. Bibliographic Series n° 2, 1968.

KALANT (O. J.). — *An interim guide to the cannabis (Marihuana) literature*. Toronto 4 Canada, Addiction Research Foundation, 1968.

KURLANG (A. A.), SAVAGE (Ch.) et UNGER (S.). — L. S. D. in psychiatric treatment. *Modern Problems Pharmacopsychiat.*, 1968, *1*, p. 273-283.

LAMBERT (P. A.) et MARCOU (G.). — Les médicaments psychotropes : les hallucinogènes. *Vie Soc. et Traitement*, 1968, p. 10.

LANCELOT (M.). — *Je veux regarder Dieu en face* (Le phénomène Hippies). Paris, Albin Michel, 1968, 305 p.

LANGS (R. J.) et LINTON BARR (H.). — Lysergic acid diethylamide (L. S. D. 25) and schizophrenic reactions. *J. Nerv. Ment. Dis.*, 1968, *147*, n° 2, p. 163-172.

LEUNER (H.). — Ist die Verwendung von L. S. D. 25 für die experimentelle Psychiatrie und in der Psychotherapie heute noch vertretbar. *Nervenarzt*, 1968, *39*, n° 8, p. 356-359.

MASTERS (R. E. L.) et HOUSTON (J.). — L'art psychédélique. Version française, Paris, éd. Laffont, 1968.

MECHANECK (R.) et coll. — Experimental Investigation of LSD as a Psychotherapeutic Adjunct. *Compr. Psychiat.*, 1968, *9*, n° 5, p. 490-498.

NAKAJIMA (H.) et THUILLIER (J.). — Neuropharmacologie des médicaments onirogènes et hallucinogènes. In : *Rêve et Conscience* (dir. WERTHEIMER). P. U. F., Paris, 1968, p. 81-96.

PEREZ MORALES (F.). — Psicoterapia y L. S. D., in : *4e Congrès mondial de Psychiatrie* (Madrid, 1966). Excerpta Medica Foundation, 1968, *4*, p. 2867-2869.

POROT (M.). — *Les toxicomanies*. Paris, P. U. F., 1968.

PROKOP (H.). — Halluzinose bei Ephedrinsucht. *Nervenarzt*, 1968, *39*, p. 71-75.

SCHWARZ (C. J.). — The complications of L. S. D. A review of the literature. *J. Nerv. Ment. Dis.*, 1968, *146*, n° 2, p. 174-186.

SMART (R. G.) et BATEMAN (K.). — The chromosomal and teratogenic effects of lysergic acid diethylamide : a review of the current literature. *Canad. Med. Ass. J.*, 1968, *99*, n° 16, p. 805-810.

SNYDER (S. H.), FAILLACE (L. A.) et WEINGARTNER (H.) et DOM (S. T. P.). — A new hallucinogenic drug, and DOET : Effects in normal subjects. *Amer. J. Psychiat.*, 1968, *125*, n° 3, p. 357-363.

UNGERLEIDER (J. T.). — *The Problems and prospects of L. S. D.* Springfield, Illinois, Ch. Thomas, 1968, 109 p.

UNGERLEIDER (J. T.), FISCHER (D. D.), GOLDSMITH (S. R.), FULLER (M.) et FORGY (E.). — A statistical survey of adverse reactions to L. S. D. in Los Angeles County. *Amer. J. Psychiat.*, 1968, *125*, p. 352.

1969

BARTER (J. T.) et REITE (M.). — Crime and L. S. D. : the insanity plea. *Amer. J. Psychiat.*, 1969, *126*, oct., p. 531-537.

BENZI (M.). — Visions des Huichols sous l'effet du peyotl. *Hyg. Mentale*, 1969, *58*, n° 3, p. 61-97.

BERKENBAUM (C.). — L'intoxication psilocybilinique. Auto-observation. *Évolut. Psychiat.*, 1969, *34*, p. 817-848.

BERMOND (F.) et BERT (J.). — Étude des effets électrophysiologiques de la psilocybine chez un cercopithecinæ, *Papio papio. Electroenceph. Clin. Neurophysiol.*, 1969, *27*, n° 1, p. 48-56.

BERMOND (F.) et BERT (J.). — Action de la psilocybine sur le comportement d'un cercopithecinæ, *Papio papio. Psychopharmacologia (Berlin)*, 1969, *15*, n° 2, p. 109-115.

BOAKES (R. J.), BRADLEY (P. B.), BRIGGS (I.) et DRAY (A.). — Antagonism by L. S. D. to effects of 5-HT on single neurones. *Brain Research*, 1969, *15*, p. 524-528.

BOER (A.) et SIPPRELIE (C.). — Induced anxiety in the treatment for L. S. D. effects. *Psychoth. Psychosom.*, 1969, *17*, n° 2, p. 108-113.

BOISSIER (J. R.). — Mode d'action des Hallucinogènes. *Toxicomanies*, 1969, *2*, p. 147-168.

BORENSTEIN (P.), CHATELIER (G.), CUJO (Ph.) et Mme GEKIERE (F.). — Étude comportementale et neurophysiologique de l'action du L. S. D. 25 chez le singe. *Sem. Hôp. Paris*, 1969, *19*, p. 1258-1270.

BROWN (B. B.). — Effect of L. S. D. on visually evoked responses to color in visualizer and non-visualizer subjects. *Electroenceph. Clin. Neurophysiol.*, 1969, n° 4, p. 356-363.

CHAMPAGNE (G.). — *Après la drogue*. Paris, Seuil, 1969, 232 p.

CHEYMOL (J.), HEUYER (G.) et DOUADY (D.). — Rapport « A propos du Cannabis ». *Bull. Acad. Nat. Médecine*, 1969, *153*, n° 30-31, p. 523-540.

DENIKER (P.). — Sur les abus des drogues psychodysleptiques : Toxicomanies modernes et pharmacopsychoses. *Ann. Méd.-Psychol.*, 1969, *1*, n° 2, p. 193-211.

DENIKER (P.) et GINESTET (D.). — Pharmacologie humaine de l'usage incontrôlé des drogues psychodysleptiques. *Toxicomanies*, 1969, *2*, p. 169-189.

DODKIN (M.). — Folk curing with a psychedelic cactus in the North Coast of Peru. *Int. J. Soc. Psychiat.*, 1969, *15*, n° 1, p. 23-56.

EY (H.). — L. S. D. et expériences psychédéliques. *Évolut. Psychiat.*, 1969, *34*, n° 2, p. 249-296.

FISCHER (R.). — On creative psychotic and extatic, in : *Psychiatry and Art* (JAKAB), Bâle, Karger, 1969.

FOULKS (E. F.) et EISENMAN (R.). — An Analysis of a peer network using psychedelic drugs. *Psychiat. Quart.*, 1969, *43*, n° 3, p. 389-395.

FRAS (J.) et FRIEDMAN (J. J.). — Hallucinogetic effects of nutmeg in the adolescent. *New York State J. Med.*, 1969, *69*, n° 3, p. 463-465.

FREEDMAN (D. X.). — The Psychopharmacology of hallucinogenic aspects. *Ann. Rev. Med.*, 1969, *20*, p. 409-418.

GIOSCIA (V.). — Psychedelic Myths, Metaphors, and Fantasies. *C. R. (W. Keup) Annual Meeting East. Psychiat. Res. Assoc. New York, Nov. 1969*, New York, Plenum Press, 1970, p. 435-448.

HEIMANN (H.). — Effects of Psychotropic drugs on normal man. *Confin. Psychiat.*, 1969, *12*, n° 2-4, p. 205-221.

HERKERT (E. E.) et KEUP (W.). — Disturbances in Tryptamine/Serotonin Metabolism Assoc. with Psychotic Phenomena, in : *Meeting East. Psychiat. Res. Assoc. New York, 1969 (W. Keup)*, p. 261-274.

HICKS (R. E.). — *Psychedelic Drugs*. New York, Grune et Stratton, 1969, 243 p.

HOLLISTER (L. E.), MACNICOL (M. F.) et GILLEPSIE (H. K.). — An Hallucinogenic Amphetamine Analog (DOM) in Man. *Psychopharmacologia*, 1969, *14*, p. 62-73.

HOLLISTER (L. E.), SHELTON (J.) et KRIEGER (G.). — A controlled comparison of lysergic acid diethylamide (L. S. D.) and dextroamphetamine in alcoholics. *Amer. J. Psychiat.*, 1969, *125*, n° 10, p. 1352-1358.

ISBELL (H.) et JASINSKI (D. R.). — Effects of delta Trans-Tetrahydrocannabinol (THC) and attempted cross tolerance between LSD and THC. *Psychopharmacologia*, 1969, *14*, p. 115-123.

JUDD (L. L.), WARREN (N.), BRANDKAMP (W. W.) et MCGLOTHLIN (W. H.). — Comparison of the chromosomal patterns obtained from groups of continued users, former users, and nonusers of L. S. D. 25. *Amer. J. Psychiat.*, 1969, *126*, nov., p. 626-635.

KLEE (G. D.). — Marihuana Psychosis. *Psychiat. Quart.*, 1969, *43*, n° 4, p. 719-733.

KEUP (W.). — Structure-Activity Relationship among Hallucinogenic Agents. *C. R. (W. Keup) Annual Meeting East. Psychiat. Res. Assoc. New York, Nov. 1969*, New York, Plenum Press, 1970, p. 345-378.

KORR (H.), LEHR (E.), SEILER (N.) et WERNER (G.). — Autoradiographische Untersuchungen zur Verteilung von Mescalin und sessen Einfluss auf die zentrale Erregung bei Mäusen. *Psychopharmacologia (Berlin)*, 1969, *16*, n° 3, p. 183-200.

MCGLOTHLIN (W. H.), ARNOLD (D. O.) et FREEDMAN (D. X.). — Organicity measures following repeated L. S. D. ingestion. *Arch. Gen. Psychiat.*, Chicago, 1969, *21*, n° 6, p. 704-709.

HOROWITZ (M. J.). — Flashbacks : recurrent intrusive images after the use of L. S. D. *Amer. J. Psychiat.*, 1969, *126*, oct., p. 565-569.

LANDON (G. M.) et FISCHER (R.). — On common features of the language of creative performance and hallucinogenic drug — induced creative experience. *C. R. (W. Keup) Annual Meeting East. Psychiat. Res. Assoc. New York, Nov. 1969*, New York, Plenum Press, 1970, p. 413-434.

MANDALA. — *Essai sur l'expérience hallucinogène*. Paris, Bellefond, 1969, 330 p.

MAY (A. R.), KAHN (J. H.) et CRONHOLM. — La santé mentale des adolescents et des jeunes. Chap. 3 : Dépendance à l'égard de l'alcool et des drogues. Conférence de Stockholm 1969. *Cahiers de l'O. M. S.*, n° 41, 1970.

MOURIZ-GARCIA, SCHMIDT (A. R.) et ARLAZOROFF (A.). — Effects of L. S. D. on the spontaneous and evoked activity of retinal and geniculate cells. *Psychopharmacologia (Berlin)*, 1969, *15*, n° 5, p. 382-391.

PEREZ DE FRANCISCO (C.). — La psilocybine. *Entretiens Psychiatriques*, 1969, n° 14, p. 161-175.

ROUGEUL (A.), VERDEAUX (J.) et LETALLE (A.). — Effets électrographiques et comportementaux de divers hallucinogènes chez le chat libre. *Rev. Neurol.*, 1969, *120*, n° 6, p. 391-394.

SANKAR (D. V. S.) et ROZSA (P. W.) et GEISLER (A.). — Chromosome Breakage in Children treated with LSD-25 and UL-491. *Compreh. Psychiat.*, 1969, *10*, n° 5, p. 406-410.

SIEGEL (R. K.). — Effects of cannabis sativa and lysergic acid diethylamide on a visual discrimination task in pigeons. *Psychopharmacologia (Berlin)*, 1969, *15*, n° 1, p. 1-8.

SMYTHIES (J. R.). — Printsipial'naya struktura « gallyutsinogennoi » molekuly. C. R. Tests animals, *Vestnik Akademii meditsinskikh Nauk SSSR*, 1969, *24*, n° 4, p. 41-44.

STOLYAROV (G. V.). — Drug-induced psychoses. *Soviet. Neurol. Psychiat.*, 1969, *1*, n° 4, p. 87-98.

TART (C. T.). — *Altered states of consciousness* New York, Wiley, 1971, 575 p.

VALENTIN (E.). — *Essai d'évaluation des suites de l'intoxication au lysergamide*. Thèse de Paris, 1969.

VALENTIN (E.). — Le L. S. D. *Perspect. Psychiat.*, 1969, 39-46.

VINAR (O.). — Dependence on a Placebo : a case report. *Brit. J. Psychiat.*, 1969, *115*, n° 527, p. 1189.

WASSON (R. Gordon). — « *Soma* » *divin Mushroom of Immortality*. New York, éd. Harcourt Bracet, World Inc. 1969.

1970

An annoted Bibliography on Mescaline. Publications de l'Addiction Research foundation. Bibliographic Séries (R. E. POPHAM) Toronto, Addiction Res. Foundation, 1970.

AYD (F. J.). — *Abuse of psychoactive drugs Factor myth. C. I. P. A. T.* C. R. *in* Colloque de Lausanne, 1970.

BARRON (S. P.), LOWINGER (P.), EBNER (E.). — A clinical examination of chronic L. S. D. use in the Community. *Compreh. Psychiat.*, 1970, *11*, n° 1, p. 69-79.

BELLANGER (J. L.). — *Les Stupéfiants. Histoire de la Drogue*. Paris, édit. Del Ducas, 1970, 388 p.

BERBER (T. X.). — *Marihuana, Yoga and Hypnose.* Chicago, Aldine, 1970.

BLACHLY (P. H.). — *Drug Abuse and Debats*. Springfield, édit. Ch. Thomas, 1970, 313 p.

BLACK (S.), OWENS (K. L.) et WOLFF (R. P.). — Patterns of Drug use. A study of 5,482 subjects. *Amer. J. Psychiat.*, 1970, *127*, n° 4, p. 420-423.

BOWEN (W. T.), SOSKIN (R. A.) et CHOTLOS (J. W.). — Lysergic Acid Diethylamide as a variable in the hospital treatment of alcoholism : a follow-up study. *J. Nerv. Ment. Dis.*, 1970, *150*, n° 2, p. 111-118.

BRIGGS (G. E.) et SWANSON (J. M.). — Encoding, Decoding and Central Functions in human information processing. *J. Exper. Psychol.*, 1970, *86*, n° 2, p. 296-308.

BUCHTEL (H. A.). — Visual-Learning deficit following cerebellar damage in rats. *J. Comp. Physiol. Psychol.*, 1970, n° 2, p. 296-305.

CALDWELL (A. E.). — *Origins of Psychopharmacology from CPZ to LSD.* Springfield, Illinois, Ch. Thomas, Publ., 1970, 225 p.

CARLINI (E. A.), SANTOS (M.), CLAUSSEN (U.), BIENIEK (D.) et KORTE (F.). — Structure activity relationship of four Tetrahydrocannabinols and the Pharmacological activity of five semipurified extracts of *Cannabis sativa. Psychopharmacologia (Berlin)*, 1970, *18*, n° 1, p. 82-93.

CHAZAUD (J.) et COHEN (A.). — Conclusion d'un colloque sur la drogue. *Inform. Psychiat.*, 1970, *46*, n° 5, p. 523.

C. I. P. A. T. — Colloque de Lausanne (juin 1970). C. R. ronéotypés.

CLARIDGE (G.). — *Drugs and human behaviour*. Allen, Lane, The Peguin Press, 1970, 266 p.

CLARK (L. D.), HUGHES (R.) et NAKASHIMA (E. H.). — Behavioral effects of Marihuana. *Arch. Génér. Psychiat.*, 1970, *23*, n° 3, p. 193-198.

CLISBEE (F. W.). — Dallas and drugs. A look at on city where help as possible. *C. R. Coll. Int. de Lausanne*, juin 1970, p. 379.

Colloque intern. sur la prévention et le traitement des Toxicomanies (Lausanne, 1970), Lausanne, édit. C. I. P. A. T., 1970, 417 p.

Colloque sur les Hallucinogènes, Québec, sept. 1968, C. R. in *Feuillets Psychiatriques*, Liège, 1970, p. 98-114.

DEFER (B.) et coll. — Aspects épidémiologiques du cannabisme en France. C. R. ronéotypé du *Coll. intern. des préventions et traitements des Toxicomanies*, Lausanne, 1970, p. 329-338.

DEFER (B.). — Des drogues, des adolescents et des sociétés. *Inf. Psychiat.*, 1971, *47*, n° 7, p. 569-614.

DEFER (B.), BILLIARD-GRASSER (Mme) et DIEHL (M. L. Mme). — A propos de l'épidémiologie du cannabisme en France (séance du 25 mai 1970). *Ann. Médico-Psychol.*, 1970, *2*, n° 1, p. 113-119.

DENIKER (P.), COLONNA (L.), COTTEREAU (M. J.) et LÔO (H.). — Les toxicomanies actuelles : effets cliniques des agents usités et aspects sémiologiques communs. *Ann. Méd.-Psychol.*, 1970, *2*, n° 1, p. 70-78.

DESANTI (D.). — San Francisco : Des Hippies pour Fournier. *Topique*, 1970, n° 4-5, p. 205-212.

ENTRETIENS DE RUEIL. — C. R. Sandoz, 1970.

FAILLACE (L. A.), SNYDER (S. H.) et WEINGARTNER (H.). — 2,5-Dimethoxy-4-Methylamphetamine. *J. Nerv. Ment. Dis.*, 1970, *150*, n° 2, p. 119-126.

FISCHER (R.). — Prediction and measurement of perceptual—behavorial change in drug—induced Hallucinations. *C. R. (W. Keup) Annual Meeting East. Psychiat. Res. Assoc. New York, Nov. 1969*, New York, Plenum Press, 1970, p. 303-332.

FOUQUET (P.). — Alcoolisme et toxicomanies. Essai sur les Toxicopathies. *Colloque int. Lausanne* (I. C. A. A.), juin 1970.

GLASS (G. S.) et BOWERS (M. B.). — Chronic Psychosis associated with long-term psychotomimetic drug abuse. *Arch. gen. Psychiat. (Chicago)*, 1970, *23*, n° 2, p. 97-103.

HARRISON (A.), LAIRY (G. C.) et LEGER (E. M.). — E. E. G. et privation visuelle. *Electroencéph. clin. Neurophysiol.*, 1970, *29*, p. 20-37.

HOFSTEIN (Fr.). — Le Hippy, la drogue et le leurre. *Médecine en France*, 1970, n° 216, p. 16-20.

HOLLISTER (L. E.). — Hallucinogens and Marihuana. *C. R. Colloque int. prévention et traitement des Toxicomanies*. Lausanne, 1970, I. C. A. A. et C. I. P. A. T., Lausanne, 1970, p. 197-208.

HOLLISTER (L. E.) et GILLEPSIE (H. K.). — Marihuana, Ethanol and Dextroamphetamine. *Arch. gen. Psychiat. (Chicago)*, 1970, *23*, n° 3, p. 199-203.

I. N. S. E. R. M. — *Réunion d'information sur les problèmes toxiques donnant lieu à abus.* I.N.S.E.R.M., Paris, 1970, n° 39, 136 p.

LANDON (M.) et FISCHER (R.). — On similar linguistic structures in creative performance and psilocybin induced experience. *Confinia Psych.*, 1970, *13*, n° 2, p. 115-138.

LEARY (Th.). — *The politic of ecstasy*. Londres, Paladin, 1970, 302 p.

LEONHARDT (R. W.). — *Haschich-Report*. Munich, Piper et Cie, 1970, 383 p.

LEWIN (L.). — *Phantastica* (Nouvelle édit. fr. Petite Biblioth. Payot), Paris, Payot, 1970, 350 p.

LINGEMAN (R. R.). — *Drugs from A to Z.* Allen Lane, The Peguin Press, 1970, 26 p.

LÔO (H.). — *Toxicomanies actuelles*. Thèse Paris, *I*, 1970.

LUDWIG (A. M.), LEVINE (J.) et STARK (L. H.). — *L. S. D. und Alcoholism*. Springfield, Ill., C. C. Thomas, 1970, 344 p.

MACHOULAM (R.). — Marijuana Chemistry. *Science*, 1970, *168*, p. 1159-1166.

MARTIN (W. R.) et EADES (C. G.). — The action of tryptamine on the dog spinal cord and its relationship to the agonistic actions of L. S. D.-like psychotogens. *Psychopharmacologia (Berlin)*, 1970 *17*, n° 3, p. 242-257.

MELGES (F. T.), TINKLENBERG (J. R.), HOLLISTER (L. E.) et GILLEPSIE (H. K.). — Marijuana and temporal desintegration. *Science*, 1970, *168*, p. 1118-1120.

MELGES (F. T.), TINKLENBERG (J. R.), HOLLISTER (L. E.) et GILLEPSIE (H. K.). — Temporal disintegration and depersonalization during marihuana. *Arch. gen. Psychiat. (Chicago)*, 1970, *23*, n° 3, p. 204-210.

MORBILEAU (J. F.). — Polytoxitudes et communication. *Ann. Méd.-Psychol.*, 1970, *2*, p. 78-85.

NAHAS (G.) et VOURC'H (G.). — Les toxiques dérivés de *Cannabis sativa*. *Presse méd.*, 1970, *78*, n° 38, p. 1679-1684.

OLIEVENSTEIN (S.). — *La drogue*. Paris, Éditions Universitaires, 1970.

O. M. S. — Comité O. M. S. d'experts de la pharmacodépendance. 18e rapport, Genève, O. M. S., 1970.

PHILLIPSON (R.). — The American and British drug problems. *C. R. Colloque inter. Lausanne*, 1970, p. 315-328.

RIVIER (L.) et PILET (P. E.). — Composés hallucinogènes indoliques naturels. *Année Biologique*, 1971, *10*, n° 3-4, p. 129.

ROCHE (M.). — Privation sensorielle et activité psychodysleptique. *C. R. Soc. Biologie Paris*, 1970, *164*, n° 8-9, p. 1756-1762.

SANKAR (Siva D. V.), ROZSA (W.) et GEISLER (A.). — Chromosome brekage in children treated with LSD-25 and UML-491. *Compreh. Psychiat.*, 1970, *10*, n° 5, p. 406-410.

SAPOL (E.) et ROFFMAN (R. A.). — Marihuana in Vietnam. *Int. J. Addiction*, 1970, *5*, p. 1-42.

SCHUCHTING (U.) et coll. — Self-administration of different classes of psychotropic drugs by rhesus monkeys as compared to self-administration of cocaine. *C. R. ronéot. du Colloque intern. de prévention et traitement des Toxicomanies*. Lausanne, 1970, p. 209-216.

SHABER (R. I.) et DI MUSTICO (A.). — *Psychotropic drug side effects*. Baltimore, Williams et Wilkins, 1970.

SIVADJIAN (J.). — L'action du L. S. D. 25 sur le conditionnement et la sudation. *Thérapie*, 1970, *25*, p. 813-822.

SIVADJIAN (J.). — Les hallucinogènes et la psychopharmacologie du réflexe conditionné. *Thérapie*, 1970, *25*, p. 1059-1066.

SMYTHIES (J. R.). — The mode of action of psychotomimetic drug. A Prostaglandin RNA complex as a potential receptor site. *Neurosci. Res. Proq. Bull.*, 1970, *8*, p. 123-130.

SNYDER (S. H.) et coll. — The mode of action of psychotomimetic drugs quantum theory. *Neuro-Scient. Res. Progr. Bull.*, 1970, *8*, p. 90-106.

STEINBERG (H.). — *Scientific basis of Drug Dependance*. New York, Grune et Stratton, 1970, 412 p.

SUTTER (J. M.), PELICIER (Y.) et SCOTTO (J.). — Les hallucinogènes. *Encycl. Méd.-Chir.*, Paris, 1970.

TRAN VAN KY (Ph.). — Toxicologie du haschich. *Méd. lég. Domm. Corp.*, 1970, *3*, p. 245-250.

UNGERLEIDER (J. T.). — *The problems and prospects of L. S. D.*, Springfield Illinois, C. C. Thomas, éd., 1968; 2e édition : 1970, 109 p.

WALTER (S.), BALZANO (E.) et coll. — Modifications des potentiels évoquées par le L. S. D. chez le *Papio papio*. *Rev. Neurol.*, 1970, *122*, n° 6, p. 519-521.

WEECH (A. A.) et BIBB (R. E.). — Toward a rational approach to psychedelics : the controversy over popular use from a clinical viewpoint. *Comp. Psychiat.*, 1970, *2*, n° 1, p. 57-68.

WIKLER (A.). — Clinical and social aspects of marihuana intoxication. *Arch. gen. Psychiat. (Chicago)*, 1970, *23*, n° 4, p. 320-325.

WYSS (M. A.). — *Les intoxications par le L. S. D. 25. Problèmes médico-légaux*. Paris, Masson, 1970, 159 p.

1971

ABEL (E. L.). — Effects of marihuana on the solution of anagrams, memory and appetite. *Nature*, 1971, *231*, p. 260.

AMAROSE (A. P.) et SCHUSTER (C. R.). — Chromosomal analyses of bone marrow and peripheral blood in subjects with a history of illicit drug use. *Arch. gen. Psychiat. (Chicago)*, 1971, *25*, n° 2, p. 181-186.

APPEL (J. B.). — Effects of L. S. D. on time-based schedules of reinforcement. *Psychopharmacologia*, Berlin, 1971, *21*, n° 2, p. 174-186.

BELL (D. S.). — The precipitans of amphetamine addiction. *Brit. J. Psychiat.*, 1971, *119*, n° 549, p. 171-177.

BERGER (R.). — L. S. D. et anomalies génétiques *Presse médicale*, 1971, *79*, n° 41, p. 1179-1780.

BRADY (A. H.) et (E. M.) et BOUCEK (F. C.). — Optical activity of LSD-DNA mixtures. *Nature*, 1971, *232*, p. 189-190.

BROWN (B. S.). — Marihuana and Health. *Amer. J. Psychiat.*, 1971, *128*, n° 2, p. 218-219.

BROWN (H.). — Some anticholinergic-like behavioural effects of trans (—)-Δ8 tetrahydrocannabinol. *Psychopharmacologia*, Berlin, 1971, *21*, n° 3, p. 294-301.

CAMPBELL (A. M.). — Cannabis. *The Lancet*, 1971, 7736, *11*, 1219-1224.

CHAVANNE (J.). — Toxicomanie aux vapeurs d'essence chez un enfant de moins de dix ans. *Inf. Psychiat.*, 1971, *47*, n° 7, p. 603-606.

CHEEK (F. E.) et HOLSTEIN (C. M.). — Lysergic acid diethylamide tartrate (L. S. D. 25) dosage levels, group differences and social interaction. *J. Nerv Ment. Dis.*, 1971, *153*, n° 2, p. 133-147.

COHEN (S.). — A commentary on « The Ethics of Addiction ». *Amer. J. Psychiat.*, 1971, *128*, n° 5, p. 547-550.

COLBACH (E.). — Marijuana use by G Is in Vietnam. *Amer. J. Psychiat.*, 1971, *128*, n° 2, p. 204-206.

CONGRÈS (NATIONAL INSTITUT MENTAL HEALTH). — Marihuana. *Amer. J. Psychiatry*, 1971, *128*, p. 189-219.

DATTA (R. K.) et GHOSH (J. J.). — Mescaline-induced changes of brain cortex ribosomes. Effect of mescaline on amino acid incorporating ability of ribosomes. *Brain Research*, 1971, *33*, n° 1, p. 193-203.

DEFER (B.). — Le goût du chanvre indien. *Rev. Prat.*, 1971, *21*, n° 7, p. 1041-1049.

DEFER (B.) et DELTEIL (P.). — Les toxicomanies. *Inf. Psychiat.*, 1971, sept., n° spécial.

DEIKMAN (A. J.). — Bimodal consciousness. *Arch. gen. Psychiat.*, Chicago, 1971, *25*, n° 6, p. 481-489.

DELTEIL (P.). — Étude psychanalytique des toxicomanies. *Inf. Psychiat.*, 1971, *47*, n° 7, p. 619-624.

DENIKER (P.). — Drogues modernes et toxicomanies nouvelles. *Rev. Prat.*, 1971, *21*, n° 7, p. 969-977.

DENIKER (P.), COTTEREAU (Mme M. J.), COLONNA (L.) et LOO (H.). — Sur des produits insolites utilisés au cours des abus de drogues. *Ann. Méd.-Psychol.*, 1971, *2*, n° 2, p. 245-254.

DIECHHOFER (K.), VOGEL (Th.) et MEYER-LINDENBERG (J.). — Datura Stramonium als Rauschmittel. *Nervenarzt*, 1971, *42*, n° 8, p. 431-437.

DISHOTSKY (N. I.) et coll. — L. S. D. and genetic damage. *Science*, 1971, *172*, p. 431-440.

DORNBUSH (R. L.) et coll. — Marijuana, Memory and Perception. *Amer. J. Psychiat.*, 1971, *128*, n° 2, p. 194-197.

FARNSWORTH (D. L.). — Legalization of Marijuana :

Pros and Cons. *Amer. J. Psychiat.*, 1971, *128*, n° 2, p. 217-218.

FERRARO (D. P.), GRILLY (D. M.) et LYNCH (W. C.). — — Effects of Marihuana extract on the operant behavior of chimpanzees. *Psychopharmacologia*, Berlin, 1971, *22*, n° 4, p. 333-351.

GINESTET (D.), LOO (H.) et OUGHOURLIAN (J. M.). — Toxicomanie aux Hallucinogènes, ses rapports avec les Psychoses. *Rev. Prat.*, 1971, *21*, p. 1009-1022.

GOURVES (J.) et coll. — Coma dû au *Cannabis sativa*. *Presse méd.*, 1971, *79*, n° 30, p. 1389-1390.

GRÜNHOLZ (G.). — Von L. S. D. zur Selbsthypnose in katathymer Erfahrung, Kunst und Therapie. *Z. Psychother. med. Psychol.*, 1971, *21*, n° 2, p. 4-86.

HIGGINS (R.). — L'invitation au voyage (de quelques fanstasmes et questions à propos de l'anti-psychiatrie). *Topique*, 1971, n° 7-8, p. 169-180.

JEANBART (P.) et BERARD (M. J.). — Malformations congénitales qui pourraient être attribuées au L. S. D. *Gyn. Obstetr.*, 1971, *70*, p. 215-230.

KEELER (M. H.) et coll. — Hallucinogenic effects of marijuana as currently used. *Amer. J. Psychiat.*, 1971, *128*, n° 2, p. 213-216.

KLEIN (F. K.), RAPOPORT (H.) et ELLIOT (H. W.). — Cannabis alkaloids. *Nature*, 1971, *232*, n° 5038, p. 258-259.

LEBOVICI (S.). — Quelques réflexions sur l'utilisation des drogues par les adolescents. *Inf. Psychiat.*, 1971, *47*, n° 7, p. 591-594.

LEWIS (I. M.). — Eastasic religion. An anthropological study of spirit possession and Shamanism. Londres, Pengum Books, 1971.

LIPP (M. R.) BENSON (S. G.) et TAINTOR (Z.). — Marijuana use by medical students. *Amer. J. Psychiat.*, 1971, *128*, n° 2, p. 207-212.

MCGLOTHLIN (W. H.) et ARNOLD (D. O.). — L. S. D. revisited. *Arch. gen. Psychiat. (Chicago)*, 1971, *24*, n° 1, p. 35-49.

MALLESON (N.). — Acute adverse reactions to L. S. D. in clinical and experimental use in the United Kingdom. *Brit. J. Psychiat.*, 1971, *118*, p. 229-230.

MARIHUANA. — Numéro spécial de *American J. Psychiat.*, 1971, *128*, n° 2, p. 185-258.

MASUR (J.), MARTZ (R. M. W.) et CARLINI (E. A.). — Effects of acute and chronic administration *Cannabis sativa* and (—)Δ^9-trans-tetrahydrocannabinol on the behavior rats in an open-field arena. *Psychopharmacol. (Berlin)*, 1971, *19*, n° 4, p. 388-397.

MELDRUM (B. S.) et NAQUET (R.). — Effects of psilocybin, dimethyltryptamine, mescaline and various lysergic acid derivatives on the E. E. G. and on photically induced epilepsy in the baboon *(Papio papio)*. *E. E. G. Neurophysiol.*, 1971, *31*, n° 6, p. 563-572.

MEYER (R. E.), PILLARD (R. C.), SHAPIRO (L. M.) et MIRIN (S. M.). — Administration of marijuana to heavy and casual marijuana users, *1971. Amer. J. Psychiat.*, 1971, *128*, n° 2, p. 198-203.

MIRIN (S. M.), SHAPIRO (L. M.), MEYER (R. E.), PILLARD (R. C.) et FISHER (S.). — Casual versus heavy use of marijuana : a redefinition of the marijuana problem. *Amer. J. Psychiat.*, 1971, *127*, n° 9, p. 1134-1140.

OLIVENSTEIN (Cl.). — *La drogue*. 2e édition, Paris Ed. Univers, 1971.

O. M. S. — *Le Cannabis*. Rapport n° 478, novembre 1971.

OUGHOURLIAN (J. M.), ROUGEUL (A.) et VERDEAUX (J.). — Action des hallucinogènes sur l'électroencéphalogramme. *Thérapie*, 1971, *26*, n° 5, p. 953-968.

PELT (J. M.). — *Drogues et plantes magiques*, Paris, Horizon de France, 1971, 232 p.

SCHILDKRAUT (J. J.) et EFRON (D. H.). — The effects of Δ^9-tetrahydrocannabinol on the metabolism of norepinephrine in rat brain. *Psychopharmacol. (Berlin)*, 1971, *20*, p. 191-196.

SILVERMAN (J.). — Research with psychedelics. *Arch. gen. Psychiat.*, 1971, *25*, n° 6, p. 498-510.

STANTON. — Drug use in Vietnam, in : C. BROWN et C. SAVAGE, *Drug abuse controversy*, 1971.

SZASZ (Th. S.). — The Ethics of Addiction. *Amer. J. Psychiat.*, 1971, *128*, n° 5, p. 541-546.

SZASZ (Th.). — L'opinion de Thomas Szasz sur « Drug taking. A basic Right », in : *Psychiatric News*, 1971, juin, p. 11.

TILSON (H. A.) et SPARBER (S. B.). — Differences in tolerance to mescaline produced by peripheral and direct central Administration. *Psychopharmacol. (Berlin)*, 1971, *19*, n° 4, p. 313-323.

VARENNE (G.). — *L'Abus des drogues*. Paris, Ch. Dessart, 1971, 410 p.

WALTER (S.), BALZANO (E.) et coll. — Effets comportementaux et électrographiques du diéthylamide de l'acide D-lysergique (L. S. D. 25) sur le *Papio papio* photosensible. *Electroenceph. clin. Neurophysiol.*, 1971, *30*, n° 4, p. 294-305.

WICE (F. H.). — *Younth and Drugs*. New York, Associated Press, Fr. Kerner Projects, 1971, 191 p.

1972

BIRNBAUM (D. M.). — Analgesic activity of A 9 Tetrahydrocannabinol in the Rat and Mouse. *Psychopharmac.* (Berlin), 1972, *25*, p. 275-280.

CHIBON (P.). — Effets du L. S. D. sur le développement embryonnaire. *C. R. Acad. Sci.*, 1972, *274*, p. 230.

DEVEREUX (G.). — Drogue, dieux, idéologie. *Médica*, 1972, *103*, p. 13-20.

DOLL (P. J.). — *La lutte contre la toxicomanie*, Paris Bordas, 1972, p. 158.

ELSMORE (T. F.). — Effects of Delta 9 tetrahydrocannabinol on temporal and auditory discrimination performances of Monkeys. *Psychopharmac.* (Berlin), 1972, *26*, p. 62-72.

FERRARO (D. P.) et BILLINGS (D. K.). — Comparison of behavioral effects of synthetic (—) A9 trans-tetrahydrocannabinol and marihuana extract distillate in Chimpanzees. *Psychopharmac.* (Berlin), 1972, *25*, p. 169-174.

HALIKAS (J. A.) et coll. — Marihuana use and psychiatric illness. *Archiv. gen. Psychiatry*, Chicago, 1972, *27*, p. 162-165.

INFORMATION en matière de drogues. — *Sem. Hôp. Paris*, 1972, mai.

JAMESON (D.) et HURVICH (L. M.). — *Handbook of sensory physiology* (plusieurs volumes en cours de publication), Berlin-New York, Springer, 1971-1973.

LAUNAIS (J.). — La drogue. *Médica*, 1972, n° 3, p. 23-41.

MANNING (F. J.) et ELSMORE (T. F.). — Shock eliced fighling and Delta 9 tetrahydrocannabinol. *Psychopharc.* (Berlin), 1972, *25*, p. 218-228.

NICAISE (B.). — Ergot de seigle. *Thèse*, Nancy, 1972.

PELICIER (Y.) et THUILLIER (G.). — *La drogue*. Paris, P. U. F., 1972, 127 p.

PRAAG (H. M. VAN). — Symposium d'Amsterdam sur la « Marihuana », sept. 1971. C. R. de Erven F. BOHN, Harlem, 1972.

RAPPORT NIMA, 1972, n° 5.

SNYDER (J. P.). — *Uses of Marijuana*. Oxford, Univ. Press, 1972.
STANTON (M. D.). — Drug use in Vietnam. *Arch. gen. Psychiat.*, Chicago, 1972, *26*, n° 3, p. 279-286.
STRINGARIS (M. G.). — *Die Haschichsucht*. Berlin, Springer, 1972, 150 p.
WRIGHT (M.) et HOGAN (T. P.). — LDS neuropsychological test. *J. nerv. ment. Dis.*, 1972, *154*, 432-438.
JOURNAL OF NEUROL, AND MENTAL DISEASES, n° spécial, avril 1973.

Perception (Psychologie et Neurophysiologie)

MULLER (J.). — *Zur vergleichende Physiologie der Gesichtniss*, 1826.
MULLER (J.). — *Handbuch der Physiologie des Menschen*, 1840, trad. franç., Baillière, 1845.
HELMHOLTZ (H.). — Cf. Bibliographie, p. 1125-1126.
FECHNER (G. T.). — *Elementen des Psychophysik*. Leipzig, 1860, 173 p.
HERING (E.). — *Zur Lehre von Lichtsinne*. Vienne, Girold, 1878.
BERGSON (H.). — *Essai sur les données immédiates de la conscience*. Paris, Alcan, 1889.
BERGSON (H.). — *Matière et Mémoire*. Paris, Alcan, 1896.
STRATTON (G. M.). — Some preliminary experiments on vision. *Psychol. Rev.*, 1896, *3*, p. 611.
PARKY (C. W.). — An experimental study of imagination. *Amer. J. Psychol.*, 1910, *21*, p. 422-452.

1920-1949

HERING (E.). — *Grundzüge der Lehre von Lichtsinne*. Berlin, Springer, 1920.
JAENSCH (E. R.). — *Ueber den Aufbau der Wahrnehmungswelt und ihre Strucktur im Jugendalter*. Leipzig, Verlag, Barth, 1923, 567 p.
KRIES (J. VON). — *Allgemeine Sinnesphysiologie*. Leipzig, éd. Vogel, 1923.
PALAGYI (M.). — *Wahrnehmungslehre*. Leipzig, A. Barth, 1925.
JAENSCH (W.). — *Grundzüge einer Physiologie und Klinik der psychophysichen Personlichkeit*. Berlin, Springer, 1926.
PRADINES (M.). — *Philosophie de la sensation*. Paris, Les Belles Lettres, 1928.
KLAGES (L.). — *Der Geist als Widersacher der Seele*. Leipzig, Barth, 1929.
KATZ (D.). — *Der Aufbau der Tastwelt*. Leipzig, J. Ambrosius Barth, 1re édit., 1925, 2e édit. 1930.
KOEHLER (W.). — *Gestaltpsychology*. Londres, G. Bell, 1930, 312 p.
KOFFKA (K.). — *Principes of Gestaltpsychologie*. Londres, Kagan and Co., 1935.
NOGUÉ (J.). — Essai sur le monde olfactif. *J. de Psychol. norm. et patho.*, 1936, p. 230-275.
SARTRE (J. P.). — *L'Imaginaire*. Paris, Gallimard, 1940, 246 p.
SHAFER (R.) et MURPHY (G.). — The role of autism in a figure-ground relationship. *J. Exp. Psychol.*, 1943, *32*, p. 335-343.
MERLEAU-PONTY (M.). — *Phénoménologie de la Perception*. Paris, Gallimard, 1945.
PIERON (H.). — *Les sensations Guide de vie (Aux sources de la connaissance)*. Paris, Gallimard, 3e édition, 1945.
ADRIAN (E. D.). — *The physical Background of Perception*. Oxford, Clarendon Press, 1947.
BRUNER (J. S.) et GOODMAN (C. L.). — Value and need as organizing factors in perception. *J. Abnorm. soc. Psychol.*, 1947, *42*, p. 33-44.
CANTRIL (H.). — *Understanding man's social behavior*. Princeton, New Jersey, Off. publ. Res., 1947.
GRANIT (R.). — *Sensory Mechanism of the Retina*. Londres, Oxford Univ. Press, 1947.
MURPHY (G.). — *Personality*. New York, Harper, 1947.
POSTMAN (L.), BRUNER (J. S.) et MCGINNIES. — Personal values as selective factors in perception. *J. Abnorm. Soc. Psychol.*, 1948, *43*, p. 142-154.
BENDER (B. M.), et KAHN (R. L.). — After-imagery in defective fields of vision. *J. Neurol. Neurosurg. Psychiat.*, 1949, *12*, p. 196-204.
FRAISSE (P.). — L'influence des attitudes et de la personnalité sur la perception. *Année Psychol.*, 1949, *51*, p. 237-247.
HART (H. H.). — The eye in symbol and symptom. *Psychoanal. Rev.*, 1949, *36*, p. 1-21.
MACCLEARY (R. A.) and LAZARUS (R. S.). — Autonomic discrimination without awareness. *J. Personality*, 1949, *18*, p. 171-179.
MACGINNIES (E. M.). — Emotionality and perceptual defence. *Psychol. Rev.*, 1949, *56*, p. 244-251.

1950

GIBSON (J. J.). — *The perception of the visual World*. Cambridge, Houghton, Mifflin, 1950.
HUSSERL (E.). — *Ideen zur einer reinen Phenomenologie*, 3e édit.. Trad. Franç. par P. RICŒUR. Paris, Gallimard, 1950.
MACGINNIES (E.). — Emotionality and perceptual defence. *Psychol. Rev.*, 1950, *57*, p. 235-240.
OGLE (K. N.). — *Researches in binocular vision*. Londres, Saunders, 1950.

1951

BLAKE (R. R.) et RAMSEY (G. V.). — *Perception : an approach to personality*. New York, Ronald, 1951.
BRUNER (J. S.). — Personality dynamics and the process of perceving. In : BLACK et RAMSEY : *Perception*, 1951.
BRUNER (J. S.), POSTMAN (L.) et RODRIGUES (J.). — Expectation and the perception of color. *Amer. J. Psychol.*, 1951, *64*, p. 216-227.
ERIKSEN (C. W.). — Perceptual defence as a function of unacceptable needs. *J. Abnorm. Soc. Psychol.*, 1951, *46*, p. 557-564.
LAZARUS (R. S.) et coll. — Personality dynamics and auditory perceptual recognition. *J. Personality*, 1951, *19*, p. 471-482.
ROSENSTOCK (J. M.). — Perceptual aspects of repres. sion. *J. Abnorm. Soc. Psychol.*, 1951, *46*, p. 304-315-
SPERLING (O. E.). — Illusions, naive or controlled. *Psychoanal. Quart.*, 1951, *20*, p. 204-214.

文　献

1953

DITCHBURN (R. W.) et GINSBORG (B. L.). — Involuntary eye movement fixation. *J. Physiology*, 1953, *119*, p. 1-17.

EHRENZWEIG (A. A.). — *The psychoanalysis of artistic vision and hearing*. New York, Julian Press, 1953,

GIBSON (J. J.). — Improvement in perceptual judgements as a function of controlled practice or training. *Psychol. Bull.*, 1953, *50*, p. 401-431.

GIBSON (J. J.). — Cf. Bibliographie, p. 1133.

POPOV (N. A.). — Le conditionnement dans l'écorce cérébrale chez l'homme étudié par l'E. E. G. La différenciation des R. C. et le conditionnement des images consécutives. *C. R. Acad. Sci.*, Paris, 1953, *236*, p. 744-746.

POSTMAN (L.). — On the problem of perceptual defence. *Psychol. Rev.*, 1953, *60*, p. 298-304.

POSTMAN (J.). — The experimental analysis of motivational factors in perception. In : BROWN et coll. *Current theory and research in motivation* (Symposium). Lincoln, Univ. Nebraska Press, 1953, p. 58-108.

RIGGS (L. A.), RATTLIFF (F.), CORNSWEET (T. N.) et CORNSWEET (J. C.). — The disappearance of steadily fixated visual test objects. *J. Opt. Soc. Amer.*, 1953, *43*, p. 495-501.

1954

ATTNEAVE (F.). — Informational aspects of visual perception. *Psychol. Rev.*, 1954, *61*, p. 183-193.

BEAMS (A. L.). — Affectivity as factor in the apparent size of pictured food objects. *J. exp. Psychol.*, 1954, *47*, p. 197-200.

HOLST (E. VON). — Relations between the central nervous system and the peripheral organs. *Brit. J. Anim. Beh.*, 1954, *2*, p. 89.

KORCHIN (S. J.) et BASOWITZ (H.). — Perceptual adequacy in a life stress. *J. Psychol.*, 1954, *38*, p. 495-502.

MICHOTTE (A.). — *La perception de la causalité*. Studia Psychologica, Louvain : Univ. de Louvain, 2e édit. 1954, 306 p.

NAVRATIL (M.). — *Les tendances constitutives de la pensée vivante*. Paris, P. U. F., 1954, 2 vol.

REECE (M. M.). — The effect of shock on recognition thresholds. *J. Abnorm. Soc. Psychol.*, 1954, *49*, p. 165-172.

1955

ALLPORT (F. H.). — *Theories of perception and the concept of structure*. New York, Wiley, 1955, 709 p.

BRINDLEY (G. S.). — The site of electrical excitation of the human eye. *J. Physiology*, 1955, *127*, p. 189.

BRESSON (F.). — Perception : fréquence des stimuli et motivation. *Année Psychologique*, 1955, *55*, p. 67-78.

DITCHBURN (R. W.) et FENDER (D. H.). — The stabilised retinal image. *Optica acta*, 1955, *2*, p 128-133.

GRANIT (R.). — *Receptors and sensory perception*. New Haven, Yale Univ. Press, 1955, 367 p.

GRANIT (R.). — Centrifugal and antidromic effects on ganglion cells of retina. *J. Neurophysiol.*, 1955, *18*, p. 388-411.

HOCHBERG (J. E.) et coll. — « Perceptual defence » as in interference phenomenen. *Percept. Mot. Skills.*, 1955, *5*, p. 15-17.

MICHOTTE (A.), PIERON (H.), PIAGET (J.) et coll. — La perception. *Symp. Assoc. Psychol. Scientifique de langue franç.* (Louvain), Paris, P. U. F., 1955.

POSTMAN (L.). — Perception. Motivation a behavior. *J. Personality*, 1955, *60*, p. 17-31.

STRAUS (Erwin). — *Vom Sinn der Sinne*. Berlin, Springer, 1re édit. 1935; 2e édit. 1955, 425 p.

1956

BRUNSWICK (E.). — *Perception and the representative design of psychological experiences*. Berkeley, Univ. California, Press, 1956.

GREGORY (R. L.). — An experimental treatment of vision as an information source and noisy channel. *Information theory*, London symposium, C. Cherry Ed. Butterworths, Academic Press, 1956.

JOUVET (M.) et DESMEDT (J. E.). — Contrôle central des messages acoustiques différents. *C. R. Acad. Sci. Paris*, 1956, *243*, p. 1916-1917.

SIEGMAN (A. W.). — Some factors associated with the visual threshold for taboo words. *J. Clin. psychol.*, 1956, *12*, p. 282-286.

SOMMER (R.). — Perception and monetary reinforcement. *J. Psychol.*, 1956, *42*, p. 137-148.

1957

GRANGER (G. W.). — Effect of Psychiatric disorder on visual thresholds. *Science*, 1957, *125*, p. 500.

GURWITSCH (A.). — *Théorie du champ de la conscience*. Paris, Desclée de Brouwer, 1957.

KLEINMAN (M. L.). — Psychogenic deafness and perceptual defence. *J. Abnorm. Soc. Psychol.*, 1957, *54*, p. 335-338.

OLERON (P.). — Perception et intelligence. *Actes du 15e Congrès int. Psychol.* Bruxelles, 1957.

PINARD (W. J.). — *Spontaneous imagery, its nature, therapeutic values*, etc. Boston, U. Grad. J., 1957.

POLYAK (S. L.). — *The vertebrale visual System*. Chicago, Univ. Press, 1957.

PUSTELL (Th. E.). — The experimental induction of perceptual vigilance and defence. *J. Personality*, 1957, *25*, p. 425-438.

1958

BRUNER (J. S.), BRESSON (F.), MORF (A.) et PIAGET (J.). — *Logique et perception*. Paris, P. U. F., 1958.

DUMONT (S.) et DELL (P.). — Facilitations spécifique et non spécifique de réponses corticales visuelles. *J. Physiol.*, 1958, *58*, p. 261-264.

PENROSE (L. S.) et PENROSE (R.). — Impossible objects : a special type of illusion. *Brit. J. Psychol.*, 1958, *49*, p. 31.

1959

ATTNEAVE (F.). — *Applications of information theory to psychology*. Londres, Holt, 1959.

ROSENBLITH (W. A.). — *Sensory Communication*. Symp. on principles of sensory communication

1959. C. R. New York, Londres, Wiley and Sons, 844 p.
URIST (M. J.). — After images and ocular muscle propioception. *A. M. A. Arch. Ophtalmo.*, 1959, *61*, p. 230.

1960

BRINDLEY (G. S.). — *Physiology of the Retina and the Visual.* Pathway, Arnold, Waverley Press, 1960.
EYSENCK (H. J.). — *Handbook of abnormal psychology.* Londres, Pitman Medical Publ., 1960.

1961

JUNG (R.) et KORNHUBER (H.). — Neurophysiologie und Psychophysik des visuellen Systems. Berlin, Springer, 1961.
JUNG (R.). — Neuronal integration in the visual Cortex and its significance for visual information. *In* : ROSENBLITH édit. *Sensory communication.* Symp., p. 626-674, New York, Londres, M. I. T. Press John Wiley, 1961.
KEIDEL (W. D.), URSULA (D.), KEIDEL (D.), MALTE et WIGAND. — Adaptation : loss or gain sensory information. In : *Sensory communication*, par W. A. ROSENBLITH, New York et Londres, Wiley, 1961.
PIAGET (J.). — *Les mécanismes perceptifs.* Paris, P. U. F., 1961, 457 p.
PRITCHARD (R. M.). — A Collimator stabilising system for the retinal image. *Quart. J. Exp. Psychol.*, 1961, *13*, p. 181.

1962

BARLOW (H. B.). — The coding of sensory messages. In : *Current problems in animal behaviour.* Cambridge, Univ. Press, 1962.
FRANCES (R.). — *Le développement perceptif.* Paris, P. U. F., 1962.
GARNIER (W. R.). — *Uncertainty and structure of psychological concepts.* Londres, Wiley, 1962.
LANGER (D.). — *Informationstheorie und psychologie.* Université de Göttingen, 1962.
RUYER (R.). — Les informations de présence. *Rev. Philos.*, 1962, p. 197-218.
SMITH (K. U. et W. M.). — *Perception and Motion : an analysis of space-structured behavior.* Londres, Saunders, 1962.
TAYLOR (J. G.). — *The behavior basis of perception.* New Haven, Yale Univ. Press, 1962, 379 p.

1963

KAYSER (Ch.). — *Physiologie*, tome *2*, Paris, Flammarion, 1963. Notamment chapitre « Audition » par BONNET (V.); « Vision » par KELLERSHOHN (C.) et PAGÈS (J. C.); « Signal nerveux » par MARX (Ch.).
POSTMAN (L.). — Perception and learning. In : *Psychology : a study of a science*, *5*, p. 30-113. New York, McGraw-Hill, 1963, 967 p.
SOKOLOV (Y. N.). — *Perception and the conditioned reflex* (Trad. anglaise). New York, MacMillan, 1963, 309 p.
VURPILLOT (E.). — *L'organisation perceptive. Son rôle dans l'évolution des illusions opticogéométriques.* Paris, édit. Vrin, 1963, 185 p.

1964

DEMBER (W.). — *Visual perception.* The nineteenth century, New York, Wiley édit., 1964, 222 p.
GAITO (J.). — Stages of perception, unconscious processes, and information extraction. *J. Gen. Psychol.*, 1964, *70*, p. 183-197.
HOCHLEY (J. E.). — *Perception.* Englewood Cliff. N. J. Prentice Hall Inc., 1964.
WARM (J. S.), GREENBERG (L. F.) et DUBE (C. S.). — Stimulus and motivational determinants in temporal perception. *J. Psychol.*, 1964, *58*, n° 2, p. 243-248.
WYBURN (G. M.), PICKFORD (R. W.) et HIRST (R. J.). — *Human senses and perception.* Londres, Oliver and Boyd, 1964, 340 p.
ZUCKERMAN (M.) et COHEN (N.). — Sources of reports of visual and auditory sensations in perceptual isolation experiments. *Psychol. Bull.*, 1964, *62*, p. 1-20.

1965

ARNHEIM (R.). — *Art and visual perception a psychology of the creative eye.* Berkeley, Univ. California Press, 1965, 485 p.
FREEDMAN (S. J.). — Remarks on the relation between perception and motion. In : *C. R. Symp. Bel-Air Desafferentation exp. et clin.* Paris, Masson, 1965, p. 298-306.
ERIKSEN (Ch.). — Perceptual defence. In : HOCH et ZUBIN, *Psychopathology of perception.* New York, Grune et Stratton, 1965, p. 222 à 244.
KLUVER (H.). — Neurobiology of normal and abnormal perception, in : *Psychopathology of Perception (Hoff et Zubin).* New York, Grune et Stratton, 1965.
RAUCH (S.). — Biochimie des Innenohres. *Schweiz. Arch. Neurol. Psychiat.*, 1965, *96*, n° 2, p. 230-237.
THURLOW (W. R.). — Audition. *Ann. Rev. Psychol.*, 1965, *16*, p. 325-358.

1966

BOS (G. VAN DEN). — Sur le problème d'une activité électrique rétinienne *post mortem. J. Physiol.*, 1966, *58*, p. 357-363.
FIEANDT (K. VON). — *The world of perception.* Homewood, Illinois, Dorsey Press, 1966, 418 p.
GIBSON (J. J.). — *The senses considered as perceptual systems.* Boston, Houghton Mifflin, 1966.
GREEN (R. T.) et COURTIS (M. C.). — Information theory and figure perception : the metaphor that failed. *Acta Psychol. Amsterdam*, 1966, *25*, p. 12-36.
GREEN (D. M.) et SWETS (J. A.). — *Signal delection theory and psychophysics.* New York, Willey, 1966, 455 p.
GREGORY (R. L.). — *L'œil et le cerveau. La psychologie de la vision.* Paris, édit. Hachette, 1966.
GYR (J. W.), BROWN (J. S.) et coll. — Computer simulation and psychological theories of perception. *Psychol. Bull.*, 1966, *65*, p. 174-193.

HOFFMAN (W. C.). — The lie algebra of visual perception. *J. Math. Psychol.*, 1966, *3*, p. 65-98.
MONTMOLIN (G. DE). — Influence sociale et jugement perceptif. Effet de la dispersion des informations sur les changements individuels. *Année Psychol.*, 1966, *66*, nº 1, p. 111-129.
VALOIS (R. L. DE) et ABRAMOV (I.). — Color vision. *Ann. rev. Psychol.*, 1966, *17*, p. 337-362.
VURPILLOT (E.). — Quelques théories et modèles de la perception. *Bull. Psychol.*, 1966-1967, p. 457-465, p. 1061-1069, p. 1334-1348.
WOHLWILL (J. F.). — Perceptual learning. *Ann. Rev. Psychol.*, 1966, *17*, p. 201-232.

1967

COSTERMANS (J.). — Analyse factorielle de la perception de mots chez des sujets à audition normale. *Année Psychol.*, 1967, *67*, p. 393-408.
HUMPHREY (N. K.) et WEISKRANTZ (L.). — Vision in monkeys after renewal of the striate cortex. *Nature* (Londres), 1967, *215*, p. 595-597.
OHANNSEN (D. E.). — Perception. *Ann. Rev. Psychol.*, 1967, *18*, p. 1-40.
VURPILLOT (E.). — Quelques théories et modèles de la perception. *Bull. Psychol.*, 1967, *20*, p. 457-465.
WHITFIELD (I. J.). — *The Auditory Pathway*. Londres, ed. Arnold, 1967, 209 p.
YARBUSS (A. L.). — *Eye movement and vision*. New York, Plenium Press, 1967, 222 p.
ZELENKA (J.) and ZICH (O.). — Mathematico-logical model of vestibular and hearing disorders. Cybernetic method to inner ear problems. In : Sensory mechanisms, *Progress in brain research*, 1967, *23*, p. 169-199.
ZOTTERMAN (Y.). — Sensory Mechanisms. *Progress in Brain Research*, 1967, *23*, 224 p.
ZWISLOCKI (J. J.). — Audition. *Ann. Rev. Psychol.*, 1967, *18*, p. 407-436.

1968

AGRESTI (E.) et BALLERINI (A.). — L'ambiguità del corpo. *Psychiatrie*, 1968, *6*, p. 35-52.
FEDIDA (P.). — Perception et compréhension cliniques en psychologie. *Bull. Psychol.*, 1968, *21*, p. 908-929.
FISCHER (C. T.). — Social schemas : response sets or perceptual meanings ? *J. Personality Soc. Psychol.*, 1968, *10*, nº 1, p. 8-14.
GIBSON (J. J.). — Cf. p. 1133.
LAWRENCE (M.). — Audition. *Ann. Rev. Psychol.*, 1968, *19*, p. 1-19.
PIAGET (J.), GRIZE (J. B.) et coll. — Épistémologie et psychologie de la fonction, in : *Études d'épistémologie génétique*, 1968, *23*, p. 238.
PRANGISHVILI (A. S.). — The concept of set in Soviet Psychology in the light of research. *Soviet Psychology*, 1968-1969, *7*, nº 2, p. 21-32.
STABORINSKY (J.). — *L'œil vivant*. Paris, Gallimard. 1968, 253 p.
STERIADE (M.). — *Physiologie des voies et des centres visuels*. Paris, Masson, 1968, 188 p.
TASAKI (I.). — *Nerve Excitation*. Springfield, C. C. Thomas, 201 p.
STEVENS (S. S.). — Le quantitatif et la perception, *Bull. Psychol.*, 1966-1969, *12*, nº 9-13, p. 696-715.
WARREN (R. M.) et WARREN (R. P.). — *Helmholtz on perception : its physiology and development*. New York, Wiley, 1968, 277 p.

1969

BAUMSTILER (Y.). — Peut-on parler de décision dans la Perception. *Bull. Psychol.*, 1969-1970, *23*, nº 1-2, p. 56-62.
BROTTO (M.) et FERRARI (G. F.). — Percezione ed alterazioni percettive nella fenomenologia di Merleau-Ponty. XXXᵉ Congrès, Milano, oct. 1968. *Lav. Neuropsichiat.*, 1969, vol. *44*. fasc. 2, p. 998-1008.
CASERTA (F.). — Psicopatologia della percezione. Part. I : Psicologia della percepzion. *Ospedale Psichiat.*, 1969, *37*, nº 3, p. 285-314.
DEJONC (R. N.). — Sensation. *Handbook clin. Neurol.*, par P. J. Vinken et Bruyn, 1969, *1*, p. 80-113.
FIEANDI (K. VON) et WERTHEIMER (M.). — Perception. *Ann. Rev. Psychol.*, 1969, *20*, p. 159-192.
FRUHSTORFER (H.) et BERGSTROM (R. M.). — Human vigilance and auditory evoked responses. *Electroenceph. Clin. Neurophysiol.*, 1969, vol. *27*, nº 4, p. 346-355.
GREEN (D. M.) et HENNING (G. B.). — Audition. *Ann. Rev. Psychol.*, 1969, p. 105-128.
HÉCAEN (H.) (Ouvrage collectif). — *Neuropsychologie de la Perception Visuelle* (Série d'exposés à l'école de Nantes, Études 1969-1970), Paris, Masson, 1972, 319 p.
JACOBS (G. H.). — Receptive fields in visual systems. *Brain research*, 1969, *14*, nº 3, p. 553-574.
KANIZSA (G.) et VICARIO (G.). — La Perception de la réaction intentionnelle. *Bull. Psychol.*, 1969-1970, *23*, nº 17-19, p. 1010-1039.
LE GRAND (Y.). — Les rétines du cerveau. *J. Psychol. norm. pathol.*, 1969, nº 4, p. 389-396.
MCHOSE (J. H.). — Role of frustration in the development of relative and absolute S. Discrimination contrast effects. *J. experim. Psychol.*, 1969, *81*, p. 256-260.
MILLER (P. R.). — *Sense and Symbol*. Londres, Staples Press, 1969, 398 p.
PARMEGGIANI (P. L.) et RAPISARDA (C.). — Hippocampal output and sensory mechanisms. *Brain research*, 1969, *14*, nº 2, p. 387-400.
PETRO (C.). — Sul fenomeno della proiezione, con particolare riguardi alla psicologia complessa di C. G. Jung. XXXᵉ Congrès, Milano, oct. 1968. *Lav. Neuropsichiat.*, 1969, vol. *44*, fasc. 2, p. 1104.
RIPPS (H.) et WEALE (R. A.). — Color Vision. *Ann. Rev. Psychol.*, 1969, *20*, p. 193-216.
STRAATSMA (B. R.) et coll. — *The retina, morphology function and clinical characteristics*. Los Angeles, Univ. Califor. Press, 1969, 616 p.
TUCKER (DON) et SMITH (J. C.). — The Chemical Senses. *Ann. Rev. Psychol.*, 1969, *20*, p. 129-158.
ZUBECK (J. P.). — *Sensory Deprivation*. Appleton-Century Crofts, 1969, 522 p.

1970

ANCONA (L.). — *Dinamica delle perceziona*. Milan, Ed. scient., 1970, 200 p.
BAIRD (J. C.). — *Analysis of visual space*. Oxford, Pergamon Press, 1970, 320 p.

BAKKER (D. J.). — Ear asymmetry with monaural stimulation. *Neuropsychol.*, 1970, *8*, p. 103-118.

BELEGAUD (M. J.). — Exploration pharmacologique des voies optiques par l'électrorétinogramme (E. R. G.) et le potentiel évoqué visuel (P. E. V.). *Bull. Psychol.*, 1970-1971, *24*, nº 9-11, p. 473-479.

BERG (R. F.). — Verbal Thinking and Reality. *Psych. Neurol. Neurochir.*, 1970, *73*, nº 3, p. 201-212.

BIGNALL (K. E.). — Auditory input to frontal polysensory cortex of the squirrel monkey : possible pathways. *Brain research*, 1970, *19*, nº 1, p. 77.

BONVALLET (M.) et GARY BOBO (E.). — Contrôle de l'accommodation oculaire par l'amygdale et les corps striés. *E. E. G. Clin. Neurophysiol.*, 1970, *29*, nº 5, p. 461-472.

BRIGGS (G. E.) et SWANSON (J. M.). — Encoding, decoding and central functions in human information processing. *J. Exper. Psychol.*, 1970, *86*, nº 2, p. 296-308.

BUCHTEL (H. A.). — Visual-learning deficits following cerebrellar damage in rats. *J. Comp. Physiol. Psychol.*, 1970, *72*, nº 2, p. 296-305.

CASTELLANI (A.). — Analisi fenomenologica sull'estraneamento del mondo percettivo visivo. *Riv. Sper. freniat.*, 1970, *94*, nº 1, p. 21-36.

DUBOIS (P.). — Ryle et Merleau-Ponty. *Rev. Philos.*, 1970, nº 3, p. 299-317.

FISHER (S.). — *Body experience in fantasy and behavior*. New York, Appleton Century-crofts, 1970, 690 p.

GERKEN (G.). — Electrical stimulation of the subcortical auditory system in behaving cat. *Brain research*, 1970, *17*, nº 3, p. 483-498.

GREENACRE (Ph.). — The transitional object and the fetish with special reference to the role of illusion. *Int. J. Psycho-Anal.*, 1970, *51*, nº 4, p. 447-456.

GREENWALD (A. G.). — Sensory feedback mechanisms in performance control: with special references to the ideo-motor mechanism. *Psychol. Review*, 1970, *77*, p. 73-99.

HURVICH (M.). — On the concept of reality testing. *Int. J. Psycho-Anal.*, 1970, *51*, nº 3, p. 299-312.

KRAGH (U.) et SMITH (G.). — *Percept genetic analysis*. Lund, Gleerups, 1970, 408 p.

LAGET (P.). — Codes et codages en neurophysiologie sensorielle. *J. Psychol. norm. Pathol.*, 1970, nº 2, p. 133-152.

LE GRAND (Y.). — Physiologie du cerveau et philosophie des Sciences. *Rev. Philos.*, 1970, nº 2, p. 135-143.

LE NY (J. F.). — Certitude exprimée et généralisation du stimulus dans une tâche d'identification perceptive. *Ann. Psychol.*, 1970, nº 1, p. 19-32.

MADOW (L.) et SNOW (L. H.). — *The Psychodynamic implications of Physiological studies on sensory deprivation*. Springfield, Ill. C. C. Thomas, 1970, 111 p.

MONTE JAY MELDMAN. — *Disease of Attention and Perception*. Oxford, Pergamon Press, 1970.

PRANDI (G.). — Immage e realta. *Riv. Sper. Freniat.*, 1970, *94*, nº 6, p. 1366-1385.

ROHRACHER (H.). — Objektive und subjektive Wirklichkeit. *Rev. suisse Psychol.*, 1970, nº 1-2, p. 41-44.

RUIZ-MARCOS (A.) et VALVERDE (F.). — Dynamic architecture of the visual cortex. *Brain research*, 1970, *19*, nº 1, p. 25-39.

SMI-ALI. — *De la projection. Une étude psychanalytique*. Paris, Payot, 1970, 273 p.

SCHAEFER (R.). — The Psychoanalytic vision of reality. *Int. J. Psychoanal.*, 1970, *51*, nº 3, p. 279-297.

TOMKIEWICZ (S.) et FINDER (J.). — Problèmes de l'image du corps. *Bull. Psychol.*, 1970-1971, *24*, p. 262-274.

ULE (K.) et GUDMUND (S.). — *Percept-genetic analysis*. Lund, edit. Gleerups, 1970, 408 p.

VERNON (M. D.). — *Experiments in Visual perception* (2ᵉ édition), Londres, Perguin Books, 1970, 472 p.

VIREL (M. A.). — Approches psychophysiologiques de l'image mentale. *Bull. Psychol.*, 1970, p. 24-682.

1971

BOOK (H. E.). — Sexual implications of the nose. *Compreh. Psychiat.*, 1971, vol. *12*, nº 5, p. 450-455.

DUBOIS POULSEN (A.), LAIRY (G. C.) et REMOND (A.) (sous la direction de). — *Colloque sur la fonction du regard* (Paris, mai 1969). Paris, éd. I. N. S. E. R. M., 1971, 494 p.

FRAISSE (P.). — L'intégration temporelle des éléments des illusions optico-géométriques et l'inversion de l'illusion de Müller-Lyer. *L'Année Psychol.*, 1971, *71*, fasc. 1, p. 53-72.

GANTHERET (F.). — Remarques sur la place et le statut du corps en Psychanalyse. *Nouv. Rev. Psychanal.*, 1971, nº 3, p. 137-146.

GRUNER (J. E.). — Anatomie et voies optiques, *in* : H. HÉCAEN, *Neurophysiologie de la perception visuelle*, 1971, p. 9-22.

KÜPPERS (E.). — Die psychophysiologischen Grundlagen des Wahrnehmens. *Arch. Psychiat. Nervenkr.*, 1971, *214*, p. 301-318.

LAVIE (J. C.). — Notre corps ou le présent d'une illusion. *Nouv. Rev. Psychanal.*, 1971, nº 3, p. 29-36.

LOEWENSTEIN (W. R.). — *Handbook of Sensory Physiologie*, en plusieurs volumes, 1971-1972, etc. New York, Springer.

MCGUIGAN (F. J.). — Covert linguistic behavior in deaf subjects during thinking. *J. Comp. Physiol. Psychol.*, 1971, *75*, nº 3, p. 417-420.

MASUD (M.) et KHAN (R.). — L'œil entend. *Nouv. Rev. Psychanal.*, 1971, nº 3, p. 53-69.

NATADZE (R. G.). — Some manifestations of categorization processes in Perception. *Soviet Psychol.*, 1971, *9*, nº 4, p. 329-345.

NEILL (D. O.), SAMPSON (H.) et GRIBBEN (J. A.). — Hemiretinal effects in tachistoscopic letter recognition. *J. exp. Psychol.*, 1971, *91*, nº 1, p. 129-135.

PERDRIEL (G.). — Électrophysiologie clinique de la rétine et du cortex visuel. *Archives d'Ophtalmologie*, 1971, *31*, nº 3, p. 287.

PICK (H. L.) et RYAN (S. M.). — Perception. *Annual Rev. Psychol.*, 1971, *22*, p. 161-192.

ROSOLATO (G.). — Recension du corps. *Nouv. Rev. Psychanal.*, 1971, nº 3, p. 5-28.

STRATTON. — Some preliminary experiments on vision. *Psychol. Rev.*, 1896, *3*, p. 611.

VIREL (A.). — Approches psychophysiologiques de l'imagerie mentale. *Bull. Psychol.*, 1971, *24*, nº 9-11, p. 683-692.

VITZ (P. C.) et TODD (T. C.). — A model of the perception of simple geometric figures. *Psychol. Review*, 1971, *78*, p. 207-228.

WINNICOT (D. W.). — Le corps et le self. *Nouv. Rev. Psychanal.*, 1971, nº 3, p. 37-48.

1972

BRESSON (F.). — Aspects génétiques de la perception, in *Neuropsychologie de la perception visuelle* (H. HÉCAEN). Paris, Masson, 1972, p. 168-185.

GUTTMAN (G.). — *Einführung in der Neuropsychologie.* Bern-Stuttgart, Huber, 1972, p. 78-162.

HÉCAEN (H.). — *Neuropsychologie de la perception visuelle* (ouvrage collectif), Paris, Masson, 1972, 319 p.

HÉCAEN (H.). — *Introduction à la neuropsychologie.* Paris, Larousse, 1972, p. 132-295.

HUMPHREY (N. K.). — Ce que l'œil de la grenouille dit du cerveau du singe, in *Neuropsychologie de la perception visuelle* (H. HÉCAEN), 1972, p. 95-106.

KARANEVA (T. L.). — The role of the temporal lobe in human auditory perception. *Neuropsychologia,* 1972, *10,* p. 227-231.

TRAVAUX DE L'AUTEUR SUR LES HALLUCINATIONS

ÉVOLUTION DES IDÉES SUR L'HALLUCINATION, avec H. CLAUDE. *Encéphale,* 1932, *27,* 362-377.

LES ÉTUDES SUR L'HALLUCINATION de P. QUERCY. *Encéphale,* 1932, *27,* 436-445.

OBSESSION HALLUCINATOIRE ZOOPATHIQUE GUÉRIE PAR PSYCHOTHÉRAPIE, avec A. BOREL. *Ann. méd.-psychol.,* 1932, *2,* 181-183.

HALLUCINOSE ET HALLUCINATION. LA THÉORIE NEUROLOGIQUE ET LES THÉORIES PSYCHOSENSORIELLES, avec H. CLAUDE. *Encéphale,* 1932, *27,* 576-620.

LA CROYANCE ET L'HALLUCINÉ. *Ann. méd.-psychol.,* 1932, *2,* 13-37.

HALLUCINATIONS, PSEUDO-HALLUCINATIONS ET OBSESSIONS, avec H. CLAUDE. *Ann. méd.-psychol.,* 1932, *2,* 273-316.

TROUBLES PSYCHO-SENSORIELS ET ÉTATS ONIRIQUES DANS L'ENCÉPHALITE ÉPIDÉMIQUE CHRONIQUE, avec H. CLAUDE. *Presse méd.,* 1933, 65.

LES ÉTATS HALLUCINATOIRES A TYPE SCHIZOPHRÉNIQUE DANS L'ENCÉPHALITE ÉPIDÉMIQUE CHRONIQUE ET LES PROBLÈMES HALLUCINATOIRES, avec H. CLAUDE. *Encéphale,* 1928, 485-503.

ÉTATS « DYSESTHÉSIQUES » ET STRUCTURE COMITIALE, avec P. MIGAULT. *Ann. méd.-psychol.,* 1934, *1,* 257-265.

ÉTAT SCHIZOMANIAQUE, CRISES DÉLIRANTES ONIROÏDES, avec J. DUBLINEAU et P. RUBENOVITCH. *Ann. méd.-psychol.,* 1934, *1,* 557-562.

QUELQUES ASPECTS GÉNÉRAUX DU PROBLÈME DES HALLUCINATIONS (rapport à la Réunion, octobre 1933). *Arch. Suisses de Neurol. et Psychiat.,* 1933, *32.*

BRÈVES REMARQUES HISTORIQUES SUR LES RAPPORTS DES ÉTATS PSYCHOPATHIQUES AVEC LE RÊVE ET LES ÉTATS INTERMÉDIAIRES DU RÊVE, DU SOMMEIL ET DE LA VEILLE. *Ann. méd.-psychol.,* 1934, *2,* 319.

HALLUCINATIONS : LES FORMES PSYCHO-MOTRICES VERBALES. *Congrès des Aliénistes*, Lyon, 1934.

HALLUCINATIONS ET DÉLIRE (1 vol.). Préface de J. SÉGLAS. Alcan, 1934, 192 pages.

LA DISCUSSION DE 1855 A LA SOCIÉTÉ MÉDICO-PSYCHOLOGIQUE SUR L'HALLUCINATION ET L'ÉTAT ACTUEL DU PROBLÈME DE L'ACTIVITÉ HALLUCINATOIRE. *Ann. méd.-psychol.*, 1935, *1*, 254-285.

LES PROBLÈMES PHYSIOPATHOLOGIQUES DE L'ACTIVITÉ HALLUCINATOIRE. *Évol. Psychiat.*, 1938, *2*, 1-76.

LES HALLUCINATIONS MESCALINIQUES ET LES TROUBLES PSYCHOSENSORIELS DE L'ENCÉPHALITE ÉPIDÉMIQUE, avec M. RANCOULE. *Encéphale*, 1938, *33*, 1-25.

ESQUIROL ET LE PROBLÈME DES HALLUCINATIONS. *Évol. Psychiat.*, 1939, *1*, 21-41.

LES CONCEPTIONS DE P. JANET SUR LES HALLUCINATIONS ET LE DÉLIRE. *Évol. Psychiat.*, 1950, *15*, 2, 437-449.

EXPÉRIENCE « PSYCHÉDÉLIQUE », EXPÉRIENCE MÉTAPHYSIQUE ET EXPÉRIENCE DÉLIRANTE. Congrès de psychiatrie et neurologie de langue française, Clermont-Ferrand, 1968. C. R. 439-444.

LA DISSOLUTION DE LA CONSCIENCE DANS LE SOMMEIL ET LE RÊVE ET SES RAPPORTS AVEC LA PSYCHOPATHOLOGIE (Esquisse d'une théorie de la relativité généralisée de la désorganisation de l'être conscient et des diverses maladies mentales). — Rapport au 4e Congrès Mondial de Psychiatrie. Sept. 1966, *in C. R.*, I, 139-157 (texte *in extenso* publié dans l'*Évol. Psychiat.*, 1970, *35*, 1-37).

訳者略歴

影山任佐（かげやまじんすけ）

1948年　福島県郡山市にて出生。
1972年　東京医科歯科大学医学部卒業・医師免許取得。
同大学精神神経科・研修医を経て同大学・難治疾患研究所犯罪精神医学部門助手。
1978－79年　文部省在外研究員（パリ大学犯罪学研究所、サンタンヌ病院）。
1994年　東京工業大学保健管理センター教授。
1998年　同大学大学院人間環境システム専攻教授（協力講座都市環境学、犯罪精神病理学）を兼任。
2012年4月　同大学名誉教授。郡山精神医療研究所顧問。
2014年4月　昭和女子大学客員教授。
医師・医学博士。平成14年度日本犯罪学会賞受賞。

［主要著書］『暗殺学』世界書院（1984）、『フランス慢性妄想病論の成立と展開』中央洋書出版部（1987）、『アルコール犯罪研究』金剛出版（1992）、『エゴパシー・自己の病理の時代』日本評論社（1997）、『「空虚な自己」の時代』日本放送出版協会（1999）、『犯罪精神医学研究』金剛出版（2000）、『超のび太症候群』河出書房新社（2000）、『自己を失った少年たち』講談社（2001）、『現代精神医学の礎』共編・時空出版（2009）、『犯罪精神病理学』金剛出版（2009）、『犯罪学と精神医学史研究』金剛出版（2015）など。

［訳書］『フランス精神医学の流れ』東京大学出版会（1982）、『フィリップ・ピネルの生涯と思想』中央洋書出版部（1988）、『アンリ・エー幻覚Ⅰ』共訳・金剛出版（1995）、『いじめの発見と対策』共訳・日本評論社（1996）、『プロファイリング』監訳・日本評論社（1997）、『殺人プロファイリング入門』日本評論社（2005）、『クレペリン回想録』日本評論社（2006）、『犯罪学』監訳・金剛出版（2013）など。

阿部隆明（あべたかあき）

1957年　青森県にて出生。
1981年　自治医科大学医学部卒業・医師免許取得。
1981－83年　青森県立中央病院で臨床研修。
1990年　自治医科大学大学院博士課程（精神医学）修了。
1992年　自治医科大学精神医学教室助手。
1993年　同　講師。
2006年　同　助教授（兼　同大学とちぎ子ども医療センター子どもの心の診療科長）。
2008年　同　教授（同）。

［主要著書］『未熟型うつ病と双極スペクトラム――気分障害の包括的理解に向けて』金剛出版（2011）、『現代の抑うつ』共著・日本評論社（2000）、『うつ病論の現在』共著・星和書店（2005）、『精神医学対話』共著・弘文堂（2008）、『職場復帰のノウハウとスキル』共著・中山書店（2009）、『自殺予防の基本戦略』共著・中山書店（2011）、『妄想の臨床』共著・新興医学出版社（2013）、『薬物療法を精神病理学的視点から考える』共著・学樹書院（2015）など。

［訳書］『アンリ・エー幻覚Ⅲ』共訳・金剛出版（1996）、B・ライト他著『心の診療100ケース』共訳・メディカルサイエンスインターナショナル（2012）など。

幻　覚
Ⅴ　器質・力動論２

2017年３月20日　印刷
2017年３月31日　発行

著　者　アンリ・エー
監訳者　宮本忠雄　小見山実
訳　者　影山任佐　阿部隆明
発行者　立石正信

印刷所　音羽印刷　製本所　難波製本

株式会社　金剛出版
〒112-0005 東京都文京区水道1-5-16
電話 03（3815）6661
FAX 03（3818）6848
振替 00120－6－34848

ISBN978-4-7724-1532-3 C3011